神经内科疾病

临床诊治要点与新进展

◎主编 李乐军等

吉林科学技术出版社

图书在版编目（CIP）数据

神经内科疾病临床诊治要点与新进展 / 李乐军等主编. -- 长春：
吉林科学技术出版社，2024.7. -- ISBN 978-7-5744-1598-0

Ⅰ. R741

中国国家版本馆CIP数据核字第2024YA8949号

神经内科疾病临床诊治要点与新进展

主　　编　李乐军　等
出 版 人　宛　霞
责任编辑　井兴盼
封面设计　吴　迪
制　　版　北京传人
幅面尺寸　185mm×260mm
开　　本　16
字　　数　470 千字
印　　张　19
印　　数　1~1500 册
版　　次　2024年7月第1版
印　　次　2024年12月第1次印刷

出　　版　吉林科学技术出版社
发　　行　吉林科学技术出版社
地　　址　长春市福祉大路5788 号出版大厦A 座
邮　　编　130118
发行部电话/传真　0431-81629529 81629530 81629531
　　　　　　　　　81629532 81629533 81629534
储运部电话　0431-86059116
编辑部电话　0431-81629510
印　　刷　三河市嵩川印刷有限公司

书　　号　ISBN 978-7-5744-1598-0
定　　价　105.00元

《神经内科疾病临床诊治要点与新进展》编委会

主　编

前　言

　　神经内科是神经科学的一部分,神经系统包括中枢神经系统和周围神经系统,是统率和协调全身各系统器官的重要部门。近年来,虽然人们对神经系统疾病的认识不断提升,但是由于神经系统疾病病因繁多,发病机制复杂,病情表现多样,而且常留下各种后遗症,给患者带来痛苦,给家庭带来沉重的负担。加之随着辅助检查技术的发展,给疾病的正确诊断和治疗带来挑战,神经内科医务人员需要及时更新知识储备,学习最新的诊疗技术,以更好地帮助患者解除病痛、恢复健康。鉴于此,我们特编写了此书,以期展现神经内科疾病治疗领域的新技术、新成果,更好地为临床服务。

　　本书从临床工作的实际出发,力求用最简洁的方式介绍神经内科常见疾病的治疗方案。全书内容包括:缺血性卒中综合征、短暂性缺血发作、脑梗死、脑出血、颅内动脉瘤等常见脑血管疾病,以及痴呆、认知功能障碍、帕金森病、癫痫等神经内科常见疾病的临床表现、诊断与治疗等。本书内容简明扼要,结构清晰、明确,实用性较强,有助于临床医师对神经系统疾病迅速做出正确的诊断、恰当的治疗等,可供神经内科临床医师借鉴与参考。

　　本书在编写过程中,参考了许多神经内科学相关书籍与文献,在此对原作者表示衷心的感谢。由于编者均身担神经内科一线临床诊治工作,故时间及精力有限,虽然尽到最大努力,但难免有不足之处,还望各位读者朋友给予谅解并提出意见及建议,以起到共同进步、提高神经内科综合水平的目的。

编　者

目　录

第一章　缺血性卒中综合征 ……………………………………………………… 1

　　第一节　前循环缺血综合征 ……………………………………………… 1

　　第二节　后循环缺血综合征 ……………………………………………… 3

　　第三节　边缘带缺血综合征 ……………………………………………… 9

第二章　短暂性缺血发作 ………………………………………………………… 10

第三章　脑梗死 …………………………………………………………………… 17

　　第一节　血栓形成性脑梗死 ……………………………………………… 17

　　第二节　栓塞性脑梗死 …………………………………………………… 32

　　第三节　腔隙性梗死 ……………………………………………………… 40

第四章　脑出血 …………………………………………………………………… 47

　　第一节　脑出血 …………………………………………………………… 47

　　第二节　蛛网膜下腔出血 ………………………………………………… 58

第五章　颅内动脉瘤 ……………………………………………………………… 68

第六章　头痛 ……………………………………………………………………… 82

　　第一节　概述 ……………………………………………………………… 82

　　第二节　紧张型头痛 ……………………………………………………… 90

　　第三节　偏头痛 …………………………………………………………… 92

　　第四节　丛集性头痛 ……………………………………………………… 103

　　第五节　继发性头痛 ……………………………………………………… 107

第七章　痴呆 ……………………………………………………………………… 111

　　第一节　阿尔茨海默病 …………………………………………………… 111

　　第二节　血管性痴呆 ……………………………………………………… 127

　　第三节　帕金森病痴呆 …………………………………………………… 143

第八章　认知障碍 ………………………………………………………………… 149

　　第一节　认知障碍常见病前状态 ………………………………………… 149

　　第二节　认知障碍的常见症状 …………………………………………… 150

　　第三节　认知障碍的危险因素与预防 …………………………………… 153

　　第四节　认知障碍的常见类型 …………………………………………… 165

　　第五节　认知障碍的诊断 ………………………………………………… 166

　　第六节　认知障碍的药物治疗及常见问题 ……………………………… 169

　　第七节　认知障碍非药物治疗及常见问题 ……………………………… 176

第九章　帕金森病 ·· 184

　　第一节　帕金森病的病因学 ·· 185

　　第二节　帕金森病的诊断 ·· 186

　　第三节　帕金森病的药物治疗 ·· 190

　　第四节　帕金森病的重复经颅磁刺激治疗 ······························ 197

　　第五节　进展期帕金森病的脑深部刺激治疗 ···························· 199

第十章　癫痫 ·· 204

　　第一节　基本概念 ·· 204

　　第二节　癫痫诊断原则和方法 ·· 205

　　第三节　癫痫发作的分类 ·· 208

　　第四节　癫痫及癫痫综合征的分类 ···································· 221

　　第五节　癫痫的病因和癫痫发作的诱因 ································ 242

　　第六节　饮食疗法在癫痫治疗中的应用 ································ 247

第十一章　头晕/眩晕 ·· 254

　　第一节　头晕/眩晕的临床分类 ······································ 254

　　第二节　眩晕诊治原则 ·· 256

　　第三节　前庭功能检查 ·· 261

第十二章　导致眩晕的常见疾病 ·· 279

　　第一节　急性前庭病 ·· 279

　　第二节　良性阵发性位置性眩晕 ······································ 283

　　第三节　前庭性偏头痛 ·· 290

参考文献 ·· 296

第一章 缺血性卒中综合征

虽然同一根脑动脉闭塞引起的症状和体征在不同患者间存在某些差异,但是每根大动脉的闭塞有其相对特异性的表现,临床上将常见的脑动脉闭塞表现归纳为不同的缺血性卒中综合征。通过病史及体格检查发现特征性卒中综合征有助于确定病变血管或梗死部位,对患者的诊断及治疗颇具意义,是神经科医师必须掌握的基本技能。

第一节 前循环缺血综合征

一、颈内动脉缺血综合征

颈内动脉病变的常见原因包括动脉粥样硬化狭窄、动脉粥样硬化血栓闭塞、动脉夹层,少见原因包括各种形式的血管炎。颈内动脉(ICA)血栓形成多见于颈动脉窦部及 ICA 虹吸部,严重程度差异颇大。ICA 狭窄引起缺血症状的机制主要包括:常见 ICA 严重狭窄或闭塞导致半球的低灌注,进一步造成分水岭或边缘带梗死以及 ICA 不稳定斑块脱落的栓子引起动脉至动脉栓塞。

1.ICA 缺血综合征临床表现 出现病灶对侧偏瘫、偏身感觉障碍或同向性偏盲等(MCA 缺血表现),优势半球受累伴有失语症,非优势半球可有体象障碍。ICA 闭塞时低灌注区高度依赖于 Willis 动脉环,若一侧前交通动脉很小或缺如,该侧 ACA 供血区可发生分水岭梗死;若双侧 ACA 起于同一主干,可发生双侧 ACA 远端供血区梗死。如果大脑后动脉(PCA)由颈内动脉而非基底动脉供血,即胚胎型 PCA,则 PCA 供血区也可出现梗死。

2.ICA 在眼动脉分支前闭塞时,如果 Willis 动脉环完整或眼动脉与颈外动脉分支吻合良好,可以完全代偿供血,不出现临床症状,否则可导致大脑前 2/3 的脑梗死,包括基底核区,病情危重,患者可于数日内死亡。由于视神经及视网膜供血来自 ICA,25% 的 ICA 梗死患者发病前可出现短暂性偏盲,由于中心视网膜动脉有良好的双重供血,很少发生缺血症状。病灶侧眼动脉缺血可出现单眼一过性黑矇,偶可变为永久性视力丧失。

3.部分患者颈动脉听诊可闻及血管杂音,触诊偶可发现颈动脉搏动减弱或消失;若杂音为高调且延长至舒张期,提示血管高度狭窄(内径<1.5mm);如对侧眼球听到血管杂音,是对侧颈动脉供血加强代偿所致。有的患者 ICA 缺血导致颈上交感神经节后纤维受损,出现病灶侧 Horner 征。一侧颈动脉闭塞时,应避免按压另一侧颈动脉,以免发生昏厥和癫痫发作。确诊颈内动脉血栓或狭窄仍需 DSA 颈动脉造影。

二、大脑中动脉缺血综合征

大脑中动脉(MCA)是颈内动脉的直接延续,进入外侧裂分成数个分支,为大脑半球上外侧面大部分及岛叶供血,包括躯体运动、感觉及语言中枢。MCA 皮质支供应大脑半球外侧面,包含:①额叶外侧及下部皮质和白质,包括 4、6 运动区,皮质侧视中枢及 Broca 运动语言中枢(优势半球);②顶叶皮质及白质,包括初级和次级感觉皮质、角回及缘上回;③颞叶和岛叶上部,包括 Wernicke 感觉性语言中枢(优势半球)。MCA 途经前穿质时发出深穿支豆纹动脉,垂直向上穿入脑实质,供应壳核、尾状核头部及大部分体部(与 Heubner 返动脉共同供血)、外侧苍白球、内囊后肢及放射冠。MCA 的供血面积超过 ACA 与 PCA 的总和。

1.多数颈动脉闭塞是血栓性,而多数 MCA 闭塞是栓塞性,MCA 狭窄处血栓形成导致血管闭塞相对少见。栓子可能固定于 MCA 主干,更常移行至皮质支上干(供应中央前区及中央区)或下干(供应颞叶外侧及顶叶下部),进入深穿支豆纹动脉不足 5%。MCA 闭塞与 ICA 闭塞症状相似,但侧支循环少,常突然发病,症状较 ICA 严重,一过性黑矇少见。

2.MCA 缺血综合征的临床表现

(1)主干闭塞:起病快,症状较重。出现典型"三偏征",病灶对侧中枢性面舌瘫及偏瘫、偏身感觉障碍、偏盲或象限盲,累及深穿支常引起上、下肢均等性偏瘫,病初瘫痪为弛缓性,常见眼球凝视病灶等;主侧半球受累出现失语症,非主侧半球可有体象障碍或感觉忽视症;大面积梗死出现意识模糊或昏迷,可因脑水肿及颅内压显著增高,导致脑疝和死亡。患者可见口周及上肢远端感觉障碍,即手-口综合征,此综合征见于对侧中央后回、放射冠病变,也见于丘脑或脑干病变;内囊后部梗死也可出现对侧共济失调性轻偏瘫与手-口综合征。区别MCA 缺血综合征与颈内动脉缺血综合征的唯一特征是,后者可有一过性黑矇或短暂性单眼盲。

(2)皮质支闭塞:①上干有两个主要分支,上分支为眶额部、额部、中央回及前中央回等供血,大的梗死常见病灶对侧偏瘫和感觉缺失,面部及上肢较重,优势半球出现 Broca 失语,非优势半球有体象障碍,凝视病灶侧;临床常见栓子堵塞上干远端分支的局限性梗死,如额叶、上升支闭塞,出现面瘫及上肢瘫,优势半球有 Broca 失语;皮质下分支至颞极及颞枕部,颞叶前、中、后部,下分支闭塞可能仅引起臂部单瘫或手部无力,类似周围神经病症状;顶叶升支及其他上干后部分支栓塞可无感觉运动障碍,仅有传导性失语和观念运动性失用;②下干闭塞较上干少,也几乎都是由栓塞引起,左侧病变常见 Wernicke 失语,通常出现上象限盲或同向性偏盲;右侧病变常见左侧视觉忽视。颞叶损伤可能引起精神情感异常,但罕见。

(3)深穿支闭塞:常引起纹状体及内囊后肢前部梗死,典型表现"三偏征",即对侧均等性偏瘫或伴面舌瘫,偏身感觉障碍,有时伴同向性偏盲,优势半球可出现皮质下失语。

三、大脑前动脉缺血综合征

大脑前动脉(ACA)始于脑底 Willis 环,向前进入大脑纵裂,与对侧 ACA 借前交通动脉相连,然后向胼胝体沟后行,分布于顶-枕沟以前的半球内侧面及额叶底面一部分,供应大脑半球内侧前 3/4 与胼胝体前 4/5 区域;其分支经半球上缘转至额、顶叶上外侧凸面狭长区小腿和足部运动、感觉皮质及辅助皮质区。ACA 近端发出深穿支,在 Willis 环附近供应内囊前肢、尾状核头下部及苍白球前部,这些深穿支中最粗大的是 Heubner 返动脉。

1.ACA 闭塞通常为栓子栓塞引起,也可为动脉粥样硬化血栓形成,罕见的为蛛网膜下腔出血时血管痉挛继发所引起。根据病变范围、大小及 Willis 环是否健全,ACA 闭塞的临床表现不同。

2.ACA 缺血综合征的临床表现

(1)主干闭塞:如发生在前交通动脉之前,ACA 与前交通动脉连接处近端的(A1 段)主干闭塞,ACA 远端仍可通过前交通动脉代偿供血;ACA 的先天性变异可见双侧起自同一主干,引起双侧半球前部及内侧部梗死,出现脑性截瘫,远端明显,精神症状如痴呆、淡漠、尿便失禁、意志缺失及人格改变,伴强握征、摸索征及吸吮反射等,优势半球可出现 Broca 失语和失用症。如一侧 ACA 在前交通动脉远端(A2 段)闭塞引起完全性梗死,导致对侧足和腿运动感觉障碍,肩臂部症状较轻,手及面部不受累;旁中央小叶受损出现尿潴留或尿失禁;额极与胼胝体受累出现精神障碍,如意志缺失、反应迟钝、运动障碍和缄默等,额叶病变常有强握与吸吮反射,双眼可向病灶侧凝视,主侧半球见上肢失用及 Broca 失语;ACA 主干闭塞的经典表现是对侧"挑扁担样"偏瘫,深穿支受累导致对侧面舌肩瘫,皮质支受累出现对侧足与小腿瘫。

(2)皮质支闭塞:出现对侧偏瘫,以足及下肢远端为主,胼周和胼缘动脉闭塞可伴感觉障碍,可伴 Broca 失语、尿潴留或尿失禁;眶动脉及额极动脉闭塞,出现对侧肢体一过性共济失调、强握反射及精神障碍。

(3)深穿支闭塞:内囊膝部、部分前肢及尾状核通常受累,出现对侧中枢性面舌瘫及上肢近端轻瘫(面舌肩瘫),短暂性舞蹈手足徐动症及其他运动障碍。双侧尾状核梗死可见反应迟钝、意志缺乏、健忘,有时激动、精神错乱。

四、脉络膜前动脉缺血综合征

脉络膜前动脉(AChA)较细小,供应苍白球、内囊后肢内侧部、大脑脚底 1/3、视束大部分及脉络丛,并与脉络膜后动脉吻合。AChA 供血区梗死典型,由于累及内囊后肢,导致对侧轻偏瘫;累及内囊后肢丘脑辐射上部,导致对侧偏身轻触觉与针刺觉缺失;累及丘脑,出现感觉过度和丘脑手;视束、外侧膝状体、视辐射或这些组合受累,出现病灶对侧同向性偏盲或象限性盲,一种同向性上部或下部视野缺损而水平子午线保留是 AChA 供血区的外侧膝状体病变的特征;AChA 梗死的临床综合征包括纯运动性综合征、感觉运动性综合征以及共济失调性轻偏瘫。CT 或 MRI 检查可见内囊后肢病变。

第二节 后循环缺血综合征

一、大脑后动脉缺血综合征

大脑后动脉(PCA)起于基底动脉约占 70%,两侧分别起于基底动脉与一侧的颈内动脉(ICA)为 20%～25%,其余为双侧均起于颈内动脉,即胚胎性 PCA。PCA 绕大脑脚向后沿海马沟回在小脑幕上方行至枕叶内侧面,皮质支供应颞叶底面、内侧面及枕叶内侧,包括舌回、楔叶、楔前叶以及 Brodmann 第 17、第 18 和第 19 视区。深穿支起自根部,在脚间窝穿入脑实质供应背侧丘脑、下丘脑、丘脑底和内外侧膝状体等。在基底动脉分叉处上方发出脚间支,供应红核、黑质、大脑脚内侧部、动眼和滑车神经核及神经脑干上部网状结构、小脑上脚交叉、内侧纵束以及内侧丘系等;PCA 的 P1 段也发出脚间支。中脑旁正中动脉可有较多变异,如一侧 PCA 主干的 P1 段发出一条动脉,继而分叉供应双侧丘脑内侧区域,此一侧旁正中支闭塞将引起双侧间脑内侧梗死。

PCA 供血区梗死的临床表现因闭塞部位及可利用的侧支循环而不同。在后交通动脉之前的 P1 段闭塞引起中脑、丘脑与半球的梗死;PCA 在近端分支丘脑膝状体动脉前闭塞引起丘脑外侧及半球症状。PCA 缺血综合征的表现可分为三组。

1.近端综合征 即深穿支闭塞,累及脚间支、丘脑穿通动脉、丘脑膝状体动脉等。①丘脑膝状体动脉闭塞导致丘脑综合征,出现对侧半身感觉缺失,可存在分离性感觉缺失,痛温觉受累重于触觉及振动位置觉;可能出现丘脑性疼痛、感觉异常或痛觉过敏;或伴短暂性轻偏瘫、同向性偏盲、共济失调或不自主运动;②脚间支闭塞导致中脑中央及底丘脑综合征,表现为垂直性凝视麻痹、木僵或昏迷;以及 PCA 近端在内的旁正中动脉综合征,出现 Weber 综合征,表现为动眼神经麻痹伴对侧偏瘫;以及 Benedit 综合征,表现为动眼神经麻痹伴对侧共济失调性震颤;③丘脑穿通动脉闭塞可见红核丘脑综合征,出现病侧小脑性共济失调,锥体外系运动障碍如偏身投掷、偏身舞蹈手足徐动症或少见的扑翼样震颤,可出现深感觉缺失、偏身共济失调、震颤等不同组合。丘脑旁正中支闭塞常引起遗忘,类似 PCA 内侧颞支闭塞引起的海马梗死。PCA 近端闭塞有时可类似 MCA 闭塞的表现,出现轻偏瘫、偏盲、偏侧空间忽略、失语症,以及感觉缺失或注意力不集中等,需注意鉴别。

2.PCA 皮质综合征 累及颞下和枕内侧皮质,但皮质支侧支循环丰富,很少出现症状。如 PCA 半球分支矩状动脉闭塞由于纹状皮质、视辐射或外侧膝状体的梗死产生对侧同向性偏盲或象限盲,如梗死未达到枕极,可有部分性或完全性黄斑回避;视野缺损可局限于象限盲,上象限盲是由矩状裂下部纹状皮质或在颞-枕叶中的下部视辐射梗死所致;下象限盲是矩状裂上部纹状皮质或在顶-枕叶中的上部视辐射梗死的结果。可能出现视幻觉或视物变形,主侧颞下动脉闭塞可见视觉失认及颜色失认;颞叶受损引起记忆缺失;顶-枕动脉闭塞引起对侧偏盲,不定型光幻觉痫性发作,优势半球枕叶梗死可出现失读、命名性失语及视觉失认。PCA 至丘脑的穿通支分布区的梗死如累及左侧的丘脑枕,可引起失语、无动性缄默症、全面性健忘症,以及代-罗丘脑综合征。

3.双侧 PCA 卒中综合征 可有后循环多发性梗死或基底动脉上部单一栓塞性或血栓性闭塞,特别是后交通动脉异常细小或缺如时。PCA 分布区的双侧梗死可引起双侧的同向性偏盲,可伴不成形视幻觉;双侧枕叶或枕-顶叶梗死可导致皮质盲与瞳孔反射保留。患者经常否认或未意识到失明,称为安东综合征(Anton syndrome)。双侧病变时常出现眼球运动失用。双侧枕叶或顶-枕叶梗死患者可出现巴林特综合征(Balint syndrome),表现为精神性注视麻痹、视觉随意协调运动障碍及视觉空间注意障碍等。

二、椎动脉缺血综合征

椎动脉(VA)是延髓主要的供血动脉,供应锥体下 3/4、内侧丘系、延髓后外侧区、绳状体,变异型约占 10%,如一侧 VA 很细,主要靠另一侧粗大的 VA 供血。通过小脑后下动脉(PICA)供应小脑半球后下部,PICA 通常为椎动脉分支,但可与小脑前下动脉(AICA)共同起源于基底动脉。VA 下段闭塞可通过甲状颈干、颈深动脉或枕动脉,或 Willis 环的反流获得侧支血供。VA 入颅前穿经 C_6 至 C_1 椎体横突,易遭受创伤或脊椎压迫,动脉夹层是 VA 闭塞最常见的原因,颈枕部疼痛及脑干功能障碍常提示椎动脉夹层形成,出现剧烈延长的咳嗽发作或头颈部创伤时,应注意筛查椎动脉夹层的可能性。

椎动脉缺血综合征的表现可分为四组。

1.椎动脉闭塞 若双侧 VA 发育完整,一侧 VA 闭塞可不引起明显症状;如 VA 闭塞恰好阻断供应延髓外侧及小脑下部的 PICA,引起以眩晕为突出症状的延髓外侧综合征;例如左锁骨下动脉在椎动脉发出前近心端闭塞或明显狭窄,患者活动上肢时由于虹吸作用可引起血流自右椎或基底动脉流入左椎动脉，并向下反流至左锁骨下动脉远端，出现眩晕、复视、共济失调、昏厥等脑干缺血症状。Reivich 等首先描述此综合征，后来 Fisher 称为锁骨下动脉盗血综合征。

2.延髓外侧综合征 由 Wallenberg 首先报道，也称为瓦伦贝格综合征（Wallenberg syndrome），是 VA 或其分支小脑后下动脉（PICA）闭塞所致。PICA 从椎动脉上部分出，是 VA 最大的分支，变异较多，供应延髓中上部背外侧区、小脑半球底部和蚓部下后部。供应延髓背外侧的为终动脉，PICA 主干闭塞时发生延髓背外侧综合征。Fisher 等将此综合征表现归纳为 6 种：①眩晕、呕吐、眼球震颤（累及前庭核）；②交叉性感觉障碍，病侧面部与对侧半身痛温觉障碍（三叉神经脊束核与对侧交叉的脊髓丘脑束）；③病侧肢体及躯干小脑性共济失调（绳状体或小脑）；④病侧不完全 Horner 征，瞳孔小和（或）眼睑轻度下垂（脑干网状结构中交感神经下行纤维）；⑤病侧软腭麻痹、构音障碍、吞咽困难及咽反射减弱或消失（疑核）；⑥个别患者因薄束核与楔束核受损出现同侧肢体深感觉障碍。该综合征临床表现多样，王新德提出诊断必须具备下列两条：①提示病灶在延髓，构音障碍和吞咽困难二者必具其一；②提示损害在延髓背外侧，痛温觉障碍、共济失调及 Horner 征三者必具其一。部分延髓外侧综合征患者开始时临床状况良好或已有恢复，却突然意外死于呼吸或心搏骤停，可能与呼吸、循环中枢受累有关。因此，对延髓背外侧综合征患者进行心肺功能密切监测是必要的。

PICA 解剖变异较多，如延髓背外侧可由椎动脉供血，或 PICA 与小脑前下动脉共同由椎动脉或基底动脉分出；PICA 延髓支可分布到面神经和听神经等，使临床表现不典型或症状复杂化。该综合征的感觉障碍可分为 8 种类型：①交叉性感觉障碍。为典型表现，是病灶侧三叉神经脊束或脊束核与对侧已交叉的脊髓丘脑束损害。②病灶对侧面部与躯体痛温觉障碍。是病灶侧三叉神经二级纤维（三叉丘系）与脊髓丘脑束受损。③双侧面部及病灶对侧躯体感觉障碍。是病灶侧三叉神经脊束及其二级纤维与脊髓丘脑束受损。④仅病灶对侧躯体感觉障碍。是病灶侧脊髓丘脑束受损。⑤仅病灶侧面部感觉障碍。有时仅三叉神经Ⅰ支、Ⅱ支或Ⅰ、Ⅱ支分布区感觉障碍，是病灶侧三叉神经脊束受累。⑥仅双侧面部感觉障碍。是病灶侧三叉神经脊束及三叉神经二级纤维受累。⑦仅病灶对侧面部痛温觉障碍。是病灶侧三叉神经二级纤维受累。⑧仅双侧躯体感觉障碍。病变影响双侧脊髓丘脑束或血管变异所致。

3.延髓内侧综合征 又称德热里纳综合征，是临床很少见的脑梗死，因椎动脉远端动脉粥样硬化性病变导致椎动脉或其内侧分支闭塞，累及延髓锥体、内侧丘系及舌下神经，引起对侧肢体瘫、对侧深感觉缺失及同侧舌肌瘫。椎动脉夹层、椎基底动脉系统的延长扩张或栓塞是延髓内侧梗死不常见的原因。某些延髓内侧梗死患者出现交叉的运动性轻偏瘫（称为交叉性偏瘫）以及三肢轻瘫，也包括巴宾斯基-纳若特综合征，椎动脉闭塞导致一侧延髓完全受累（延髓内侧与延髓外侧综合征的结合），都是极罕见的情况。

4.贝内迪克特综合征 是中脑被盖腹侧部病变所致，累及红核、小脑上脚及第Ⅲ颅神经束，在 PCA 至中脑的穿通支分布区梗死，临床表现为同侧动眼神经麻痹，常伴瞳孔散大，以及对侧偏身震颤、手足徐动症或舞蹈症。纳撒杰尔综合征是以同侧动眼神经麻痹与对侧小脑性共济失调为特征，是小脑上脚区域病变引起，在 PCA 至中脑穿通支分布区，可能代表中脑背侧综合征的一种变异型。Claude 综合征具有 Benedikt 和 Nothnagel 综合征二者的表现，是比 Benedikt 综合征更背侧的顶盖病变引起，因红核背侧损伤导致明显的小脑体征，如协同动作不能、共济失调、辨距不良与轮替运动障碍，不伴有不自主运动。Parinaud 综合征或称为背侧中脑综合征、顶盖前综合征、中脑水管综合征等,可因 PCA 穿通支的中脑供血区梗死所致,主要以核上性垂直凝视麻痹为特征,并可有会聚缺陷、调节痉挛或麻痹、会聚退缩性眼震、瞳孔光-调节反射分离、睑退缩(Collier 征)以及眼球反侧偏斜等 。

三、基底动脉缺血综合征

基底动脉(BA)在脑桥下缘水平由左、右椎动脉合成,供应脑桥、部分小脑及中脑的血液,包括:脑桥旁正中支,供应脑桥中线两侧楔形区;桥支(脑桥短旋支),供应脑桥外侧 2/3、小脑中脚和小脑上脚;长旋支,每侧 2 条(小脑上动脉和小脑下前动脉),向外侧绕脑桥行至小脑半球;旁正中(脚间)支,位于基底动脉分叉与大脑后动脉处,供应高位中脑及底丘脑内侧区。BA 动脉粥样硬化斑块引起血管闭塞一般在 BA 下 1/3 处,或由双侧椎动脉闭塞所致;BA 闭塞累及的功能区包括皮质脊髓束、内侧纵束脑桥核、前庭神经核、蜗神经核、下行的丘脑脊髓交感纤维和第Ⅰ~第Ⅵ对颅神经等。BA 闭塞可因 BA 本身闭塞;双侧椎动脉闭塞,如 Willis 环代偿不充分,则引起如同基底动脉闭塞症状;单侧粗大的椎动脉闭塞。栓塞常见于 BA 分叉处或 PCA。

基底动脉缺血综合征的表现可分为 6 组。

1.基底动脉顶端分叉处闭塞　可以出现不同组合的临床表现,如嗜睡或昏迷,针尖样瞳孔、中枢性高热及消化道出血(网状结构受损);四肢瘫,无动性缄默,第Ⅱ~第Ⅵ对神经受损,如上睑下垂、眼外肌麻痹、复视及瞳孔缩小,眩晕,呕吐;记忆障碍,视幻觉,激惹及精神错乱,以及视野缺损等,导致许多临床综合征,基底动脉尖综合征即是病情复杂而危重的。

2.双侧基底动脉分支闭塞　可导致双侧脑桥基底部梗死产生闭锁综合征,由于双侧皮质脊髓束、皮质延髓束、外展神经核以下运动传出功能丧失,脑桥被盖网状结构未受累,中脑动眼神经、滑车神经功能保留。患者不能吞咽和讲话,面无表情,不能转头及耸肩,四肢瘫,但意识清楚,听力正常,能感知疼痛,能通过视听及眼球运动如睁眼、闭眼及眼球上下运动示意。

3.脑桥旁正中动脉闭塞　导致脑桥内侧旁正中结构,如外展神经核、副外展神经核、内侧纵束及锥体束等受累,出现 Foville 综合征,表现为对侧轻偏瘫,病侧周围性面瘫,两眼向病灶侧凝视麻痹(看向病灶对侧)。脑桥支(短旋动脉)闭塞导致脑基底部外侧梗死,出现 Millard-Gubler 综合征,表现为对侧轻偏瘫,病侧外展神经、面神经周围性麻痹,有时伴对侧中枢性舌瘫。如内听动脉闭塞导致病侧耳鸣、听力减退,以及眩晕呕吐、眼震等。中脑支闭塞可出现 Weber 综合征、Benedit 综合征。

4.小脑上动脉(SCA)闭塞　SCA 是基底动脉最上端的外旋支,供应小脑半球上部及部分蚓部,上部脑桥、下部中脑被盖部和小脑上脚。闭塞引起脑桥上部外侧综合征,表现为病灶侧肢体小脑性共济失调(小脑中脚及上脚)、舞蹈样动作、眩晕呕吐、言语不清、咀嚼无力、Horner 征和听力下降,以及对侧半身痛温觉减退(脊髓丘脑束受累),病侧上肢静止性震颤、腭肌阵挛等。

5.小脑前下动脉(AICA)闭塞　AICA 供应小脑半球下部、部分小脑蚓部、脑桥被盖外侧部及桥臂。临床表现多变,因为 AICA 的大小及其供血区与 PICA 的大小及供血区相反。闭塞后出现脑桥下部外侧综合征,表现为眩晕呕吐、眼球震颤、耳鸣,有时单侧听力下降,病灶侧肢体小脑性共济失调、Horner 征及同向侧视麻痹,周围性面瘫、面部浅感觉减退,对侧躯干及肢体痛温觉减退(脊髓丘脑束受累)等,若闭塞靠近动脉起始部,波及皮质脊髓束可出现轻偏瘫。

6.基底动脉尖综合征(top of the basilar syndrome,TOBS) 由于基底动脉尖分叉处闭塞,常累及小脑上动脉及大脑后动脉两对动脉,分支供应中脑、丘脑、小脑上部、颞叶内侧及枕叶,供应中脑与丘脑的深穿支较细,侧支循环不良;最常为栓塞所致,导致中脑、丘脑、下丘脑、颞叶内侧及枕叶缺血性梗死症状,由于 SCA、AICA 与 PICA 间存在广泛吻合支,小脑症状少见。多因心源性或动脉源性栓塞和动脉粥样硬化性脑血栓形成所致,但曾有造影后可逆性 TOBS 的报道。

患者发病年龄为 40~79 岁(平均 59.4 岁),主要表现为意识丧失、昏迷、无动性缄默、嗜睡症、记忆障碍或激越性妄想,大脑脚局部病变或黑质网状层内侧部双侧病变曾报道出现大脑脚幻觉症,以复杂的、非威胁性视幻觉为特征。有卒中危险因素的中老年人突发意识障碍又很快恢复,无明显肢体瘫,但瞳孔改变、垂直性注视障碍、偏盲、记忆障碍等,高度支持 TOBS 的可能性。

常见的眼征包括单侧或双侧向上或向下凝视麻痹,少数患者出现垂直注视一个半综合征,表现为上视麻痹合并单眼下视麻痹;会聚障碍如单眼或双眼呈内收位,眼球反侧偏斜表现为同侧眼球向下向内转,对侧眼球向上向外偏斜;以及会聚退缩性眼震、眼外展异常、Collier 征和震荡性眼球运动,见于顶盖前区、后连合梗死及上丘眼球垂直运动中枢受累。视觉障碍可见同向性偏盲或象限盲、皮质盲,以及 Balint 综合征,表现为凝视精神性麻痹、画片中动作失认及视觉性共济失调。优势半球枕叶病变可见失读不伴失写。双侧性病变可产生视觉失认或面容失认。顶盖前区病变使光反射传入纤维阻断,可见瞳孔缩小,光反应迟钝,调节反应存在,类似 Argyll-Robertson 瞳孔,偶有以偏心的或椭圆形瞳孔为特征的中脑瞳孔异位。

TOBS 可分为脑干首端梗死和大脑后动脉区梗死。①脑干首端梗死:表现为嗜睡至昏迷不同程度意识障碍,可呈一过性、持续数日或反复发作,是中脑和(或)丘脑网状激活系统受累所致;少数患者出现大脑脚幻觉或脑桥幻觉,大脑脚幻觉出现率约 10.5%,常在黄昏时出现,以形象、生动、具体的视幻觉为主,如看到活动的人和动物、丰富多彩的画面和景色、复杂的曲线等,患者对此有批判力,与脑干首端网状结构受损有关;脑桥幻觉看到墙壁弯曲、扭曲或倒塌感,有时仿佛隔墙看见邻室的物件,甚至见人经墙进入邻室,患者对此无批判力,是大脑脚后部及上部脑桥被盖部内侧纵束附近受累所致;丘脑及锥体束损害可出现感觉及运动障碍、瞳孔散大及眼球运动障碍;②大脑后动脉区梗死:除表现为对侧偏盲或皮质盲之外,可有行为异常、虚构性问答(不能区分梦境与现实)、视觉失认、Balint 综合征(精神注视麻痹、视性共济失调和空间性注视障碍)等,颞叶内侧受累有严重记忆障碍。

MRI 显示中脑中央、双侧丘脑后部以及单侧或双侧枕叶、颞叶内侧面梗死的特征性表现。

四、丘脑梗死综合征

丘脑是间脑最大的组成部分。丘脑的血液供应主要源自后交通动脉与 PCA 的中脑深穿支。典型的丘脑梗死可累及 4 条主要的血管之一,如后外侧支、前支旁中线支及背侧支等(图 1-1)。

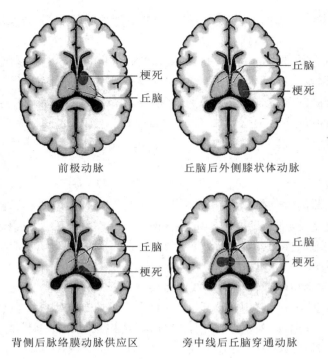

图1-1 丘脑梗死的类型

丘脑梗死综合征的临床表现：

1.后外侧丘脑梗死 由起自PCA的P2段的丘脑膝状体支的闭塞所致,可引起纯感觉性卒中、感觉运动性卒中及Dejering-Roussy丘脑综合征等三种常见的临床综合征。在丘脑(Dejering-Roussy)综合征患者有对侧所有的感觉缺失,面部偶可不受影响,受损侧严重的感觉异常即丘脑痛、血管舒缩障碍、短暂性对侧轻偏瘫,以及轻度舞蹈手足徐动症样或投掷样动作;疼痛或不自主运动可在卒中后数周或数月出现。

2.前部丘脑梗死 由丘脑结节动脉(极动脉)闭塞所致。临床主要表现为意识水平波动、意志缺失、淡漠、定向障碍、自知力缺乏与人格改变,对侧的情感性-面神经麻痹,偶见轻偏瘫,视野缺损等。左侧梗死伴语言功能缺损,如丘脑性失语、言语声律障碍、构音障碍等;可见语义记忆受损,右侧病变患者可见偏身忽视、异己手综合征及视空间缺损等。

3.丘脑旁中线梗死 是旁中线或丘脑穿通支闭塞所致。临床主要表现为嗜睡或短暂性意识丧失,记忆丧失或情绪障碍,以及垂直性凝视异常;也可产生睡眠和体温异常,可导致嗜睡症、明显记忆障碍伴持续言语与虚构症、无动性缄默、急性痴呆及性欲亢进。丘脑旁中线梗死可为单侧或双侧,双侧罕见,常因基底动脉尖的栓塞性闭塞所致。

4.背侧丘脑梗死 是由脉络膜后动脉闭塞引起。临床以出现同向性象限盲或同向性水平性扇形盲为特征。也可以有一种不对称的光动反应及偏身(面部与上肢)感觉减退。丘脑枕受累可导致丘脑性失语。

第三节 边缘带缺血综合征

边缘带缺血通常是由于低灌注及栓塞所致。大多数患者有 ICA 闭塞或高度狭窄,伴血流动力学明显变化的心脏病、血细胞比积增加或急性低血压。栓塞性梗死不常见。例如,在一次严重的低血压发作后,可能导致脑的相邻大动脉间的边缘带或分水岭区缺血。

1.临床特征性边缘带缺血综合征

(1)在大脑所有的三个主要动脉系统,ACA、MCA 及 PCA 的边缘带供血区缺血可导致双侧顶-枕叶病变。患者可出现双侧下部视野缺损,分辨物体的大小、距离及运动困难,以及平稳眼追随障碍,也可出现视觉性共济失调或皮质盲。

(2)ACA 与 MCA 的边缘带缺血可导致以上肢为主的皮质性感觉运动功能缺失,最初影响整个上肢,后来局限于手与前臂。如额叶视区受累,可出现随意性眼扫视运动障碍。

(3)MCA 与 PCA 的边缘带缺血可导致颞顶区病变,可出现皮质盲,可能迅速恢复,但遗留明显的诵读困难、计算障碍、书写困难及口语、非口语记忆障碍。

2.Bogousslavsky 等曾将分水岭梗死分为三种类型。

(1)前分水岭梗死:是 MCA 与 ACA 浅表供血区的边缘带区分水岭梗死。典型者引起足部轻偏瘫,下肢重于上肢,面部豁免,半数患者伴相同躯体部位的感觉障碍,通常为痛温、触觉障碍。优势半球病变常引起经皮质运动性失语,非优势半球病变常见淡漠或欣快等情感障碍。

(2)后分水岭梗死:是 MCA 与 PCA 浅表供血区的边缘带区分水岭梗死。常见偏盲或下象限盲,常伴黄斑回避及皮质性偏身感觉缺失,如两点辨别觉、实体觉等,肢体无力罕见。优势半球病变常见语言障碍,伴孤立的找词困难、命名不能、经皮质感觉性失语,以及罕见的 Wernicke 失语。约半数患者表现为明显抑郁。非优势半球病变常见对侧的偏侧空间忽视及病觉缺失。

(3)皮质下分水岭梗死:是 MCA 浅表与深部供血区的边缘带区分水岭梗死。常见轻偏瘫,约半数患者有偏侧感觉缺失,通常为非皮质性。优势半球病变常见 Broca 失语、完全性失语、经皮质运动性失语,非优势半球病变常有偏侧忽视。在 ICA 严重狭窄或闭塞同侧的 ACA、MCA 与 PCA 之间的交界区梗死导致顶叶下部角回白质血流量降低,可引起手的进展性非锥体束性运动功能缺失。

第二章 短暂性缺血发作

短暂性缺血发作(transient ischemic attack,TIA)是由脑、脊髓或视网膜的可逆性缺血引起的急性、局灶性神经功能缺失的短暂发作。症状突然出现,通常立即达到高峰,一般持续1~30分钟,发作后可完全恢复,当患者就诊时症状多已消失。然而,磁共振弥散加权成像(DWI)显示传统定义的 TIA 患者可伴不同比率的急性脑梗死。故此,美国斯坦福大学医学院的学者提出,TIA 是局灶性视网膜或脑缺血引起的神经功能缺失的短暂发作,临床典型症状一般持续不超过 60 分钟,且不伴急性脑梗死的明确证据。

TIA 是卒中的预兆,是缺血性卒中公认的最重要危险因素,近期频繁发作的 TIA 是脑梗死的强烈预警。TIA 发作后 30 天内平均有 5%~10%的风险发展为卒中。15%~20%的缺血性卒中患者发病前有 TIA 发作。TIA 既是卒中的先兆,也是我们救治患者的机会,尽早规范干预可有效降低卒中风险。各种 TIA 评分方法都是围绕如何快速区分低危和高危患者,从而给予相应的治疗,预防其发展为不可逆脑梗死而设计的。

一、概述

自 19 世纪初,医师在临床上已经发现一种短暂的反复发作的脑卒中,症状持续时间短暂,并可以很快消失,曾将其称为"小卒中",有人将这种短暂性反复发作的特点形象地比喻为"大脑间歇性跛行"。自 1958 年美国神经病学家 Fisher 首先提出 TIA 的概念,他描述 TIA 是脑缺血发作,持续几秒钟到数小时,多数持续 5~10 分钟。1965 年,第四届普林斯顿会议确定的 TIA 定义是,由于大脑局灶性缺血产生相应区域的神经功能缺失症状,并在 24 小时内完全消失。然而,随着神经影像学的进步,这一定义逐渐受到质疑。一项包括 10 个中心、以磁共振弥散加权成像为依据的共 808 例 TIA 患者多中心 TIA 研究表明,60%的患者 TIA 发作时间持续不足 1 小时,发作超过 6 小时的患者仅占 14%;33%的患者 DWI 存在新发的梗死灶,如果发作持续超过 6 小时,近半数患者在 DWI 上存在高信号。随着 DWI 空间分辨率的提高,高分辨 DWI 可发现高达 54%的 TIA 患者存在新发梗死灶,较高的 NIHSS(National Institutes of Health Stroke Scale)和 ABCD2 评分、责任血管闭塞、灌注缺损都与 DWI 阳性相关。有学者将 TIA 定义为伴一过性症状的脑梗死(cerebral infarction with transient symptoms,CITS)。大规模的研究表明,典型的 TIA 症状持续时间一般为数分钟到 1 小时,许多学者建议把 TIA 的时间限定为 1 小时。目前,广泛采用的是 2009 年美国心脏/卒中协会提出的 TIA 定义:TIA 是由于局部脑、脊髓、视网膜缺血导致短暂性神经功能障碍,且无急性梗死的证据。

根据基于社区人群的中国成人 TIA 流行病学研究,中国人口标化 TIA 患病率高达2.3%,据此推算中国 TIA 现患人群数量高达 2390 万人。

二、病因和发病机制

1.病因　　TIA 的病因与缺血性卒中的病因相同,可以按照 TOAST(the Trial of ORG-10172 in Acute Stroke Treatment)分型进行分类。危险因素包括高血压、心脏病、糖尿病、血脂异常、肥胖和缺乏运动,以及贫血、红细胞增多症、血小板增多症等引起血液流变学异常,均可导致 TIA。

2.发病机制

(1)微栓塞学说:Fisher 于 1954 年提出该学说。在一过性黑矇患者眼底显微镜观察,可见视网膜动脉血流降低、静脉血流中断和形成火车厢式血流改变,视网膜动脉可见白色栓子流过,病理证实为纤维蛋白-血小板形成的微栓子,主要来自颈内动脉颅外段如颈内动脉起始段,心源性栓子较少。大动脉近端分叉处因长期受血流剪切力的影响,血管内膜受损和暴露于血流,可吸附血小板和纤维蛋白原等形成粥样硬化斑块,血压突然升高或者炎症反应使斑块内出血或脱落。血管内血流分层平流现象使某一来源的微栓子被反复带向远端同一血管分支,导致微栓塞或反射性小动脉痉挛,临床反复出现刻板的脑缺血症状。由于栓子较小、易破裂,栓塞的血管内皮细胞分泌链激酶溶解微栓子,使血管症状消失。

(2)血流动力学说:认为动脉严重狭窄使脑灌注压低于代偿阈值时发生一过性脑缺血,脑灌注压恢复时症状缓解。颈内动脉管径≤1.5mm 时(正常 5~10mm,平均 7mm)可出现视网膜或脑循环动力学改变,可导致分水岭区缺血。部分颈内动脉或基底动脉狭窄患者在由卧位或坐位变为立位时因血流下降导致 TIA;睡醒后发作 TIA 常提示潜在的卒中可能。有时运动或姿位性 TIA 提示主动脉弓狭窄,如 Takayasu 动脉炎或主动脉弓夹层。过度换气导致 TIA 可能提示烟雾病。

总之,微栓塞型 TIA 表现多样,与每次发作时栓子大小、栓塞部位、侧支循环代偿状态等因素有关。血流动力学型 TIA 表现较刻板,因是同一动脉供血区缺血,每次发病形式基本一致。

三、临床表现

1.TIA 在中老年(50~70 岁)中较常见,男性较多,随年龄增长而发病率增高,通常有高血压、糖尿病、高脂血症及冠心病等病史。患者突然起病,迅速出现局灶性神经功能缺失症状及视力障碍等,历时短暂,表现为雷同的或刻板样症状和体征,通常符合某一血管支配区,症状能完全缓解,发作间期可无神经系统体征。约 25% 的 TIA 患者在发作时主诉头痛。肢体抖动的 TIA 可能与严重的颈动脉狭窄有关。

2.颈内动脉系统 TIA 主要表现为视觉或半球症状,视觉受损为同侧性,感觉运动障碍为对侧性。可因颈内动脉、眼动脉或大脑中动脉(MCA)受累,出现 MCA、眼动脉、MCA 与大脑前动脉(ACA)分水岭区、MCA 与大脑后动脉(PCA)分水岭区症状等。颈内动脉系统 TIA 一般持续时间较短,通常 2~15 分钟,偶可至 1 小时,若时间更长多提示为栓塞。可反复发作,数日 1 次或每日数次,进展为脑梗死较多。颈内动脉系统 TIA 的临床表现如下。

(1)常见症状:对侧偏瘫或单肢无力,可伴对侧面瘫,是 MCA 供血区或 MCA 与 ACA 皮质支分水岭区缺血的表现。

(2)特征性症状

1)眼部症状:①眼动脉交叉瘫:较常见,出现病变侧一过性黑矇或暂时性单眼失明(transient monocular blindness,TMB),多数持续 5~30 秒,表现视野内明暗度逐渐下降,演变为单眼完全性无痛性失明,患者常描述"一个黑影迅速覆盖整个视野,直到一侧眼完全黑暗",可伴对侧偏瘫和(或)感觉障碍,倾向于重复刻板性发作,症状消退缓慢;②Horner 征交叉瘫:出现病变侧 Horner 征及对侧偏瘫。

2）主侧半球受累可出现失语症，表现为：①外侧裂周围失语综合征。包括 Broca 失语、Wernicke 失语或传导性失语，是 MCA 皮质支供血区缺血累及大脑外侧裂周围区所致；②分水岭区失语综合征。可出现经皮质运动性、经皮质感觉性或经皮质混合性失语，是 MCA 与 ACA 皮质支分水岭区或 MCA 与 PCA 皮质支分水岭区缺血的表现。

（3）可能出现的症状：①对侧偏身或单肢麻木或感觉减退，为 MCA 供血区或 MCA 与 PCA 皮质支分水岭区缺血表现；②对侧同向性偏盲，较少见，为 PCA 皮质支或 MCA、PCA 皮质支分水岭区缺血，半球深部分支导致内囊后肢受损；象限盲为视觉传导束在顶叶或颞叶受损所致。

3.椎基底动脉系统 TIA　椎基底动脉系统的供血范围广，包括大脑半球后 2/5 区域及部分间脑，以及脑干、小脑、内耳和高位颈髓。后循环 TIA 一般持续时间较长，发作频率较多，症状复杂多变，多为非刻板发作，如一次发作为面部及手指麻木无力，下次发作可仅有手指的症状；又如这次发作出现眩晕和共济失调，以后又出现复视，有时两侧肢体交替受累，也可在数秒或数分钟内逐渐从一侧到另一侧扩散，比癫痫的蔓延速度要慢，发作可突然停止或消退，进展为脑梗死相对较少。

椎基底动脉系统 TIA 表现如下。

（1）常见症状：头晕、平衡失调，大多数不伴耳鸣，为脑干前庭缺血的表现；少数可伴耳鸣，是内听动脉缺血累及内耳所致。

（2）特征性症状：①跌倒发作。患者转头或仰头时下肢突然失张力跌倒，无意识丧失，可很快自行站起，是椎动脉缺血导致低位脑干网状结构受累，通常伴脑干或小脑功能缺失症状和体征，需注意与昏厥、痫性发作鉴别；②短暂性全面遗忘症（transient global amnesia，TGA）。发作时出现短时间记忆丧失，患者对此有自知力，持续数分至数小时，一般 24 小时内恢复，发作时不能记忆新事物，对时间、地点定向障碍，但谈话、书写及计算能力保持，紧张的体力活动可诱发，是大脑后动脉颞支缺血累及边缘系统颞叶内侧、海马、海马旁回穹隆所致。目前，研究认为，TCA 也有偏头痛、痫性发作、静脉血流淤滞等其他发病机制；③双眼视力障碍。因双侧大脑后动脉距状支缺血使枕叶视皮质受累，引起暂时性皮质盲。

（3）可能出现的症状：①吞咽困难、饮水呛咳和构音障碍。可为脑干缺血导致延髓麻痹；②小脑性共济失调。是椎动脉及基底动脉小脑支缺血导致小脑或与脑干联系纤维受损；③意识障碍伴或不伴瞳孔缩小。是高位脑干网状结构缺血累及网状激活系统及交感神经下行纤维（由下丘脑交感神经区至脊髓睫状中枢），但通常伴随后循环缺血的其他症状；④一侧或双侧面、口周麻木及交叉性感觉障碍：多见于延髓背外侧综合征，是病变侧三叉神经脊束核或脊束与对侧已交叉的脊髓丘脑束受损所致；⑤眼外肌麻痹及复视。为中脑或脑桥的动眼、滑车或外展神经核或纤维缺血；⑥交叉性瘫。是一侧脑干缺血典型表现，因脑干缺血的部位不同可出现 Weber 综合征、Foville 综合征等，如 Weber 综合征表现为同侧动眼神经麻痹与对侧肢体瘫。

4.少见的症状　①眼动脉 TIA 症状有时可出现楔形视野缺损、突发性视野模糊和自发性闪光等；②大脑中动脉受累也可引起对侧面部、口唇、手指、手足麻木和短暂性无力；③颈内动脉系统 TIA 可出现意识模糊、精神症状、半侧舞蹈样动作，优势半球受累可出现失计算，非优势半球受累可出现失用症及视觉失认或颜面失认等；④大脑后动脉距状支缺血除了引起双眼视力障碍之外,也可见单侧视力丧失;⑤深穿支动脉缺血闭塞可出现腔隙性 TIA。Donnals 等提出内囊警示综合征,是临床较常见的内囊区深穿支动脉缺血或闭塞,导致反复发作的面部及肢体无力,最终进展为内囊区腔隙性梗死。

四、辅助检查

1.TIA 的评估　TIA 有反复发作的特点和发展为脑梗死的风险,如何评估这些风险,对不同的患者进行分层管理,发现高危患者,是临床尤其是急诊的常见问题。目前,有许多 TIA 的评分方法,如加利福尼亚风险评分(California Risk Score,CRS)、ABCD、ABCD2、ABCD2-I、ABCD3、ABCD3-I 等。不同的方法对发病后 2 天,7 天和 90 天内的卒中风险进行了预测。7天内卒中风险最高是 12.2%~35.5%,90 天内卒中风险最高是 6%~34%。Lancet 杂志发表评论认为,ABCD2 预测 90 天内再发卒中风险的效能最好且简便易行,该评分有助于 TIA 患者的卒中风险分层。ABCD2 评分最高分为 7 分,评分≥4 分提示中至高度卒中风险,应在发病24 小时内立即入院检查和治疗。评分方法见表 2-1。

2.神经影像学检查　不仅能帮助医师确诊,而且对预后判断和治疗方法选择也有意义.AHA 和英国皇家医师协会都推荐 TIA 患者,尤其 ABCD2 评分在 4 分以上者进行充分的影像学评估。①TIA 患者应尽早进行影像学评估;②发病 24 小时内需进行 MRI 包括 DWI 检查,如无条件须做 CT 检查;③疑似 TIA 患者必须进行颅内外血管无创检查如 CTA 或 MRA,以确定有无血管狭窄或不稳定斑块。

表 2-1　ABCD2 的评分方法

TIA 的临床特征	得分(分)
A(age)年龄≥60 岁	1
B(blood pressure)血压≥140/90mmHg	2
C(clinical syndrome)临床综合征	
一侧肢体无力或伴言语障碍	2
仅言语障碍不伴无力	1
D(duration)持续时间	
≥60 分钟	2
<60 分钟	1
D(diabetes)糖尿病	1

其他检查项目包括彩色经颅多普勒(TCD)、颈动脉超声,以及心脏超声包括经食管心脏超声等。TCD 微栓子监测适用于发作频繁的 TIA 患者。血常规、血糖、血脂、同型半胱氨酸检测、心电图等,最终的检查目的是明确 TIA 的病因。

五、诊断和鉴别诊断

1.诊断　根据急性卒中样发病,出现颈内动脉系统及椎基底动脉系统缺血的症状,特别是反复刻板地出现的典型症状,历时短暂,一般为 1~30 分钟或不超过 1 小时,恢复后不遗留任何神经功能缺失,DWI 检查未发现新发梗死病灶,均应考虑 TIA 的可能。孤立的、反复发作的眩晕,持续 1 分钟或更短时间,且眩晕强度有波动可能是脑干缺血的表现。若头晕伴有构音障碍、步态不稳等,强烈提示后循环 TIA。

2.鉴别诊断　美国国立神经疾病与卒中研究所脑血管疾病分类(第 3 版)中提出,TIA 最常见的临床表现是运动障碍,如患者仅表现为部分肢体或一侧面部感觉障碍、视觉丧失或失语发作,诊断须慎重;麻木、头昏等常见症状也不一定是 TIA。明确提出不属于 TIA 的症状包括:①意识丧失不伴后循环缺血的其他体征;②强直性和(或)阵挛性发作;③躯体多处持续进展性症状;④闪光暗点。临床不考虑 TIA 的症状包括:①进展性感觉障碍;②单纯眩晕或头昏眼花;③单纯吞咽障碍及单纯构音障碍;④单纯复视;⑤尿便失禁;⑥伴意识障碍的视觉丧失;⑦伴明显头痛的局灶症状;⑧单纯精神错乱;⑨单纯遗忘症;⑩单纯猝倒发作。

因此,TIA 须与某些短暂的、发作性、局灶性神经功能缺失相鉴别,后循环 TIA 由于症状复杂多变使鉴别范围广泛。详细询问病史有助于分析、判断。TIA 的鉴别主要如下。

(1)痫性发作:如部分性感觉性发作,易与 TIA 混淆,但前者可见 EEG 局限的异常脑波,MRI 可能发现局灶性脑病变。肢体抖动综合征常需要与痫性发作进行鉴别,脑电图尤其视频脑电图有助于进行鉴别诊断。

(2)梅尼埃病:又称内耳性眩晕,发作性眩晕、恶心、呕吐等症状与后循环 TIA 相似,但发病年龄较轻,发作时间可长达 24 小时或数日,伴眼震、耳鸣,反复发作后导致听力减退。

(3)偏瘫型和基底动脉型偏头痛:常在青年期发病,女性较多,多有家族史,表现为反复发作的搏动性头痛,常伴视觉先兆或呕吐,发作常超过 24 小时。

(4)昏厥:表现为短暂意识丧失,伴面色苍白、出汗、血压下降和脉细弱等,多由于迷走神经兴奋性增高、直立性低血压所致。

(5)心脏疾病:如阿-斯综合征,严重心律失常如室上性及室性心动过速、心房扑动(简称房扑)、多源性室性期前收缩及病态窦房结综合征等,可引起短暂性全脑供血不足,表现为头昏、晕倒或意识丧失,无局灶性神经体征,心电图有异常发现。

(6)原发性或继发性自主神经功能不全:可因血压或心率急剧变化出现发作性意识障碍,以及短暂性全脑供血不足症状。

(7)脑淀粉样血管病:55 岁以上出现短暂性局灶性神经系统症状发作,需考虑淀粉样发作可能,可伴有半球凸面蛛网膜下腔出血,磁敏感序列(SWI 或 T_2^*-GRE)发现局限于脑叶的多发微出血,皮质表面铁沉积症提示脑淀粉样血管病。

(8)脑膜瘤、胶质母细胞瘤、邻近皮质的转移瘤、硬膜下出血:均可出现短暂的可逆的局灶性卒中样发作,也需注意鉴别。

六、治疗

TIA 的治疗目标是针对病因,降低和预防脑缺血事件的复发及脑梗死。

1.病因治疗　应高度重视 TIA 的病因治疗,有效进行二级预防,控制脑卒中的危险因素,如高血压、糖尿病和高脂血症管理,治疗心律失常等,消除微栓子来源,预防缺血性卒中发生。

(1)血压调控:需根据 TIA 的病因调控血压。如果是大动脉粥样硬化、血管狭窄导致的 TIA,在病因未能根除之前,血压调控需要慎重。研究表明,单侧或双侧颈动脉重度狭窄时,如收缩压<130mmHg,卒中风险率显著增高,此时降压治疗不仅无益,反而可能带来灾难性后果。因此,存在单侧颈动脉狭窄时收缩压应维持在 130mmHg 以上,当双侧颈动脉均重度狭

窄时,收缩压应至少维持在 150mmHg 以上。由此可见,血流动力性 TIA 因存在血管狭窄,应慎用降压药。在解决血管狭窄(如内膜剥脱或支架手术等)之后或应用强化他汀、抗栓(多为双联抗血小板)治疗病情稳定后,逐步将血压降至目标值。TIA 患者长期的目标是将血压控制在 140/90mmHg 以下,糖尿病患者和小血管病性 TIA 患者要控制在 130/80mmHg 以下。如患者血压在 220/120mmHg 以上,并存在紧急降压的适应证,需尽快控制血压,但这种情况在 TIA 患者中十分罕见。

(2)抗栓治疗:一旦确诊 TIA 后,应立即给予抗栓治疗。根据近年大规模临床试验结果,建议非心源性 TIA 患者首选阿司匹林 75 ~ 325mg/d,氯吡格雷、双嘧达莫也可作为一线治疗药物。用法同缺血性卒中的二级预防。

针对小卒中(NIHSS≤3 分)或高危 TIA(ABCD2≥4 分)的患者,我国的 CHANCE(Clopidogrel in High risk Patients with Acute Non-disabling Cerebrovascular Events)研究针对发病 24 小时内的上述患者,联合阿司匹林(首次 75 ~ 300mg,医师自己决定,随后 75mg/d)和氯吡格雷(首次 300mg 负荷,随后 75mg/d),治疗 21 天后改为单独氯吡格雷 75mg/d 治疗 3 个月,对照组为阿司匹林(75mg/d)治疗 3 个月。结果发现,联合抗血小板治疗能明显降低卒中的复发,且并未增加出血性卒中(均为 0.3%)和严重出血性事件(均为 0.2%)的风险。随后 2014 年美国 AHA/ASA 发布的缺血性卒中和 TIA 的二级预防指南因此改写,但双抗治疗的推荐级别是 Ⅱ b 级,B 级证据,主要是由于 CHANCE 研究纳入的受试对象全部为中国人,因此双抗应用的全球化推广仍需要进一步明确。

几乎同期进行的 POINT(Platelet-Oriented Inhibition in New TIA and Minor Ischemic Stroke Trial)研究于 2018 年发表,研究人群与 CHANCE 研究相同,其治疗方案有所不同,主要是氯吡格雷首次 600mg,之后阿司匹林(50 ~ 325mg/d)和氯吡格雷(75mg/d)联合治疗持续 90 天与单独的阿司匹林(50 ~ 325mg/d)进行比较,结果提示虽然双抗组也较对照组能更好地降低卒中复发风险,但主要出血的发生率双抗组(0.9%)明显高于对照组(0.4%)。

后续的 CHANCE 亚组分析发现,TIA 或卒中复发主要发生于发病后的 1 ~ 2 周。CHANCE 和 POINT 研究总计 10051 例患者(5016 例氯吡格雷和阿司匹林双抗组,5035 例对照组)的个体资料荟萃分析显示,氯吡格雷和阿司匹林双抗较单用阿司匹林,90 天主要缺血性事件的风险降低 30%,而且疗效差异主要发生在双抗治疗的前 21 天,双抗治疗 22 ~ 90 天没有看到明显获益。因此,双抗治疗需要甄选合适的人群,且使用的时间最好不超过 3 周。

对心源性 TIA 推荐华法林(INR2.0 ~ 3.0)或新型口服抗凝剂抗凝治疗,预防心源性栓塞明显优于阿司匹林。新型口服抗凝剂在非瓣膜性房颤脑卒中的一级和二级预防中也取得与华法林类似的预防效果,且新型口服抗凝剂较华法林更稳定,不需要监测凝血功能,出血风险更低。多项研究显示,非心源性 TIA 抗凝治疗与抗血小板治疗的疗效无明显差异,抗凝可增加出血风险。因颅外动脉夹层、主动脉粥样硬化斑块导致的 TIA 患者抗凝较抗血小板治疗没有明显获益。

(3)他汀治疗:考虑为动脉粥样硬化性 TIA 的患者,即使无脂代谢紊乱或高脂血症也需要应用他汀类药物治疗。其他类型的 TIA 患者也能从他汀治疗中获益。

(4)改善脑循环和活血化瘀治疗:配合主导的抗栓治疗进行,可使用改善脑循环药物如丁苯酞,银杏类制剂如银杏内酯注射液、银杏叶滴丸,丹参多酚酸,吲哚布芬,以及马来酸桂哌齐特注射液等。通过不同的作用靶点,缓解短暂性缺血进展,降低复发率,促进神经功能恢复,均可个体化选用。

(5)糖尿病患者应控制好血糖,在医师指导下使用降糖药或胰岛素,使空腹血糖<7.0mmol/L,餐后2小时血糖低于10.0mmol/L。治疗心律失常、心脏瓣膜病及充血性心力衰竭等。改变不良生活习惯,戒烟、酒,坚持活动或体育锻炼每日30~60分钟,每周3~4次。

2.宜及早评估和入院治疗 对TIA的早期管理和治疗与其预后密切相关,有关预后的研究结果提示,TIA患者的处理应越早越好。英国EXP RESS(Existing Preventive Strategies for Stroke)研究表明,延迟诊治可显著增加缺血事件再发的风险及预后不良事件发生。发病72小时内TIA患者如ABCD2评分≥4分(高危),或者ABCD2评分为0~3分但预计2天内无法确诊的患者均应入院诊治。此外,初发或频发患者、症状持续时间>1小时、症状性颈内动脉狭窄>50%、明确有心脏来源栓子(如心房颤动)、已知高凝状态等均应于2天内入院评估和治疗。虽然TIA患者病情一般较轻,但仍需要卒中单元的神经科医师与影像学医师和血管介入医师共同进行专业评估和治疗。

3.手术治疗 颈动脉狭窄引起血流动力型TIA患者,如狭窄介于70%~99%时可从颈动脉内膜剥脱术(CEA)或颈动脉支架成形术(CAS)获益,并且建议早期手术(发病后48小时至7天)。一侧颈内动脉或大脑中动脉闭塞,同侧血流灌注减低导致的TIA患者,也可以考虑颅内外血管搭桥手术,但循证证据仍不足。慢性血管闭塞是否再通治疗的临床试验正在进行,尚无定论。

七、预后

1997—2003年的研究发现,TIA或轻型缺血性卒中后3个月内发生卒中或急性冠脉综合征的风险高达12%~20%。之后,TIA的处理有了很大程度的改善,包括成立TIA专病门诊,给予快速评估、抗栓药物治疗和其他卒中预防措施。Amarenco牵头的TIA registry.org研究,于2009—2011年在全球21个国家61个中心纳入4789例TIA或轻型缺血性卒中患者,评估1年和5年包括卒中在内的心脑血管事件。该注册登记研究中,78.4%的患者可以在发病24小时内接受卒中专科医师诊治。研究结果显示,1年复合心脑血管事件(包括心脑血管性死亡、卒中和急性冠脉综合征)发生率是6.2%,第2、第7、第30、第90和第365天的卒中发生率分别为1.5%、2.1%、2.8%、3.7%和5.1%。5年复合心脑血管事件发生率是12.9%,其中50.1%的事件发生在发病后第2~5年。5年脑血管事件(卒中和TIA)发生率为16.8%,5年卒中风险为9.5%。合并同侧大动脉粥样硬化、心源性栓塞及ABCD2评分≥4分的患者,复合心脑血管事件发生率更高。

第三章 脑梗死

第一节 血栓形成性脑梗死

血栓形成性脑梗死或脑血栓形成是脑梗死的一种主要病理生理学类型,因局部血管本身存在病变而继发血栓形成,导致脑动脉急性闭塞或严重狭窄,迅速出现相应神经功能缺损的症状。

一、病因和发病机制

1.病因　血栓形成性卒中主要是由脑动脉主干(如颈内动脉、大脑中动脉或基底动脉等)或皮质支动脉粥样硬化或动脉炎引起血栓形成或动脉闭塞,导致脑局部血流中断和脑梗死,患者常有 TIA 病史。

(1)动脉粥样硬化:是血栓形成性脑梗死最常见的病因,动脉粥样硬化斑块主要形成于脑动脉的分叉处和弯曲处。最常见部位包括:①颈总动脉起始部,恰位于颈总动脉分叉部上方及海绵窦内的颈内动脉;②椎动脉起始部及其入颅部上方,以及基底动脉;③大脑中动脉起始部;④环绕中脑的大脑后动脉近端;⑤大脑前动脉近端。这些部位长期受血流冲击易出现内皮细胞损伤、基底层断离、血流缓慢或涡流,易于形成血栓。动脉粥样硬化病变历经长期的进程,与遗传因素及其他脑卒中危险因素如高密度脂蛋白(HDL)降低及低密度脂蛋白(LDL)增高有关。小脑动脉和眼动脉很少出现动脉粥样硬化。颈总动脉和椎动脉也是动脉粥样硬化斑块易于沉积的部位,但因有丰富的侧支循环,这些部位闭塞很少引起脑缺血症状。

(2)各种动脉炎:是脑血栓形成第二位的原因。巨细胞动脉炎(颞动脉炎)影响颈外动脉分支、颈内动脉、睫状后动脉、椎动脉颅外及颅内段。动脉壁炎性改变刺激血小板在损伤的表面黏附和聚集,导致血栓形成和远端栓塞;系统性红斑狼疮常累及小的脑动脉,导致多发性微梗死,但缺乏真性血管炎病变特点;结节性多动脉炎是累及多脏器小及中等口径动脉的节段性血管炎,可出现短暂性脑缺血症状如典型的单眼一过性黑矇等;肉芽肿性血管炎是 CNS 原发性血管炎,影响脑小动脉及小静脉,但全身血管不受累;梅毒性动脉炎一般发生在原发性梅毒感染后 5 年内,累及中等穿通支动脉,CT 或 MRI 可显示大脑半球深部白质点状梗死灶。

(3)纤维肌性发育异常:是常染色体显性遗传病,女性较常见。病变累及儿童及青少年的大动脉,导致节段性动脉中层狭窄和弹力层断裂,中层纤维环与肌纤维增生交替。常见于颅外血管、颈内动脉颈段,多为双侧病变。症状可能因血管源性栓子栓塞所致。血管造影可见特征性串珠样表现。

(4)颈动脉或椎动脉夹层:可伴发向血管壁内出血,阻塞管腔或易形成血栓和栓塞。外伤后颈动脉夹层易于诊断,但年轻男性可在自发性颈动脉夹层后罹患脑梗死。颈内动脉夹层通常起源于邻近的颈动脉分叉部并可延伸至颅底。潜在的病理过程通常是囊性中层坏死。卒中前有时出现前驱性短暂的半球缺血症状或单眼失明,颈动脉夹层可伴发下颌痛或颈痛,发生类似偏头痛的视力异常,以及 Horner 征等。椎动脉或基底动脉夹层不常见,其临床特点为头痛、颈后疼痛及突发的脑干异常体征等。

(5)与血栓形成性脑梗死的局灶脑缺血相关的疾病

1)血管疾病:除了动脉粥样硬化、纤维肌性发育不良、颈动脉或椎动脉夹层,还包括感染性疾病、巨细胞动脉炎、系统性红斑狼疮、结节性多动脉炎、肉芽肿性血管炎、梅毒性动脉炎、艾滋病、腔隙性梗死、药物滥用(如苯丙胺、可卡因等)、偏头痛、脑淀粉样血管病、多发性进行性脑动脉闭塞(烟雾病)、静脉或静脉窦血栓等。

2)心脏疾病:如附壁血栓、风湿性心脏病、心律失常、心内膜炎、二尖瓣脱垂、反常性栓子、心房黏液瘤、心瓣膜修复术后等。

3)血液疾病:如血小板增多症、红细胞增多症、血栓栓塞性血小板降低性紫癜、镰状细胞贫血、白细胞增多症及高凝状态等。由此类疾病引起血栓形成性脑梗死者较少。

4)难以确定或无法分类的病因:某些脑梗死病例虽经影像学检查证实,但很难找到确切病因,可能与脑血管痉挛,来源不明的微栓子,高水平抗磷脂抗体、蛋白 C、蛋白 S,高凝状态等有关以及多病因难以归为一类。

2.发病机制

(1)动脉粥样硬化的发生机制尚未完全明了。早期阶段出现血管内皮细胞损伤,可能与高血压、糖尿病、LDL、同型半胱氨酸及自由基或感染因素有关,单个核细胞(MNC)及 T 淋巴细胞黏附于损伤的内皮并向内皮下迁移,MNC 及巨噬细胞转化为充满脂质的泡沫细胞,形成脂纹病变;内皮细胞、巨噬细胞及黏附于损伤内皮的血小板均释放生长因子和趋化因子,刺激内膜平滑肌细胞增生及迁移,导致纤维斑块形成,动脉粥样硬化病变增大或破裂可阻塞血管腔,或成为粥样硬化性或血小板性栓子的来源。粥样硬化病变导致卒中的最主要危险因素是收缩压及舒张压增高。一项 5000 例以上无症状的 30~60 岁男性与女性历经 18 年的前瞻性研究表明,高血压个体发生卒中可能性为非高血压者 7 倍;在任何一次门诊血压测量中均达到收缩压 160mmHg 或舒张压 95mmHg 的患者,罹患卒中风险是对照组的 3 倍。无高血压也可发生粥样硬化,此时遗传易感性、糖尿病、高胆固醇或高三酰甘油血症、高同型半胱氨酸血症、吸烟或口服避孕药等可能参与发病机制。

(2)血液成分变化:在动脉管壁病变基础上,血液成分变化、血液黏稠度增加、血细胞比容增高、高脂血症及纤维蛋白原增加等可促进动脉血栓形成。

(3)血流动力学异常:脑梗死患者常在夜间睡眠中发病,夜间或早上醒来时出现瘫痪,患者没有意识到肢体的无力,下床后摔倒在地。睡眠中发病可能与入睡后血压下降、血流缓慢,易在动脉壁病变基础上引起病变动脉血栓形成有关。抗血栓因子水平也与脑血栓形成有关,如血小板释放的血栓素 A_2,使血管收缩和血栓形成;血管内皮细胞释放的前列环素 I_2 使血管扩张,不易形成血栓;以及内皮细胞释放的一氧化氮(NO)、内皮细胞源性纤溶酶原激活剂等。

二、病理

1.脑动脉的梗死分布　尸检大体所见,新的梗死通常累及皮质与白质,可见病变组织肿胀、软化。显微镜下显示神经元急性缺血改变,如皱缩、小空泡形成及深染胶质细胞破坏,小血管坏死,神经轴突和髓鞘破坏,以及血管源性水肿引起间质液体积,某些病例可见梗死区血管周围出血。大面积脑梗死典型伴脑水肿,发病后4~5天为高峰。大多数大面积脑梗死发病后1周内死亡归因于脑水肿继发脑疝所致,可见肿胀的受累半球引起同侧扣带回疝,在大脑镰游离缘下方脑组织越过中线,随之经小脑幕切迹向下移位。

2.脑动脉硬化 包括3种病变。

(1)动脉粥样硬化:早期病变为血管内膜条状脂质浸润,镜下可见内膜下吞噬类脂质的巨噬细胞聚集,病变进展条状浸润可演变为粥样硬化斑,镜下见细胞内类脂质形成晶体,HE染色可见菱形间隙,纤维细胞增多,钙盐沉积,内膜坏死破裂、出血及血栓形成等;脱落的斑块形成栓子导致颅内远端血管栓塞缺血。

(2)淀粉样血管病或称为嗜刚果红血管病:淀粉样变性多见于脑叶,刚果红染色显示清楚,出现动脉壁节段性纤维变性坏死,引起血管扩张或微动脉瘤,易发生出血。

(3)小动脉硬化:发生在毛细血管前小动脉,与粥样硬化不同,无内膜类脂质沉积。早期管壁中层平滑肌增生,随后中层及内膜胶原纤维增生和玻璃样变,导致管壁变厚及管腔狭窄,可破裂或阻塞引起局灶性脑软化。

3.血栓形成 血栓形成是在活体血管内发生血液凝固,脑血栓形成的发生率在颈内动脉起始部及虹吸部为29%,大脑中动脉为43%,大脑后动脉为9%,大脑前动脉为5%,基底动脉为7%,椎动脉为7%。多发生于动脉粥样硬化内膜溃损面,镜下可见血管损伤处血小板附着,呈颗粒状突入管腔,脱落形成栓子,红细胞和白细胞被网入纤维素网内,反复发生形成血栓。血栓头部主要由血小板、纤维素和白细胞组成,呈白色,称为白色血栓;血栓尾部主要由红细胞组成,呈红色,称为红色血栓。

4.脑梗死 约4/5的脑梗死发生于颈内动脉系统,椎基底动脉系统仅占1/5。血栓形成和栓塞引起血管闭塞,导致供血区脑软化或梗死。软化分为缺血性和出血性两种,动脉闭塞多导致缺血性软化,静脉阻塞几乎完全为出血性软化。

(1)脑缺血病变临床病理分五期:①超早期(1~6小时)。病变区脑组织常无明显改变,可见部分血管内皮细胞、神经细胞和星形胶质细胞肿胀,线粒体肿胀空泡化。②急性期(6~24小时)。缺血区脑组织苍白,轻度肿胀,神经细胞、星形胶质细胞和血管内皮细胞呈明显缺血性改变。③坏死期(24~48小时)。可见大量神经细胞消失,胶质细胞坏变,中性粒细胞、单个核细胞和巨噬细胞浸润,脑组织明显水肿。④软化期(3日~3周)。病变区液化、变软。⑤恢复期(3~4周后)。液化坏死的脑组织被吞噬清除,胶质细胞增生,毛细血管增多,小病灶形成胶质瘢痕,大病灶形成中风囊,此期持续数月至2年。

(2)缺血软化病变分为三期:①坏死期。与正常组织不易区别,坏死区略肿胀,脑膜血管显著充血,切面略显隆起,较正常稍硬;镜下神经细胞大片消失,胶质细胞核固缩、破裂或溶解,小血管高度充血,管腔内有多数白细胞,坏死区可见散在或聚集的中性多形核细胞;②软化期。数日后病变区变软,切面呈淡黄色,灰白质界限不清;镜下可见神经细胞及纤维消失,被格子细胞(小胶质细胞在普通包埋时因脂肪溶解而呈格子状)、星形胶质细胞及纤维替代;③恢复期。病变区呈凹陷状,大者为囊肿样,囊中含清亮或浑浊液体,囊可形成多房状,或为较硬的瘢痕组织,镜下可见瘢痕组织主要由星形细胞及纤维组成。

(3)出血性脑软化:常为脑栓塞和静脉阻塞所致,风湿性心脏病继发栓塞和接近皮质的脑梗死易继发出血。大体可见黄色囊壁或黄色液体;镜下除出血灶之外,与缺血性软化改变基本相同,可见充满含铁血黄素的格子细胞。

三、病理生理

由于颅神经元储备能力极低,对缺血、缺氧损伤极敏感,脑血流阻断约 30 秒脑代谢即发生改变,1 分钟后神经元停止功能活动,脑动脉闭塞后完全缺血超过 5 分钟可导致神经元死亡,是缺血性卒中致残与致死的重要因素。

1.缺血性神经元死亡机制　缺血性神经元损伤是随时间进展的活跃的生化过程。缺血造成脑代谢底物如氧和葡萄糖供应中断,导致细胞能量耗竭,使细胞不能维持能量依赖性功能如膜电位和跨膜离子梯度,引起细胞膜去极化,通过电压门控性钙通道导致钙内流,引发突触前神经末梢大量释放兴奋性氨基酸(excitatory amino acids,EAA),如谷氨酸(Glu)等神经递质。突触释放的 Glu 激活神经元突触后膜上与 Na^+ 和 Ca^{2+} 通道耦联的 EAA 受体,激活了 Na^+ 和 Ca^{2+} 内流入突触后神经元胞体和树突内,从而启动了一个连锁式生化过程,引起细胞水肿、线粒体损伤和毒性自由基产生。过量的 Ca^{2+} 内流产生细胞内钙超载(Ca^{2+} -overload),若 Ca^{2+} 浓度超过细胞排出、螯合及缓冲的能力,可激活钙依赖酶类如蛋白酶、脂酶及核酸酶,这些酶类及其代谢产物如甘烷类及氧自由基可引起浆膜和细胞骨架成分崩解,导致细胞死亡。由于兴奋性氨基酸如谷氨酸在这一系列过程中起到枢纽性作用,因此将其称为兴奋性细胞毒作用。

由此可见,缺血诱导的这一瀑布式电化学效应是导致缺血性神经元死亡的重要机制。依据缺血的严重程度及持续时间不同,神经元可迅速死亡而发生坏死,也可以逐渐死亡而发生程序化细胞死亡或凋亡。坏死性细胞死亡的特点是核皱缩、膜完整性早期丧失及线粒体结构改变等,并最终出现细胞溶解;凋亡依赖于新的蛋白合成,与核染色质附壁有关,细胞膜和线粒体的完整性相对保存,并有膜结合性细胞外囊泡(凋亡小体)形成。坏死与凋亡可以在缺血病变的不同区域同时存在。

此外,脑梗死还可出现炎症细胞因子损害,引起炎性细胞反应,如多形核中性粒细胞黏附于内皮细胞,导致血-脑屏障破坏、血管渗出及组织水肿坏死;巨噬细胞、T 细胞、星形细胞及小胶质细胞可产生促炎细胞因子,与靶细胞特异性受体结合,诱导白细胞黏附于内皮细胞表达 CD11、CD18 黏附分子及细胞间黏附分子 ICAM-1。损伤的神经元和轴突释放的细胞因子具有趋化作用,使白细胞从血管内向缺血脑组织迁移。在脑缺血区可见白细胞浸润及促炎细胞因子参与缺血组织损伤,白细胞介素-β_1(IL-β_1)及 mRNA 表达增高,刺激内皮细胞表达白细胞黏附分子,在缺血脑组织聚集,加重脑缺血损害。肿瘤坏死因子-α(TNF-α)可使内皮细胞表达血小板活化因子,释放 IL-1 和Ⅷ因子,抑制抗凝机制,刺激释放血管激活因子,增加血-脑屏障通透性,加重脑缺血损伤。转化生长因子-β(TGF-β)是抗炎细胞因子,可抑制致促炎细胞因子,对脑缺血可能起保护作用。

2.缺血性脑损伤

(1)缺血半暗带:也称半影区。这一概念是由 Abstrup 等在 1977 年提出的。通过阻断狒狒大脑中动脉造成局灶性脑梗死,当局部脑血流量(rCBF)降低至 15mL/(100g·min)时体感诱发电位(SEP)消失,细胞外 K^+ 活性(Ke)无变化;当 rCBF 降至 6mL/(100g·min)时 Ke突然增高。于是提出在 rCBF 降低的过程中存在两个缺血阈值,K^+ 释放阈值显著低于电活动消失阈值。在 SEP 消失后若及时增加 rCBF 至缺血水平以上,SEP 可以再度出现,由此提出在神经元电活动终止和功能失活的状态下,神经元结构保持完整,仍然能够存活一段时间,这一功能状态是脑缺血半暗带的概念。Abstrup 在 1981 年将半暗带定义为:围绕梗死区中心的缺血脑组织生物电活动中止,但保持正常的离子平衡及结构完整性,急性期适当增加 rCBF,半暗带缺血脑组织突触传递功能可完全恢复。因此,半暗带成为脑缺血中心坏死区以外可逆性损伤区的代名词。

在围绕缺血脑组织核心的周边区存在缺血不完全区域半暗带,细胞可能较长时间地存活,可能启动其他调节细胞死亡的生化机制。这些过程包括参与程序化细胞死亡的蛋白表达,如 Bcl-2(B 细胞淋巴瘤)家族蛋白和半胱氨酸天冬氨酸蛋白酶(在天冬氨酸残基处裂解的半胱氨酸蛋白酶前体酶原)。这类蛋白的作用可导致凋亡,是一种有别于细胞坏死的程序化细胞死亡,特点是核染色质向边缘浓聚,DNA 裂解成特定长度的片段(核小体),细胞膜相对保存完整,质膜呈泡状形成凋亡小体和不伴炎性反应的吞噬作用。如果在脑组织不可逆性坏死前缺血脑组织的血流得以恢复,临床症状和体征呈现为短暂性;如果持久性血流阻断导致不可逆的缺血损伤或脑梗死。

缺血半暗带的特征是由于存在侧支循环,可以获得部分血液供应,尚有大量可存活的神经元,如果血流恢复使脑代谢改善,脑组织损伤及功能缺失仍可逆转,但有一定的时间限制,或可转化为正常灌注区,也可转化为梗死区。因此,保护可逆性损伤的神经元是急性脑梗死治疗的关键。

(2)时间窗:大量的实验研究和临床观察表明,脑动脉阻塞后脑组织缺血的一系列病理生理进程和脑梗死病变形成需要数小时,因而在临床上为阻断这一病理过程提供了时间。治疗窗是指在脑细胞不可逆死亡之前,可能抢救缺血半暗带可逆性损伤神经元的时间。抢救缺血半暗带的关键措施是超早期治疗,通常在治疗窗内采取溶栓或机械取栓治疗,及时恢复缺血脑组织血流,尽量使神经元得以存活,缩小梗死病灶的体积,降低患者的致残率和病死率。目前,普遍认为,急性脑梗死溶栓治疗的时间窗一般不超过 6 小时,机械取栓的治疗时间窗也不超过 6 小时,但根据 DAWN 和 DEFUSE 3 研究,经严格选择的病例可延长至 24 小时,这也是目前仅有的两项证实超时间窗(>6 小时)机械取栓仍能获益的 RCT 研究,两项研究都是用组织窗取代时间窗;如果血运重建超过了治疗窗,可因再灌注损伤和继发性脑出血使脑损伤加重。

神经元对缺血是最敏感的,其次是少突胶质细胞、星形细胞及内皮细胞。在实验动物中,不同部位的神经元对缺血易感性依次为海马、小脑、纹状体和新皮质。脑缺血治疗窗与缺血严重程度呈正相关,缺血越严重,导致神经元不可逆损伤的时间越短。缺血半暗带区脑组织通过侧支循环获得血流,使神经元维持在泵衰竭水平之上与电活动水平之下。脑缺血超早期治疗窗的机制,主要是自由基过度形成,以及自由基瀑布式连锁反应,导致神经细胞内钙超载、兴奋性氨基酸细胞毒性及酸中毒等一系列变化。

(3)再灌注损伤:脑动脉闭塞后若出现血流再通,恢复氧与葡萄糖的供应,脑组织缺血损伤理应得到恢复。事实上,存在有效的再灌注时间即再灌注窗。如果脑血流再通超过了再灌注窗的时限,脑损伤仍可继续加剧,可导致死亡率增加,称为再灌注损伤。缺血半暗带及再灌注损伤概念的提出,更新了急性脑梗死的临床治疗观念,脑梗死超早期治疗关键是抢救缺血半暗带和减轻再灌注损伤。

近年研究表明,减轻再灌注损伤的核心是积极采取脑保护措施。谷氨酸受体阻滞剂在不增加血流情况下可能使脑梗死体积明显缩小,提示局灶性脑缺血的最终结局并非仅由血流阈决定,竞争性与非竞争性谷氨酸受体阻滞剂通过抑制梗死周围半暗带去极化和 Ca^{2+} 内流等,可能减小梗死的体积。这类脑保护剂包括:苯噻唑衍生物芦贝鲁唑(lubeluzole)可对抗 NO 导致大鼠海马神经元凋亡;镇静剂和抗惊厥药氯甲噻唑(clomethiazole)为 GA-BA 激动剂,对动物脑缺血模型有保护作用;镁盐可阻断 NMDA 受体,对全脑和局灶性脑缺血模型有保护作用;以及甘氨酸受体阻滞剂 GV150526、非竞争性 NMDA 受体阻滞剂 cerestat、稳定细胞膜的胞磷胆碱等。

(4)神经机能联系不能(diaschisis,DC):早在 1870 年就发现,脑局灶性损害时在远离病灶区域出现脑机能过度兴奋或抑制的现象,后来人们将其称为神经机能联系不能。近年来正电子发射体层成像(PET)及单光子发射计算机体层成像(SPECT)的研究证实,脑梗死中心区 rCBF 及代谢明显降低,周围的缺血半暗带出现一过性过度灌注,在远离病灶部位出现 DC,表现为 rCBF 及代谢率降低。例如,发生在大脑半球称为失联络现象;出现于对侧小脑称为交叉性小脑联系不能(cross cerebellar dysconnection,CCD),长时间的 CCD 常伴持续性肌张力低下,提示小脑功能损害。CCD 也称交叉性小脑远隔机能障碍,顶叶梗死时出现 CCD 最严重,额叶和颞叶梗死次之,基底核区较丘脑病变更易引起 CCD,脑桥上部病变也可出现,脑桥中下部病变不出现,幕上肿瘤及动静脉畸形(AVM)也可能发生。脑出血、脑梗死、脑肿瘤或 AVM 均可出现 CCD,与病变的性质无关,可能与皮质-脑桥-小脑通路或齿状核-红核-丘脑通路损伤有关。

脑梗死患者的临床观察及 PET 的应用,使脑卒中的 DC 研究取得很大进展。一侧大脑半球梗死导致对侧半球的对应部位发生供血降低及代谢障碍,称为镜像性神经机能联系不能。在脑干、小脑卒中也可引起 DC,如一侧脑桥梗死时,同侧额叶及对侧小脑半球 99mTc-HMPAO 的相对活性降低,有时可见双侧小脑半球供血降低或显著不对称。有时临床可能发现脑卒中患者的部分症状体征难以用原发病灶来解释,可能与 DC 机制有关。例如,一侧丘脑卒中的患者出现神经精神障碍,PET 检查显示从发病 4 天至 98 个月,双侧大脑皮质的氧耗及葡萄糖利用率始终降低。一例 61 岁男性患者,MRI 显示左侧丘脑前部小梗死灶,临床出现进行性智能障碍,如顺行性遗忘、语言障碍和口述困难等,SPECT 显示病灶侧的额叶、颞叶和枕叶,以及对侧小脑的 DC 征象。脑卒中出现 DC 可能机制是,大脑皮质深部梗死可能合并皮质低灌注,病灶半暗带延伸至皮质所致。

(5)迟发性脑损伤:通过沙土鼠脑缺血实验提出海马区缺血的 3 种变化——CA4 区出现缺血性细胞改变(ICC),CA2 区出现反应性变化(RC),CA1 区发生慢性广泛的神经元丧失,从而提出了迟发性神经元坏死(delayed neuronal death,DND)的概念。实际上 DND 就是细胞凋亡,可能与过度释放的兴奋性氨基酸(EAA)神经毒性作用,导致细胞内钙超载、自由基毒性、酸中毒、花生四烯酸产生及单胺类神经递质代谢失衡等有关。

(6)缺血性神经元凋亡:传统观点认为,缺血性神经元死亡为细胞坏死,Gwag 等首先在皮质神经元离体实验中揭示谷氨酸介导的细胞凋亡。海马、下丘脑、大脑及小脑皮质神经元对短暂性脑缺血极为敏感,短暂缺血后中心区神经元很快出现坏死,周围区神经元以海马CA1 区锥形细胞最明显,经过 1~2 日潜伏期才出现迟发性神经元坏死(DND)。缺血后细胞凋亡的高峰出现在缺血后 1~5 日,持续约 4 周。在脑缺血周边区可出现神经元、胶质细胞、小胶质细胞及内皮细胞表达 Bcl-2 蛋白,提示非致死性脑损伤诱导细胞产生 Bcl-2,抵抗细胞凋亡;缺血脑组织还可检出 Fas 抗原 mRNA 表达显著增加,提示 Fas 在细胞凋亡中也起作用。

脑缺血性损伤后细胞凋亡的分子生物学表现:①自由基形成增加;②转录信号激活,如细胞外液谷氨酸、天冬氨酸等 EAA 显著升高,缺血皮质内二磷酸肌醇分解物明显升高,磷脂酶 C 激活,蛋白激酶 C(PKC)激活,磷脂酶 A₂ 激活导致花生四烯酸及代谢产物释放,诱导即刻早期基因(immediate early genes,IGEs)表达;③缺血后基因表达,应用 Northern 杂交、原位杂交和免疫组化技术在局灶性脑缺血模型发现 $c-jun$、$c-fosjun-b$ 等 IEGs 表达,用 RT-PCR 发现局灶性脑缺血模型 $CyclinD1$ 和 $c-myb$ 表达;晚期基因如神经生长因子基因等过量表达;诱导抗死亡基因 $p53$ 表达等。

四、临床类型

1.血栓形成性脑梗死　根据病变的部位、体积及性质,可分为一下类型

(1)大面积脑梗死:通常是颈内动脉主干、大脑中动脉主干或皮质支完全性卒中,表现为病灶对侧完全性偏瘫、偏身感觉障碍及向病灶对侧凝视麻痹。椎基底动脉主干梗死可伴头痛、意识障碍、四肢瘫和多数颅神经麻痹等,呈进行性加重,可出现明显脑水肿和颅内压增高征象,甚至发生脑疝。

(2)分水岭梗死(cerebral watershed infarction,CW-SI):是相邻的动脉供血区之间的分水岭区或边缘带缺血,多因血流动力学障碍引起,典型者发生于颈内动脉严重狭窄或闭塞伴全身血压降低时,也可由心源性或动脉源性栓塞所致。临床通常呈卒中样发病,多无意识障碍,症状较轻,恢复较快。结合 MRI 检查可分为下列类型。

1)皮质前型:是 ACA 与 MCA 供血区的分水岭脑梗死,表现为以上肢为主的中枢性偏瘫及偏身感觉障碍,一般无面舌瘫,可有情感障碍、强握反射和局灶性癫痫发作等;主侧病变可出现经皮质运动性失语,双侧病变出现四肢瘫、智能障碍或痴呆。病灶位于额中回,可沿前后中央回上部呈带状前后走行,直达顶上小叶。

2)皮质后型:病灶位于顶、枕、颞交界区,是 MCA 与 PCA,或 ACA、MCA 及 PCA 皮质支的分水岭区。偏盲最常见,多以下象限盲为主;可有皮质性感觉障碍、轻偏瘫或无瘫痪;约 1/2 的病例有情感淡漠,可有记忆减退和 Gerstman 综合征(角回受损),主侧病变出现认字困难和经皮质感觉性失语,非主侧病变偶见体象障碍。

3)皮质下型:是 ACA、MCA 及 PCA 的皮质支与深穿支间,或 ACA 回返支(Heubner 动脉)与 MCA 豆纹动脉间分水岭区梗死。病灶位于大脑深部白质、壳核、尾状核等,可出现纯运动性轻偏瘫和(或)感觉障碍及不自主运动等。

(3)多发性脑梗死:通常是 2 个或 2 个以上不同供血系统的脑血管闭塞,导致多个梗死,为反复发生脑梗死所致。

(4)出血性脑梗死:由于脑梗死供血区内动脉坏死,血液漏出继发出血,常见于大面积脑梗死后。

2.依据脑缺血事件的症状、体征及演进过程,可分为以下常见类型。

(1)完全性卒中:发病后神经功能缺失症状较完全,常于起病 6 小时内病情达到高峰。通常为大血管主干或多支动脉如 MCA、ACA 闭塞,出现完全性偏瘫,病情重,伴不同程度的

意识障碍,甚至深昏迷或死亡;但并不意味受累血管支配区完全受累,也并非病情不能改善。

(2)进展性卒中:发病后神经功能缺失症状在48小时或更长时间仍逐渐进展或呈阶梯式加重,甚至经过治疗仍继续恶化。

(3)短暂性脑缺血发作(TIA):神经功能缺失症状通常在30分钟内完全恢复。

(4)可逆性缺血性神经功能缺损(reversible ischemic neurologic deficit,RIND):临床可见某些卒中患者神经功能缺失症状持续超过24小时,但可在数日内完全或近于完全消失,一般不遗留后遗症,有时用RIND描述,临床也称为小卒中。可能由于侧支循环较充分地代偿,缺血未导致不可逆性神经元损伤。

3.TOAST病因分型　当前国际上广泛使用。对急性缺血性卒中进行病因分型有助于指导治疗、判断预后及选择二级预防措施。该分型将缺血性卒中分为:大动脉粥样硬化型、心源性栓塞型、小动脉闭塞型、其他明确病因型及不明原因型等。

4.英国牛津郡社区卒中项目(Oxfordshire Community Stroke Project,OCSP)的Bamford分型。根据患者入院时的临床表现分为四型,简便实用,具有极好的临床可操作性。

(1)完全前循环梗死(TACI):表现为三联征,即高级神经活动障碍,如意识障碍、失语及视空间障碍等;对侧同向性偏盲;对侧偏瘫。

(2)部分前循环梗死(PACI):表现为上述三联征中的两项,或只有高级神经活动障碍,或感觉、运动功能缺失,症状较TACI局限。

(3)后循环梗死(POCI):表现为不同程度的椎-基底动脉综合征,如交叉性瘫或交叉性感觉障碍、四肢瘫及双侧感觉障碍、双眼共轭运动障碍、小脑功能障碍不伴长束体征、孤立的视野缺损或皮质盲等。

(4)腔隙性梗死(LACI):通常表现为常见的腔隙性综合征,如运动性轻偏瘫、纯感觉性卒中、共济失调性轻偏瘫、感觉运动性卒中,以及构音障碍-手笨拙综合征等。

5.中国缺血性卒中亚型(Chinese Ischemic Stroke Subclassification,CISS)是我国自主定义及发展的卒中分型诊断标准,是目前最适合中国人群的病因和发病机制的分类方法。

(1)大动脉粥样硬化:包括主动脉弓粥样硬化和颅内外大动脉粥样硬化。

1)主动脉弓粥样硬化(aorticarch atherosclerosis,AA):①急性多发梗死病灶,特别是累及双侧前循环和,或前后循环同时受累;②没有与之相对应的颅内或颅外大动脉粥样硬化性病变(易损斑块或狭窄≥50%)的证据;③没有心源性卒中潜在病因的证据;④没有可以引起急性多发梗死灶的其他病因如血管炎、凝血异常及肿瘤性栓塞的证据;⑤存在潜在病因的主动脉弓粥样硬化证据(经高分辨率磁共振成像/磁共振血管成像和(或)经食管超声证实的中动脉弓斑块≥4mm和(或)表面有血栓)。

2)颅内外大动脉粥样硬化:①无论何种类型梗死灶(除外穿支动脉区孤立梗死灶),有相应颅内或颅外大动脉粥样硬化证据(易损斑块或狭窄≥50%);②对于穿支动脉区孤立梗死灶类型,以下情形也可归到此类:其载体动脉有粥样硬化斑块(经高分辨率磁共振成像证实)或任何程度的粥样硬化性狭窄(经TCD、MRA、CTA或DSA证实);③需排查心源性卒中;④排查其他可能的原因。

(2)心源性卒中(cardiogenic stroke,CS)

1)急性多发性梗死灶,特别是累及双侧前循环或前后循环同时受累且在时间上很接近包括皮质在内的梗死灶。

2）无相应颅内外大动脉粥样硬化证据。

3）不存在能引起急性脑梗死的其他原因,如血管炎、凝血系统疾病、肿瘤性栓塞等。

4）有心源性卒中证据。

5）如果已排除主动脉弓粥样硬化,为肯定的心源性;如果不能排除,则考虑为可能的心源性。

（3）穿支动脉疾病（penetrating artery disease,PAD）

1）与临床症状相吻合的发生在穿支动脉区的急性孤立梗死灶,不考虑梗死灶大小。

2）载体动脉无粥样硬化斑块（HRMRI）或任何程度狭窄（TCD、MRA、CTA 或 DSA）。

3）同侧近端颅内或颅外动脉有易损斑块或>50%的狭窄,孤立穿支动脉急性梗死灶归类到不明原因（多病因）。

4）有心源性栓塞证据的孤立穿支动脉区归类到不明原因（多病因）。

5）排除其他原因。

（4）其他原因（other etiologies,OE）:存在与本次卒中相关的其他特殊疾病（如血管相关性疾病、感染性疾病、遗传性疾病、血液系统疾病、血管炎等）的证据,且可通过血液学检查、脑脊液检查及血管影像学检查证实,同时排除了大动脉粥样硬化或心源性卒中的可能性。

（5）病因不明确（undetermined etiology,UE）

1）未发现能解释本次缺血性卒中的病因。

2）多病因:发现 2 种以上病因,但难以确定哪一种与本次卒中相关。

3）无确定病因:未发现确定的病因,或有可疑病因但证据不够强,除非做更深入的检查。

4）检查欠缺:常规血管影像或心脏检查都未能完成,难以确定病因。

五、临床表现

1.动脉粥样硬化性脑梗死的临床表现多样,是缺血性卒中最常见的类型,多见于中老年,动脉炎以中青年多见。患者常在安静或睡眠中发病,常患高血压、冠心病或糖尿病,约25%的病例曾有 TIA,如肢麻、无力发作等,重复刻板的 TIA 通常是动脉粥样硬化性脑梗死的信号。局灶性体征多在发病后数小时或 1～2 日达到高峰,意识清楚或有轻度意识障碍。缺血性卒中综合征包括:前循环缺血综合征、后循环缺血综合征及边缘带缺血综合征（见本章第三节）。前循环及后循环缺血症状和体征主要取决于闭塞的动脉及病变部位、血栓形成速度及大小、侧支循环状况等,多数患者通常有多个症状和体征。

2.巨细胞动脉炎患者导致脑梗死是缺血性卒中不常见的原因,体格检查可见颞动脉触痛、结节或波动消失,红细胞沉降率加快,血管造影或彩色双通道超声检查显示动脉狭窄或闭塞,颞动脉活检可以确诊。对短暂性单眼失明或短暂性脑缺血发作患者,尤其老年患者应考虑巨细胞性动脉炎的可能,因本病对皮质类固醇治疗反应良好,可避免发生永久性失明并发症。肉芽肿性血管炎可导致头痛、轻偏瘫等,CSF 通常可见淋巴细胞增多、蛋白增高,血管造影可证明小动脉和静脉局灶性与节段性狭窄,但全身血管不受累,脑膜活检有诊断价值;单用皮质类固醇或合用环磷酰胺治疗可能有益。

3.患者的病史常提示存在诱发因素或危险因素,如 TIA、高血压和糖尿病等,女性口服避孕药,吸烟史等;缺血性或瓣膜性心脏病、心律失常及血液病可增加卒中风险;以及脑血管近于完全阻塞或侧支循环不良患者,如应用降压药过度降压,可促发脑卒中。

4.相关症状如少数卒中患者起病时伴癫痫发作,栓塞可能更常见。卒中后癫痫发生率约10%,皮质卒中的癫痫风险约25%,如皮质卒中伴持续运动功能缺失则为50%。头痛见于约25%的缺血性卒中患者,可能由于侧支血管急性扩张所致。

5.缺血性卒中患者的一般体格检查,重点是寻找潜在的全身性病因,特别是可治性病因,如高血压,比较两侧血压与脉搏可发现主动脉弓动脉粥样硬化或主动脉缩窄;眼底检查在视网膜血管发现栓塞物,可提示前循环栓塞的证据;颈部检查可发现颈动脉搏动消失或颈动脉杂音,但需注意颈动脉显著狭窄可不闻及杂音,而大的杂音也可能不伴狭窄;心脏杂音或心律失常可能提示心源性栓塞;颞动脉触诊发现触痛、小结节或无脉症,可提示巨细胞动脉炎的诊断。

6.神经系统检查可能确定病变部位,并提示卒中的病因及最佳处理方法。例如,若有明确证据显示前循环受累,可采用血管造影评估介入治疗矫正颈动脉病变的方案;若确定症状归因于后循环或腔隙性梗死,则可能采取药物治疗。若发现认知功能障碍伴有失语,提示前循环皮质病变,潜在病变不可能在后循环,也不可能是腔隙性梗死;如有非优势半球病变导致的顶叶综合征,如偏侧忽视或结构性失用,提示为大脑中动脉下部分支卒中;如存在视野异常同样可排除腔隙性梗死,但前循环或后循环卒中均可出现偏盲,如单独出现偏盲提示大脑后动脉梗死;眼肌麻痹、眼球震颤或核间性眼肌麻痹提示后循环病变导致脑干梗死;轻偏瘫可由前循环供血的脑皮质区病变、椎基底动脉供血的脑干下行运动通路病变或皮质下(放射冠、内囊)或脑干腔隙性梗死所致,以面部、手及上肢为主的轻偏瘫通常提示大脑中动脉分布区病变,面部、上肢及下肢均等性轻偏瘫可能为颈内动脉或大脑中动脉主干闭塞,或为内囊腔隙性梗死;交叉瘫如一侧面部与对侧肢体瘫通常定位于脑桥面神经核水平与延髓锥体交叉之间;皮质感觉如实体觉和图形觉缺失而初级感觉形式保存,意味大脑中动脉分布区的脑皮质功能缺失;孤立的偏身感觉缺失不伴运动受累通常源于腔隙性梗死;交叉性感觉缺失常见于延髓外侧(Wallenberg)综合征;偏身共济失调通常提示同侧脑干或小脑病变,但也可因内囊腔隙性病变所致。

六、辅助检查

对于初步诊断为脑卒中的患者,及时的影像学检查对于卒中的评估和诊断至关重要。所有患者应首选查头颅CT排除脑出血,有条件的单位也可选择MRI,但不应延误溶栓治疗。血糖化验对于明确溶栓指征是必需的。除非患者有口服抗凝药物或明显出凝血病史,不应由于等待其他化验结果而延误溶栓治疗。

所有卒中患者都应完善的辅助检查项目包括:①头颅平扫CT或MRI;②血糖、肝肾功能、电解质、血脂;③心电图和心肌缺血标志物;④全血计数,包括血小板计数;⑤凝血酶原时间(PT)、国际标准化比值(INR)和活化部分凝血活酶时间(APTT);⑥氧饱和度。

部分患者必要时可选择的检查:①毒理学筛查;②血液酒精水平检测;③妊娠试验;④动脉血气分析;⑤腰椎穿刺(怀疑蛛网膜下腔出血而CT未显示或怀疑卒中继发于感染性疾病);⑥脑电图(怀疑痫性发作);⑦胸部X线检查。

1.脑病变检查

(1)脑CT检查:作为卒中患者首选的影像学检查方法,可准确识别绝大多数颅内出血,排除颇似卒中的其他病变如肿瘤、脓肿等,并定位病灶的所在部位。

CT通常在发病24小时后逐渐显示,脑梗死为边界不清的稍低密度病灶(图3-1),梗死灶常为楔形,分水岭梗死可呈条形;脑沟变浅或消失,灰白质分界不清;发病2～15日可见均匀片状或楔形的明显低密度灶。较大的梗死可有不同程度脑水肿及占位征象,出血性梗死呈混杂密度;在脑梗死后2～3周(亚急性期)的梗死吸收期,因缺血灶水肿消退及吞噬细胞浸润,梗死区密度较前增高,梗死区内及边缘出现弧形或结节状等密度或高密度影,病灶边缘变得不清,小病灶可为等密度,称为模糊效应。CT对于显示较小的脑干、小脑梗死灶可不清楚。

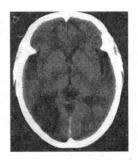

图3-1　CT显示右侧顶-枕叶低密度梗死灶

脑栓塞或大面积脑梗死常发生出血性梗死,可能与应用溶栓、抗凝及抗血小板治疗有关。出血性梗死在CT上可见:①中心型。楔形梗死区较大,出血发生于梗死中心区,出血量较大。②边缘型。梗死灶可大可小,出血灶见于梗死区周边,量较小,呈带状、弧状、脑回状或环状等。③混合型。为上述两型的表现,以一种为主。由于出血性梗死的低密度梗死灶通常较大,梗死区内血肿密度不均匀,不破入脑室系统,可与脑出血鉴别。

(2)多模式CT:灌注CT可区别可逆性缺血和不可逆性缺血,因此可识别缺血半暗带,对于指导急性脑梗死溶栓治疗及机械取栓治疗有一定的参考价值。

(3)脑MRI检查:常规MRI有利于证明早期缺血性梗死,在识别急性小梗死灶及后循环缺血性卒中方面明显优于CT。MRI检查在发病数小时后可显示T_1WI低信号、T_2WI高信号脑梗死灶(图3-2)和血管源性水肿。出血性梗死可见梗死灶中混杂T_1WI高信号及T_2WI低信号。

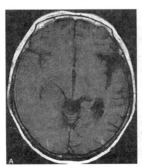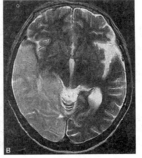

图3-2　MRI可见右颞、枕叶大面积脑梗死病灶

A.T_1WI略低信号;B.T_2WI高信号。外侧裂池明显变窄,脑沟消失,该患者的枕叶由颈内动脉供血,为变异型

（4）多模式 MRI：包括弥散加权像（DWI）、灌注加权成像（PWI）、水抑制成像和梯度回波、磁敏感加权成像（SWI）等。DWI 在出现症状数分钟后即可发现缺血灶，并可早期确定病变部位、大小，早期检出小梗死灶较标准 MRI 更敏感。PWI 可显示脑血流动力学状态，发现弥散-灌注不匹配，即 PWI 显示低灌注区而无与其相应大小的弥散异常，提示可能存在缺血半暗带。梯度回波序列/SWI 可发现 CT 不能显示的无症状性微出血。

2.血管病变检查　临床可根据患者的病情及需要选择。常用的血管检查包括颈动脉超声、经颅多普勒（TCD）、磁共振血管成像（MRA）、高分辨磁共振成像（HRMRI）、CT 血管成像（CTA）及数字减影血管造影（DSA）。颈动脉彩色双通道超声对发现颅外颈部血管病变，特别是狭窄和斑块很有帮助，但不能作为手术治疗的依据。TCD 可检查颅内血流、微栓子及监测治疗效果，但受操作技术水平和骨窗影响较大。MRA 及 CTA 通常可显示动脉硬化、狭窄或闭塞，以及动脉瘤、血管畸形及烟雾病等，以 DSA 作为参考标准，MRA 发现椎动脉及颅外动脉狭窄的灵敏度和特异度均为 70%～100%，MRA 和 CTA 可显示颅内大血管近端闭塞或狭窄，但对远端或分支显示有一定局限性。HRMRI 不仅能显示管腔，还能清晰显示大脑中动脉、颈动脉等动脉管壁的特征，为卒中的病因分型和明确发病机制提供信息。

DSA 是当前检查血管病变的"金标准"，被广泛用于动脉闭塞、动脉瘤及动静脉畸形的诊断，与卒中相关的血管炎、烟雾病、纤维肌性发育异常、颈动脉或椎动脉夹层等，以及确定前循环 TIA 适合外科治疗的颈动脉颅外段病变；但主要缺点是有创性和有一定的风险。

3.血液检查　为检出可治性病因及排除临床颇似卒中的疾病。全血细胞计数包括血小板计数可能发现卒中的病因，如血小板增多症、红细胞增多症、镰状细胞贫血等；红细胞沉降率增高，可提示巨细胞动脉炎或其他血管炎；血糖检出低血糖或高渗性非酮症性高血糖症，可出现貌似卒中的局灶性神经体征；蛋白 C、蛋白 S、抗凝血酶Ⅲ等化验可用于筛查遗传性高凝状态。糖化血红蛋白、同型半胱氨酸、血清胆固醇和脂质检测有利于发现脑梗死的危险因素。

4.常规心电图　检出未被发现的心肌梗死或心律失常，如房颤导致栓塞性卒中。

5.超声心动图检查　在房颤患者可证实栓塞性卒中的心脏病变，可发现心脏附壁血栓、心房黏液瘤和二尖瓣脱垂等。

6.脑电图　对评价卒中极少有用，但在合并癫痫发作或难以区分癫痫发作与 TIA 的患者，可能有助于鉴别。

7.腰穿及脑脊液检查　仅在选择性病例进行，排除蛛网膜下腔出血或证明脑膜血管性梅毒（反应性 VDRL）导致的卒中。

七、诊断和鉴别诊断

1.诊断

（1）根据《中国急性缺血性脑卒中诊治指南（2018）》（以下简称 2018 指南），急性缺血性脑卒中的诊断标准：①急性起病；②局灶性神经功能缺损（一侧面部或肢体无力或麻木、语言障碍等）；少数为全面神经功能缺损；③症状和体征持续数小时以上；④脑 CT 或 MRI 排除脑出血和其他病变；⑤脑 CT 或 MRI 有责任梗死病灶。

（2）2018 指南的诊断流程包括 5 个步骤：①明确是否为卒中，需要排除非血管性疾病；②明确是缺血性还是出血性卒中，进行脑 CT 或 MRI 检查以排除出血性脑卒中；③判断卒中的严重程度;采用神经功能评价量表(NIHSS卒中量表)评估神经功能缺损程度;④明确能否进行溶栓治疗,是否符合血管内机械取栓适应证,核对适应证和禁忌证;⑤结合病史、实验室、脑病变和血管病变等资料进行病因分型(多采用TOAST分型)。

2.鉴别诊断

(1)脑梗死与小量壳核出血的临床表现可颇相似,大面积脑梗死的症状、体征也与大量脑出血类似,应注意鉴别。在所有的鉴别点中,起病状态与起病速度最为重要,临床上动态起病、病情进展较快常提示脑出血,安静状态起病、病情进展较缓慢常提示脑梗死。此外,与硬膜下或硬膜外血肿鉴别可根据外伤史,硬膜下血肿CT显示新月形混杂密度病变,伴占位效应;与动脉瘤或血管畸形破裂所致蛛网膜下腔出血鉴别可根据发病时极剧烈头痛、较显著意识水平下降或体检发现颈项强直等,CT或MRI可排除这些疾病。

(2)脑栓塞起病急骤,局灶性体征在数秒至数分钟达到高峰,常有心源性栓子来源如风湿性心脏病、冠心病或合并心房纤颤等,常见大脑中动脉栓塞引起大面积梗死,导致脑水肿及颅内压增高,可伴痫性发作。

(3)急性起病的CNS局灶性功能缺失患者,如其症状、体征与任何单一的脑动脉分布区功能不一致时,应怀疑局灶性脑缺血以外的潜在病变。例如某些颅内肿瘤可呈卒中样发病,出现偏瘫等局灶性神经功能缺失,若颅内压增高征象如视盘水肿时不明显,可与脑梗死混淆,CT或MRI检查可发现肿物、明显脑水肿及占位效应等。

(4)代谢性障碍,特别是低血糖和高渗性非酮症性高血糖可出现卒中样表现,因此所有表现为卒中的患者都应检测血糖水平。应谨记卒中患者若无很严重的局灶性功能缺失时,典型的不会出现意识障碍,在代谢性脑病患者却可出现。

八、治疗

急性脑卒中的诊治是一项系统性工程,需要多部门、多环节的协调。提高脑卒中科普教育,让公众能够识别脑卒中,发病后立即就诊,力争超早期治疗,及时防治并发症,以期获得最佳疗效。卫生行政部门应发挥主导优势,统筹医疗资源,推进卒中中心建设,二级以上医疗机构开展静脉溶栓和(或)血管内取栓治疗,建立脑卒中救治团队。

急性缺血性卒中治疗应根据患者的年龄、缺血性卒中类型、病情严重程度及基础疾病等采取个体化原则。要把脑梗死作为整体疾病的一部分,进行整体化治疗。既考虑高血压、糖尿病、高脂血症、心脏病及感染等,也兼顾脑心综合征、下丘脑损伤、卒中后抑郁症、抗利尿激素分泌失调综合征及多脏器衰竭等综合治疗。此外,对脑卒中危险因素采取有效干预,强化二级预防,降低复发。

1.一般处理

(1)呼吸与吸氧:必要时吸氧,维持血氧饱和度>94%,无低氧血症的患者不需要常规吸氧。对于意识水平降低或延髓功能障碍而累及呼吸的患者进行气道支持和辅助通气。

(2)心脏监测与心脏病变处理:脑梗死后24小时内应常规进行心电图检查,根据病情,有条件时进行24小时或更长时间的心电监护,以便早期发现阵发性心房纤颤或严重心律失常等心脏病变;避免或慎用增加心脏负担的药物。

(3)体温控制:对于体温>38℃的患者应给予退热措施,寻找和处理发热原因,如存在感染,应给予抗感染治疗。中枢性发热患者,应以物理降温(戴冰帽、盖冰毯或乙醇擦浴)。

（4）血压控制：约70%的脑梗死患者急性期血压升高，原因主要包括病前存在高血压、疼痛、恶心呕吐、焦虑、躁动、颅内压增高、尿潴留等。多数患者在卒中后24小时内血压自发降低。病情稳定而无颅内高压或其他严重并发症的患者，24小时血压水平基本可反映其病前水平。

急性脑梗死血压处理应遵循个体化原则，谨慎处理。24小时内血压升高患者应谨慎处理，首先处理紧张焦虑、疼痛、恶心呕吐、颅内压增高、尿潴留等情况。血压持续升高至收缩压≥200mmHg或舒张压≥110mmHg，或伴有严重心功能不全、主动脉夹层、高血压脑病的患者，可予以降压治疗，并严密监测血压变化；准备溶栓及机械取栓的患者，血压应控制在收缩压<180mmHg，舒张压<100mmHg；卒中后病情稳定，如血压持续≥140/90mmHg，无禁忌，可于发病后数天恢复降压治疗；纠正低血压和低血容量，以维持保证器官功能所需的灌注水平。

（5）血糖：研究显示，与血糖正常的患者相比，急性缺血性卒中患者入院后24小时内持续高血糖预后更差，血糖超过10mmol/L时可给予降糖治疗，将血糖控制在7.8～10mmol/L，并严密监测血糖，以防低血糖发生。血糖低于3.3mmol/L时可给予10%～20%葡萄糖口服或注射治疗，以达到正常血糖。

2.特异性治疗

（1）静脉溶栓：是实现血管再通的重要方法，治疗获益与时间相关，越早开始越好，降低院外及院内延误，将DNT时间控制在60分钟以内。缺血性脑卒中发病3小时内（Ⅰ级推荐，A级证据）和3～4.5小时（Ⅰ级推荐，B级证据）的患者，应根据适应证、禁忌证和相对禁忌证严格筛选，尽快给予重组组织型纤溶酶原激活物（rt-PA）溶栓治疗，以0.9mg/kg的剂量静脉滴注，最大剂量为90mg，10%的剂量在1分钟内先予以静脉推注，其余持续滴注1小时，用药期间及用药24小时内严密监护患者（Ⅰ级推荐，A级证据）。缺血性卒中患者发病6小时内也可用尿激酶（UK），剂量为100万～150万IU，溶于生理盐水100～200mL，静脉滴注30分钟，用药期间严密监护（Ⅱ级推荐，B级证据）。小剂量阿替普酶静脉溶栓（0.6mg/kg）出血风险低于标准剂量，可以降低病死率，但不降低致残率，可结合患者病情及出血风险进行个体化决策（Ⅱ级推荐，A级证据）。对于轻度神经功能缺损且不伴颅内大血管闭塞的患者，可考虑用替奈普酶代替阿替普酶。对于醒后卒中或最后正常时间超过4.5小时但起病时间不明的卒中患者，在症状发现4.5小时内，DWI阳性而FLAIR阴性的影像学表现有助于筛选静脉溶栓可能获益的患者。对于其他符合适应证的轻型致残性卒中患者，建议发病3小时内或3～4.5小时接受阿替普酶治疗，而对于非致残性卒中患者（NIHSS评分为0～5分），则不推荐3小时内或3～4.5小时接受静脉注射阿替普酶。

（2）血管内介入治疗：包括血管内机械取栓、动脉溶栓和血管成形术。发病6小时内的患者如同时符合静脉溶栓和血管内机械取栓的指征，应先接受阿替普酶静脉溶栓治疗（Ⅰ级推荐，A级证据），同时不应等待观察溶栓疗效而延误机械取栓；存在溶栓禁忌的部分患者可选择机械取栓（Ⅱ级推荐，C级证据）；距最后正常时间6～24小时的前循环大血管闭塞患者，建议获取CT灌注成像（CTP）或DWI-MRI以帮助选择合适的机械取栓患者，但需要满足相关超时间窗取栓获益的RCT研究标准。

（3）抗血小板治疗：常用的抗血小板药物包括阿司匹林和氯吡格雷，对阿司匹林不耐受者可选用氯吡格雷。对于未接受溶栓或机械取栓且无禁忌证的非心源性栓塞性急性缺血性卒中患者,应在发病后尽早口服阿司匹林(150~300mg/d,Ⅰ级推荐,A级证据),急性期后可改为预防剂量(50~300mg/d),其中轻型卒中患者(NIHSS评分≤3分)在发病24小时内尽早给予阿司匹林联合氯吡格雷治疗21天,可有效降低90天内缺血性卒中的复发;溶栓后24小时内不推荐抗血小板或抗凝治疗,如患者存在其他情况,在评估获益大于风险后,可考虑在阿替普酶静脉溶栓24小时内使用抗血小板药物。静脉应用糖蛋白Ⅱb/Ⅲa受体拮抗剂替罗非班对急性缺血性卒中的疗效尚不明确(Ⅱb级推荐,B-R级证据)。不建议替格瑞洛代替阿司匹林用于轻型卒中的急性期治疗。

(4)抗凝治疗:一般不推荐无选择性的早期抗凝治疗,对于合并高凝状态、有深静脉血栓形成和肺栓塞风险的高危患者,可以应用预防剂量的抗凝治疗。对于大部分合并房颤的缺血性卒中患者,可在发病后4~14天开始口服抗凝治疗,预防卒中复发。

(5)降纤治疗:对于高纤维蛋白原血症患者,如不适合溶栓治疗,在经严格筛选情况下可选用降纤治疗,可选用的药物有降纤酶、巴曲酶,其他降纤制剂如蚓激酶、蕲蛇酶等临床也有应用。

(6)扩容治疗:对于低血压或脑血流低灌注所致的缺血性卒中如分水岭梗死可考虑扩容治疗,其他患者不推荐扩容治疗,可加重脑水肿、心力衰竭等并发症。

(7)他汀药物:急性缺血性卒中发病前服用他汀类药物的患者,可继续使用他汀治疗(Ⅱ级推荐,B级证据);根据患者的年龄、性别、卒中亚型、伴随疾病及耐受性等临床特征,确定他汀治疗的种类及强度(Ⅱ级推荐,C级证据)。

(8)改善血液循环药物:由于脑侧支循环代偿程度与缺血性卒中的预后密切相关,可使用改善脑微循环的药物,如丁苯酞通过增加缺血区的脑血流量,显著改善患者神经功能缺损和生活能力评分。我国广泛开发的银杏类制剂如银杏内酯注射液、银杏叶滴丸等,具有改善微循环、抗血小板聚集和微血栓形成作用,可降低残障复发率。马来酸桂哌齐特注射液作为内源性腺苷增效剂,有改善血流、细胞保护等多靶点作用,可改善急性缺血性卒中患者神经功能缺损评分。吲哚布芬通过抑制COX活性而阻断血栓素A_2(TXA_2)合成,达到抗血小板聚集作用,可用于对阿司匹林有胃肠反应或高出血风险的患者(100mg,2次/天)。丹参多酚酸具有活血化瘀作用,可以促进神经功能恢复,提高临床疗效。

3.急性期并发症处理

(1)脑水肿和颅内压增高:首先避免和处理引起颅内压增高的因素,如头颈部过度扭曲、激动、用力、发热、癫痫、呼吸道不通畅、咳嗽、便秘等;推荐床头抬高30°~45°;甘露醇和高张盐水可明显减轻脑水肿、降低颅内压、降低脑疝的发生风险,对于心、肾功能不全患者可选用甘油果糖、呋塞米,也可用白蛋白辅助治疗,不推荐使用糖皮质激素治疗缺血性卒中引起的脑水肿和颅内压增高。对于发病48小时内、60岁以下的恶性大脑中动脉梗死伴严重颅内压增高的患者,可请外科会诊考虑行去骨瓣减压术;对于60岁以上的患者,通过减压手术可降低死亡和严重残疾的发生率,但不能显著改善独立生活能力;对于压迫脑干的大面积小脑梗死患者,可请脑外科会诊考虑行去骨瓣减压术。

(2)梗死后出血性转化:心源性脑栓塞、大面积脑梗死、早期低密度征、年龄>70岁、应用抗栓药物等会增加出血性转化的风险,对于症状性出血转化需停用抗栓药物,权衡利弊,待病情稳定后10天至数周后恢复抗栓治疗。

(3)癫痫:不推荐预防性应用抗癫痫药物,对于孤立发作一次或急性期痫性发作控制后,不建议长期使用抗癫痫药物。卒中后 2~3 个月再发的癫痫,进行长期抗癫痫药物治疗。

（4）其他：呼吸道感染患者宜选用适当抗生素控制感染,保持呼吸道通畅和吸氧,防治肺炎,预防尿路感染及压疮等。卧床患者注意预防肺栓塞和深静脉血栓形成。在无禁忌证的卧床卒中患者中,除了阿司匹林和补液等常规治疗之外,建议应用间歇气动加压,降低深静脉血栓形成,不推荐使用弹力袜。急性缺血性卒中患者进食前应进行吞咽功能评估,伴吞咽困难者应在发病 7 天内接受肠内营养支持。

（5）对于卒中后焦虑、抑郁状态患者应给予相应的干预治疗,根据患者症状可采取个体化治疗,可选用 5-羟色胺再摄取抑制剂如舍曲林,对抑郁兼有失眠的患者宜使用曲唑酮,以及中药舒肝解郁胶囊,具有健脾安神的功效,尤适用于胃胀食少、胸闷、疲乏无力的患者。

4.康复治疗　应早期进行,对于轻到中度神经功能障碍的患者,可在发病 24 小时后进行床边康复,卧床患者注意良姿位摆放,鼓励患侧卧位,适当健侧卧位,应坚持肢体关节活动度训练,注意保护患侧肢体,避免机械性损伤。康复应遵循个体化原则,制订短期及长期治疗计划,分阶段、因地制宜地选择治疗方法,针对肢体瘫痪、语言障碍、认知或心理障碍、膀胱功能障碍等进行全面评估,对患者进行针对性体能与技能训练,促进神经功能恢复,降低致残率,提高生活质量和重返社会。

5.二级预防　缺血性卒中患者有明确的危险因素,如高血压、糖尿病、心房纤颤和颈动脉狭窄等,应尽早进行预防性治疗,控制血压、血糖,抗血小板、抗凝、他汀类药物治疗等。

九、预后

血栓形成性脑梗死的预后受多种因素影响,其中最重要的是导致神经功能缺失的病变性质及严重程度,患者的年龄、卒中病因及并存的内科疾病等也可影响预后。急性期病死率为 5%~15%,死因中约 1/3 是由脑病变直接引起,约 2/3 因严重并发症所致。存活的患者残疾率较高,1/2~2/3 的患者仍保持独立的功能,可部分或完全恢复工作的仅 30%,约 15% 的患者需要特殊照护。

第二节　栓塞性脑梗死

栓塞性脑梗死或称为脑栓塞,通常是由远隔部位的栓子脱落阻塞脑动脉引起的,如来自心脏、主动脉弓或大的脑动脉等,迅速导致相应的供血区脑组织缺血、坏死,出现相应的脑功能缺失症状和体征,栓塞性脑梗死约占全部脑梗死的 15%。前循环栓子通常阻塞大脑中动脉（MCA）或其分支,后循环的栓子一般阻塞基底动脉尖或大脑后动脉（PCA）。栓塞性卒中发病时神经功能缺失立即达到高峰,当栓子来源未被消除时可能反复发生脑栓塞,约 2/3 的脑栓塞复发事件发生在首次发病后 1 年内。

一、病因和发病机制

根据栓子来源,脑栓塞分为心源性、非心源性和来源不明性三类。

1.心源性　临床常见,占脑栓塞的 60%~75%。至少 75% 的心源性栓塞发生在脑部。常见的病因包括：

（1）心房颤动（atrial fibrillation,AF）：AF 是脑栓塞最常见的病因,也是血栓栓塞事件中导致神经系统性残疾和死亡的首要病因。房颤发病率随年龄而上升,60 岁以上人群为 2%~

4%,80岁以上人群高达10%。据统计,预计至2050年,亚洲人群发生房颤和房颤相关性卒中的人数达到7200万人和2900万人。美国心脏病学学院/美国心脏病协会/欧洲心脏病协会(American College of Cardiology/American Heart Association/European Society of Cardiology, ACC/AHA/ESC)2006年房颤诊治指南将AF分为三种类型,即阵发性AF(指AF持续时间<1周,常在24小时内自动复律)、持久性AF(持续时间>7天)、永久性AF(持续时间>1年,电复律失败或未进行,也称慢性房颤)。

1)AF患者发生脑卒中的风险是正常同龄人的5~17倍,阵发性AF患者脑栓塞发生率与持久性、永久性AF相似,波士顿地区房颤抗凝试验(The Boston Area Anticoagulation Trial in Atrial Fibrillation,BAATAF)表明,阵发性和非阵发性AF1年内栓塞发生率分别为2.5%和2.8%。由于阵发性房颤通常无症状,或伴其他导致栓塞的危险因素如高血压、高龄、主动脉弓混合斑块等,成为隐源性卒中的常见病因之一;孤立性的房颤("lone"AF)是指临床及心脏超声检查无明确病因可寻的上述三种房颤,研究表明,年龄<60岁的孤立性房颤患者发生栓塞风险较低,与普通人群无异(0.5/100人·年)。冠心病及风湿性心脏病患者脑栓塞发生率高,90%的风湿性心脏病合并AF患者发生脑栓塞,每年约4%的二尖瓣狭窄患者发生脑栓塞,合并AF者风险增加3~7倍;甲亢性AF患者脑栓塞发生率也高达30%。

2)AF是脑栓塞复发最常见病因,复发风险高达每年12%,首次栓塞后数周内卒中复发率达3%~5%。多项研究表明,年龄、高血压和栓塞史都是AF脑栓塞的独立危险因素;评估房颤脑栓塞风险可用$CHADS_2$评分或CHA_2DS_2-VAS评分(表3-1):自2001年$CHADS_2$评分首次被证实可有效预测房颤患者栓塞事件发生风险,$CHADS_2$评分被广泛用来指导房颤患者的抗凝治疗。2010年,$CHADS_2$评分进一步发展为CHA_2DS_2-VASc评分。研究表明,相比$CHADS_2$评分,CHA_2DS_2-VASc评分更能识别栓塞事件低风险房颤患者,且被推荐用于亚洲人群的栓塞事件风险评估。

(2)急性冠脉综合征:冠心病左室前壁梗死较后壁梗死发生脑栓塞风险大,绝大多数发生在心肌梗死后4~20天。

表3-1 $CHADS_2$和CHA_2DS_2-VASc评分

	$CHADS_2$(分)	CHA_2DS_2-VASc(分)
充血性心力衰竭	1	1
高血压	1	1
年龄≥75岁	1	1
糖尿病	1	1
卒中史或TIA	2	2
血管性疾病(既往有心肌梗死、外周动脉疾病、主动脉弓斑块)	—	1
年龄65~74岁	—	1
性别区分:女性	—	1
最高分	6	9

(3)心内膜炎:包括细菌性和非细菌性心内膜炎,细菌以葡萄球菌及真菌常见,10%~50%的亚急性细菌性心内膜炎患者发生脑栓塞,约1/5的患者发生脑栓塞前无临床症状或

既往史。栓塞经常多发,可引起脑炎、脑膜炎和细菌性动脉瘤,后者破裂可导致蛛网膜下腔出血或脑出血等。非细菌性心内膜炎多见于恶性肿瘤、系统性红斑狼疮(如 Libman-Sacks 心内膜炎)和风湿性心肌炎,常被原发病掩盖,临床容易忽略。

(4)二尖瓣脱垂是青壮年脑栓塞的可能病因之一,发生率报道不一,心脏超声可发现相关病变。

(5)反常栓塞是静脉系统栓子导致的脑栓塞,主要见于卵圆孔未闭(patent foramen ovale,PFO)或左右心房均与主动脉相连,静脉系统栓子可不经肺循环直接到达脑动脉引起脑栓塞,尤其左心衰竭或肺动脉高压引起右心压力大于左心压力,出现自右向左分流时更易发生。

(6)其他如心内膜下纤维弹性组织增生、心脏黏液瘤、肥大性心脏病及旋毛虫病心脏损害等,均较少见。

2.非心源性

(1)动脉源性栓塞最常见,包括:①血栓性栓塞,见于主动脉不稳定型斑块表面血栓形成和(或)斑块厚度>4mm,两者都是脑栓塞的独立危险因素,斑块厚度>4mm 是缺血性卒中反复发生的独立危险因素;法国卒中患者主动脉斑块研究发现,331 例缺血性卒中患者经食管超声提示主动脉斑块厚度<1mm、1~3.9mm 和≥4mm 的患者脑卒中年复发率依次为 2.8%、3.5%和 11.9%;在另一项前瞻性研究中,胸主动脉不稳定斑块而无其他血管内斑块患者平均1 年内 12%发生脑栓塞,无主动脉不稳定斑块患者发生脑卒中仅 7%;尸检显示主动脉弓和升主动脉溃疡型斑块分别占 81%和 44%,研究表明这些部位的溃疡型斑块更易导致栓塞,这种栓塞通常为单发的,多累及大动脉和中等动脉。通常为自发性发生,也可与心脏手术或导管操作等有关;②粥样斑块栓塞或称为胆固醇结晶栓塞,是主动脉斑块中胆固醇结晶脱落随血流栓塞小动脉所致,也称为动脉-动脉栓塞,通常是多发的,且易到达视网膜、肾脏、小肠或到达肢端导致皮肤网状青斑、蓝趾综合征等;颈动脉或椎基底动脉粥样硬化斑块或栓子脱落同样可引起脑栓塞,是老年人 TIA 最常见的病因。

(2)造影/手术相关性栓塞 DSA 或心导管操作,心脏外科手术如心脏瓣膜成形术、冠状动脉旁路移植术等在术前、术中和术后均可发生脑栓塞,甚至在术后 5~21 日发生;人工流产、宫颈手术、经气管肺活检等也可引起脑栓塞。

(3)其他少见的非心源性栓塞,包括纤维肌肉发育不良(多见于女性)、脂肪栓塞(多继发于长骨或髋骨骨折)、气体栓塞(颈和胸部血管贯通伤、气胸、气腹,见于潜水员和飞行员的减压病)、肺、肢体感染、败血症、肺静脉栓塞、癌细胞、寄生虫或虫卵及羊水等均可引起脑栓塞。

3.来源不明性 约 30%的脑栓塞不能确定栓子来源,可能多为心房(室)或动脉粥样硬化斑块,脱落后不留痕迹,也有尸检仍不能发现来源者。

栓塞使该供血区脑组织缺血、水肿和坏死,导致神经功能缺失症状;栓子刺激脑血管可发生广泛痉挛,继发性血栓形成可导致脑梗死范围扩大、症状加重。大面积栓塞性脑梗死灶内可继发出血,但通常不引起神经功能缺失症状加重。炎性栓子可引起局限性脑炎、脑脓肿或局限性脑动脉内膜炎,继发脑血栓或细菌性动脉瘤,后者破裂导致脑出血或蛛网膜下腔出血。脂肪栓塞呈多发性,可伴脑出血、脑水肿或无菌性脑膜炎等。

二、病理

脑栓塞最常见于颈内动脉系统,特别是大脑中动脉分支及分叉处,从直径 0.2mm 的小动脉至颈内动脉或其颅内段终端血管均可发生,双侧半球受累相等。病理改变与脑血栓形成基本相同,但具有以下特点:①由于脑栓塞发生急骤,脑侧支循环难以及时建立,栓塞导致缺血性脑梗死常较脑血栓形成病变范围大;②因栓子多发、易破碎和具有移动性,栓塞性脑梗死可为多灶性;③如为炎性或细菌栓子,可伴发脑炎、脑脓肿、局限性动脉炎和细菌性动脉瘤等;④30% 以上的栓塞性脑梗死合并出血,大动脉栓塞引起的大面积脑梗死更易发生,多呈点状、片状渗血;⑤脑栓塞患者可发现全身其他部位或脏器如皮肤、视网膜、肺、脾、肾和肠系膜等发生栓塞的证据。

三、临床表现

1.脑栓塞发病年龄不一,以青壮年多见。脑栓塞是发病最急的脑卒中,在活动中骤然发病,神经功能缺失症状、体征瞬间达到高峰,通常无先兆,多为完全性卒中。以一过性意识障碍起病的常为颈内动脉主干栓塞导致大面积脑梗死,或为后循环栓塞的首发症状。患者发病后数日内病情进行性加重,多为大面积脑梗死继发脑水肿所致。以癫痫发作起病较常见,高度提示脑栓塞的可能。患者罹患心瓣膜病、心内膜炎、心脏肥大、心律失常以及多灶性脑梗死,可能是脑栓塞的指征。

2.神经系统局灶性症状、体征与栓塞动脉供血区有关,约 4/5 的脑栓塞累及 Willis 环前半部,多见于大脑中动脉主干及其分支,出现失语、偏瘫、单瘫、偏身感觉障碍和局限性癫痫发作等,偏瘫以面部和上肢为重。约 1/5 的脑栓塞发生在椎基底动脉系统,临床表现为眩晕、复视、共济失调、交叉瘫、四肢瘫、构音障碍、饮水呛咳及吞咽困难等。栓子多可进入一侧或两侧大脑后动脉,引起枕叶视皮质梗死,导致同向性偏盲或皮质盲,栓塞一侧小脑后下动脉可出现延髓背外侧综合征,但脑桥穿通支栓塞很少,偶有较大的栓子栓塞在基底动脉主干,导致患者突然昏迷、四肢瘫,表现为致命性基底动脉闭塞综合征。

3.其他伴发症状取决于栓子来源。心源性脑栓塞易于复发,10 天内复发率为 10% ~ 20%,继发于 TIA 的栓塞性卒中,特别是由心源性栓塞引起的每次发作的典型症状不同,是不同的血管供血区受累的结果;局灶性神经功能缺失症状一度好转或稳定后又加重,常提示栓塞再发。细菌性心内膜炎栓子可伴颅内感染的症状与体征,动脉源性弥散的胆固醇栓子可引起发热、寒战、蛋白尿、肾功能障碍、视网膜出血和网状青斑等,继发于骨折等外伤后的脂肪栓塞可引起呼吸困难、气急等肺功能不全的表现,以及皮肤黏膜瘀斑等,少数患者尿中可见脂肪小滴;空气栓塞患者眼底检查有时在视网膜动脉可见气泡及供血区苍白。

四、辅助检查

1.TCD 检测血栓对诊断脑栓塞非常有帮助,超声探头下血栓发出高调吱吱声,记录为高强度短暂信号(high-intensity transient signals,HITS)。

2.神经影像学检查对于脑栓塞意识障碍加重的患者具有重要意义;CT 可用于快速判断梗死面积是否进一步扩大和继发出血,指导临床治疗和预后评估(图 3-3);MRI-DWI 可显示急性缺血性脑梗死改变,如出现继发出血,则更支持脑栓塞;脑 CTA 或 MRA 可发现颈动脉及椎基底动脉病变,显示血管栓塞部位;主动脉弓 CTA 或 MRA 能发现斑块,尤其经食管超声不能观察到的升主动脉远端及主动脉弓近端斑块,但主动脉弓 CTA 或 MRA 无法提示斑块是否有活动性和测量小斑块厚度;颈动脉超声可评价颈动脉狭窄程度、动脉管腔大小、血流特性及颈动脉斑块形态等,对证实颈动脉源性栓塞具有提示意义。

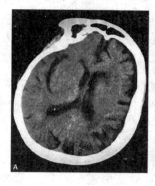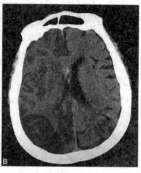

图 3-3　房颤患者(89 岁,女性)突发左侧口角歪斜伴左侧肢体无力 1 小时入院

A.发病 1.5 小时,头颅 CT 平扫未见明显低密度,右侧侧脑室可见受压,右侧脑回降低;B.患者入院 24 小时后,出现意识障碍,复查头颅 CT 可见右侧半球广泛低密度影,脑回消失,右侧脑室受压变窄,前角见斑片状高密度影,提示脑梗死面积增大,脑组织肿胀明显,伴有出血,预后不良

3.经胸超声心动图(transthoracic echocardiogram,TTE)　可提供心脏解剖及功能信息,如左心房直径、二尖瓣功能和左心室功能;经食管超声心动图(transesophageal echocardiography,TEE)能更好地发现左心房和左心耳血栓、左心房其他结构异常及主动脉弓斑块,有助于排除升主动脉粥样硬化,发现左心房内直径<3mm 的赘生物、PFO 及房间隔动脉瘤等。ACC/AHA/ASE(2003)指南提出,对缺血性卒中,尤其年龄<45 岁患者,以及无明确卒中病因的老年患者必须做 TTE(Ⅰ级推荐)。如 TTE 检查阴性还应做 TEE,但 TTE/TEE 正常并不能排除心源性栓子的可能。

4.心电图检查　脑栓塞可以是急性心肌梗死的首发症状,ECG 可发现心肌梗死、心律失常和心肌炎等证据。24 小时动态 ECG 可发现心律失常规律,以及常规 ECG 检查正常的阵发性房颤、其他发作性心律失常及病态窦房结综合征等。

5.脑脊液　不作为常规检查,临床怀疑炎性栓子时可行 CSF 检查。亚急性细菌性心内膜炎导致栓塞者 CSF 白细胞增高(200×10^6/L 或更高),早期以中性粒细胞为主,晚期以淋巴细胞为主,可见红细胞或脑脊液黄变,蛋白升高,糖正常,细菌培养多为阴性;急性细菌性心内膜炎导致脑栓塞,CSF 呈化脓性脑膜炎样改变;胆固醇栓子者 CSF 淋巴细胞升高,脂肪栓塞者 CSF 可见脂肪球。需注意,对大面积梗死患者行腰穿可能引发脑疝。

五、诊断和鉴别诊断

1.诊断　根据患者起病急骤,迅速出现偏瘫、失语等局灶性症状与体征,伴一过性意识障碍,数分钟内症状达高峰,如有心源性栓子来源如心肌梗死、风湿性心脏病伴房颤、二尖瓣脱垂和心房黏液瘤等,以及动脉源性栓子来源,或以往有肾、脾、肠、肢体和视网膜等栓塞病史支持确诊,CT 和 MRI 检查可明确脑栓塞部位、范围、数目及是否伴出血等。

2.鉴别诊断　主要需注意与脑血栓形成(表 3-2)、脑出血及蛛网膜下腔出血等鉴别。

表 3-2　脑栓塞与动脉硬化性脑血栓形成的鉴别

鉴别点	脑栓塞	动脉硬化性脑血栓形成
发病年龄	任何年龄均可发病,以青壮年多见	多在 60 岁以上
起病状态	多在活动中	安静状态或睡眠中
起病速度	数秒至数分钟内症状达到高峰	10 余小时或 1~2 日达到高峰
原发疾病	多有,如风湿性心脏病、冠心病或亚急性细菌性心内膜炎等	高血压、糖尿病和高脂血症等
意识障碍	可有一过性意识障碍	通常无或较轻
神经体征	出现栓塞动脉供血区局限性神经功能缺失	多表现为非均等性偏瘫(中动脉主干或皮质支)
既往史	可有脑栓塞或其他器官栓塞史	可有 TIA 史
脑 CT、MRI	通常显示大面积缺血性梗死,可合并出血性梗死灶	脑实质可见局灶性缺血性病灶
脑脊液	无色透明,出血性梗死可呈血性,炎性栓子 CSF 可见炎性反应	无色透明

六、治疗和预防

脑栓塞治疗原则与脑血栓形成大致相同,包括急性期支持疗法、恢复缺血区血供、预防栓塞事件复发、脑保护和康复治疗等。

1.急性期支持疗法　颈内动脉末端或大脑中动脉(MCA)主干栓塞所致的大面积脑梗死可发生严重脑水肿和继发脑疝,应积极进行脱水、降颅压治疗,必要时需行大颅瓣切除减压术。

2.恢复缺血区血供

(1)在发病 4.5 小时内可行 rt-PA 溶栓,没有证据表明脑栓塞溶栓更易继发出血。

(2)肝素/低分子量肝素抗凝:曾进行国际卒中试验(The International Stroke Trial,IST)和肝素治疗急性栓塞性卒中试验(The Heparinin Acute Embolic Stroke Trial,HAEST),发现肝素/低分子量肝素对发病 3~6 个月后患者神经功能恢复并无增益;IST 发现肝素治疗后出血性卒中发病率明显上升;HAEST 未见肝素或低分子量肝素可显著降低缺血性卒中风险;因此,不建议房颤患者发生栓塞后立即用肝素或低分子量肝素,而是在神经系统症状稳定、血压平稳后应用华法林治疗。

(3)部分心源性脑栓塞患者发病后 2~3 小时用较强血管扩张剂,如罂粟碱静脉滴注或吸入亚硝酸异戊酯,可收到意想不到的满意疗效。

(4)手术摘除大的心源性栓子:据报道,约 70%的大脑中动脉主干栓塞超早期病例可取得较好的疗效;颈动脉分叉处栓子摘除术有效率相对较低,但仍为手术治疗的适应证。较大的心源性栓子栓塞后不易再通,手术可完全摘除;动脉粥样硬化斑块栓子易破碎,手术不易完全摘除。

3.预防栓塞事件复发　抗凝可有效预防栓塞复发的有利证据来自波士顿地区房颤抗凝试验(The Boston Area Anticoagulation Trial in Atrial Fibrillation,BAATAF)。该研究通过 2 年随访观察发现,维生素 K 拮抗剂华法林抗凝组卒中事件下降达 86%,死亡率也较低。

（1）适应证：主要是心源性脑栓塞，尤其由房颤所致。例外的情况是年龄<65岁的孤立性房颤患者，这些患者发生脑栓塞风险较低，可用阿司匹林代替。动脉源性栓塞者抗血小板药预防效果不理想时，可行短期抗凝治疗。

（2）用法：起始负荷剂量为4~6mg，连续3天后根据INR调整用量。ACC/AHA/ESC指南（2006）建议华法林抗凝的目标INR为2.0~3.0。如INR稳定在此区间，可每4周检测1次。应特别指出，华法林抗凝治疗的房颤患者不建议合用小剂量华法林（1.25mg/d或INR 1.2~1.5）或阿司匹林（300~325mg/d），更不建议合用两种抗血小板药取代华法林。阿司匹林75~100mg/d加氯吡格雷75mg/d的出血比例增加（15.4% vs.13.2%），而发生卒中、心肌梗死及血管性死亡事件并不降低（5.6% vs.3.9%）。

（3）禁忌证：包括严重肝肾疾病、活动性肺结核、消化性溃疡、活动性出血、低凝状态、大面积脑梗死、收缩压>180mmHg或舒张压>100mmHg者，缺乏必要的实验室监测条件。高龄（>84岁）、脑出血史、重症糖尿病、意识障碍、妊娠或哺乳期、月经期、持续呕吐、厌食、发热或营养不良等应慎用抗凝。

（4）注意事项：①大面积栓塞，如大脑中动脉供血区梗死面积超过1/3或后循环供血区梗死面积超过1/2，由于易发生出血，建议发病2周后应用华法林；②患者高血压建议用ACEI控制血压后进行华法林治疗，ACEI被证明有益于预防栓塞后出血；③甲亢合并房颤使用华法林要注意甲亢本身增加维生素K依赖的凝血因子清除，因此华法林剂量要比无甲亢的房颤患者低；④由于华法林是通过干扰凝血因子生成中维生素K的作用，一般在24小时后体内原有凝血因子消耗后才显示抗凝疗效，应达到的抗凝强度为静脉凝血时间（试管法）20~30分钟和凝血酶原活动度的20%~30%。由于华法林敏感性及耐受性的个体差异很大，每一位患者都应找出最适合的治疗剂量；同时，华法林治疗浓度范围狭窄，必须监测INR、血小板计数、便隐血，以及出血时间、凝血酶原时间及活动度、白陶土部分凝血活酶时间（APTT），避免剂量偏小无疗效或剂量偏大引起出血。还需注意合用某些药物抗凝增强或降低口服抗凝剂疗效。

（5）新型口服抗凝药预防栓塞事件：尽管华法林预防非瓣膜病性房颤发生卒中事件的有效性已经得到证实，但华法林的治疗范围窄，需要频繁检测INR，代谢容易受食物及多种药物影响等缺点限制了其在临床上的应用。最新国际多中心临床随机对照试验研究表明（EN-GAGEAF trial，the ARISTOTLE trial，ROCKETA F trial，RE-LY trial），对于非瓣膜性房颤患者，与华法林相比，新型口服抗凝药（non-vitamin Kantagonistoral anticoagulants，NOACs）如直接凝血因子Xa抑制剂依度沙班（edoxaban）、阿哌沙班（apixaban）、利伐沙班（Rivaroxaban）和凝血酶抑制剂达比加群酯（dabigatran），起到同样甚至更好地预防卒中或全身栓塞事件发生的效果。虽然主要的出血事件没有降低，但NOACs能够降低脑出血及致死性出血事件的发生率。多项针对亚洲人群的荟萃分析，包括最新一项纳入5个NOACs临床试验和21个观察性试验的荟萃分析，都得出了相似的观点：对于非瓣膜病性房颤的患者，不论使用何种NOACs或治疗剂量，NOACs预防卒中或栓塞事件发生风险不劣于华法林，且出血风险低于华法林。

2017年，亚太心律失常协会针对亚洲房颤患者的卒中预防推荐：①对于非瓣膜病性房颤患者，采用CHA_2DS_2-VASc评分预测卒中发生风险。低风险患者不需要抗栓治疗：CHA_2DS_2-

VASc 评分＝0 分（男性），CHA$_2$DS$_2$-VASc 评分＝1 分（女性）；②以下情况可考虑口服抗凝药物，且与华法林相比，优先推荐 NOACs：CHA$_2$DS$_2$-VASc 评分≥1 分（男性），CHA$_2$DS$_2$-VASc 评分≥2 分（女性）；③对于非瓣膜病性房颤患者，采用 HAS-BLED 评分预测房颤临床相关出血风险（表3-3），其中 HAS-BLED 评分≥3 分为高出血风险，但其并不是房颤患者口服抗凝药物的禁忌。此种情况下，临床医师需规律监测和随访诱发出血的危险因素，并对其进行干预（如难以控制的高血压、华法林使用期间 INR 不稳定、同时服用阿司匹林、NSAIDs 或酒精滥用）。亚洲非瓣膜病性房颤患者 NOACs 治疗剂量推荐见表3-4。

表3-3　HAS-BLED 评分

临床特征	定义	分值（分）
高血压	收缩压>160mmHg	1
肾功能不全和肝功能不全（各占 1 分）	肾脏：血液透析或肾移植或血肌酐≥2.3mg/dL 肝脏：慢性肝炎、肝硬化、胆红素>2ULN 以及谷丙转氨酶>2ULN	1 或 2
卒中	卒中史，特别是腔隙性脑梗死	1
出血倾向	最新的出血史或贫血	1
INB 不稳定	INR 不稳定、很高或 TTR<60%	1
高龄	年龄>65 岁，特别是虚弱患者	1
药物和酒精（各占 1 分）	同时服用抗血小板、NSAID 或者酒精滥用	1 或 2
最高分		9

注：INR：国际标准化比值；NSAID：非甾体抗炎药；TTR：治疗范围时间；ULN：正常值上限。

表3-4　亚洲非瓣膜病性房颤患者 NOACs 治疗剂量推荐

NOACs	每次剂量	用法
达比加群酯	150mg 或者 110mg：年龄>75 岁且具有高出血风险（HAS-BLED≥3 分）或者存在药物相互作用（如同时口服维拉帕米）	每日 2 次
利伐沙班	20mg 或者 15mg（Cockroft-Gault 肌酐清除率：30～49mL/min）	每日 1 次
阿哌沙班	5mg 或者 2.5mg（存在以下 2 项或更多：年龄≥80 岁，体重≤60kg，血清肌酐≥1.5mg/dL）	每日 2 次
依度沙班	60mg 或者 30mg（存在以下任何一种情况：eGFR＝30～50mL/min，体重≤60kg，同时服用潜在 P-糖蛋白抑制剂如维拉帕米或奎尼丁）	每日 1 次

4.气栓的处理　应采取头低左侧卧位，如系减压病，应立即进行高压氧治疗，降低气栓，增加脑含氧量；气栓常引起癫痫发作，应严密观察或抗癫痫治疗。脂肪栓处理可用扩容剂和血管扩张剂，5%碳酸氢钠注射液 250mL，静脉滴注，2 次/天；或80%氧胆酸钠 5～10mL，缓慢静脉注射。感染性栓子引起栓塞需同时选用有效足量的抗生素治疗。

5.康复治疗　与脑血栓形成相同。

七、预后

脑栓塞急性期病死率为5%~15%,多死于严重脑水肿、脑疝、肺感染和心力衰竭。房颤导致的脑栓塞预后较差,椎基底动脉栓塞引起脑干梗死的死亡率极高,心肌梗死所致的脑栓塞预后差,存活患者多遗留严重后遗症。预后与伴发的心力衰竭(简称心衰)、心肌梗死、细菌性心内膜炎等有关。复发性脑栓塞患者病死率高。

第三节　腔隙性梗死

腔隙性梗死是脑深部白质及脑干的穿通支动脉病变和闭塞,导致缺血性微梗死,脑组织坏死和液化被吞噬细胞移走形成腔隙,是缺血性卒中的一种常见临床类型,据统计约占全部脑梗死的25%。

早在1838年,法国医师阿梅代·德尚布尔报道一例尸检病例,在皮质下可见许多大小不一、形状各异的小软化灶,充满少许白色液体,他首次使用了腔隙(lacunae)一词来描述。他是《巴黎医学杂志》的主编,他提出的腔隙一词,还有他主编了上百卷的《医学大百科词典》,使他青史留名。1843年,另一位法国医师Durand-Fardel再次用腔隙一词来描述皮质下空洞样病变,他观察的患者症状是慢性痴呆和精神异常。1901年Marie证实了腔隙病变的存在,他观察腔隙卒中患者经常无症状,但老年患者中腔隙卒中是比脑出血或脑缺血更常见的偏瘫病因。Marie当时很有影响力,在20世纪前半叶多数学者都支持Marie的观点,认为炎性血管周围病变导致血管间隙扩大而形成腔隙。

1894年,瑞士的奥托·宾斯万格提出了皮质下慢性进展性脑炎、弥漫性脑硬化和动脉硬化性脑退行性变等概念。1902年,爱罗斯·阿尔茨海默将这种皮质下脑白质病变称为Binswanger病,是一种小血管病变导致的白质性痴呆,经常以精神异常或卒中发病,患者有记忆和智力减退与情绪改变。然而,Marie的腔隙病变与Binswanger白质病变有时很难区分。

美国著名的神经病理学家和神经病学家Miller Fisher最早对腔隙性卒中作了全面、系统的描述,他在1965年报道了18例尸检,清楚地表明高血压造成小动脉损伤,它主要影响脑深部穿支动脉。1969年、1971年和1979年他多次描述小血管病变,如脂质堆积、瘢痕形成、管腔狭窄和血栓形成等,特别是在大动脉与穿支动脉交界处。他认为腔隙性梗死主要是高血压导致脑小动脉及微小动脉硬化和闭塞,小腔隙病变通常是由小动脉玻璃样变所致,大腔隙病变是由穿通动脉的粥样硬化或栓子闭塞所致。腔隙性梗死,在20世纪60年代还只是病理学概念,到20世纪80年代后随着神经影像学技术的进步,脑CT和MRI检查已使之成为一种临床诊断。1982年Fisher总结了21种腔隙综合征,是不同部位的腔隙梗死导致的临床表现。

然而,腔隙的概念所面临的质疑不断。1990年,卒中杂志(Stroke)主编Clark Millikan著文反对腔隙卒中,他认为腔隙就是小卒中,虽然死亡率不高,但患者预后不好,他指出小卒中并不完全是高血压和小动脉病变引起的,腔隙就是多种原因引起的小卒中而已。腔隙梗死没有动物模型,年老、高血压、糖尿病、高脂血症和吸烟等都可能导致腔隙梗死,但多数人仍认为腔隙梗死是卒中的一部分。

1993 年,卒中大师 Herald Adams 对临床试验的卒中分型做出了改革,根据病因,在 TOAST 试验中使用:①大动脉硬化;②心源性栓塞;③小血管阻塞;④其他病因;⑤不明病因等。腔隙不再作为一个分型。

一、病因和发病机制

1.病因 高血压引起小动脉及微小动脉壁脂质透明变性,管腔闭塞而导致腔隙梗死,舒张压增高是多发性腔隙梗死的主要易患因素。国外的统计学分析表明,与腔隙性梗死有关的独立危险因素依次为老龄、舒张压、吸烟、颈动脉狭窄超过 50%、男性及糖尿病等。常见的病因包括栓子,特别是动脉源性栓子如动脉粥样硬化斑块、夹层动脉瘤等,小血管闭塞疾病如动脉粥样硬化、脂质透明变性等,血流动力学原因如血压突然下降,血液异常如红细胞增多症、血小板增多症、高凝状态及口服避孕药等;颅内小灶出血如高血压、微动脉瘤也可导致腔隙性卒中。

2.发病机制 腔隙性梗死的发病机制主要有三种:①纤维玻璃样小动脉硬化:其典型特征与腔隙有关,如累及小穿支动脉或近端分支的脂质透明变性;②大主干血管动脉粥样硬化:阻塞了小血管的起始端,易累及相邻的几条血管,有时导致较大的腔隙或动脉粥样硬化从主干血管延伸至较小的血管;③小栓子导致一个小动脉栓塞。三者的发生频率尚不清楚,第一种可能最常见。

二、病理

在脑白质或脑干深部可见直径为 3～4mm(范围为 0.5～15mm)的缺血性梗死灶,形如腔隙状,最常见部位依次是壳核和尾状核、丘脑、脑桥基底、内囊以及大脑半球深部白质,是否引起症状通常与其部位有关。腔隙梗死在基底核区最常见,可能与动脉屈曲延长,易受牵拉、移位和扭曲,终末动脉缺乏侧支循环,而易受缺血影响有关。病理上的腔隙可分为三型:Ⅰ型是陈旧性小腔隙梗死灶;Ⅱ型是小出血灶愈合后形成囊性瘢痕;Ⅲ型是小血管周围间隙扩大。

导致腔隙性病变的血管直径多为 100～200μm 的深穿支小动脉,以豆纹动脉、丘脑穿通动脉、丘脑膝状体动脉及基底动脉旁中线支等最为常见。血管病变可以是脂质透明变性、玻璃样小动脉坏死、血管坏死、小动脉粥样硬化、纤维素样动脉炎、纤维素样坏死以及节段性动脉结构紊乱等。

三、临床表现

1.本病多发于 55～75 岁中老年,男性较多,高血压患者的发病风险是非高血压患者的 8 倍,吸烟者风险增加 5.6 倍。

2.起病一般较突然,也可呈渐进性,在白天活动中发病较多。约 20% 的患者以 TIA 方式起病,TIA 间隔时间较短,症状呈刻板样,如 TIA 持续时间超过数小时应考虑腔隙性梗死的可能。20%～30% 的腔隙性梗死表现为进展性,在发病后数小时至数日内神经功能缺失症状持续加重,尤其运动功能,进展性腔隙性梗死可能与分支动脉粥样斑块病(branch atheromatous disease,BAD)、血流动力学异常等有关。

3.腔隙综合征的临床表现复杂多样,Fisher 曾归纳 21 种腔隙综合征,均经病理证实或根据临床及神经影像学检查确定。神经功能缺失的表现及程度取决于病灶的部位和大小。腔隙综合征以症状较轻、无意识障碍及短期预后好为临床特征,通常不伴视野缺损、抽搐发作,无皮质功能缺失表现如失语、失用、失认、忽视和记忆障碍等,伴头痛不常见。

经典的腔隙综合征主要是以下的前6种。

(1)纯运动性轻偏瘫(pure motor hemiparesis,PMH):也称纯运动性卒中,是最常见的腔隙性综合征,85%的PMH是由腔隙性梗死引起,缺血性颈动脉病变也可引起PMH,但一种纯运动单肢轻瘫很少是由腔隙性梗死引起。PMH多因内囊、放射冠或脑桥基底部腔隙性病变所致,患者先期可有一连串的TIA,表现为内囊预警综合征,影响面部及上肢,下肢程度较轻,起病时可伴轻度构音障碍,不合并感觉障碍、视野缺损及皮质功能缺失如失语、失用等。脑干病变也可引起PMH,通常无眩晕、耳鸣、耳聋、复视、小脑性共济失调及粗大眼震等。依据临床表现,通常不能区分内囊或脑桥的PMH,如有构音障碍与先前短暂性步态异常或眩晕病史,支持脑桥PMH的诊断。

PMH的小梗死灶发生在运动纤维最集中的部位,MRI可检出内囊后肢、脑桥基底下部或大脑脚中部病灶。根据CT检查结果,可将内囊区腔隙病灶导致的PMH分为三型:①内囊-壳核-尾状核梗死。是唯一可由DSA发现,常为外侧豆纹动脉闭塞所致,病灶位于内囊前肢、壳核、内囊后肢,或壳核下部、放射冠、尾状核体,是较大的腔隙,表现为面部及上下肢均等性偏瘫;②内囊-苍白球梗死。可能为内侧豆纹动脉闭塞,病灶位于内囊后肢和苍白球,表现为上下肢均等性偏瘫,或面部及上肢为主的偏瘫;③内囊前肢-尾状核梗死。是内囊前肢和尾状核头的病灶,是大脑前动脉Heubner回返动脉闭塞引起,表现为面部及上肢为主的偏瘫或上肢近端瘫。

内囊后肢腔隙梗死的临床表现具有特征性,作者临床观察发现,表现呈多样性,如一例右侧内囊后肢腔隙梗死患者,出现向右侧共同偏视及左侧同向性偏盲,共同偏视在临床常见于壳核出血和半球大面积梗死,而发生在腔隙性梗死罕见,此例可能损伤来自右侧额叶纤维,引起向左侧凝视麻痹,表现为向右侧共同偏视;同时损伤右侧内囊后肢视放射,引起左侧同向性偏盲。另一例发病出现明显面舌瘫,上肢肌力0级,下肢肌力3级,是内囊膝部和后肢前1/3病变,颇似大脑中动脉皮质支梗死。

还有一例以左肩部、上肢及手严重麻木和无力起病,下肢肌力正常,颈部MRI除外颈椎病,脑MRI显示右侧内囊后肢前部微小梗死,表现为单肢瘫和感觉障碍。内囊后肢腔隙性梗死的脑MRI特点是,梗死灶多为椭圆形,86.4%的病灶长径>5mm;20.5%为内囊后肢巨大腔隙梗死(>15mm),常表现为感觉运动性卒中(SMS),预后相对较差。

PMH临床有7种变异型,均较少见。

1)PMH伴Broca失语:病理证实为豆纹动脉血栓性闭塞所致,病灶在内囊膝部、后肢及邻近的放射冠白质。此型不经脑CT或MRI证实,临床易误诊为脑梗死。

2)PMH不累及面部:是椎动脉主干或其深穿支闭塞,导致一侧延髓锥体微梗死,病初有轻度眩晕、眼震、舌麻及舌肌无力等,有助于定位。

3)PMH伴水平凝视麻痹:病理证实为脑桥下部旁中线动脉闭塞,导致短暂的一个半综合征,表现为向病灶侧共轭性凝视麻痹,病灶对侧眼不能内收而只能外展,是一侧脑桥被盖部病变导致脑桥旁正中网状结构(脑桥凝视中枢)及对侧已交叉的内侧纵束受损。

4)PMH伴动眼神经交叉瘫:Weber综合征,梗死灶位于大脑脚中部,累及未交叉的锥体束和动眼神经传出纤维。

5）PMH 伴外展神经交叉瘫：梗死灶位于脑桥最下部旁中线区，累及未交叉的锥体束和外展神经出脑干纤维。

6）PMH 伴意识模糊：表现为 PMH、急性意识模糊，注意力和记忆力障碍。病理证实病灶位于内囊前肢和后肢的前部，损伤丘脑至额叶联系纤维所致。

7）闭锁综合征：患者表现为四肢瘫、延髓麻痹、不能讲话，貌似昏迷而实则清醒，可凭眼球垂直运动示意。可理解为双侧的 PMH，是两侧皮质脊髓束在内囊、脑桥或偶尔在大脑脚等不同水平梗死所致。

（2）纯感觉性卒中（pure sensory stroke，PSS）：也称纯感觉异常性卒中（pureparesthetic stroke，PPS）。Fisher 认为 PSS 是临床最常见的腔隙性病变，表现为病灶对侧偏身性或局部的感觉缺失或感觉异常，可累及浅、深感觉或二者皆受累，表现为一侧面部、上肢及下肢麻木，或烧灼感、沉重感、刺痛、瘙痒和僵硬感等主观感觉体验。卒中引起感觉异常经常表现为手–口综合征、手–足综合征以及手–口–足综合征等，是远端型的表现。麻木呈持续性或表现为 TIA，以 TIA 起病者约占 10%，进展为持续性麻木，但无轻偏瘫、偏盲及失语等。

PSS 的梗死灶位于丘脑感觉核（后腹核）、内囊后肢、放射冠后部、脑干背外侧及顶叶皮质等，影响感觉神经核或传导束，常为大脑后动脉之丘脑穿通支闭塞所致。感觉障碍严格沿人体中轴分隔，是丘脑性感觉障碍的特点。Fisher 的病例均根据病史和临床表现诊断，中老年患者既往有高血压病史，临床表现为反复发作性或持续性一侧肢体麻木，伴或不伴感觉缺失，经降压治疗短期完全恢复，脑 MRI 检查证实，临床可诊断 PSS 或高度疑诊。

脑干与丘脑的纯感觉性卒中鉴别困难，脑桥或中脑 PSS 常见浅、深感觉不一致，脑桥 PSS 常见振动觉、位置觉减弱（内侧丘系），痛温觉保留（脊髓丘脑束）。丘脑、内囊或放射冠的 PSS，脊髓丘脑束与内侧丘系均受损。如出现同侧平稳追随和前庭眼反射受损，提示脑桥 PSS。有作者描述，中脑背外侧小灶出血导致钝痛温觉缺失，影响背侧脊髓丘脑束所致。在一份 21 例 PSS 报告中，11 例为丘脑卒中（全部或部分感觉缺失），7 例为豆状核、内囊区或放射冠腔隙或出血（脊髓丘脑束感觉异常），2 例为脑桥被盖部卒中（内侧丘系感觉缺失），1 例为皮质小梗死（皮质性感觉缺失）。

（3）感觉运动性卒中（sensori motor stroke，SMS）：通常以偏身感觉缺失起病，继之出现面部、上肢与下肢轻偏瘫，可看作 PSS 合并 PMH。病灶位于丘脑腹后核并累及邻近的内囊后肢，称为丘脑内囊综合征，是丘脑膝状体动脉分支或脉络膜后动脉丘脑支闭塞所致，脑桥外侧腔隙性梗死也可表现为此综合征。如果面部与上肢受累，下肢不受累可能不是腔隙性梗死。

（4）共济失调性轻偏瘫（ataxic-hemiparesis，AH）：以下肢为主的轻偏瘫为特征，足、踝部尤明显，上肢较轻，面部最轻；瘫痪侧伴有小脑性共济失调，指鼻及跟膝胫试验不准，轮替动作笨拙，不能走直线等，共济失调与无力不成比例。AH 的梗死灶通常比 PMH 或 SMS 小，多为对侧内囊后肢或对侧脑桥基底腔隙所致，但以下四个部位病变也可引起：①放射冠及半卵圆中心病变，累及皮质脑桥束和部分锥体束；②内囊后肢及偏上部病变影响颞、枕桥束和锥体束；③丘脑伴内囊后肢轻度受损；④脑桥基底部上 1/3 与下 2/3 交界处病变。幕上病变可伴肢体麻痛、深浅感觉障碍，幕下病变常影响颅神经，出现眼震、咀嚼肌无力、下颌偏斜、构音障碍等。

有作者报道，一例患者表现为右下肢无力与右上肢共济失调，是交叉性大脑–小脑神经功能联系不能，是大脑前动脉供血的左侧旁中央区皮质下梗死，同侧上肢共济失调是皮质–

脑桥-小脑束病变导致右小脑半球功能失调。AH 还包括偏身共济失调-感觉减退综合征、痛性共济失调性轻偏瘫、感觉减退共济失调性轻偏瘫、共济失调轻偏瘫伴对侧感觉运动或三叉神经运动无力、构音障碍-偏身共济失调以及象限性共济失调性轻偏瘫等。

（5）构音障碍-手笨拙综合征（dysarthria clumsy hand syndrome，DCHS）：常见于脑桥基底部上 1/3 与下 2/3 交界处腔隙病变，是基底动脉旁中线支闭塞所致。通常突然起病，症状迅速达到高峰，出现核上性面肌无力、伸舌偏斜、构音障碍、吞咽困难，手动作笨拙，精细运动和书写不灵，指鼻试验不准，行走有轻度平衡障碍，可有病理征。内囊膝部或前肢、放射冠、基底核、丘脑及大脑脚腔隙梗死也可引起，有时见于壳核、内囊膝部小灶出血。构音障碍也可见于构音障碍-纯运动性轻偏瘫、构音障碍-面部轻瘫、构音障碍-面-舌轻瘫（内囊膝部综合征）。有作者认为，DCHS 是共济失调性轻偏瘫（AH）的变异型，预后较好。

作者曾报道 2 例同时或相继出现两组综合征的腔隙性梗死，一例为共济失调性轻偏瘫（AH）伴构音障碍-手笨拙综合征（DCHS），患者有多年高血压病史，长期大量吸烟、饮酒史，眼底动脉硬化明显，在活动状态下急性起病，同时出现两组综合征，可能是动脉源性栓塞所致。MRI 显示，内囊后肢和脑桥基底腔隙梗死，可能是大脑中动脉的豆纹动脉和大脑后动脉的丘脑穿通支闭塞。内囊后肢前部梗死引起对侧轻偏瘫及共济失调，可能额桥束通过内囊后肢前部时与皮质脊髓束同时受累（内囊性共济失调轻偏瘫）；脑桥基底部梗死导致 DCHS。另一例表现为构音障碍，病灶对侧手动作笨拙，精细动作如持筷和书写不灵，指鼻试验不准，行走平衡障碍，MRI 显示为脑桥基底上 1/3 与下 2/3 交界病灶所致；患者还有左侧深感觉障碍，伴左侧肢体发胀、僵硬感和左足踩棉花感，Rom-berg 征（+），MRI 可见右丘脑病灶可解释之，可能是大脑后动脉的丘脑穿通支闭塞。

（6）延髓背外侧综合征：表现为交叉性感觉障碍、疑核麻痹、眩晕及眼球震颤、同侧小脑性共济失调、Hormer 征等。多因椎动脉或小脑后下动脉闭塞，或椎动脉的中远端穿支动脉（供血延髓背外侧部）闭塞所致。

（7）中脑丘脑综合征：表现为一侧或两侧动眼神经麻痹、垂直性凝视麻痹、淡漠、嗜睡、意志丧失以及记忆障碍等，是丘脑、下丘脑及中脑旁中线动脉闭塞所致。

（8）丘脑性痴呆：表现为记忆力、智力明显障碍，无欲状态，可有精神异常，为双侧丘脑梗死所致。

（9）克劳德综合征：动眼神经瘫伴交叉性小脑共济失调，病变累及小脑上部齿状红核束。

（10）基底动脉下段分支综合征：表现为眩晕、眼震、复视、水平性凝视麻痹、核间性眼肌麻痹、吞咽困难、小脑性共济失调及面部麻木等，是基底动脉下部或椎动脉上部分支闭塞导致下位脑干被盖部梗死所致。

（11）外侧桥延综合征：表现为眩晕、呕吐、耳鸣、眼震，以及同侧小脑性共济失调、同侧 Horner 征、同侧面部及对侧躯体感觉障碍，是椎动脉行经面、听神经出脑干分出短旋支闭塞所致。

（12）偏身舞蹈-偏身颤搐：病灶对侧肢体突然出现舞蹈样不自主动作，偶有偏身颤搐动作，是壳核、纹状体和 Luys 核病变所致。

（13）腔隙状态：患者有严重精神障碍、痴呆、假性延髓麻痹、双侧锥体束征、类帕金森综合征以及尿便失禁等，是多发性腔隙梗死累及双侧皮质脑干束和皮质脊髓束所致。腔隙状态与多发性腔隙性梗死不同，其临床特征不仅与腔隙病灶数量有关，也取决于动脉硬化及白质脑病程度,如脑室扩大、胼胝体变薄等,有时也称为多发梗死性痴呆。需注意与正常压力脑积水,以及与影响额叶和基底核的常见神经退行性疾病相鉴别。

四、辅助检查

1.脑CT检查 在基底核区、内囊、脑干、丘脑和皮质下白质等深穿支供血区可发现腔隙病灶,为单个或多数,直径为3~15mm,呈圆形、卵圆形、长方形或楔形低密度病灶,边界清晰,但因伪影干扰,脑干腔隙病灶不易确定。在发病数日内检查CT,可除外小量出血,此为CT检查的重要意义。腔隙病灶可很小,宜行MRI检查为佳。

2.脑MRI检查 可清晰地显示腔隙病变,呈T_1WI等或低信号、T_2WI高信号,T_2WI阳性率可达100%。可早期发现脑干腔隙病变,能区分腔隙病变或小出血灶,弥散加权(DWI)可确定急性期腔隙性梗死(图3-4)。MRA检查可显示脑动脉硬化及其狭窄等病变。有研究随访了509例急性腔隙性脑梗死患者,结果发现58.2%的患者病变为空洞,18.3%的患者为局灶性病变未形成空洞,23.6%的患者病灶消失。

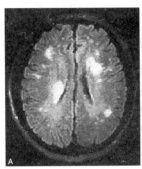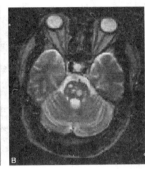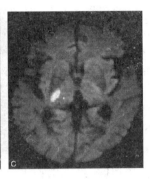

图3-4 脑MRI检查

A.多发性腔隙性梗死;B.脑干多发性腔隙性梗死;C.DWI显示右侧内囊后肢的弥散受限病灶

3.DSA检查 可清楚地显示脑动脉粥样硬化及狭窄改变,有助于与烟雾病及脑动脉炎等鉴别。颈动脉彩超可评估颈动脉粥样硬化斑块、狭窄等。研究显示,颈内动脉轻度狭窄与一定比例的腔隙性卒中有关,其严重狭窄与多发性腔隙性卒中有关,因此腔隙性梗死患者应检查颈动脉粥样硬化和狭窄。

4.心电图及Holter等可发现伴发的心脏疾病等。

五、诊断和鉴别诊断

1.诊断 目前国内外尚无统一的诊断标准,以下标准可供参考。

(1)患者在中年以后发病,起病呈急性或亚急性,有长期的高血压病史。

(2)临床表现符合腔隙综合征的一种表现,如纯感觉性卒中、纯运动性轻偏瘫、共济失调性轻偏瘫、构音障碍-手笨拙综合征等。

(3)脑CT或MRI检查可见与神经功能缺失一致的病灶。

(4)患者神经功能缺失症状通常较轻,多可在短期内完全恢复,预后良好。

2.鉴别诊断

(1)目前临床诊断腔隙性梗死太过宽泛,下结论过早,可能将高分辨率MRI检出的小血管周围腔隙(Vir-chow-Robin腔)误认为腔隙梗死。

(2)腔隙病灶并非仅梗死一种,小量脑出血及脑桥出血、脱髓鞘病变,以及感染如脑脓肿、脑囊虫病等均可导致腔隙,诊断宜慎重,排除其他病变。

(3)须强调,最初表现为腔隙综合征,有可能是大脑中动脉、大脑后动脉或基底动脉较大的深部梗死的预警信号或最初表现。

六、治疗

目前,对腔隙性梗死尚无有效的治疗方法,治疗原则与缺血性卒中相同,着力于预防疾病复发。

1.由于高血压是腔隙性梗死的主要病因,导致小动脉壁透明变性及闭塞,以及大动脉粥样硬化斑块脱落使深穿支闭塞。因此,有效控制高血压及各种类型脑动脉硬化是预防本病的关键,急性期宜根据高血压水平谨慎降压。由穿支动脉难以形成侧支循环,故溶栓药无效。

2.应用抗血小板聚集药,如阿司匹林、氯吡格雷等预防复发。一项包括3020例新发的腔隙性梗死的双盲、多中心对照临床试验表明,与单用阿司匹林的患者相比,阿司匹林合用氯吡格雷并不能显著降低卒中复发风险,却显著增加出血和死亡风险,双抗治疗组出血风险几乎增加1倍。然而,在中国进行的CHANCE试验,纳入114家中心5170例短暂性脑缺血发作和轻型缺血性卒中患者,在患者发病后的24小时内随机分配到氯吡格雷-阿司匹林联合治疗组(氯吡格雷起始剂量300mg,随后75mg/d直至90天,在前21天合并使用阿司匹林75mg/d)和单用阿司匹林治疗组(阿司匹林75mg/d,直至90天)。研究显示,联用氯吡格雷和阿司匹林,与单用阿司匹林比较,可显著降低短暂性脑缺血发作和轻型缺血性卒中患者90天时卒中发生风险,且不增加出血风险。

3.急性期可适当应用舒张血管药物如银杏叶注射液,改善微循环和促进神经功能恢复。血液黏度较高的患者可适当扩容治疗,应用706代血浆、低分子右旋糖酐等;急性期应用胞磷胆碱2.0g,静脉滴注,稳定细胞膜,减轻自由基损伤,促进神经功能恢复。

4.针对原发病治疗,如糖尿病、高脂血症和高同型半胱氨酸血症等,应用他汀类、叶酸、甲钴胺等。控制可干预的危险因素,如吸烟、大量饮酒等。

七、预后

腔隙性梗死发病率由广泛采用抗高血压治疗已开始下降。腔隙性梗死的短期预后良好,死亡率及致残率均较低,多发性腔隙可导致假性延髓麻痹或认知功能障碍,中长期复发率、痴呆风险明显增加。研究显示,死亡预告因素包括年龄、吸烟和糖尿病等,年龄使死亡率提高2.43倍,糖尿病使死亡率提高2.27倍。卒中预报因素为年龄>70岁、卒中或TIA病史、糖尿病及腔隙综合征类型。

第四章 脑出血

第一节 脑出血

脑出血(intracerebral hemorrhage,ICH)又称自发性脑出血(spontaneous ICH),是指非外伤性脑实质内出血,包括原发性脑出血(primary ICH)和继发性脑出血(secondary ICH)。高血压脑出血约占原发性脑出血的80%,大多数出血位于大脑半球深部如基底核及脑桥、小脑等。继发性脑出血的病因如动静脉畸形、血液病、肿瘤内出血及抗栓治疗所致。

一、流行病学

据统计,全球脑出血年发病率为12/10万~15/10万,占所有卒中类型的10%~15%。我国脑卒中年发病率为116/10万~219/10万,每年有150万~200万例新发脑出血患者,我国脑出血的构成比较高,约23.4%,是具致残性和致死性的卒中亚型之一。美国在院死亡率高达30%,30天死亡率高达40%,我国脑出血患者有46%在发病1年内死亡或严重残疾。

二、病因和发病机制

1.病因 ICH的病因很多,如长期高血压、脑动脉粥样硬化、脑淀粉样血管病、脑动脉瘤、颅内血管畸形、原发性或转移性脑肿瘤、血管炎、抗凝疗法、抗血小板治疗、溶栓疗法、凝血异常、出血素质及血液病如白血病、再生障碍性贫血和血友病、慢性肝肾脏疾病和药物滥用等。

2.发病机制 主要包括原发性脑出血和继发性脑出血两个方面。

(1)原发性脑出血

1)高血压性脑出血:长期高血压可致脑细小动脉及深穿支动脉发生玻璃样变性、纤维蛋白样坏死,甚至形成微动脉瘤或微夹层动脉瘤。当血压骤然升高时可引起动脉瘤壁破裂,血液流入脑组织中形成脑内血肿。此外,脑动脉壁中层肌细胞薄弱,外膜结缔组织少且缺乏外弹力层,豆纹动脉等穿支动脉自大脑中动脉近端呈直角分出,受高压血流冲击易发生粟粒状动脉瘤,使深穿支动脉成为脑出血的好发部位,外侧豆纹动脉也被称为出血动脉。急性血压升高常引起远端血管痉挛,导致小血管缺氧坏死、血栓形成、斑点状出血及脑水肿,也可继发脑出血,是子痫时高血压脑出血的可能机制。许多患者无高血压病史,也缺乏高血压终末器官疾病如左心室肥厚、视网膜病或肾病等,提示(突发)急性高血压也可引起脑出血。

2)脑动脉淀粉样变(cerebral artery amyloidosis,CAA):可能是血管内皮异常导致渗透性增加,淀粉样蛋白沉积。β-淀粉样蛋白沉积在软脑膜和皮质的毛细血管、微动脉和小动脉的血管壁中。血管的中、外膜逐渐被淀粉样蛋白取代,弹性膜及中膜平滑肌消失,形成蜘蛛状微血管瘤扩张,当患者情绪激动或活动诱发血压升高和血压波动时导致血管瘤破裂而出血。CAA是老年人脑叶出血的常见病因,也是脑内微出血发生的主要原因。CAA脑出血的危险因素包括载脂蛋白Eε4和载脂蛋白Eε2等位基因、抗凝治疗、抗血小板治疗、头颅外伤和高血压等。

（2）继发性脑出血

1）血管畸形：占所有 ICH 的 40%～80%，动静脉畸形（AVM）出血风险最高，静脉血管瘤较低，海绵状血管瘤居中。

2）血液病：如血友病、白血病、血小板降低性紫癜、红细胞增多症、镰状细胞贫血等，由凝血功能障碍引起脑出血。

3）口服抗凝剂：可使 ICH 风险增加 8～11 倍，随着预防心源性卒中使用抗凝药物的增加，抗凝剂相关脑出血发病率也在增加。其中，华法林相关脑出血死亡率高达 50% 以上，严重的神经功能障碍高达 90% 以上。

4）脑肿瘤：高度恶性肿瘤如胶质母细胞瘤或转移瘤容易发生异常新生血管破裂或侵蚀正常脑血管导致脑出血。支气管癌、黑色素瘤、绒毛膜癌、肾细胞癌是最具出血倾向的转移瘤。

5）药物和毒品：苯丙胺（安非他命）、可卡因、海洛因、苯丙醇胺等可导致血压升高，引起点（片）状脑叶出血；酒精滥用可增加出血风险，可能原因是凝血功能异常和收缩压升高。

6）结节性多动脉炎、病毒性和立克次体疾病可引起血管床炎症，导致血管坏死、破裂和出血。

三、临床表现

1.脑出血常发生于 50～70 岁，男性略多，冬春季易发。通常在活动、情绪激动、用力排便和突然用力时发病，也有病例在安静状态下起病，睡眠中发病少见。大多数病例出血前无预兆，少数病例有头痛、头晕、肢体麻木一过性运动障碍或言语含糊不清等前驱症状，可能与血压急骤升高有关，但常被忽略。原发性 ICH 最常见的部位是壳核、脑叶皮质下白质、丘脑、小脑、脑桥、尾状核与脑室。ICH 的临床病程通常以非波动性或在数分钟至数小时逐渐加重为特征。患者的症状、体征可因 ICH 的部位、大小、扩展方向与进展速度而异。

2.半数脑出血患者出现头痛、恶心和呕吐。基底核、丘脑与内囊出血早期常见症状为轻偏瘫，癫痫发作在脑叶出血中常见，当出血扩展到蛛网膜下腔时可导致脑膜刺激征。眼底检查可见视网膜出血，眼部体征对脑出血有定位意义，壳核出血常见向病灶对侧凝视麻痹，使头眼转向病灶侧；丘脑出血常见眼球向下偏离；脑桥出血眼球固定，瞳孔小如针尖样，但光反应可保留，小脑大量出血时双眼凝视病灶对侧并有眼球浮动。脑部静脉区少量出血患者可无症状与体征。早期颅内压增高可见深沉带鼾声的呼吸或呈潮式呼吸，脉搏慢而有力，以收缩压升高为主，面色潮红或苍白，全身大汗，尿便失禁等。重症患者迅速转入意识模糊或昏迷，若呼吸不规则、脉搏快速、体温升高、血压下降，则病情危重，可在数小时至 1～2 日死亡。

3.原发性脑出血常见的类型（图 4-1）

（1）壳核出血：最常见，约占 60%。多为大脑中动脉的外侧豆纹动脉破裂，是高血压脑出血最常见的部位。出血可扩展累及邻近结构，如内囊、放射冠、半卵圆中心、外囊、屏状核、颞叶，或破入脑室系统。

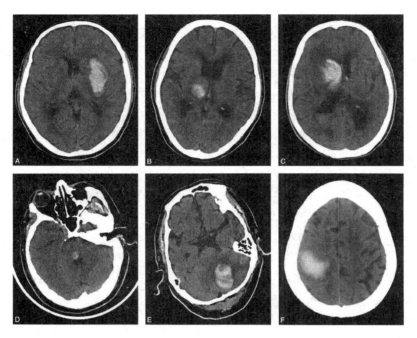

图 4-1　脑 CT 检查显示脑出血

A.壳核出血;B 丘脑出血;C.尾状核出血;D.脑桥出血;E 小脑出血;F.脑叶出血

　　典型临床表现有突发偏瘫、失语及对侧偏身感觉缺失,双眼向病灶对侧凝视不能,有向血肿侧凝视的现象,瞳孔通常不受累。大多数壳核出血局限于豆状核或向岛叶扩展,左侧壳核出血可引起失语症,右侧壳核出血可出现失用失认症、左侧的视野忽视及结构性失用症。右侧壳核出血患者可出现异处感觉,在偏身感觉障碍侧的伤害性刺激却在另一侧(正常侧)相应区域被感受(延迟半秒钟),异处感觉常见于躯干与肢体近端,面部或肢体远端少见。发病时出现意识障碍、脑积水、脑室内扩张与血肿的体积有关,经常是预后不良或死亡的预兆。

　　(2)丘脑出血:约占脑出血的 10%。多为高血压性脑出血,血肿局限于丘脑或向外扩展至内囊,向内下损伤丘脑底部与中脑,向内破入第三脑室。

　　经典临床表现是对侧偏身全部感觉缺失,眼球运动异常包括垂直凝视受损或凝视鼻尖。内囊受累出现轻偏瘫;优势侧丘脑出血出现短暂性丘脑性失语,语音低沉缓慢,无自发语言或不流畅;右侧丘脑血肿可见视空间异常、病觉缺失与上肢漂浮感;丘脑中间腹侧核受累可出现震颤或帕金森综合征,累及丘脑底核或纹状体可见舞蹈-手足徐动症;上行性网状激活系统受损导致意识水平下降及嗜睡症;向内下扩展引起垂直凝视受限、会聚-退缩眼震样运动、瞳孔光反射-辐辏反射分离,两眼可强直偏离丘脑血肿,表现为错位眼。曾报道少量丘脑出血(直径<8mm)时,出现短暂轻偏瘫及麻木感或头痛伴视盘水肿,最终均恢复;较大量出血(直径 9~30mm),如脑室无血,也表现为轻偏瘫;大量出血(直径>30mm)破入脑室,可出现意识受损、轻偏瘫、头痛及瞳孔异常(出血侧瞳孔小)、垂直凝视受损,大量丘脑出血的患者预后不好。

　　(3)脑叶出血:约占脑出血的 10%,源于灰-白质交界处,延伸至邻近的白质,主要累及一个脑叶,也可发生多灶性脑出血。脑叶出血多因脑淀粉样血管病、动静脉畸形、动脉瘤、烟雾病、瘤卒中、出血素质、凝血病及皮质或硬脑膜静脉窦血栓形成等所致,高血压性脑出血少见。顶叶出血常见,其次是颞叶、枕叶和额叶,也可见多发性脑叶出血。脑叶出血的共同特点是:①多在活动状态下突然发病,出现头痛、呕吐和不同程度的意识障碍;②出血破入蛛网膜下腔常见脑膜刺激征;③急性期可出现局灶性癫痫发作伴继发的泛化;④可突发精神行为异常,如淡漠、欣快或行为幼稚、错觉、幻觉等,老年人突发精神行为异常应考虑脑叶出血的可能。

1)顶叶出血:可有同侧颞部或耳上部疼痛,可出现对侧偏身感觉缺失,对侧视野忽略,可有轻偏瘫,优势半球可见古兹曼(Gerstmann)综合征:左右辨别不能,手指失认、失算、失写等;非优势半球常见结构失用和穿衣失用等;可出现不同程度的对侧同向性偏盲。

2)额叶出血:可有头痛、呕吐、对侧轻偏瘫、Broca失语和双眼向血肿侧同向性凝视。可见额叶释放征如摸索、吸吮和抓握反应等,前额叶受损导致精神行为异常,如淡漠、意志丧失、记忆力减退、行为幼稚、衣着不整,随地便溺,不知羞耻等。

3)颞叶出血:可有同侧耳周疼痛或前头痛,出现对侧上象限盲或偏盲,优势侧可见流利性Wernicke失语,血肿影响左侧颞顶区产生传导性或完全性失语;偶有激越性谵妄,易激动、攻击、错觉、幻觉及梦样状态等。

4)枕叶出血:可有同侧眶部疼痛,对侧同向性偏盲。

(4)小脑出血:约占自发性脑出血的10%,常见病因为高血压,多为齿状核动脉破裂,是坏死性高血压性动脉病导致小脑上动脉远端分支破裂;其次是动静脉畸形、血液病、肿瘤和淀粉样血管病等。临床表现可分为急性、亚急性或慢性。临床表现因血肿部位、大小、进展速度、脑干受压等不同。

急性小脑出血患者突发枕部剧烈头痛,伴头晕或眩晕,频繁呕吐。典型表现为无肢体瘫痪,可见肢体共济失调,周围性面部轻瘫,以及同侧凝视麻痹、小的反应性瞳孔、不全麻痹性眼震、眼球浮动、眼球反向偏斜及角膜反射减弱。较小的小脑血肿(<3cm)可仅出现呕吐,不伴头痛、步态不稳或肢体共济失调。暴发型大量出血常突发昏迷,病情迅速进展,出现小脑扁桃体疝或天幕裂孔上行疝,导致脑干受压征象,如两眼凝视病灶对侧、轻偏瘫及病理征等。出血破入蛛网膜下腔可引起颈强直及Kernig征,出血阻塞第四脑室可出现中枢性呼吸失调,预后不良。

(5)脑桥出血:脑桥出血约占自发性ICH的10%,通常因长期高血压所致,血管畸形破裂也是常见病因,多由基底动脉的旁中线动脉(脑桥支)破裂所致,出血常发生在脑桥基底与被盖交界的脑桥中部水平。体征与症状取决于病变大小、部位、有无脑室穿破或脑积水等。

脑桥出血分为被盖出血和被盖基底出血:①脑桥被盖小量局限性出血(血肿直径<1cm),患者意识清醒,病前常无预兆或偶有头痛。突然发病,出现对侧轻偏瘫或共济失调性轻偏瘫,可伴同侧面神经和(或)外展神经麻痹,两眼向病灶侧凝视麻痹或有核间性眼肌麻痹,预后较好;②双侧被盖和基底大量出血(血肿>5mL)累及整个脑桥,压迫第四脑室,可引起梗阻性脑积水。患者昏迷、四肢瘫痪、双侧病理征阳性、中枢性高热、双侧针尖样瞳孔(1~2cm),光反应可保留、角膜反射消失、眼水平运动消失。预后不良的预兆包括昏迷、头眼反射消失、眼球浮动、去大脑强直、极高热(中枢性高热)、呕吐咖啡样物质、中枢性呼吸障碍或周期性呼吸等,患者可于数小时至1~2日死亡。

(6)中脑出血:少见。大量出血可出现头痛、呕吐,损伤网状结构导致深昏迷,瞳孔不等大,光反应消失,四肢弛缓性瘫。中脑导水管闭塞引起梗阻性脑积水和急性颅内压增高,可迅速死亡。小量背侧中脑出血可见垂直性凝视麻痹(Parinaud 综合征)、眼球反向偏斜和双侧 Horner 综合征(一侧上丘出血),以及双侧滑车神经麻痹、一侧 Horner 综合征和共济失调(出血累及顶盖尾端),也可引起动眼神经交叉瘫(Weber 综合征)。

(7)尾状核出血:由 Heubner 动脉或内侧豆纹动脉分支破裂所致,是较少见的高血压性 ICH。临床表现颇似蛛网膜下腔出血(SAH),仅有头痛、呕吐及轻度颈强等脑膜刺激征,意识模糊,烦躁或兴奋等精神症状,短期记忆减退。可出现短暂的共轭凝视麻痹、对侧轻偏瘫、短暂的偏身感觉缺失。常因头痛在 CT 检查时偶然发现,临床常易忽略。

(8)内囊出血:内囊膝部或后肢的小灶出血可引起纯运动性轻偏瘫或感觉运动性卒中综合征。在罕见的情况下,曾有因累及双侧内囊后肢出血导致轻截瘫的报道。

(9)延髓出血:原发性延髓出血极其罕见。常见表现为头痛、眩晕、感觉障碍、吞咽困难、腭无力、眼球震颤、舌下神经麻痹、小脑性共济失调及肢体无力等。

(10)脑室内出血:占脑出血的 3%~5%。成人的原发性脑室内出血可因脑室或脉络丛附近动静脉畸形、前交通动脉瘤破裂、脑室内肿瘤如脉络丛乳头状瘤、出血素质、凝血病、烟雾病或血栓溶解剂所致,血液直接流入脑室。继发性脑室出血临床常见,是脑实质出血如基底核、丘脑、尾状核出血或脑干血肿破入脑室所致。小量脑室内出血,可出现头痛、呕吐、颈强及 Kernig 征,意识一过性障碍或清楚,一般无局灶性神经体征,血性 CSF,酷似蛛网膜下腔出血。CT 可见部分脑室积血,可完全恢复,预后良好。大量脑室内出血起病急骤,血液充满整个脑室系统及蛛网膜下腔,1~2 小时陷入深昏迷。可有频繁呕吐,抽搐发作,针尖样瞳孔,两眼分离斜视或眼球浮动,四肢弛缓性瘫及双侧病理征。也可出现去脑强直发作、呼吸深带鼾声、血压不稳及中枢性高热等,病情危笃,预后不良。

四、辅助检查

1.脑 CT 检查是诊断脑出血的首选。脑出血急性期 CT 可显示均匀高密度的新鲜血肿,呈近圆形或卵圆形,边界清楚;可确定血肿部位、大小、形态,是否破入脑室。根据 CT 影像图谱,可使用简易公式估算血肿的大小[血肿量=0.5×最大面积长轴(cm)×最大面积短轴(cm)×层面数,扫描层厚 1cm]。

血肿压迫周围脑组织导致血肿周围缺血和水肿,可见血肿周围低密度水肿带、脑室受压、脑组织移位等占位效应以及梗阻性脑积水等。出血后 3~4 小时血肿高密度达高峰,随着血肿内血红蛋白分解,密度逐渐降低,小血肿在 3 周左右变为等密度,大血肿需 4~6 周,血肿周围仍可见环形增强。出血 2~3 个月后血肿吸收可逐渐形成中风囊,严重贫血患者的出血灶可呈等密度或稍低密度。

CT 动态监测表明,稳定型血肿形态规则,密度均匀;活动型血肿形态不规则,密度不均匀。脑出血后 3 小时内 CT 检查 28%~38%的患者有血肿增大现象,大多数早期血肿增大发生在出血后 6 小时内。患者入院后如病情加重应尽快复查脑 CT,及时发现血肿增大。目前,CTA 上出现的"斑点征"(the spot sign)是早期血肿扩大的强预测因子。近几年,采用血肿形态特征预测早期血肿增大取得一定进展,以混合征、黑洞征、岛征预测脑出血早期血肿增大,简单方便,适用于临床。

2.脑 MRI 检查　MRI 的 SWI 序列和梯度回波序列对微小出血灶或隐匿血管病变特别敏

感,能发现 CT 不能显示的脑内病灶。陈旧出血产生的含铁血黄素在 T_2WI 序列呈极低信号,因此 MRI 有助于鉴别陈旧性脑出血与脑梗死。如果结合 SWI 上出血灶分布、MRI 增强及 MRA 检查,能进一步明确脑出血的常见病因如脑血管淀粉样变、高血压、脑动脉瘤、动静脉畸形和肿瘤等。

MRI 上显示的出血灶信号改变与血肿中血红蛋白演变密切相关:①超急性期(<24 小时)。血肿 T_1WI 和 T_2WI 弛豫时间长于脑组织,T_1WI 显示血肿为等信号,T_2WI 呈略高信号;数小时后血肿周围出现轻中度脑水肿,表现为 T_1WI 低信号,T_2WI 高信号。②急性期(24 小时~1 周)。血肿已凝为血块,红细胞内血红蛋白变为去氧血红蛋白,为顺磁性物质,影响血肿 MRI 信号强度,在 T_1WI 血肿仍为等信号,T_2WI 呈低信号。③亚急性期(2~4 周)。T_1WI 及 T_2WI 均呈高信号。④慢性期(4 周后)。T_1WI 呈低信号,T_2WI 呈高信号。

3.CT 血管成像(CTA)、磁共振血管成像(MRA)　是无创性检查方法,适用于原因不明的脑出血,以及怀疑动脉瘤、动静脉畸形、烟雾病及血管炎患者。对血压正常的年轻患者,可考虑通过数字减影血管造影(DSA)查明病因。

4.常规实验室检查　如血常规、离子、肝肾功能、凝血功能(PT、APTT、INR)等。

5.目前腰穿脑脊液检查已不用于脑出血诊断,仅在无条件做 CT 检查,病情不严重,无明显颅内压增高患者中进行。CSF 压力可增高,呈洗肉水样均匀血性。

6.基因检测诊断　对导致颅内小血管病变的疾病有一定价值,如 CADASAIL、CAA 等,基因检测也可能是未来脑出血病因诊断的重要选项。

五、诊断和鉴别诊断

1.诊断　中老年高血压患者在活动中或情绪激动时突然发病,迅速出现偏瘫、失语等局灶性神经功能缺失症状,血压显著升高,以及剧烈头痛、呕吐,或有意识障碍,常高度提示脑出血的可能,CT 和 MRI 检查可以确诊。

2.鉴别诊断

(1)外伤性颅内血肿:特别是硬膜下血肿,外伤史可提供诊断线索,CT 可显示血肿外形不整。通常是闭合性脑外伤所致,发生于受冲击的颅骨下或对冲部位,常见于额极和颞极。

(2)患者的年龄是确定出血特殊病因的重要因素。动静脉畸形(AVM)是年轻人脑出血的首要病因,变性小血管病变是中老年人最常见的病因,脑淀粉样血管病是老年人脑叶出血的常见病因。

(3)多发性脑出血:可同时或间隔数日出血,老年人的多发性脑叶出血多见于脑淀粉样血管病,一些原发性颅内肿瘤或多个病灶的脑转移瘤出血也可以多发,颅内静脉窦血栓也可导致多发性脑出血。

六、治疗

脑出血是神经内科需要迅速治疗的急症,但由缺乏大型随机性对照临床试验,美国心脏病学会针对 ICH 指南(2015)仍缺少 Ⅰ 类证据和 A 级推荐治疗。脑出血的基本治疗原则包括积极控制高血压、防止血肿扩大、减轻脑水肿、预防出血后脑缺血风险、挽救生命和降低神经功能残疾程度。

1.一般治疗　患者应安静卧床,拒绝探视。因发病最初数小时内常有活动性出血或血肿扩大,应尽量降低搬运,就近治疗。重症患者须严密观察体温、脉搏、呼吸、血压、瞳孔和意识状态等生命体征,保持呼吸道通畅,及时清理呼吸道分泌物,必要时吸氧,维持动脉血氧分压 90% 以上;鼓励患者勤翻身、叩背,咳嗽无力痰多时可超声雾化吸入。呼吸困难、痰多经鼻抽吸困难者可考虑气管切开。加强护理,保持肢体功能位,防治压疮。保持大便通畅,可用缓泻剂。意识障碍或消化道出血者宜禁食 24~48 小时,之后可留置胃管。头痛明显、烦躁不安者可适当应用镇静镇痛剂。注意保证营养,维持水、电解质平衡,保证液体输入量,每日可按前日尿量+500mL 估算。若发生高热、多汗、呕吐或腹泻,还需适当增加液体入量,体温每增加 1℃,需增加液体量 300mL。防止低钠血症,以免加重脑水肿。

2.急性期血压管理　多项研究证实,早期降血压治疗能改善脑出血患者的预后,但脑出血急性期降压的靶目标尚存有争议。INTERACT Ⅱ (急性脑出血强化降压试验)随机对照研究显示,早期强化降压(1 小时内目标收缩压 <140mmHg)与标准降压(目标收缩压 <180mmHg)相比,尽管强化降压不能显著降低患者死亡率和重度致残率,但可改善其神经功能。ATACH Ⅱ 随机对照研究的强化降压组(降压目标为 110~139mmHg)与标准降压组(140~179mmHg)比较显示,两组的主要终点事件 90 天死亡或残疾无显著差异,但不良事件发生率却显著增高。尽管脑出血急性期降压目标值尚存争议,但急性期收缩压降至 140mmHg 被认为是安全的。INTERACT Ⅱ 的后续研究提示,收缩压变异性越大,预后越差,通过平稳与持续地控制血压,可增加临床获益。

AHA/ASA(2015)自发性脑出血管理指南提出,收缩压在 150~220mmHg 的脑出血患者和没有急性降压治疗禁忌证的患者,急性期降低收缩压到 140mmHg 是安全的,并能有效地改善功能。对于收缩压 >220mmHg 的脑出血患者,采用连续静脉用药和频繁的血压监测来强化降低血压也是合理的。

3.控制颅内压　控制脑水肿、降低颅内压(ICP)是脑出血急性期治疗的重要环节,昏迷患者监测 ICP 能控制病情恶化的风险。措施包括将头抬离床面 30°、镇痛、镇静。注意控制可加重脑水肿的因素,保持呼吸道通畅,适当给氧,维持有效脑灌注,限制液体和盐摄入量等。药物治疗常用渗透性脱水药如 20% 甘露醇,在短时间内提高血浆渗透压,使脑组织间液水分向血管内转移,用药后 20~30 分钟起效,2~3 小时作用达峰;常用剂量为 125~250mL/次,每 6~8 小时 1 次,疗程为 7~10 日。冠心病、心肌梗死、心力衰竭及肾功能不全者慎用。还可应用复方甘油、利尿药或血浆白蛋白等。

4.止血治疗　止血治疗的目的是防止血肿扩大,改善患者的预后。但目前公布的临床研究结果都没显示出显著的效果。重组Ⅶa 因子(rFⅦa)的 Ⅱ 期临床试验结果显示,脑出血发病后 4 小时内应用 rFⅦa 可限制血肿扩大和改善临床转归。但 rFⅦa Ⅲ 期临床试验 FAST 的结果显示,rFⅦ 可显著降低血肿体积扩大,但未能有效降低 90 天病死率和严重致残率,而且大剂量组(80μg)动脉血栓栓塞事件较安慰剂组显著增多。TICH-2 试验为国际、多中心、随机、安慰剂对照的临床研究,治疗组采用静脉推注氨甲环酸,尽管氨甲环酸降低了早期死亡和严重不良事件发生率,但氨甲环酸组和安慰剂组患者 90 天功能状态(改良 Rankin 量表评分)没有显著差异。

5.抗凝逆转治疗

(1)抗凝剂相关性脑出血(anticoagulant-associated intracerebral hemorrhage, AAICH):

AAICH 发病率随着抗凝药物的应用而明显增高,其中华法林相关脑出血死亡率高达 50% 以上(图 4-2),脑出血早期血肿扩大的时间也明显延长。因为脑出血早期血肿增大多发生在 6 小时以内,患者应选择快速逆转 INR 的药物以阻止血肿的增大。治疗华法林相关脑出血传统上使用维生素 K 和新鲜冰冻血浆,但由它们使 INR 正常化需要几个小时,新鲜冰冻血浆存在感染性输血反应、处理时间和纠正 INR 所需容量的限制等因素,目前逐渐被新的药物替代。浓缩型凝血酶原复合物(PCC)所含的凝血因子的浓度高,可以迅速使 INR 值正常化,无感染风险,可能是一个有前景的药物。尽管 rFⅦa 可以迅速纠正升高了的 INR 值,但它不能补充所有的维生素 K 依赖的凝血因子,目前不推荐使用。

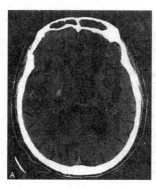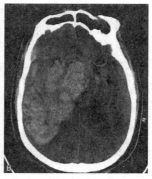

图 4-2　患者男性,70 岁,心房纤颤长期口服华法林,因"流涎、饮水呛咳 2 天"入院

A.入院时脑 CT 见右侧内囊后肢小片状出血灶,凝血功能检查显示国际标准化比值(INR)为 5.46,当即使用维生素 K 纠正 INR,入院 9 小时患者突发意识不清,右侧瞳孔大,左侧肢体无力加重;B.入院 10 小时复查 CT 可见右侧大脑半球内大量脑出血,侧脑室显著受压,中线结构明显移位

(2)非维生素 K 拮抗剂口服抗凝药(NOACs):NOACs 已在临床广泛应用,如达比加群酯、利伐沙班和阿哌沙班等。口服新型抗凝药物的患者也可发生脑出血,因该类药物在临床使用时间不长,可以用于临床逆转的药物不多,常用的有凝血酶原复合物(PCCs)、rFⅦa、活性炭等药物。近几年,新的 NOACs 逆转剂纷纷上市,如达比加群酯的特异性逆转剂 idaruci-zumab、沙班类药物拮抗剂 andexanet 等,给临床提供了更多的选择。

(3)肝素相关脑出血:肝素类药物(包含低分子量肝素等)常被用于深静脉血栓和肺栓塞的预防。肝素药物引起的脑出血,应立即停用肝素类药物。因为鱼精蛋白能逆转抗凝血酶Ⅲ的抑制作用,可使用硫酸鱼精蛋白使 APTT 尽快恢复正常。推荐剂量是按每使用 100U 肝素予以 1.0~1.5mg 的鱼精蛋白,若肝素使用后 30~60 分钟时给药,可每 100U 肝素予以 0.5~0.75mg 的鱼精蛋白;若肝素使用后超过 2 小时给药,可每 100U 肝素予以 0.25~0.375mg 的鱼精蛋白。因为有继发 V 因子抑制的可能,鱼精蛋白总量不应超过 50mg。鉴于鱼精蛋白相关的风险,如过敏反应、低血压、心动过缓等,输液速度不应超过 20mg/min。

(4)溶栓治疗相关脑出血:缺血性脑卒中患者,采用静脉 rt-PA 溶栓治疗时,症状性脑出血的发生率为 3%~9%;采用动静脉同时溶栓时为 6%。溶栓治疗后脑出血有血肿持续增大的倾向,一般预后差。目前,推荐的治疗方法包括输入血小板(6~8 个单位)和包含凝血因子Ⅷ的冷沉淀物,以快速纠正 rt-PA 造成的系统性纤溶状态。

(5)抗血小板药物相关脑出血:因为抗血小板药物在卒中一级、二级预防中发挥重要的作用,长期服用抗血小板药物的人群明显增多,但这可能会增加阿司匹林相关脑出血的风险。有研究发现,服用阿司匹林人群中,每 1 万人中脑出血增加 12 例。老年人和未经治疗的高血压患者使用大剂量阿司匹林可使脑出血的风险进一步增加,联合使用阿司匹林和氯吡格雷时也会增加脑出血的风险。但脑出血血肿扩大或临床预后不良与服用阿司匹林和血小板功能障碍的关系尚无一致结论。目前,没有证据显示有特异的药物用于治疗阿司匹林相关的脑出血。血小板置换治疗的疗效尚不明确,还有待开展进一步研究,使用硫酸鱼精蛋白可使 ATPP 恢复正常。

6.防治并发症

(1)感染或发热:老年意识障碍患者易并发肺感染,吞咽障碍易发生吸入性肺炎;尿潴留或导尿易合并尿路感染。脑出血患者体温超过 38.5℃,应给予退热药和冰毯物理降温;有明确感染源时,可根据经验、痰或尿培养、药物敏感试验等选用抗生素治疗。同时,注意保持气道通畅,加强口腔和呼吸道护理,定时翻身叩背,痰多且不易咳出时应及时将气管切开。发生尿潴留时可留置尿管,定时膀胱冲洗。

(2)高血糖:常使脑出血预后不良,脑出血急性期控制血糖,能降低血肿扩大、周围水肿、ICP 增高及痫性发作,应降低高血糖和避免低血糖的发生,保持血糖在正常范围。

(3)应激性溃疡:丘脑、脑干出血患者常合并应激性溃疡和引起消化道出血。可能因出血影响边缘系统、下丘脑及下行自主神经系统,使肾上腺皮质激素和胃酸分泌显著增加,黏液分泌降低及屏障功能削弱。应激性溃疡常在出血后第 2~14 天突然发生,可反复咯血、黑便,出血量大时常见烦躁不安、口渴、皮肤苍白、湿冷、脉搏细速、血压下降、尿量降低等外周循环衰竭表现。可用 H_2 受体拮抗剂如西咪替丁(cimetidine)和雷尼替丁(ranitidine)口服;质子泵抑制剂(proton pump inhibitors,PPIs)如奥美拉唑口服或静脉注射。必要时可行胃镜直视下止血治疗,临床上也可应用去甲肾上腺素加冰盐水治疗。

(4)心脏并发症:脑出血患者易引起脑源性心脏损害,表现为心电图复极改变,如 ST 段升高或降低、QT 间期延长、出现 U 波等,心律失常如心房纤颤,血浆心肌酶谱活性增高等,多见于病后前 3 日,心电图复极改变常导致易损期延长,若在易损期出现期前收缩,可能导致室性心动过速或室颤,可使脑出血患者发生猝死。心律失常影响心排血量,降低脑灌注压,可加重原发脑病变,影响预后。应注意改善冠心病患者心肌供血,常规抗心律失常治疗,及时纠正电解质紊乱,可使用 β-受体阻滞剂和钙通道阻滞剂等维护心脏功能。

(5)肾功能障碍:高血压、小动脉硬化等导致肾脏代偿功能明显减低。脑出血累及丘脑或下丘脑,可通过自主神经系统兴奋肾脏交感神经,肾脏入球小动脉收缩,肾血流量下降,严重时导致肾小管缺血、坏死;大量应用甘露醇等脱水剂促进肾小管坏死;应用氨基糖苷类抗生素等也可引起肾功能障碍。脑出血患者应监测肾功能,控制甘露醇用量,及时纠正水、电解质紊乱及低血压,避免应用肾毒性药物等,钙离子通道阻滞剂和 ACEI 药物类对肾脏有保护作用。

(6)癫痫:脑叶出血患者易合并癫痫发作,常见部分性发作或全面性强直-阵挛发作(GTCS),GTCS 频繁发生可导致缺血缺氧性脑损伤,使病情加重。脑出血合并癫痫患者应给予抗癫痫药,频繁发作者可静脉缓慢推注地西泮 10~20mg,用药应遵循个体化原则,不推荐预防性应用抗癫痫药。

(7)中枢性高热:宜先行物理降温,效果不佳可用多巴胺受体激动剂如溴隐亭 3.75mg/d,

逐渐加量至 7.5~15.0mg/d,分次服用;或用丹曲林 0.8~2.0mg/kg,肌内或静脉注射,1 次/6~12h。

(8)下肢深静脉血栓形成:卒中患者瘫痪下肢易发生深静脉血栓形成,患肢进行性肿胀、发硬,静脉血流图可确诊。勤翻身、被动活动或抬高瘫痪肢体可预防下肢静脉血栓,也可用肝素 100mg 静脉滴注,1 次/天;或低分子量肝素 4000U 皮下注射,2 次/天。穿弹力袜和采用下肢气囊加压疗法也可预防下肢静脉血栓形成。

(9)稀释性低钠血症:抗利尿激素(ADH)分泌失调综合征,见于 10% 的脑出血患者。因 ADH 分泌降低,尿排钠增多,血钠降低,可加重脑水肿,应每日限制水摄入量 800~1000mL,补钠 9~12g。低钠血症宜缓慢纠正,以免发生脑桥中央髓鞘溶解症。脑耗盐综合征是心房钠尿肽分泌过高导致的低血钠症,应输液补钠治疗。

7.手术治疗 目的是尽可能挽救患者生命,促进神经功能恢复。理论上血肿清除手术可以降低颅内压力,避免脑疝形成,降低血肿代谢产物对神经组织的损伤。目前,临床上常用的手术治疗包括开颅血肿清除术、微创手术、去骨瓣减压术以及脑室引流术等。

(1)开颅血肿清除术:多中心大型临床试验 STICH(Surgical Trial in Intracerebral Hemorrhage)系列研究在 2005 年和 2013 年分别发布了研究结果,与药物治疗相比,2 项 STICH 研究并未获得令人鼓舞的结果,仅亚组分析显示早期手术对距离脑表面<1cm 的脑叶血肿可能有益,但差异未达到统计学意义,可能手术本身创伤抵消了获益。目前,仅对幕下脑出血手术治疗达成了共识,小脑出血>3cm 患者伴神经系统体征逐渐恶化,或脑干受压和(或)脑室梗阻性脑积水应立即进行血肿清除术。

(2)微创手术(minimal invasive surgery,MIS):具有手术创伤小、手术时间短、麻醉风险小等优势。MISTIE Ⅲ 研究结果显示,接受微创手术的病例将血肿降低 70% 以上或者留下少于 15mL 的残余血量,1 年之后重度残疾的比例明显降低,但使用药物治疗的患者与去除血量较少的患者相比,残疾无显著差异。我国每年有超过万例的高血压脑出血患者接受微创手术治疗,一些临床研究也取得了令人鼓舞的结果。

(3)去骨瓣减压术:目前研究证据显示去骨瓣减压或可降低死亡率,但尚需大样本前瞻性队列研究评估其安全性及有效性。

(4)脑室引流术:脑室出血可见于 45% 的自发性脑出血患者,脑室穿刺置管引流有助于引流脑室内血液及脑脊液,但血液引流易堵塞引流管,单纯使用脑室穿刺置管引流通常无效。CLEAR Ⅲ 研究结果没有显示明显获益,但对严重脑室内出血患者的预后有明显改善。脑室内注射纤溶药物引流的临床研究(CLEAR-IVH)结果也显示,脑室注入 rt-PA 相对于生理盐水不改善功能预后,但可降低死亡率。

8.康复治疗 脑出血患者病情稳定后宜尽早进行康复治疗,有助于神经功能恢复和提高生活质量。如患者出现抑郁情绪,可及时给予药物治疗和心理支持。

9.脑出血复发和预防 脑出血后出血再发风险约为 2%,在 423 例 ICH 患者中证实,出血性卒中年复发率为 2.4%,缺血性卒中年复发率为 3.0%,其中脑叶出血再出血风险增加 3.8 倍。高血压、高龄、出血部位是脑出血再发出血最重要的危险因素。高血压不但可引起脑深部出血,还可引起脑叶出血。高龄脑叶出血意味着脑动脉淀粉样变性的可能性较大,出血再发的风险增高。携带 ApoEε2 和 ApoEε4 等位基因的脑出血患者和磁共振 SWI 系列有较多微出血灶的患者脑出血再发风险也会增加。

原发性脑出血和脑梗死存在相同的病理基础,无论高血压还是脑淀粉样变性都可使脑小血管病变,既可导致脑缺血,也可引起脑出血。通过控制血压预防出血再发是最有效的手段,但脑出血后如何预防缺血卒中发生尚无临床证据。目前,的临床观察结果提示我们要重视脑出血后卒中再发风险的评估,包括缺血风险的评估。对具有缺血发生风险高的脑出血患者,应给予抗血小板药物,可视患者个体化情况决定给药时间。对有动脉粥样硬化证据的患者、一直使用他汀类药物预防缺血卒中的脑出血患者,急性期可以不停用他汀类药物。如果脑出血伴有房颤,可在出血后的30~60天重新启动抗凝治疗。

七、预后

脑出血的预后与出血量、出血部位、病因及全身状况有关。脑干、丘脑及大量脑室出血预后差,继发脑水肿、颅内压增高与脑疝形成密切相关,也是影响患者预后的重要因素。

目前,临床广泛使用脑出血评分(ICH Score 和 FUNC Score)量表来判断脑出血患者的预后。脑出血量表(表4-1)采用年龄、GCS评分、脑室内积血、出血量、是否幕下出血等要素,评分为5分时,脑卒中死亡风险高达100%;评分为4分时,死亡率高达97%。FUNC量表(表4-2)采用年龄、认知障碍史、GCS评分、脑出血部位和脑出血体积作为评分标准,得分越高,3个月后神经功能恢复的可能性越大(表4-3)。

表4-1 脑出血评分(ICH Score)量表

内容	GLS评分得分(分)
3~4分	2
5~12分	1
13~15分	0
血肿体积	
≥30mL	1
<30mL	0
年龄	
≥80岁	1
<80岁	0
血肿源于幕下	
是	1
否	0
血肿破入脑室	
是	1
否	0

表 4-2 脑出血 FUNC 评分量表

内容	GLS 评分得分(分)
≥9 分	2
<9 分	0
血肿量	
<30mL	4
30~59ml	2
≥60mL	0
年龄	
<70 岁	2
70~79 岁	1
≥80 岁	0
出血部位	
脑叶出血	2
深部脑出血	1
幕下血肿	0
发病前认知障碍	
有	1
无	0

注:总分 0~11 分。

表 4-3 FUNC 量表评分与预后

FUNC 量表评分/分	90 天 GOS 评分>4 分
0~4	0
5~7	13%
8	42%
9~10	66%
11	82%

注:Glasgow Outcome Score(COS)>4 分,基本恢复正常生活或在保护下工作。

第二节　蛛网膜下腔出血

蛛网膜下腔出血(subarachnoid hemorrhage,SAH)是临床较常见的急性出血性脑血管疾病,是多种病因引起脑底部或脑和脊髓表面的动脉瘤或血管破裂,导致血液直接流入蛛网膜下腔,称为自发性 SAH。动脉瘤性蛛网膜下腔出血(aSAH)是神经科最重要的致死性急症之一。继发性 SAH 是脑实质内出血、脑室出血或硬膜下血管破裂,血液穿破脑组织和蛛网膜流入蛛网膜下腔。此外,还有外伤性 SAH 等。SAH 约占急性脑卒中的 10%,占出血性脑卒中的 20%。

一、流行病学

SAH 性别、年龄和危险因素如下所述。动脉瘤性 SAH(aSAH)多好发于女性,女:男为 1.6:1,多在 35~65 岁发病,儿童只占少数。SAH 的危险因素包括高血压、吸烟、过量饮酒、SAH 家族史、多囊肾、镰状细胞贫血、α_1-抗胰蛋白酶缺乏,以及遗传性结缔组织病如 Ehlers-Danlos 综合征-Ⅳ型、纤维肌性发育不良等。

动脉瘤性 SAH(aSAH)年发病率为 2/10 万~16/10 万,并随患者年龄而增长。流行病学研究显示,美国 SAH(中位数)病死率为 32%,欧洲为 42%,日本为 27%,其中 12%~15% 的患者在入院前死亡。ISAT 研究显示,aSAH 发病 1 年后 12% 的患者存在明显的生活受限(mRS 评分为 3 分),6.5% 的患者存在功能依赖(mRS 评分 4~5 分)。来自 32 个国家的 75 项研究表明,SAH 发病率为 7.9/10 万,从 1980—2010 年全球 SAH 发生率从 10.2/10 万下降到 6.1/10 万,其中欧洲下降了 40.6%,亚洲下降了 46.2%,北美洲下降了 14%,但日本增加了 59.1%。我国尚无 SAH 发病率报道。关于 SAH 死亡率报道不尽相同,未经治疗的 SAH,1 年内死亡率高达 65%,经过正确诊治的死亡率可降至 18%。

二、病因和发病机制

1.病因 包括:①先天性动脉瘤最常见,占 50% 以上,美国每年有 3 万余例动脉瘤患者发病;②脑血管畸形占第二位,以动静脉畸形(AVM)最常见,多见于青年人,90% 以上位于小脑幕上,多见于大脑外侧裂和大脑中动脉分布区;③动脉硬化性动脉瘤为梭形动脉瘤,也称为动脉迂曲扩张症;④脑底异常血管网(烟雾病)占儿童 SAH 的 20%;⑤其他如真菌性动脉瘤、颅内肿瘤、结缔组织病、垂体卒中、脑血管炎、血液病及凝血障碍性疾病、妊娠并发症、颅内静脉系统血栓、可逆性血管收缩综合征、可卡因和苯丙胺滥用,以及抗凝治疗并发症等;⑥原因不明约占 10%。

2.发病机制

(1)先天性动脉瘤可能与遗传及先天性发育缺陷有关。尸解发现,患有动脉瘤的患者约 80%Willis 环动脉壁弹力层和中膜发育异常或受损,随年龄增长,在动脉壁粥样硬化、血压增高及血流涡流冲击等因素影响下,动脉壁弹性和强度逐渐减弱,管壁薄弱部分逐渐向外膨胀突出,形成囊状动脉瘤。典型动脉瘤仅由内膜与外膜组成,薄如纸状。动脉瘤发病率随年龄增加,有颅内动脉瘤家族史、常染色体显性遗传性多囊肾患者发病率更高。部分动脉瘤形成与基因多态性相关。动脉瘤体积是决定是否破裂出血的危险因素,直径<3mm 出血机会少,直径 5~7mm 出血风险高,临床有局限性神经症状患者出血风险更高。

(2)脑血管畸形是胚胎期发育异常形成的畸形血管团,血管壁极薄弱,血管内压力增高时,如激动或用力时可引起破裂出血。

(3)动脉炎或颅内炎症引起血管壁病变可破裂出血,肿瘤或转移癌可直接侵蚀血管导致出血。

三、病理和病理生理

1.病理 85%~90% 颅内动脉瘤位于前循环,多为单发,10%~20% 为多发。动脉瘤好发于构成 Willis 环的血管,尤其动脉分叉处。4 个最常见的动脉瘤破裂部位包括前交通动脉近端、后交通动脉起始部、大脑中动脉(MCA)第一分支处、颈内动脉与 MCA 和大脑前动脉分叉处。破裂的动脉瘤常不规则或呈多囊状,破裂点常在动脉瘤穹窿处,大动脉瘤可部分或全部充满血凝块,偶尔发生钙化。在 110 例尸体解剖研究中,蛛网膜下腔积血主要在脑底部和桥小脑角池、环池、小脑延髓池等脑池,出血量大时可见一薄层血凝块覆盖于颅底血管、神经及脑表面,可穿破脑底面进入第三脑室和侧脑室。前交通动脉瘤破裂时,血液可穿破胼胝体嘴部侧脑室,血量多时可充满全部脑室,导致 CSF 循环受阻,30%~70%的患者早期出现急性梗阻性脑积水,引起脑室扩张,随着血液吸收脑室可恢复正常。蛛网膜可呈无菌性炎症反应,蛛网膜及软脑膜增厚、色素沉着,可使脑与血管、神经间发生粘连。脑实质内有广泛水肿,皮质有多发片状缺血病灶,镜下可见轻度脑膜炎性反应,软脑膜和蛛网膜可见含铁血黄素吞噬细胞。

2.病理生理 ①血液流入蛛网膜下腔使颅内体积增加,引起颅内压(ICP)增高,当超过脑自动调节系统代偿能力,脑血流急剧下降可导致神经元坏死、血管内皮细胞受损引起血-脑屏障破坏,出现血管源性水肿,导致早期脑损伤(early brain injury,EBI),可出现意识丧失,甚至发生脑疝;②出血量较大时,血液在颅底或脑室发生凝固,使 CSF 回流受阻,引起急性阻塞性脑积水,导致 ICP 增高;③血液进入蛛网膜下腔后直接刺激血管痉挛;血液释放血管活性物质,如氧合血红蛋白(Oxy-Hb)、5-羟色胺(5-HT)、血栓烷 A_2(TXA$_2$)、组胺等刺激血管和脑膜,部分患者也可引起血管痉挛和蛛网膜颗粒粘连,严重者导致脑梗死和正常压力脑积水;④化学性脑膜炎,由血细胞崩解后释放各种炎性物质所致;⑤下丘脑损伤,因血液和炎性物质刺激下丘脑引起内分泌紊乱,出现血糖升高、低钠和高热及自主神经功能紊乱,导致急性心肌缺血和心律不齐;⑥脑表面的红细胞破坏释放含铁血红素,如量较大沉积在脑表面,形成铁沉积症影响神经功能,也可使 CSF 回流受阻,导致交通性脑积水和脑室扩张。

四、临床表现

1.SAH 可见于任何年龄,动脉瘤性 SAH 多发于 35~65 岁,女性较多,动静脉畸形常见于青少年。SAH 典型表现为突发剧烈头痛、脑膜刺激征和血性脑脊液等特征。患者的临床表现和预后各异,取决于发病年龄、病变部位、出血量及是否出现并发症等,轻者症状体征不明显,重者突然昏迷并在短期内死亡。发病多在剧烈活动或情绪激动时出现爆裂样局限性或全头痛,始发部位常与动脉瘤破裂部位有关,很快出现呕吐、项、背部或下肢疼痛,可伴短暂意识丧失或抽搐,甚至威胁生命。少数患者出现肢体瘫痪、认知障碍及视力模糊,可出现有颅神经麻痹、感觉障碍、偏瘫、眩晕、共济失调、癫痫发作及精神症状。绝大多数病例发病后数小时出现脑膜刺激征,有时脑膜刺激征是 SAH 唯一的临床表现,如不出现脑膜刺激征提示血量少,病情较轻。眼底检查约 25%的患者可见玻璃体膜下片块状出血,发病 1 小时内即可出现,具有诊断特异性。也可见视盘水肿及视网膜出血,提示眼静脉回流受阻和急性颅内压增高。

约 80%的自发性 SAH 是由囊状动脉瘤破裂引起的,aSAH 患者的症状体征与动脉瘤可能部位的关系见表 4-4。

表4-4　SAH的症状、体征和动脉瘤的可能部位

症状与体征	动脉瘤的可能部位
动眼神经麻痹	后交通动脉
第Ⅲ、Ⅳ、Ⅴ、Ⅵ对颅神经麻痹	颈内动脉海绵窦段
精神症状	大脑前动脉
面瘫等颅神经麻痹	椎基底动脉
眼球震颤或共济失调	后颅窝
失语症、偏瘫或偏身感觉障碍	大脑中动脉

2.少数患者急性期可见精神症状,如欣快、谵妄和幻觉等,或记忆力减退、注意力不集中、分析判断力障碍、痫性发作,以及轻偏瘫、感觉障碍、失语等局灶性神经功能缺失症状等。这些症状早期多因出血破入脑实质及引起脑水肿所致,晚期可能因迟发性血管痉挛导致。儿童或60岁以上老年SAH患者表现常不典型。可无头痛或头痛不剧烈,脑膜刺激征也不显著,与脑组织欠丰满、蛛网膜下腔大有关;可出现头晕、精神症状、意识障碍和脑实质损害症状等。

3.发病前通常有明显诱因,如剧烈运动、过劳、激动、用力、饮酒等,少数患者在安静情况下发病。当动脉瘤扩张压迫邻近结构时可出现头痛或颅神经麻痹,极少数SAH患者在动脉瘤破裂前数日有前驱症状,如头痛、恶心、呕吐等,提示可能有慢性渗血。动脉瘤未破裂时常无症状,有的患者在体检时偶被发现异常,CTA检查证实存在动脉瘤(图4-3)。脑血管畸形患者出血前可有癫痫发作或伴局灶性神经症状体征。

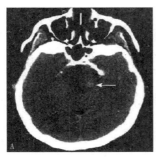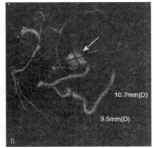

图4-3　50岁女性患者,无任何症状,体检时CT显示脑桥左侧一圆形高密度影(A箭头),CTA显示大脑后动脉动脉瘤(B箭头)

4.非动脉瘤性SAH(non-aneurysmal SAH,nA-SAH)　临床上约有15%的SAH病因不清,即使DSA检查也不能发现引起SAH的病变,称为nA-SAH。在约2/3的nA-SAH患者,CT显示局限于中脑环池的少量出血,称为中脑周围非动脉瘤性SAH(perimesencephalic non-aneurysmal sub-arachnoid hemorrhage,PNSAH)。这可能因桥前池或脚间池扩张的静脉和静脉畸形破裂所致,因而出血中心紧靠中脑前方,可蔓延到脑桥前部、环池前部及外侧裂基底部,但不扩展至外侧裂的外端(图4-4)。PNSAH约占DSA检查正常者的2/3,多见于50岁以上患者,男性多于女性,仅少数有高血压病史,部分发病前有剧烈运动史,在数分钟内逐渐出现头痛,不同于动脉瘤破裂的头痛。在一项220例PNSAH患者研究中,4%出现一过性意

识障碍,9%出现一过性局灶性神经功能缺失症状,如感觉异常、肢体无力、言语障碍等。一项 277 例 PNSAH 患者研究,发病 24 小时内出现了急性脑积水。nA-SAH 患者很少发生再出血或血管痉挛,无须要求患者严格卧床休息,不必预防性治疗血管痉挛,一般不复发,可完全恢复,预后好。此外,脑凸面的蛛网膜下腔出血(convexal sub-arachnoid haemorrhage,cSAH)也是 nA-SAH 的一种类型,是指出血通常集中在一个或几个皮质表面的脑沟内,脑实质、脑基底池、侧裂池和脑室无出血征象;临床表现缺乏特异性,可有头痛、发作性局灶性神经功能缺失表现,少数患者有意识障碍、精神异常和癫痫发作等。病因多因用力过猛导致血管破裂,少数最终查到血管炎、隐匿性血管畸形、血管狭窄或闭塞、凝血功能障碍等,60 岁以下者常见可逆性脑血管收缩综合征,60 岁以上者脑淀粉样血管病是最常见病因。

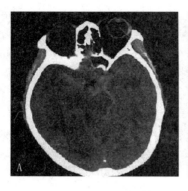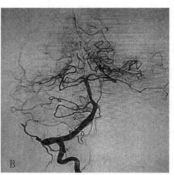

图 4-4　中脑周围非动脉瘤性蛛网膜下腔出血

A.CT 显示中脑周围的非动脉瘤性 SAH,出血位于中脑环池及外侧裂基底部;B.DSA 检查未发现动脉瘤

5.常见的并发症

(1)再出血:是 SAH 的致命性并发症。在 SAH 后 2 周内再破裂出血率达到 22%,1 个月内为 33%,1 个月后再出血风险减低,但每年仍有 3% 的再出血风险,再出血多因动脉瘤破裂引起,通常在病情稳定情况下突然再次出现剧烈头痛、呕吐、癫痫发作、昏迷,可伴神经系统定位体征,颈项强直及 Kernig 征明显加重,复查脑脊液再次呈新鲜红色。

(2)脑血管痉挛(cerebrovascular spasm,CVS):是死亡和致残的重要原因,早发性多见于出血后,历时数十分钟至数小时缓解;迟发性发生于出血后 4~15 日,7~10 日为高峰期,2~4 周逐渐降低,可继发脑梗死,出现偏瘫等局灶性神经功能缺损症状,严重时出现意识障碍。

(3)脑积水:急性脑积水发生于发病后 1 周内,发生率约 20%,与脑室及蛛网膜下腔中积血量有关,轻者仅有嗜睡、近记忆受损、上视受限、外展神经麻痹、下肢腱反射亢进等,重者出现意识障碍、脑疝形成而死亡。迟发性脑积水发生在 SAH 后 2~3 周,开始颅内压增高,之后颅内压逐渐正常,称为正常压力脑积水,是由出血影响了蛛网膜颗粒对脑脊液的吸收障碍导致,神经影像学表现为侧脑室、第三脑室及第四脑室均扩张。

(4)电解质紊乱:5%~30% 的 SAH 患者可发生低钠血症和血容量降低,与血管升压素分泌不足和水潴留有关,也可出现神经源性肺水肿及心脏功能障碍等。

五、辅助检查

1.CT 检查是首选的 SAH 常规检查,诊断快速而安全,急性期 CT 检查比 MRI 敏感。依据脑 CT 显示血肿部位可推测动脉瘤部位,如以鞍上池为中心出血,呈不对称性向外扩展,提示颈内动脉瘤;前纵裂池基底部积血,提示前交通动脉瘤(图 4-5);外侧裂池基底部积血,提示大脑中动脉瘤(图 4-6);以脚间池为中心出血,向大脑前纵裂及外侧裂池基底部扩散,提示基底动脉瘤;脚间池或鞍上池血量较大,提示后交通动脉瘤;出血仅见于环池周围,可能是非动脉瘤性出血等。CT 还可判断出血量,动态 CT 检查可动态观察病情,判断是否有再出血和脑水肿,有无脑室扩张,如为弥漫性出血或局限于前部的出血可能有再出血危险,应尽早行 DSA 检查,确定动脉瘤部位并早期手术。一项荟萃分析显示,在头痛 6 小时内 CT 检查敏感性为 98%,6 小时后降至 85.7%,因此越早检查,阳性率越高。CT 增强可能显示大的动脉瘤和脑血管畸形,高分辨率 CT 可确诊大的动脉瘤,但不易发现<6mm 的动脉瘤。

MRI 检查通常在 SAH 急性期不予以考虑,SAH 亚急性期或慢性期 MR-SWI,FLAIR 可检出含铁血黄素沉积。MRA 对直径为 3~15mm 的动脉瘤检出率可达 84%~100%,显示动脉瘤颈和穿通支动脉不如 DSA。

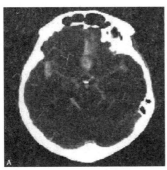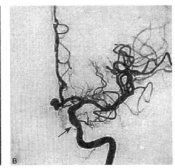

图 4-5　70 岁男性,无高血压病史,饮酒时突发性意识丧失

A.脑 CT 检查显示 SAH 以前纵裂池积血为主,并充满环池、侧裂池、鞍上池等,提示前交通动脉瘤;B.DSA 显示前交通动脉的动脉瘤(箭头)

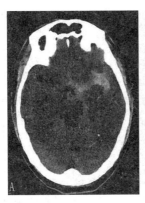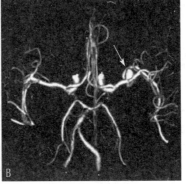

图 4-6　54 岁男性,无高血压病史,活动时突发剧烈头痛,以左侧额颞部为主,无肢体瘫痪及语言障碍

A.脑 CT 检查可见左侧大脑外侧裂以积血为主,推测为大脑中动脉瘤;B.DSA 证实存在左侧 MCA 动脉瘤(箭头)

2.血管影像学检查　临床诊断 SAH 应尽快做血管影像检查,MRA 可发现大的动脉瘤,但总体检出率不高;CTA 检出率显著高于 MRA,数字减影血管造影(DSA)仍是动脉瘤检查的"金标准",DSA 可准确检出动脉瘤部位和大小(图 4-6B),可能发现动静脉畸形(AVM)、烟雾病等,对确定手术方案有重要价值。应注意约 1/3 的患者有多发性动脉瘤,须仔细观察。

如基底池显示弥漫性或前部局限性出血,DSA 检查正常者需考虑潜隐性动脉瘤,如后循环动脉瘤破裂,85%以上的后循环动脉瘤显示脑室内出血,大多为第四脑室出血,少数为第三脑室和侧脑室出血。如 CT 显示血液集中于中脑环池,对称性地向前扩展到基底池,须特别注意椎动脉分支;前纵裂池与外侧裂池广泛积血,也应高度警惕隐藏动脉瘤的可能。DSA 阴性者还应注意颅内夹层动脉瘤、动脉瘤内血栓形成。自发性 SAH 而 DSA 检查阴性占 13%~25%,每年再发率为 0.6%~0.8%。

3.脑脊液检查 可见均匀一致的血性 CSF,压力增高,蛋白含量增高,糖和氯化物水平正常;CSF 中红、白细胞数比例与外周血一致(700:1),发病 3 天后 CSF 开始黄变,数日后因无菌性炎性反应,白细胞数可增加,糖含量轻度降低;2~3 周后 CSF 中红细胞和黄变消失。目前,腰穿 CSF 检查已被脑 CT 检查所替代,后者既简单、快速,又避免脑疝和再出血风险。然而,在动脉瘤术后,为了尽快释放出蛛网膜下腔内血液,降低化学刺激导致粘连,可行治疗性腰穿放出血性脑脊液。

4.经颅多普勒检查 作为非侵袭性技术,TCD 对追踪监测 SAH 后脑血管痉挛有一定的帮助,但有局限性,只能检测 Wills 环近端的血管,不能确定远端分支,老年特别是女性患者经常出现颞窗穿透不良也影响结果。

5.其他检查 血常规、肝功能、凝血功能及凝血因子等检查有助于寻找出血的其他原因。

六、诊断和鉴别诊断

1.诊断 参照 1982 年美国国家神经和交流障碍与卒中研究所(National Institute of Neurological and Communicative Disorders and Stroke,NINCDS)标准,根据患者剧烈活动后突发头痛、呕吐和脑膜刺激征,无局灶性神经功能缺失体征,可伴一过性意识障碍,应考虑 SAH 的可能。CT 检查如显示大脑外侧裂、前纵裂池、环池及脑室内积血,眼底发现玻璃体膜下出血,血性脑脊液或呈黄变等均支持 SAH 诊断,CTA、MRA 或 DSA 可发现动脉瘤或 AVM 等。SAH 患者如缺乏典型症状与体征,临床易漏诊或误诊,在一项由 14 个国家 64 个中心参与的有关动脉瘤手术时间选择的国际合作研究中,几乎一半的典型 aSAH 患者在转诊前均延迟诊断 3 天以上。1980 年在艾奥瓦州大学医院就诊的 SAH 患者首诊时 23%~37%被误诊,这些患者出血量小,病情较轻,临床特征不典型,神经系统检查正常。

2.鉴别诊断 SAH 需与以下疾病相鉴别。

(1)脑出血:深昏迷时与 aSAH 不易鉴别,脑出血通常有高血压,伴偏瘫、失语等局灶性神经功能缺失症状体征(表 4-5)。原发性脑室出血与重症 aSAH 临床难以鉴别,小脑出血、尾状核头出血等因无明显的肢体瘫痪易与 SAH 混淆,仔细的神经系统检查,CT、MRI 及 DSA 检查可以鉴别。

表 4-5　SAH 与脑出血的鉴别要点

鉴别点	SAH
发病年龄	以青、壮年多见
常见病因	多为动脉瘤、血管畸形
起病状态	活动、情绪激动
起病速度	急骤，数分钟症状达到高峰
高血压	多正常或轻度增高
头痛	极常见，剧烈
昏迷	见于重症患者，可为短暂性
神经体征	脑膜刺激征阳性
眼底	可见玻璃体膜下出血
脑 CT	脑池、脑室及蛛网膜下腔内高密度影
脑脊液	血性（均匀一致）

（2）90% 以上的中青年 aSAH 发病时出现头痛，20%～50% 确诊的 SAH 患者在出血前数日或数周可有劈裂样或雷击样头痛，数分钟达到高峰，持续数小时或数日，这种先兆性头痛应想到 SAH 之可能，也可能是非破裂动脉瘤急性扩张所致。在一组 500 例 SAH 患者中，34% 的患者在非紧张性活动时起病，12% 的患者在睡眠中起病，常误诊为偏头痛或紧张性头痛等；有明显颈痛的患者可能被诊断为颈扭伤或颈关节炎；出血刺激腰椎神经根鞘膜，可能诊断为坐骨神经痛等。

（3）颅内感染：结核性、真菌性、细菌性和病毒性脑膜炎等也可出现头痛、呕吐和脑膜刺激征，常有发热，CSF 检查提示感染。SAH 患者也可有出血后发热，CSF 在发病 1～2 周后发生黄变，白细胞增加，需注意鉴别。

（4）瘤卒中：约 1.5% 的脑肿瘤患者可发生瘤卒中，形成瘤内或瘤旁血肿合并 SAH，颅内转移瘤、脑膜癌症或 CNS 白血病有时可出现血性 CSF，主要依靠影像学鉴别，详细询问病史，CSF 查到瘤细胞可辅助鉴别。

七、治疗

SAH 治疗原则是控制继续出血，去除病因和防止复发，防治迟发性脑血管痉挛等。

1.住院监护治疗　aSAH 患者应绝对卧床 4～6 周，病房保持安静、舒适和暗光；避免引起血压和颅内压增高的诱因，如用力排便、咳嗽、喷嚏、情绪激动和劳累等。头部稍抬高以减低颅内压；烦躁不安者适当给予镇痛、镇静药；静脉补充等张晶体液，以防发生低钠血症和低血容量。昏迷患者应密切观察病情，心电、血压监护，留置导尿管，注意营养支持，防止并发症等。

2.降颅压治疗　由于 SAH 可引起脑水肿和颅内压升高，严重者出现脑疝，应给予脱水降颅压治疗，可用 20% 甘露醇、呋塞米、白蛋白等，有脑疝可能时可行去骨瓣减压术和脑室引流。

3.防治再出血　目前对止血剂应用尚有争议，使用抗纤维蛋白溶解药抑制纤溶酶原形成，推迟血块溶解，防止再出血，但会增加脑梗死风险。国内指南推荐，在动脉瘤处理早期、短疗程抗纤溶药物治疗可降低再出血发生。常用药物包括 6-氨基己酸（EACA）、氨甲苯酸

（PAMBA）、氨甲环酸等。

4.防治迟发性脑血管痉挛（DCVS） 可使用钙通道阻滞剂,如尼莫地平（nimodipine,nimo-top）60mg 口服,每 4 小时 1 次;或用尼莫地平注射液 10mg/d 缓慢静脉滴注,每个疗程为 5 ~ 14 天。维持有效循环血容量也可预防迟发性缺血。对动脉瘤治疗后的 DCVS,在心脏情况允许时可适当诱导血压升高。

5.防治急性脑积水（AHC） SAH 后 AHC 发生于病后 1 周内,发生率为 9% ~ 27%,临床症状或 CT 检查加重的患者可行脑室引流。Heros 等将 SAH 并发的脑积水分为三类:①SAH 后数日或数周内发生是典型正常压力脑积水,可行脑内分流术;②SAH 病初数日出现脑室轻中度扩张,伴轻度意识障碍和头痛加重患者,应先保守治疗,给予糖皮质激素和小剂量甘露醇,必要时腰穿适量引出 CSF,症状继续恶化可行脑分流术;③SAH 后立即出现严重神经系统症状,CT 显示脑室扩大为真性 AHC,应尽早脑室穿刺引流,改善患者意识障碍。

6.手术治疗 可去除病因,及时止血,预防再出血,防止复发。临床研究显示,早期（0 ~ 3 天）手术预后较好,3 个月临床痊愈率为 92%,中期（4 ~ 7 天）和晚期（7 天以上）手术临床痊愈率分别为 79% 和 80%。aSAH 手术时机的国际非随机研究有计划地按手术时间分成 5 组进行对比:0 ~ 3 天、4 ~ 6 天、7 ~ 10 天、11 ~ 14 天和 15 ~ 32 天。术后 6 个月评估表明,早期与晚期手术预后并无显著差异,但出血 7 ~ 10 天手术效果明显较差。因此,推荐非复杂动脉瘤、病变分级较轻患者早期（12 ~ 72 小时内）进行手术,其他患者早期或延期手术时机主要取决于患者临床情况。

（1）动脉瘤:可选用瘤颈夹闭术、瘤壁加固术、动脉瘤孤立术、瘤内填塞术以及动脉瘤切除术等。

（2）动-静脉畸形:应力争全切除,供血动脉结扎术只是姑息疗法或作为巨大 AVM 切除的前期手术。

（3）血管内介入治疗:动脉瘤和 AVM 可采用超选择性导管及可脱性球囊栓塞术或可脱性铂金微弹簧圈栓塞术治疗,γ-刀治疗小的 AVM 具有一定疗效。合并急性脑积水和意识障碍加重的患者可行脑室分流术。

八、预后

动脉瘤性 SAH 患者的病死率高,出血后第 1 周达到 27%,两次出血的病死率可达 70%,3 个月内病死率为 45% ~ 49%。未经治疗的 aSAH 病死率高达 65%,及时诊治者可降至 18%。患者的意识状态与预后密切相关,临床常用 Hunt 和 Hess（1962）修改的 Botterell 分级方案（表 4-6）,有利于确定手术时机和预后判断。I ~ II 级患者预后佳,IV ~ V 级患者预后差。

表 4-6　动脉瘤患者临床状态 Hunt 和 Hess 分级

分级	标准
I 级	无症状或轻微头痛、轻度颈强直
II 级	中-重度头痛、脑膜刺激征、颅神经麻痹
III 级	嗜睡、意识障碍、轻度局灶神经功能缺损
IV 级	昏迷、中或重度偏瘫、有早期去脑强直或自主神经功能紊乱
V 级	深昏迷、去大脑强直、濒死状态

SAH 的预后与其病因、发病年龄、动脉瘤部位、瘤体大小、出血量、血压升高和波动、及时治疗、手术时机选择以及并发症等有关。如患者年龄>45 岁,合并昏迷、收缩压高、动脉瘤大和位于大脑前动脉与椎基底动脉、出血量多、伴再出血或迟发性脑血管痉挛(DCVS)等,预后较差。约 12% 的 aSAH 患者发病后未接受治疗即死亡,20% 的患者入院后死亡,再出血和 DCVS 是 aSAH 急性期主要的死因和致残原因。存活患者 2/3 遗留永久性残障,认知障碍最为常见。近年来由推行早期手术和积极防治脑血管痉挛,使死亡率已显著下降。

第五章　颅内动脉瘤

颅内动脉瘤是脑动脉管腔局限性异常扩张,动脉壁病理性瘤状膨出所致。主要包括先天性动脉瘤,占颅内动脉瘤的70%~80%,其次是动脉硬化性动脉瘤。

先天性是指动脉内膜先天性缺损,并非指动脉瘤为先天性。动脉瘤体积通常很小,破裂出血前很少被发现,少数巨大型动脉瘤因压迫邻近结构出现症状,在特殊检查时得以确诊。

1761年,Morgagni第一次发表论著描述了颅内动脉瘤。Horsley(1885)通过结扎颈内动脉瘤治疗脑底动脉瘤。Quincke(1891)提出了腰穿检查明确动脉瘤破裂出血。Moniz(1927)发明脑血管造影术前,偶有因诊断颅内肿瘤开颅者而发现动脉瘤。1931年Dandy首次成功地用金属夹夹闭动脉瘤颈,开创了外科治疗动脉瘤的主导方法——动脉瘤夹闭术。Uihlein(1962)在动脉瘤手术采用亚低温和停循环。1941年,Wermer采用电线和电热凝的方法治疗动脉瘤。Mullan(1965)用多个铜针插入动脉瘤颈部,穿入导丝通电促凝,成功产生瘤腔"电血栓"。20世纪80年代,Debrun等采用球囊栓塞动脉瘤。1988年,Go-to采用硅胶球囊内注入2-羟乙基异丁烯酸永久栓塞动脉瘤。Guglielmi等(1991)发明了可脱性弹簧圈,并在UCLA完成了第一例使用可脱性弹簧圈栓塞颅内动脉瘤。

一、流行病学

1.**颅内动脉瘤发生率**　早年欧美的统计资料表明,颅内动脉瘤年发病率为6.0/10万~9.6/10万,51%以上出现自发性蛛网膜下腔出血(SAH),其余是未破裂的动脉瘤,每年在这些患者中有1%~2%发生动脉瘤破裂。大宗尸检病例,发现率为0.2%~9%(平均2.4%)。美国SAH指南(2012)报道,自发性SAH的年发病率为2/10万~22.5/10万。我国"十一五"支撑项目统计发现,我国人群中颅内动脉瘤的检出率甚至达到9%左右。保守地估计,我国每年约有数万例颅内动脉瘤破裂的患者,许多患者可能未得到确诊即死亡。

2.**颅内动脉瘤的年龄、性别及部位分布**　颅内动脉瘤可见于任何年龄,40~60岁为发病高峰,约占所有动脉瘤的60%,30岁以下仅占约10%。国外报道14个国家68个中心的3521例颅内动脉瘤,平均年龄为50.4岁。有报道,儿童SAH的发病率仅为0.18/10万~2/10万。女性SAH发病率较高,且随年龄而增长,女性患者所占的比例增多,一项系统性研究显示,女性患者发病率是男性的1.24倍(95%置信区间为1.09~1.42)。动脉瘤好发于Willis环的大动脉和大动脉近端的分叉处(图5-1)。动脉分叉处是指动脉分成大小相同或相近的动脉分支处,如在基底动脉尖部分成左、右大脑后动脉(PCA)处,颈内动脉分为大脑中动脉(MCA)与大脑前动脉(ACA)处,MCA主干分为几个主要分支处等;但也可发生于动脉发出与主干管径粗细悬殊的分支处,如颈内动脉发出眼动脉、后交通动脉或脉络膜前动脉处等,基底动脉发出小脑上动脉、小脑前下动脉或小脑后下动脉处等;但也有动脉瘤发生于与分叉或分支无明显关系的动脉侧壁上。颅内动脉瘤约92.2%发生于脑近侧大动脉,仅7.8%见于脑动脉周围支。

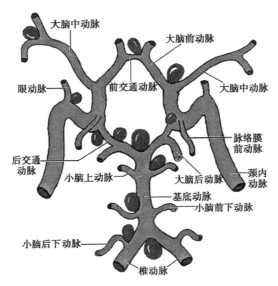

图 5-1　颅内动脉瘤的常见部位

颈内动脉颅内段包括从岩骨破裂孔至分为 MCA 和 ACA 一段,均可发生动脉瘤,约占41%;岩骨段动脉瘤很少见,海绵段动脉瘤占 1.9%,海绵窦至发出后交通动脉一段动脉瘤占5.4%,后交通动脉常见,约占25%。自后交通动脉分叉部一段动脉瘤占4.5%,颈内动脉分叉部动脉瘤占4.4%。

ACA 动脉瘤约占所有颅内动脉瘤的 1/3,以前交通动脉为界分为三个部分,近侧(A1)段占1.5%,远侧(A2)段占2.6%。前交通动脉区动脉瘤最多见,约占28%,居单一部位之首,后交通动脉瘤居第二;但我国资料显示,后交通动脉瘤居首位,需要进一步流行病学调查研究。

MCA 动脉瘤约占所有颈内动脉瘤的 2/5,发生于主干(M1 段)占3.6%,分叉部占12.1%,远侧段占1.4%。椎基底动脉(VBA)系统动脉瘤占所有颅内动脉瘤的 3%~13%,PCA 占0.8%,基底动脉(BA)占2.9%~4%,尤以 BA 顶端分叉部多见,椎动脉占0.9%~3%,小脑各动脉占0.7%。由此可见,颅内动脉瘤的好发部位是前交通动脉区、颈内动脉-后交通动脉、MCA 分叉部和基底动脉顶端分叉部,这四个部位动脉瘤占所有颅内动脉瘤的70%以上。颈内动脉系统(前循环)动脉瘤占87%~97%,椎基底动脉系统(后循环)动脉瘤仅占3%~13%。

颅内动脉瘤分布与性别有一定关系,前交通动脉瘤男性患者居多,后交通动脉瘤女性患者居多,左右两侧分布无明显性别差异。根据大样本颅内动脉瘤易感家族(1176 例颅内动脉瘤患者,323 个易感家庭)的研究,发现颅内动脉瘤的形成存在解剖部位遗传易感性,颅内动脉瘤易感家族成员倾向于罹患在同一解剖区域。

二、病因和发病机制

1.病因　常见病因包括:①先天性动脉瘤最多见(80%~90%),多为囊性,多见于脑底动脉环的动脉分叉处,此处动脉中层最薄弱,承受血流冲击力最大;②动脉粥样硬化性动脉瘤:动脉壁薄弱或形成动脉夹层,因动脉内压或动脉壁间剥离形成夹层动脉瘤或梭形动脉瘤,占10%~18%;③感染性动脉瘤:真菌性或细菌性,占0.5%~2.0%,炎症破坏动脉壁形成,如海绵窦炎损伤颈内动脉、细菌栓子停留在动脉内、脑部炎症破坏动脉壁后形成动脉瘤;④外伤性动脉瘤:又称假性动脉瘤,约占 0.5%,头部外伤时脑血管随脑组织大块移动,撞击颅内边缘锐利结构;⑤胚胎血管残留:胚胎原始血管在发育过程中保留下来,有的退化消失,如消失不完全,在残株处形成动脉瘤。

除此以外,特定人群存在发生颅内动脉瘤的遗传倾向性。据估算,家族性颅内动脉瘤的发生占所有颅内动脉瘤的 7%~20%。如果有 2 位以上亲属患有颅内动脉瘤,则罹患颅内动脉瘤的风险显著上升。目前,最为认可的颅内动脉瘤的遗传模式是常染色体显性遗传。多种基因或染色体区域在家族性和散发性颅内动脉瘤中被鉴定,包括 $1p34.3 \sim p36.13$、$7q11$、$19q13.3$ 和 $Xp22$。基因 *EDNRA*、*CDKN2B*、*CDKN2BAS*、*CNNM2*、*STARD*13、*RBBP*8 和 *SOX*17 与颅内动脉瘤的发生相关。此外,单核苷酸多态性研究提示,颅内动脉瘤的发生与 9 号染色体上的 CDKN2B 反义抑制基因、8 号染色体 SOX17 转录调节基因以及 4 号染色体 EDNRA 基因有关。

2.发病机制　脑血流动力学因素损伤动脉壁,特别是耐受冲击力最强的内弹力膜,导致动脉壁软弱,膨出形成动脉瘤。承受血流冲击力最强的部位是动脉分叉隆突部和分支远侧角。动脉血流可引起动脉壁震荡和湍流,损伤动脉壁,导致动脉壁扩大成瘤,甚至破裂。正常动脉壁结构内弹力膜和肌层在动脉瘤颈部突然中断,动脉瘤囊内只有内膜覆盖于瘤壁,瘤壁薄弱,只有断裂的内弹力膜,有的瘤壁内有层状附壁血栓和纤维素沉积使瘤壁增厚,有的瘤壁发生钙化(图 5-2)。

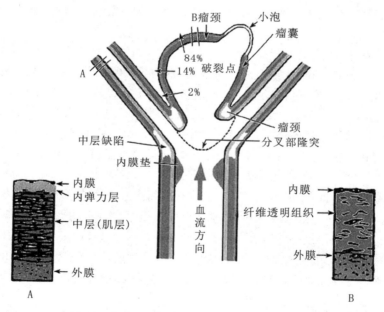

图 5-2　颅内动脉瘤形成的部位和动脉壁的改变

A.正常动脉壁;B.动脉瘤壁

美国 SAH 与动脉瘤协作研究组认为,动脉瘤破裂的临界最大径是 7mm。有人认为,动脉瘤最大径>3mm 即可能破裂。据报道,动脉瘤性 SAH 国际协作研究 3521 例结果,78%的患者动脉瘤破裂时最大径<12mm,20%的患者为 12~24mm,2%的患者>24mm。事实上,动脉瘤破裂并不完全取决于动脉瘤大小,有些大型或巨大动脉瘤,由瘤内血流迟缓,瘤壁上有机化的附壁血栓使之加固,破裂风险反而降低。美国协作研究组调查动脉瘤破裂的诱因,1/3的患者在睡眠中发生破裂,1/3 的患者在起身或弯腰、情绪激动、排便、负重、咳嗽、分娩、创伤、手术或性生活等发生破裂,剩余 1/3 患者找不到明确的诱因。三个因素与动脉瘤破裂有关:动脉压升高、闭气引起瓦萨瓦效应,脑与脑底 Willis 动脉环在颅腔内机械性运动。血压是作用于动脉瘤壁上的持续性因素,任何原因导致血压剧烈波动都会引起动脉瘤破裂。

三、颅内动脉瘤自然史

1.破裂的动脉瘤　欧美大宗统计资料表明,破裂动脉瘤年发生率为 2/10 万～22.5/10 万;Drake 报道,加拿大手术治疗的动脉瘤患者每年仅 3.6/10 万;据报道,丹麦每年 3.4/10 万动脉瘤破裂患者到神经外科就诊,有的患者由于出血后立即死亡、误诊、转运困难、保守治疗暂时好转及患者意愿等原因未能到达医院治疗。据报道,动脉瘤性蛛网膜下腔出血(aneurysmal subarachnoid hemorrhage,aSAH)的院前死亡率达到 12%。Locksley 的颅内动脉瘤和 SAH 协作研究,收集英美 24 个医疗中心的 5831 例 SAH 病例,51%的出血原因是颅内动脉破裂,有的报道动脉瘤出血高达 70%,是绝大多数自发性 SAH 的病因。Jane 估计动脉瘤初次破裂出血后 6 个月内 50%发生再出血,其中 70%的患者可致死,6 个月后年出血率为 3%,再出血高峰时间是初次出血后近期,随时间延长逐渐降低,并非以往认为在初次出血的第 2 周。据报道,约 13%经证实的动脉瘤破裂患者在到达医院前死亡,初次出血死亡率为 43%,大多数患者死于初次出血后 24 小时内,再出血死亡率为 52%。综合大宗统计,初次出血后 2 周内有 20%的患者再出血。因此,aSAH 是临床急症,应尽早进行必要检查和及时治疗。国际协作研究统计,1980—1983 年 68 个医疗中心 3521 例动脉瘤破裂后 3 日内住院患者治疗显示,75%的患者入院时神经功能良好,83%的患者经外科治疗,6 个月随访时仅 58%的患者恢复良好,25%的患者在初次出血、再次出血或治疗后死亡,其余患者遗留不同程度残疾。

2.未破裂的动脉瘤　除了没有出血症状以外,检查发现的动脉瘤,如巨大型动脉瘤(直径>25mm)可产生占位症状,动脉瘤囊内血栓脱落造成远侧动脉栓塞导致脑缺血症状等。无症状动脉瘤在影像学检查或开颅手术时偶然发现,或检查破裂动脉瘤时发现,又称为偶发性动脉瘤。颅内动脉瘤及 SAH 协作研究报道 3320 例动脉瘤,未破裂的 320 例(占 9.6%),有症状动脉瘤占 7%,无症状者 2.6%。未破裂动脉瘤多见于颈内动脉(占 72%),其次为 MCA(13%),ACA 及后循环动脉瘤最少(5%)。发现未破裂动脉瘤后不经治疗随访 1～10 年,约 25%(15%～50%)动脉瘤增大或出血。

动脉瘤破裂的主要危险因素是瘤体的大小。有人认为,瘤体最大径>10mm 破裂的危险大;有学者提出,动脉瘤最大径 7mm 为破裂临界;还有人认为,动脉瘤<5mm 也可破裂。2003 年一项未破裂动脉瘤大型研究跟踪调查 4060 例患者 5 年显示,直径<7mm 动脉瘤破裂概率仅为每年 0.1%,7～10mm 者年破裂风险为 0.5%,13～24mm 者为 0.6%～3.5%(根据病灶部位而异),>25mm 者破裂风险达 10%。次要危险因素包括动脉瘤部位、动脉瘤形态、高血压及年龄。椎基底动脉瘤及 PCA 动脉瘤破裂风险较高。阿司匹林等抗血小板药物在颅内动脉瘤破裂中的风险仍需进一步评估。

四、病理和病理生理

动脉瘤根据形态可分为囊状(球形、葫芦形、漏斗形)、梭形、夹层动脉瘤以及血泡样动脉瘤等。根据直径分为小动脉瘤(<0.5cm)、一般动脉瘤(>0.5cm 且<1.5cm)、大型动脉瘤(>

1.5cm且<2.5cm)和巨大动脉瘤(>2.5cm)等。

有学者解剖了163个破裂的颅内动脉瘤,将瘤分为远侧1/3(瘤顶)、中部1/3(瘤体)和近侧1/3(瘤颈)三部分。瘤顶破裂占64%,体部占10%,颈部占2%,其余24%不能确定部位。有人检查了289例死于动脉瘤破裂患者的脑标本,发现86%为动脉瘤顶部破裂,11.8%在体部,1.8%在颈部。57%的破裂动脉瘤呈分叶状,未破裂动脉瘤仅16%呈分叶状。

连续监测颅内压(intracranial pressure,ICP)发现,当动脉瘤破裂出血时ICP可急剧升高60~160mmHg;ICP升至舒张压水平时,只在收缩压期时有脑血流,导致载瘤动脉痉挛,破口处血小板凝块可在1~2分钟形成,使出血停止。SAH后数小时内引起蛛网膜下腔急性炎性反应,48小时后逐渐消退,出血后4小时内红细胞开始溶解,至第7日达高峰,80%的患者出血后10~20日脑脊液转清。约半数颅内动脉瘤破裂后发生动脉瘤附近的颅内血肿,如前交通动脉瘤破裂,血肿多位于终板池或前额叶内侧;MCA动脉瘤血肿多位于外侧裂、额叶或颞叶,可破入邻近的脑室。血肿有助于判断动脉瘤部位,尤其对多发性动脉瘤患者有助于判断破裂的责任动脉瘤。脑内血肿是动脉瘤破裂后昏迷的主要原因之一,单纯SAH仅半数患者昏迷,2/3合并脑内血肿的患者发生昏迷。血肿破入脑室者症状严重,死亡率高达64%~100%,出血量大几乎均死亡。硬脑膜下血肿多因出血凶猛,撕破蛛网膜进入硬脑膜下间隙。约1/3动脉瘤破裂的患者发生脑积水,3日内为急性脑积水,3日到4周为亚急性脑积水。Graff-Radford报道3521例SAH后3日内入院的患者,CT检查15%发生血流堵塞脑室系统或脑池导致急性脑积水,使ICP急骤升高,严重者昏迷或死亡。慢性脑积水的发生率约10%,是蛛网膜下腔粘连阻碍脑脊液吸收,约1/5的慢性脑积水患者需行脑脊液分流术。

动脉瘤性SAH(aSAH)后2~3日内DSA很少发现血管痉挛,4~12日30%~70%患者DSA检查可发生不同程度与范围的脑血管痉挛,但其中只有20%~30%发生临床脑缺血症状。SAH后红细胞溶解释放出大量血管活性物质可引起脑血管痉挛。慢性血管痉挛始于SAH后72小时,第7日达高峰,持续2~3周。红细胞溶解后释出氧合血红蛋白(oxyhemoglobin,oxyHb)是血管痉挛的启动因素。SAH后血液发生纤溶,释放出5-HT、血管紧张素(angiotonin)等多种血管收缩物质。血管内皮细胞释放内皮素(endothelin)是一种21个氨基酸组成的多肽,有强力缩血管作用。随机双盲试验显示,内皮素受体拮抗剂(clazosentan)降低血管痉挛引起的致死、致残率,但不能改善患者的预后。

Weir报道100例aSAH的并发症,肺部、心血管系统及泌尿系统较多。血中儿茶酚胺升高导致心律不齐,严重者引起心肌梗死,以及电解质紊乱,抗利尿激素分泌失调综合征(syndrome of inappropriate secretion of antidiuretic hormone,SIADH)或脑性盐耗损综合征导致低钠血症,胃酸和促胃泌素分泌增加,3%~4%的患者发生胃肠道应激性溃疡出血。

五、临床表现

巨大动脉瘤因引起占位症状,通常可在破裂前检出。动脉瘤破裂导致出血症状,压迫邻近组织引起局灶性症状。颅内动脉瘤体积较小者破裂前很少被发现,随着MRA和CTA等无创性影像学检查的普及,未破裂动脉瘤的检出率已显著增高。

1.20%~59%的动脉瘤在破裂出血前出现预警征,青年女性较常见。后交通动脉瘤多见,其次为颈内动脉分叉部、MCA、前交通动脉、ACA及眼动脉;常见症状是头痛和头晕,通常可被患者和医师忽视,动眼神经麻痹最具有预警意义,但只占7.4%,见于部分后交通动脉瘤患者。预警征是动脉瘤急性膨大所致,可见视野缺损、眼外肌麻痹、眼痛、头痛及面痛等;小量出血出现头痛、恶心、颈背痛、昏睡、畏光等,称为小量渗漏或预警渗漏;以及脑局部缺血引起运动和感觉障碍、平衡失调、眩晕和幻视等。预警征及其发生率与动脉瘤部位有关,前交通动脉瘤和 ACA 动脉瘤破裂前出现全头痛、呕吐等预警征约 56.5%,从出现症状至出血平均时间为 16.9 天;48.8% 的 MCA 动脉瘤有全头痛、呕吐、运动障碍和失语等预警症状,平均间期为 6 天;68.8% 的颈内动脉瘤有局限性头痛、呕吐及眼外肌麻痹等预警症状,平均间期为7.3天。前循环动脉瘤及多发性动脉瘤的预警症状发生率高于后循环动脉瘤。

2.aSAH 的典型表现为突发的剧烈头痛、呕吐、畏光和烦躁不安,约半数患者意识丧失,多历时短暂,一般不超过 1 小时,出血量大可持续昏迷直至死亡。意识丧失原因是 ICP 急骤增高,甚至接近动脉压,导致脑灌注压降低接近于零,有人用经颅超声多普勒(TCD)探测到动脉瘤破裂瞬间脑循环突然停止。因动脉瘤部位及出血量不同,出血在脑池分布各异。少部分动脉瘤破裂可发生脑内血肿或硬膜下血肿,引起 ICP 增高和局灶性脑损害症状,有些部位动脉瘤破裂可穿通脑室引起穿通性脑室积血,继发脑血管痉挛引起脑缺血症状。

3.约 15% 的颅内动脉瘤出现局灶性症状,因部位不同而异,常见动眼神经麻痹、偏头痛、眼球突出、视野缺损、三叉神经痛以及下丘脑症状等。

(1)头痛和偏头痛:是最常见的首发症状,常描述撕裂样或电击样头痛,70% 为全头痛和颈后部痛,伴呕吐、颈强、畏光及眼球痛。头痛程度与出血量有关,全头痛多因急性 ICP 增高引起,头痛一般持续 1 周。偏头痛少见,可能有定侧意义,单侧眼眶痛和前额痛多见于后交通动脉瘤破裂,后循环动脉瘤破裂多有后枕部痛;有的患者一侧眶部或颞部搏动性头痛,压迫同侧颈动脉可减轻。

(2)动眼神经麻痹:是颅内动脉瘤常见的局灶症状,海绵窦内颈内动脉瘤可在海绵窦外侧壁压迫动眼神经;颈内动脉后交通动脉段动脉瘤可在眶上裂压迫动眼神经;PCA 起始段动脉瘤可在动眼神经通过 PCA 时受到挤压。

(3)眼球突出:常见于海绵窦颈内动脉瘤,动脉瘤压迫海绵窦,引起该侧眼静脉回流受阻,常伴海绵窦综合征,表现为Ⅲ、Ⅳ、Ⅵ和Ⅴ第一支受损;动脉瘤破裂后形成颈内动脉海绵窦瘘(CCF),表现为眼球明显突出、结膜充血水肿、伴眼球搏动及杂音等。

(4)视野缺损:由于动脉瘤压迫视觉通路,ICA 眼动脉段动脉瘤、ACA 或前交通动脉动脉瘤常引起视神经及视交叉受压,产生与鞍区肿瘤相似的视野缺损;ICA 其他部位动脉瘤常压迫视神经或视束外侧,引起单侧鼻侧偏盲或对侧同向性偏盲;后交通动脉动脉瘤常压迫视束,引起对侧同向性偏盲。

(5)其他:如动脉瘤压迫三叉神经根或半月神经节,可导致三叉神经痛或三叉神经麻痹,常见于海绵窦后部或颈动脉管动脉瘤;海绵窦内巨大动脉瘤常可闻及杂音,压迫同侧颈动脉杂音减弱或消失;动脉瘤破裂影响下丘脑血液供应,或动脉瘤直接压迫,出现下丘脑症状,如尿崩症、体温调节障碍、中枢性高热、胃肠道出血、急性肺水肿、心律失常、糖尿病、癫痫发作、电解质紊乱等;多见 MCA 巨大动脉瘤刺激邻近脑皮质,出现痫性发作。

4.破裂动脉瘤的病情分级有助于选择手术治疗对象、时机及预后判断。经典的分级为Hunt-Hess 分级法,具体见表 5-1。Drake 等(1988)受世界神经外科联合会(WFNS)委托,制定按格拉斯哥昏迷评分(GCS)的分级方案,标准见表 5-2。

表 5-1　Hunt-Hess 分级法

分级	临床表现
Ⅰ级	无症状或轻微头痛及轻度颈强直
Ⅱ级	中-重度头痛、颈强直,除有颅神经麻痹外,无其他神经功能缺失
Ⅲ级	嗜睡、意识模糊或轻微的灶性神经功能缺失
Ⅳ级	木僵、中或重度偏侧不全麻痹,可能有早期的去大脑强直及自主神经系统功能障碍
Ⅴ级	深昏迷、去大脑强直、濒死状态

注:若有严重的全身疾病如高血压、糖尿病、严重动脉硬化、慢性肺病及动脉造影上有严重血管痉挛,要加一级。

表 5-2　WFNS 分级法

分级	GCS/分
Ⅰ级	15
Ⅱ级	14~13
Ⅲ级	14~13
Ⅳ级	12~7
Ⅴ级	6~3

六、不同部位的颅内动脉瘤

1.颈内动脉(ICA)动脉瘤

(1)床突下动脉瘤

1)颈动脉管内动脉瘤:较少见,颅骨 X 线片可见岩骨破坏,可引起严重耳道出血或鼻出血,部分患者有搏动性耳鸣、听力减退、眩晕及轻微周围性面瘫等。

2)海绵窦内动脉瘤:在床突下 ICA 动脉瘤较多见,约占颅内动脉瘤的 5%;第Ⅲ、第Ⅳ、第Ⅵ对颅神经受损导致全眼肌麻痹,合并三叉神经第 2 支功能障碍,因有海绵窦外硬脑膜包裹,即使瘤体巨大亦不易破裂出血,如向前延伸超出海绵窦前端破裂可引起 SAH;动脉瘤在海绵窦内破裂导致颈动脉海绵窦瘘,出现突眼、结膜充血水肿、眼静脉怒张、眼球上闻及杂音,压迫同侧颈动脉杂音消失、突眼减轻;巨大动脉瘤可引起蝶鞍破坏、垂体功能障碍,压迫视交叉出现视力\视野障碍。

(2)眼动脉段动脉瘤:自眼动脉与后交通动脉间 ICA 壁上发出。传统观点认为,眼动脉段动脉瘤多为巨大动脉瘤,占颅内动脉瘤的 3.3%~5.4%;随着无创检查手段(MRA,尤其是 TOF-MRA)的普及,该位置动脉瘤的检出率日益增加。根据动脉瘤瘤体的指向,眼动脉段动脉瘤可分四型。

1)视交叉下型:自 ICA 内侧壁水平方向深入蝶鞍,引起视力、视野障碍及垂体功能紊乱,有时破坏鞍底深入蝶窦,可引起 SAH 和严重鼻出血。

2)视交叉上型:起于 ICA 壁内上方,向内上方生长,常部分遮盖视交叉引起视野缺损,可引起 SAH。

3）视交叉旁型：起自 ICA 内侧壁，在视神经外侧向上伸展，较少引起视觉症状，易破裂引起 SAH。

4）海绵窦型：起于 ICA 外侧壁，向外、向下部分嵌入海绵窦内，易引起 SAH 及轻偏瘫。

（3）后交通动脉段动脉瘤：又称床突旁动脉瘤，是最常见的 ICA 动脉瘤（54%），占颅内动脉瘤的 17%~20%，多较小。有小部分动脉瘤瘤颈完全起源于后交通动脉，分类上亦归属于此类。因动眼神经受压，较早出现病侧动眼神经麻痹症状；有时伴滑车神经受损；常伴患侧额眶部疼痛；引起 SAH，少数可出现对侧轻偏瘫。

（4）脉络膜前动脉动脉瘤：较少见，约占颅内动脉瘤的 2%。表现为 Abbie 综合征，患侧动眼神经麻痹、对侧运动及感觉障碍、对侧同向性偏盲；还可伴眼后部及前额外侧头痛。

（5）ICA 末端分叉处动脉瘤：占 ICA 瘤的 3%~9%，巨大者多，常有部分瘤体内血栓形成，破裂出血较少；动脉瘤可向上伸入额叶眶回、前穿质、终板池，也可向下伸入 ICA 池或脚间池。未破裂者多无症状，巨大者可出现痫性发作、轻偏瘫及颅内压增高症状；动脉瘤破裂引起 SAH 或脑内血肿。

2.大脑中动脉（MCA）动脉瘤 占颅内动脉瘤的 18%~20%，其中 85% 见于 MCA 起始段，MCA 其他部位约 15%，以梭形及巨大者多；可表现为 MCA 供血区缺血症状，局部占位症状较多，半数病例有轻偏瘫，上肢瘫重于下肢瘫；优势侧可有失语症；抽搐发作较多见，可有精神症状及一侧头痛等。动脉瘤破裂出血可引起 SAH 或脑内血肿。

3.大脑前动脉（ACA）动脉瘤 分为以下三型。

（1）ACA 与前交通动脉交界处：是颅内动脉瘤中最多见部位，约占 25%。位于中线，邻近下丘脑。

1）视神经或视交叉受压，出现视力改变及视野缺损。

2）常见局部头痛，限于双额及球后等处。

3）可有尿便障碍，表现为尿频、尿急、失禁等，为下丘脑、扣带回受累所致。

4）巨大动脉瘤可累及鞍区组织，导致尿崩症及垂体功能不足等。

5）破裂后出现 SAH，常见脑膜刺激征，可因出血量多少、脑池积血范围、有无脑室积血等出现不同的症状，如突发一侧或双侧短暂视力模糊或失明，视神经、视束或视交叉受累引起视野缺损、视网膜出血、玻璃体积血及视盘水肿；出现下肢瘫或下肢重于上肢，双侧锥体束征，严重者呈去脑强直。

（2）ACA 近段动脉瘤：约占颅内动脉瘤的 1.4%，近段外侧动脉症状基本上与 ACA 末端分叉处动脉瘤相同；近段内侧动脉瘤表现与 ACA 和前交通动脉交界处动脉瘤相同。

（3）ACA 远端动脉瘤：包括胼周及胼缘动脉动脉瘤，约占颅内动脉瘤的 2.3%。典型症状为锥体束征，一侧或双侧下肢无力、精神症状及尿失禁等。

4.大脑后动脉（PCA）动脉瘤

（1）PCA 的 P1 段动脉瘤：主要表现为动眼神经交叉瘫（同侧动眼神经麻痹及对侧偏瘫）、共济失调和偏身感觉障碍，可出现抽搐发作。

（2）PCA 的 P2 段动脉瘤：表现为对侧同向性偏盲及对侧偏瘫。

（3）脉络膜后动脉动脉瘤：很少见，脉络膜后动脉起自 PCA，主要症状为脑室出血及对侧偏瘫。

5.椎动脉-基底动脉（VA-BA）动脉瘤

（1）BA 上段动脉瘤：为 BA 尖端及小脑上动脉起始部动脉瘤，主要表现为脑桥上部、中脑、丘脑及下丘脑受损症状。

1）眼球运动障碍：常见单侧或双侧动眼神经麻痹，也可有两眼垂直同向运动障碍（Parinaud 综合征）。

2）垂直性及旋转性眼球震颤。

3）同向偏盲或皮质盲。

4）中脑传导束缺血和受压，大脑脚受累导致对侧偏瘫，内侧丘系和红核受累引起 Benedict 综合征，表现为对侧偏身感觉障碍、不自主运动或扭转痉挛；双侧皮质延髓束受累导致假性延髓麻痹，外侧丘系、下丘、内侧膝状体受累可使一侧听力突然丧失，小脑上脚受损引起共济失调，交感神经下行纤维受损引起 Horner 综合征，重症患者双侧中脑网状激活系统受损可致无动性缄默症。破裂出血可引发 SAH 症状。

（2）BA 下段动脉瘤：是两侧椎动脉汇合处至小脑前下动脉起始处之间的 BA 干动脉瘤，临床少见，主要表现为 SAH 与脑桥受压及缺血症状。

1）动脉瘤位于发出小脑前下动脉处，可引起小脑前下动脉供血区缺血，导致小脑前下动脉综合征。

2）动脉瘤位于两侧椎动脉汇合处附近，可见外展神经麻痹、脑桥缺血症状，如基底动脉脑桥支（短旋动脉）缺血引起 Millard-Gubler 综合征，脑桥旁中央动脉缺血导致 Foville 综合征。BA 下段动脉瘤可引起枕部疼痛，伴眩晕。破裂出血可引发 SAH 症状。

（3）小脑上动脉动脉瘤：罕见，一般无症状或有三叉神经痛，可发生 SAH 或小脑缺血症状。

（4）小脑前下动脉动脉瘤：常位于脑桥小脑角池内，引起第Ⅵ、第Ⅷ对颅神经受压，出现面肌抽搐、舌前 2/3 味觉减退、听力减退、耳鸣、眩晕及水平性眼震，角膜、结膜反射迟钝等。破裂出血可引发 SAH 症状或导致小脑内血肿。

（5）小脑后下动脉动脉瘤：为后循环动脉瘤中常见的类型，可发生于小脑后下动脉的任何一段。多数因破裂导致 SAH 或小脑血肿被发现，未破裂者多无明显症状。

（6）椎动脉动脉瘤：多数发生于椎动脉 V_3 或 V_4 段，部分病例或可累及小脑后下动脉起始处，常因破裂导致 SAH 症状。动脉瘤破裂前多无症状，部分可有眩晕、外展神经麻痹、面肌抽搐、吞咽及构音不良、一侧舌肌萎缩及舌下神经麻痹等。

6.特殊类型的颅内动脉瘤

（1）巨大动脉瘤：常存在先天性异常，多位于颈内动脉、基底动脉、大脑前或中动脉，也见于椎动脉。巨大动脉瘤常生长缓慢伴凝血块堆积，后期可压迫邻近结构，如海绵窦内眼神经。基底动脉中段巨大梭形动脉瘤可表现为脑干缺血及颅神经麻痹，临床相对常见。动脉瘤内凝血可能导致供血区缺血性梗死，还可能破裂致 SAH，但不如囊性动脉瘤常见。

（2）血泡样动脉瘤（Blister-like aneurysm，BBA）：特指颈内动脉床突上段非分叉处，瘤颈起源于颈内动脉前壁或侧壁的宽颈、壁薄、较脆的破裂动脉瘤，术中见动脉瘤为鲜红色、小而无颈、血泡样，极易破裂出血。此类动脉瘤病因不明，目前多数学者认为系颈内动脉的夹层所致。传统认为该动脉瘤诊断困难，治疗棘手，随着有创检查手段（DSA）的普及和血管内治疗的进展，BBA 的治疗效果也有了明显进步。

七、辅助检查

1.脑 CT 和 CTA 检查 临床疑诊 SAH 首选 CT 检查,CT 诊断 SAH 与出血量及出血时间有关,出血量少即可能漏诊。1553 例 SAH 患者,CT 检查在出血后 24 小时内发现 92% 的病例为 SAH,20% 为脑室内出血,19% 为脑内血肿,2% 为硬脑膜下积血,3% 为阴性,8% 有占位效应,16% 有脑积水,5% 发现动脉瘤。随着时间推移,出血检出率降低,低/等密度区增多,SAH 后第 5 日仅 58% 显示 SAH,脑内血肿吸收较慢,18% 仍见脑内积血。有研究观察 100 例 SAH 患者,出血 5 日内 85% 的患者可见积血,1 周后降为 50%,2 周后降为 30%,后期所见者多为脑内积血,如 2 周后仍有较多蛛网膜下腔积血,可能为再出血。蛛网膜下腔积血分布可判断动脉瘤部位,甄别多发性动脉瘤中出血的动脉瘤。此外,CT 上还可发现瘤壁钙化的动脉瘤,颈动脉床突旁动脉瘤可侵蚀前床突。

蛛网膜下腔积血溶解后可引起血管痉挛,严重程度与出血量有关。Fisher 根据 CT 影像将 SAH 分为 4 级。①Ⅰ级:蛛网膜下腔无明显积血;②Ⅱ级:蛛网膜下腔有弥散的薄层积血,厚度<1mm;③Ⅲ级:蛛网膜下腔有弥散性厚层积血,厚度>1mm;④Ⅳ级:蛛网膜下腔有弥散性厚层积血或有脑内和(或)脑室内血肿。

如 CT 显示蛛网膜下腔无明显积血或仅有薄层积血,出现严重血管痉挛仅 12.5%;如厚层积血发生血管痉挛为 96%。根据颅内动脉瘤与 SAH 协作研究(ICSTAS)统计 3521 例动脉瘤破裂患者,其中 2940 例(85.2%)发现蛛网膜下腔积血,49% 为弥散性积血,其中 30% 为厚层积血,19% 为薄层积血。高分辨率薄层 CT 扫描造影剂增强可发现直径>5mm 的动脉瘤及载瘤动脉。在 CI 扫描同时快速连续输注造影剂进行灌注 CT 扫描,检查 29 例动脉瘤>5mm 患者,检出 28 例(95.6%);13 例 2~5mm 动脉瘤查出 9 例(69%),不能发现直径<2mm 的动脉瘤。用三维螺旋 CT,即 CT 血管造影(CTA)检查颅内动脉瘤,并可发现多发性动脉瘤。一项 179 例 SAH 合并动脉瘤患者的前瞻性研究发现,CTA 诊断动脉瘤灵敏度为 96%,特异度为 97%,可发现直径为 1~2mm 的动脉瘤。与 DSA 相比,CTA 为无创性,成像快,可通过三维重建从不同角度显示动脉瘤。瘤壁或血栓钙化可显示密度不同的同心圆影像,称为靶环征。

2.MRI 和 MRA 检查 SAH 后 1 周内 MRI 诊断不及 CT 敏感,因蛛网膜下腔新鲜血液与脑组织信号相等,1 周后血中氧合血红蛋白转变为正铁血红蛋白,T_1WI 和 T_2WI 均呈高信号,此时 MRI 检查敏感。在 T_2WI 动脉瘤和大血管均呈低信号流空现象,与高信号脑脊液对比明显,MRI 可显示巨大动脉瘤呈流空现象或靶环征等不同表现。MRA 可发现直径>3mm 的动脉瘤,并具有无须造影剂、无放射损伤等优点。

3.DSA 检查 DSA 是诊断颅内动脉瘤的"金标准"。三维 DSA 可呈现动脉瘤及载瘤动脉的立体影像,精确测量动脉瘤的大小,观察动脉瘤的形态及与邻近血管的解剖关系,为手术处理动脉瘤提供了详细信息。全脑血管造影和重复造影可最大限度地增加动脉瘤的检出率。是否常规行双侧椎动脉造影视患者具体情况而定,因椎动脉造影反应较大,当一侧椎动脉造影时造影剂可逆流到对侧椎动脉或小脑后下动脉。美国颅内动脉瘤与 SAH 协作研究报告显示,动脉瘤患者仅做单侧的动脉造影,动脉瘤发现率为 45%,双侧颈动脉造影检出率为 67%,首次血管造影无阳性发现的患者经一段时间重复双侧造影,有 4%~23% 的患者可发现遗漏的动脉瘤或其他可能导致 SAH 的疾病。双侧颈动脉造影阴性的死亡病例,尸检发现 60% 存在椎基底动脉系统动脉瘤。研究发现前交通动脉最易被遗漏,假阴性可因载瘤动脉痉挛或瘤腔内血栓形成使造影不能进入瘤囊内,以及造影技术不佳、动脉瘤太小或未能识别、造影范围不充分而遗漏等。以往认为,SAH 后早期脑血管造影会引起动脉瘤破裂,主张出血 3 周后造影,目前主张早期造影。根据美国颅内动脉瘤与 SAH 协作研究统计,SAH后 3 天内脑血管造影并发症最少,4 天后逐渐增加,2~3 周是再出血高峰期,3 周后又降低。尚无证据表明血管造影可能导致动脉瘤再破裂,故应对 SAH 患者尽早实施全面的脑血管造影检查,检出责任动脉瘤有利于后续治疗。血管造影应有序进行,根据 CT 检查显示的 SAH形态,首选最可能发现动脉瘤的血管进行造影。有时需做交叉充盈试验,了解两侧颈动脉系统间侧支供血情况,做一侧颈动脉造影时可压迫对侧颈动脉,观察对侧颈动脉使同侧颈动脉各分支充盈的情况。

4.脑脊液检查　可提供 SAH 的直接证据,目前仅用于疑诊 SAH 而 CT 检查阴性的患者。腰穿放液宜少宜慢,以免诱发脑疝,也避免短时间内放液过多,压力差增大可能引发再出血。

八、诊断和鉴别诊断

1.诊断　根据患者自发性 SAH 病史、典型症状与体征,CT 显示 SAH,腰穿三管试验呈均匀一致血性脑脊液,DSA 显示动脉瘤等可确诊。

2.鉴别诊断

(1)高血压性脑出血:有高血压病史,突然起病,迅速出现偏瘫、偏身感觉障碍、偏盲的"三偏征"及失语等,可伴意识障碍,早期脑 CT 检查可鉴别。

(2)脑血管畸形:患者发病年龄通常较年轻,病变多及 ICP 增高等,通常颅神经无麻痹,CT、MRA 和 DSA 等可鉴别。动脉瘤与动静脉畸形鉴别见表 5-3。

表 5-3　动脉瘤和动静脉畸形鉴别

鉴别点	动脉瘤	动静脉畸形
发病年龄	中老年女性多见,高峰为 40~60 岁	青年男性多见,发病高峰20~30 岁
癫痫发作	少见	多见
动眼神经麻痹	较多见	无或少见
临床症状	SAH 为主,出血量较多,症状较重,昏迷较深,持续时间较长,病死率较高	SAH 及脑内出血均多见,CSF 含血量相对较少,症状稍轻,昏迷较浅或短,病死率稍低
神经定位体征	因 SAH 较多,偏瘫、失语较少	常伴脑内血肿,故偏瘫、失语等较多
再出血	较多,间隔时间较短	相对较少,间隔时间较长
CT 检查	仅 10%~30%阳性,多为较大动脉瘤或幼年钙化者,注射造影剂后动脉瘤腔呈明显的均一强化	多见不规则局灶性高低或低等混杂密度区,增强见不规则密度增高区,伴引流静脉及供血动脉;部分 AVM 平扫阴性,造影方可显示病灶

(3)颅内肿瘤:鞍上动脉瘤常易误诊为鞍区肿瘤,但无蝶鞍球形扩大,缺乏垂体功能低下症状。胶质瘤、转移瘤、脑膜瘤、垂体瘤及脉络丛乳头状瘤等可发生瘤卒中,之前多有 ICP 增高及病灶定位体征,CT 和 DSA 易确诊。

(4)烟雾病:通常在 10 岁以下或 20~40 岁发病,患儿常见脑缺血症状,可伴进行性智能减退；成人多出现脑出血症状，意识障碍较轻；DSA 可见颅底异常血管网。

（5）其他：血液病，包括白血病、血友病、再生障碍性贫血、血小板降低性紫癜、红细胞增多症等也可引起 SAH，有血液病表现，外周血及骨髓检查不难区别；脊髓血管畸形多于20～30 岁发病，畸形血管破裂出血前常有双下肢或四肢麻木、无力及括约肌功能障碍，发病可有剧烈背痛，伴急性脊髓压迫症表现，如平面以下运动、感觉及尿便障碍，确诊有赖于脊髓血管造影；与外伤性 SAH 鉴别，根据头外伤史，常伴头皮裂伤及颅骨骨折；医源性 SAH 多因抗凝治疗、胰岛素休克、电休克治疗所致。

九、治疗

由于颅内动脉瘤的复杂性及多样性，很难用单一方法安全、可靠地治愈所有动脉瘤。

1.颅内动脉瘤夹闭术　自 1937 年 Dandy 首次应用银夹成功进行动脉瘤夹闭术，一直是治疗颅内动脉瘤的主要方法。近年来随着手术显微镜的普及，特别是荧光显微镜的应用、显微器械改进、手术技术进步，以及重症监护和抗血管痉挛治疗，使颅内动脉瘤手术风险不断降低。因动脉瘤破裂后短期内发生再出血风险很高，同时出血 3 日后可发生血管痉挛，产生脑肿胀，加大手术暴露难度，因此目前多主张出血后只要病情许可应尽早手术治疗。动脉瘤夹闭术不仅可有效防止动脉瘤再次破裂出血，还可清除蛛网膜下腔积血及脑内血肿，对减轻脑血管痉挛十分有益。早期手术缺点是 SAH 后发生脑肿胀使动脉瘤显露困难，牵拉脑损伤较重，有时不得不切除部分脑组织以利显露，手术死亡率和致残率稍高。因此，有人主张出血 3 周后延期手术，但不能防止早期再出血和迟发性血管痉挛。总之，患者的年龄、全身状况、病情分级、手术难易度、手术设备及经验等是决定手术时机的因素，应全面权衡。出血后病情Ⅰ～Ⅲ级如条件具备应尽早手术，Ⅳ～Ⅴ级如颅内有威胁生命的血肿，亦应尽早清除血肿并夹闭动脉瘤，近年来技术成熟，Ⅳ～Ⅴ级患者早期手术也获得良好效果。因此，目前仍强调早期甚至超早期治疗。

2.颅内动脉瘤血管内栓塞术　Serbinenko(1973)首次成功应用可脱性球囊栓塞动脉瘤，开血管内治疗动脉瘤之先河。由于充盈球囊可造成动脉瘤破裂，该方法很快被弃用。随后改进为可解脱的弹簧圈来栓塞动脉瘤，包括机械解脱弹簧圈(mechanical detachable spiral，MDS)、电解铂金微弹簧圈(guglielmi detachable coil，GDC)和水解脱弹簧圈。GDC 是 Guglielmi 发明的可解脱的弹簧圈，为铂金材料所制，与推送导丝相连，可经导管推送进入动脉瘤内。通电后，弹簧圈吸引带负电荷的血液成分(如红细胞、白细胞、血小板等)发生凝聚，促进瘤内血栓形成，同时弹簧圈与推送导丝相连部分因电解而熔断，弹簧圈解脱留于动脉瘤内，从而达到栓塞动脉瘤的效果(图 5-3)。由于弹簧圈具有极柔软不易刺破动脉瘤、顺应性好、可回收调整位置等特点，使得颅内动脉瘤的治疗取得了革命性进步，现已广泛使用。GDC 对直径≤1cm 的小型动脉瘤效果最佳，瘤囊闭塞>90%者达 87%，大型和巨大型动脉瘤闭塞率较低，分别为 76%和 78%；GDC 栓塞更适用于窄颈动脉瘤，宽颈者效果较差。国际 SAH 动脉瘤试验(ISAT，2002)关于破裂动脉瘤的大规模多中心前瞻性随机试验，比较血管内弹簧圈栓塞治疗与手术夹闭的安全性及有效性，显示血管内治疗临床转归优于手术治疗。血管内栓塞具有损伤小、患者易耐受、住院时间短、不损伤动脉瘤以外结构、可治疗任何常见部位动脉瘤等优势。GDC 并发症包括术中动脉瘤破裂、异位脑血管栓塞、载瘤动脉闭塞及脑血管痉挛等，发生率约8%，因技术并发症致死者约1.8%。80%只需一次栓塞，20%因填塞不全或弹簧圈内再通复发需再次栓塞。

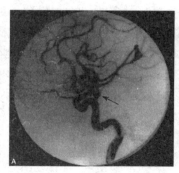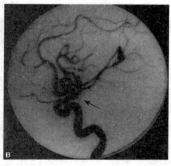

图 5-3 左侧后交通动脉瘤 GDC 栓塞术前（A）与术后（B）的 DSA 显像

随着血管内治疗技术和材料的日益进步，逐渐克服了传统意义上复杂动脉瘤血管内治疗的困难，如对宽颈动脉瘤，为填塞时防止弹簧圈突入载瘤动脉，目前可通过采用多微导管技术、球囊辅助栓塞术、支架辅助栓塞术等技术获得理想的栓塞效果。

3.血管搭桥手术 对于一些非常规的动脉瘤，如巨大动脉瘤、夹层动脉瘤、假性动脉瘤等无法用夹闭或栓塞治疗的病例，血管搭桥手术常是最后的选择。虽然该类手术难度很大，但对于上述的特殊病例而言，可以取得较好疗效，是上述常规动脉瘤治疗方案的有效补充。血管搭桥手术包括多种术式，如颅外-颅内（EC-IC）、颅内-颅内（IC-IC）血管搭桥，IC-IC 搭桥又可以分为原位重建、移植血管重建、血管再吻合、转移吻合。IC-IC 虽然更加困难，但是因为其血流更加符合生理情况，所以在有条件的时候还是应该首先考虑。除了血管搭桥手术，还有其他一些手术方式，如动脉瘤孤立术、动脉瘤包裹法、动脉瘤缝合术等。动脉瘤孤立术可用于球囊阻断试验（BOT）耐受的患者；动脉瘤包裹法可用于血泡样动脉瘤，效果不错；动脉瘤缝合术可以用多个瘤夹无法夹闭瘤颈时，可切除部分瘤壁再整形缝合，但目前已经不太使用。

4.非手术治疗 SAH 患者应绝对卧床，采取对症治疗和支持治疗措施，防止再出血、脑积水、脑血管痉挛等并发症。

（1）防止脑血管痉挛的理想途径是在血块溶化前尽早彻底清除蛛网膜下腔积血，以免溶化后释放缩血管物质，主张 48 小时内超早期或 3 日内早期开颅夹闭动脉瘤和彻底清除蛛网膜下腔积血，即清道夫手术；用纤维蛋白溶解剂如重组组织型纤溶酶原激活物（rt-PA）或尿激酶冲洗和引流蛛网膜下腔，但创伤较大，脑积水发生率增高，不能防止脑血管痉挛。脑血管痉挛机制复杂，如炎症反应、免疫反应、自由基和钙离子超载等，目前尼莫地平应用最多，但疗效评价仍有争议。

（2）脑血管狭窄和血流量防止可发生脑缺血，以往曾采用 3H 疗法（triple H therapy），即提高血压（hypertension）、扩大血容量（hypervolemia）和血液稀释（hemodilution），提高脑灌注压，增加脑血流量和改善脑供血供氧。首先用生理盐水、乳酸林格液等晶体液和白蛋白、血浆等胶体液扩容。扩容时监测中心静脉压保持在 8~12cmH$_2$O，肺毛细血管楔压维持 15~18mmHg，红细胞压积维持在 30%~35%；常用多巴胺和去氧肾上腺素等升压药，若动脉瘤尚未夹闭，血压可维持在 120~150mmHg；如已夹闭，血压可升至 160~180mmHg。但 3H 疗法对已有脑梗死、ICP 增高及严重贫血等为禁忌，它还可能引起动脉瘤破裂、加重脑水肿、使 ICP

增高等,如约 17%的患者可出现肺水肿,应严格选择适应证,严密监测各项指标,最好早期夹闭动脉瘤后进行,缺血症状消失后尽早停止。

(3)真菌性动脉瘤治疗尚未取得共识,潜在的心内膜炎或败血症要求合理的抗生素治疗,连续脑血管造影观察显示,30%以上的病例仅抗生素治疗即可治愈。治疗通常持续至少6 周,单发动脉瘤在系统性感染得到控制时宜将其切除。许多真菌性动脉瘤不引起出血,推荐药物治疗。

第六章　头痛

第一节　概述

　　头痛,顾名思义是指所有头部的疼痛,但通常是指眉弓、耳轮上缘及枕外隆突连线以上的疼痛。在寻求医师帮助的所有疼痛中,头痛与背痛无疑是最常见的,几乎每个人都体验过头痛。

　　为什么头痛是疼痛最好发的部位呢？这是一个非常有意思的问题,可能的解释有三。首先,颅腔内脑是人体最重要的器官;其次,面部是眼、耳、鼻、口等重要感官和器官,以及人的最重要形象之所在,为保护之,痛觉感受器的分布较身体其他部分更加丰富,当其受到疾病侵袭时可诱发疼痛;最后,相对于身体其他部位,头部发生脑肿瘤、颅脑感染和炎症、脑卒中及其他疾病的机会较多,因而更易引起头痛。

一、头部痛敏结构

　　头部痛敏结构包括:①头皮、皮下组织、帽状腱膜及颅骨骨膜;②头颈部的血管及肌肉,特别是颅外动脉;③眼、耳、鼻腔及鼻窦的精细结构;④颅底动脉及分支、硬脑膜动脉(如脑膜中动脉)、颅内大静脉窦及主要分支;⑤脑底部分硬脑膜、软脑膜及蛛网膜内的动脉,特别是颈内动脉颅内段及大脑前、中动脉近端;⑥视神经、动眼神经、三叉神经、舌咽神经、迷走神经及神经节和 $C_{1\sim3}$ 神经。小脑幕上部由三叉神经支配,该区域病变主要引起面部、额部、颞部及顶前部疼痛;小脑幕下部(颅后窝)由舌咽、迷走神经及 $C_{2\sim3}$ 神经支配,该区域病变主要引起枕部、耳后及耳咽部疼痛。脑组织本身无感觉神经分布,颅骨、大部分软脑膜、蛛网膜、脑凸面硬脑膜、脑室管膜、脉络丛、软脑膜静脉、颅内小血管及颅骨很少或无感觉神经纤维分布,对疼痛不敏感。

　　头部痛敏结构受到刺激、压迫及牵张、高级神经活动障碍均可引起疼痛,头颈部肌肉持续性收缩、颅内外动脉扩张、收缩或移位、颅神经及颈神经受压、损伤或化学刺激等均是头痛的常见原因。脑膜中动脉扩张导致搏动性疼痛可放射至眼后部及颞区,起自颈内动脉颅内段及大脑前、中动脉近端的疼痛可放射至眼部及眶颞区。

　　综上所述,幕上结构所致头痛投射到头部前2/3,三叉神经第Ⅰ、Ⅱ支支配区;幕下结构所致疼痛投射至顶部、头后部及上位颈神经支配区。面神经、舌咽神经、迷走神经可将疼痛投射至鼻眶区、耳区及咽喉等处。有牵涉痛区域可能出现局部头皮触痛,牙齿或颞颌关节痛可引起颅脑牵涉痛,颈内动脉颈段所致头痛可投射至眼眉、眶上区及颈段脊柱上段,有时也可至枕部。颅外疾病所致疼痛一般鲜有头部牵涉痛。

二、病因和发病机制

　　头痛的病因和发病机制非常复杂,包括:

　　1.神经递质参与头痛的发病机制及治疗反应,如5-羟色胺(5-HT)、内啡肽及P物质等。

在三叉神经节及颅脑血管中存在三种 5-HT 受体,一些为兴奋性受体,另一些是抑制性受体,均可与受体激动剂如舒马普坦(sumatriptan)及受体抑制剂如普萘洛尔(propranolol)、美西麦角(methysergide)等起反应。这些递质存在于中脑导水管周围区域及延髓、脑桥中缝核,可产生内源性疼痛,并对疼痛调控起重要作用。感觉神经及其中枢通路中 γ-氨基丁酸(GABA)门控通道也有致痛或镇痛作用。

2.颅内病变 诸如脑肿瘤、脑出血、蛛网膜下腔出血、脑水肿、脑膜炎、脑脓肿及颅内高压症等,颅内占位性病变在病变体积膨胀或牵拉脑部血管及脑底硬脑膜结构时方可致头痛,且通常早于颅内压升高。颅内压升高患者的双侧枕部和(或)前额部波动性头痛是由于牵拉血管或硬脑膜所致。如平卧后或侧卧于一侧导致头痛加重需考虑急性或慢性硬膜下血肿,以及颅内肿瘤疾病,尤其位于后颅窝的病变。硬膜下血肿导致的头痛通常为单侧钝痛;特发性颅高压导致的头痛常在仰卧位时加重,患者经常在长时间平卧休息后出现清晨头痛加重。

3.颅内或颅外动脉高度扩张 可引起头痛,例如癫痫大发作后、注射组胺及摄取酒精后所致头痛均可为脑血管扩张所致,硝酸甘油、食物中亚硝酸盐引起的所谓热狗性头痛,以及中餐菜肴中使用味精(谷氨酸钠)都可能通过相似的机制引发头痛。椎动脉血栓形成性脑梗死所致的头痛多位于耳后,基底动脉血栓形成导致的头痛投射至枕部,有时也可出现在前额。颈动脉分流所致疼痛多投射至眼、眉及前额,颅内动脉瘤也会引发牵涉痛,后交通动脉损伤多投射至眼部。发热性疾病伴搏动性或持续性头痛可能因血管扩张引起,头痛通常以前额或后枕区为主。压迫颈内动脉常可减轻一侧头痛,压迫颈静脉或向蛛网膜下腔注射生理盐水可减轻两侧头痛。摇动头部可加剧脑膜血管搏动,刺激脑底周围痛觉结构,使疼痛加重。嗜铬细胞瘤、恶性高血压、性行为及服用单胺氧化酶抑制剂等出现的双侧严重的搏动性头痛与血压极度升高有关。咳嗽性头痛或劳力性头痛也是由于颅内血管扩张所致,通常为良性,也可与嗜铬细胞瘤、动静脉畸形等颅内病变有关。

4.功能性或精神性疾病导致头痛 额部、颞部、顶部、枕部及后颈部肌肉可因精神因素、职业、慢性炎症、外伤、劳损或邻近组织病变等引起收缩,导致紧张型头痛;临床常见的神经症导致的头痛也属于此类头痛。

5.鼻窦感染或阻塞 例如上颌窦及额窦炎时相应区域的皮肤可有触痛,筛窦炎及蝶窦炎疼痛局限于鼻根部以下深部中线处,蝶窦病变有时也可出现顶部疼痛。可能由于压力改变及对痛觉敏感的窦壁刺激所致。额窦炎及筛窦炎疼痛晨醒时最严重,直立后可逐渐缓解,引流后减轻,弯腰及擤鼻可因压力改变而加剧疼痛。鼻窦疼痛有两个明显特征:搏动性疼痛时压迫同侧颈动脉可减轻或消除;可有周期性复发及缓解,取决于鼻窦引流状况。拟交感药物如盐酸去甲肾上腺素可减轻肿胀和充血,缓解疼痛,但即使分泌物消失,疼痛仍会存在,可能由于通道闭塞,窦腔中空气被吸收引起真空窦性头痛,在通气恢复正常后头痛可改善。

6.脑膜刺激所致头痛 由于感染或出血使脑膜受刺激所致的头痛常急性发作,较严重,区域泛化,位置较深,呈持续性,并伴颈部强硬,向前屈颈时尤为明显。通常认为是颅内压升高所致,放出脑脊液后可部分缓解。此外,脑膜血管扩张和炎症及化学物质等对脑膜和大血管痛觉感受器刺激可能是引起头痛及颈强直的重要因素。例如,由表皮样囊肿突然破裂所致的化学性脑膜炎,脑脊液压力基本正常,头痛却异常剧烈。

7.眼源性头痛 弱视及屈光不正等也可引起头痛。通常位于眼眶、前额或颞部,常继发于长时间近距离用眼过度,为持续性酸痛。远视及散光(近视少见)可导致眼外肌及额、颞甚至后枕部肌肉持续性收缩而引起头痛。纠正屈光不正可消除头痛。眼外科手术中牵扯眼外肌或虹膜也可引发疼痛。神经源性疾病导致的复视或使用单眼的患者常有前额部疼痛,虹膜炎或急性青光眼使眶内压增高,可产生眼球持续性酸痛,并向前额放散。

8.韧带、肌肉及上位脊柱关节病变伴发的头痛　通常牵涉至同侧枕部及颈背部,有时可波及颞部及前额。向所累及的韧带、肌肉及关节腔中注射高渗性盐水可产生疼痛,老年人由于风湿关节炎常频繁发作这类头痛,颈部扭伤或头颈部突然屈曲、伸展及扭转也可发生;如关节炎引起的疼痛,经数小时制动后活动时会感觉僵硬和疼痛。纤维性肌炎所致头痛在靠近颈部及其他肌肉颅骨附着处有明显触痛结节,可能仅在牵涉痛区有深部触痛或不自主性继发性保护性肌肉痉挛,特征是疼痛较稳定,并从一侧逐渐发展至双侧头部,寒冷或通风等可促其发作,有时疼痛严重,但不影响睡眠,肌肉按摩、热敷及痛点封闭疗效不确定,可使部分患者的疼痛缓解。单侧枕部疼痛常被误诊为枕神经痛。

9.其他　全身疾病生化或内分泌改变也是头痛的原因,如月经期头痛、绝经期头痛等;腰穿后头痛或低颅压性头痛多位于后枕部及前额部,于卧位变为立位后数分钟出现,再次躺下后1~2分钟头痛可缓解;咳嗽性头痛多为良性,但少数可见于嗜铬细胞瘤、动静脉畸形或其他颅内疾病,包括前述的动脉瘤破裂导致的蛛网膜下腔出血。

三、分类

头痛的分类包括原发性头痛和继发性头痛。原发性头痛常见偏头痛、紧张型头痛、丛集性头痛等,多为慢性反复发作,不伴神经系统定位症状及体征。原发性头痛的诊断主要依靠详细询问病史,如头痛特点、伴随症状及家族史等。继发性头痛由青光眼、鼻窦炎、蛛网膜下腔出血、脑膜炎等所致,易于诊断。若详细询问病史仍不能明确诊断为某种原发性头痛,应怀疑是否存在全身性以及颅内或颈部原因导致的继发性头痛。

国际头痛协会(2018)制订的头痛分类(ICHD-3),分为偏头痛、紧张型头痛、三叉神经自主神经性头痛等14类。在ICHD-3中各类头痛均有明确的诊断标准,已在临床广泛采用。

从以上的分类可见,引起头痛的病因是多种多样的,表6-1显示头痛常见的类型及其临床特征。

表6-1　头痛常见的类型及其临床特征

头痛类型	无先兆偏头痛	有先兆偏头痛	丛集性头痛	紧张型头痛	脑膜刺激性头痛,如脑膜炎、SAH等	脑肿瘤	巨细胞动脉炎
部位	单侧或双侧额颞部	单侧或双侧额颞部	单侧眶、颞部	全头部或头顶部	全头部,或双侧枕部、额部	单侧或全头部	颞部多见,单侧或双侧

（续表）

头痛类型	无先兆偏头痛	有先兆偏头痛	丛集性头痛	紧张型头痛	脑膜刺激性头痛,如脑膜炎、SAH等	脑肿瘤	巨细胞动脉炎
年龄性别	多见于中青年,可见于儿童,女性多见	多见于中青年,多起病于青少年	青少年及成年男性（90%）	成人居多,男女均可发病,女性多见	年龄和性别不限	年龄和性别不限	50岁以上男女均可发病
临床表现	呈搏动性;以单侧眼或耳后为剧;可发展为弥漫性钝痛	同无先兆偏头痛;头皮敏感。常有家族史	剧烈的撕裂样疼痛	压迫性(非搏动性)、紧箍感、不适感	剧烈,持续性深部疼痛,颈部较明显	程度各异,持续疼痛,可使患者疼醒	搏动性,发展为持续性疼痛,烧灼感,动脉增粗,有触痛
昼夜规律	无明显昼夜规律;持续4～72小时,多数持续4～24小时	同无先兆偏头痛,通常持续时间稍短	多在夜间,睡后1～2小时发病;也可在白天发作,每次发作持续15～180分钟	持续性,程度各异,持续数天,数周,数月	快速进展,数分钟至数小时达高峰	持续数分钟至数小时,清晨易加重	先为间歇性,可发展为持续性
病程发作规律	间歇期不规律,可数周和数月发作1次,妊娠期降低	同无先兆偏头痛	发作具有周期性,持续数周至数月,数月或数年后复发,其间每日夜间或白天发作	数月至数年发作1次或多次	单次发作	一生发作1次,持续数周至数月	可持续数周到数月

（续表）

头痛类型	无先兆偏头痛	有先兆偏头痛	丛集性头痛	紧张型头痛	脑膜刺激性头痛,如脑膜炎、SAH 等	脑肿瘤	巨细胞动脉炎
诱发因素	闪光、噪声、紧张、饮酒可诱发;黑暗和睡眠可减轻	同无先兆偏头痛	饮酒常可诱发	疲劳和神经紧张	无	无;有时与体位有关	无
伴随症状	可出现恶心、呕吐、畏光、畏声	头痛前可出现闪光,视野缺损,暗点;偏身感觉异常,无力,构音障碍,眩晕,罕见意识模糊	同侧流泪,鼻塞,流涕,结膜充血,眼睑下垂	抑郁、焦虑、紧张	颈强、克尼格征和布氏征阳性	视盘水肿、呕吐、意识不清、抽搐,局部体征	视力丧失;风湿性多发性肌痛,发热,体重减轻,血沉增快
治疗	非甾体抗炎药、麦角胺、曲普坦;预防发作可用盐酸氟桂利嗪、丙戊酸、托吡酯、普萘洛尔、阿米替林或钙调素基因相关肽(CGRP)单克隆抗体	同无先兆偏头痛,先兆期不宜使用麦角胺、曲普坦	发作前用麦角胺;吸氧,曲普坦,二甲麦角新碱,皮质类固醇,维拉帕米,丙戊酸,顽固者可用锂剂	抗焦虑和抗抑郁药	治疗脑膜炎或出血	皮质类固醇、甘露醇,治疗肿瘤	皮质类固醇

四、诊断路径

临床应详细询问与头痛有关的线索,以有助于头痛的病因诊断,病史对慢性复发性头痛诊断尤为重要:①头痛家族史、外伤史及其他疾病史,患者平素的心境及睡眠情况;②头痛发病急缓和诱因,发作的时间、性质、部位、频度、严重程度、持续时间及变化规律、缓解及加重因素等;③了解先兆症状及伴发症状等。

1.询问病史非常重要,需注意以下内容

(1)头痛性质:胀痛、钝痛或酸痛,无明确定位,性质多样,多见于功能性头痛;头部紧箍感、头顶重压感及钳夹样痛,多见于紧张型头痛;电击样、针刺样及烧灼样锐痛,多为神经痛;异常剧烈头痛伴呕吐常提示为偏头痛、丛集样头痛和脑膜刺激性头痛如蛛网膜下腔出血等。须谨慎评价患者对头痛严重程度的描述,注意他们可能淡化或夸大症状,因对疼痛的体验是主观的,是由个人耐受性及心理状态等多因素决定的。为客观反映疼痛严重程度,可询问患者能否坚持日常工作,是否从睡梦中疼醒或因疼痛无法入睡。

(2)头痛起病速度:偏头痛、青光眼、化脓性鼻窦炎及蛛网膜下腔出血的头痛突然发生,数分钟内达到高峰;细菌性或病毒性脑膜炎发病相对较缓慢,1~2日或数日头痛达到高峰;脑肿瘤为亚急性或慢性头痛。冰淇淋头痛是由于咽部冷刺激所致的疼痛,通常迅速发生,持续数秒钟。急性起病且第一次发生的剧烈头痛多为器质性病变,应高度警惕,进一步查明病因。

(3)头痛发生时间和持续时间:某些头痛在特定的时间发生,如①有先兆的偏头痛。多发生于清晨或白天,约半小时疼痛程度达到顶点,不经治疗持续4~72小时,一般数周发作1次,一周发作数次者较罕见;②典型丛集样头痛。发生在入睡后1~2小时或白天固定的时间,持续数周至数月,单次发作一般持续15~180分钟;③颅内肿瘤所致头痛。可在白天或晚间任何时间发作,持续数分钟至数小时;④数年规律性反复发作的头痛为偏头痛或紧张型头痛,偏头痛为剧烈搏动性头痛伴呕吐,紧张型头痛则持续数周、数月甚至更长时间,程度变化不定。

(4)头痛部位:确定头痛部位是单侧或双侧、前部或后部,局限或弥散,颅内或颅外等。①颅外病变导致头痛多局限而表浅,如颅外动脉炎症时头痛局限于血管分布区,颅内病变导致头痛多弥散而深在;②小脑幕以上病变头痛一般位于额、颞、顶区,小脑幕以下病变头痛常位于枕部、耳后部及上颈部,也可放射至前额;③鼻窦、牙齿、眼及上位颈椎损伤引发的疼痛定位不明确,但患者通常能指出病痛的区域,如前额、上颌及眶周;④颅后窝损伤所致疼痛位于病变同侧后枕部,幕上损伤引发额部、颞部及头顶部疼痛;⑤头顶部及枕部疼痛常提示紧张型头痛,较少情况可能是蝶窦、筛窦病变或大的脑静脉血栓形成。需注意:头痛部位可能具有欺骗性,如前头痛可因青光眼、鼻窦炎及颅内压增高等引起;耳部疼痛可为耳本身疾病,也可能指示咽喉部、颈部、颅后窝等处病变;眶周及眶上疼痛除反映局部病变,更可能是颈内动脉的颈段异常分流所致。

(5)头痛诱发或缓解因素:头痛可存在促发或缓解因素。①血管性、高颅压性、颅内感染性头痛,以及鼻窦炎及脑肿瘤所致头痛常在咳嗽、喷嚏、大笑、摇头、俯首及弯腰等动作后加剧;②低颅压性头痛常在卧床时减轻、直立时加重,丛集性头痛则在直立时缓解;③按摩颈肌可明显减轻提示慢性或职业性颈肌痉挛性头痛,颈椎关节炎活动颈部时可有僵硬感和疼痛;④月经期前出现规律性头痛多为偏头痛发作;⑤高血压性头痛类似脑肿瘤,多清晨时明显,激动或情绪紧张可诱发;⑥鼻窦炎所致头痛发作时间如同定点样准时,多睡醒后或上午10时发作,弯腰及气压改变时加剧;⑦眼疲劳性头痛因长时间阅读书籍、凝视耀眼的车灯或注视电视和电脑屏幕等原因所致,闭目休息或经过一夜睡眠之后可明显减轻;⑧饮酒、过劳、负重、弯腰、扭伤、咳嗽及性交等均可致特殊类型头痛发作;⑨关节炎或神经痛正在发作的患者,冷空气可诱发头痛;⑩偏头痛可因生气、兴奋、焦虑、激动或担心等诱发,以无先兆的偏头痛多见;压迫颈总动脉、颞浅动脉可使头痛暂时缓解,是偏头痛及颅外动脉扩张性头痛的特征。

2.了解头痛伴随症状和体征以及可能的病因 注意头痛患者有无发热、意识障碍、精神症状,以及恶心、呕吐、眩晕、视力减退、视野缺损、眼肌麻痹、眼底出血、视盘水肿、鼻窦炎症、血压增高、脑膜刺激征、痫性发作及共济失调等,有助于头痛的诊断及鉴别。对头痛患者应进行细致的神经系统检查,并检查血压、体温及眼底等,颅脑听诊发现杂音可提示大的动静脉畸形,触诊可发现粗硬的颞动脉伴触痛;怀疑鼻窦炎时应注意有无相应区域的触压痛;怀疑三叉神痛、枕神经痛时应检查其神经触痛或叩痛。

(1)头痛伴视力障碍可见于:①眼源性头痛如青光眼;②偏头痛发作前多有视觉先兆,如闪光、暗点及偏盲等,基底型偏头痛可出现眩晕、耳鸣、复视、共济失调,甚至意识障碍;③某些脑肿瘤可出现短暂性视力减退或视力模糊,如前额叶眶区肿瘤可出现 Foster-Kennedy 综合征,肿瘤侧视力障碍呈进行性加重;④头痛伴复视可见于动脉瘤、蛛网膜炎及结核性脑膜炎等。

(2)头痛伴呕吐可见于:①各种类型的偏头痛;②颅内感染性头痛,如各种类型的脑膜炎及脑炎等;③脑出血及蛛网膜下腔出血等;④高颅压综合征,如脑肿瘤、脑脓肿、慢性硬膜下血肿引起的颅内压增高及良性颅内压增高症等;⑤癫痫性头痛多伴有呕吐,患者多为儿童和青少年,以前额、眼眶及两颞部的跳痛多见,疼痛持续数十秒至数十分钟,还可伴有腹痛、出汗及短暂意识丧失,发作时脑电图可有特异性改变。

(3)头痛伴剧烈眩晕,多见于颅后窝病变,如小脑肿瘤、桥小脑角肿瘤、小脑耳源性脓肿等。

(4)头痛伴精神症状,可见于额叶肿瘤或神经梅毒,病程早期出现淡漠或欣快等精神症状;颅内感染性疾病,如各种类型脑炎或脑膜脑炎等。

(5)头痛因体位变化而加重可见于第三脑室附近肿瘤、脑室内肿瘤、颅后窝或高颈髓病变,并可出现意识障碍。

(6)头痛伴自主神经症状如面色苍白、多汗、心悸、呕吐、腹泻等,多见于偏头痛。

(7)头痛伴颅神经麻痹及其他神经系统定位体征多见于脑肿瘤、硬膜下血肿、蛛网膜下腔出血及脑动脉瘤等。慢性硬脑膜下血肿及肿瘤的头痛平躺时加剧,尤其前颅窝病变时;假性脑瘤所致头痛通常也在仰卧位时加剧。

3.进行神经系统检查 表6-2 所示。

表6-2 头痛的临床特点与可能的类型或原因的关系

头痛的临床特点		可能的类型和病因
起病年龄	青春期、青年	偏头痛、紧张型头痛
	老年	高血压头痛、巨细胞动脉炎

（续表）

头痛的临床特点		可能的类型和病因
出现时间	清晨	脑肿瘤、鼻窦炎
	午后	紧张型头痛
	晚上或入睡后	丛集性头痛,睡后痛醒多为颅内器质性疾病
头痛发作频度	发作性	偏头痛
	持续性	紧张型头痛、脑肿瘤、蛛网膜下腔出血
	连续数日发作	丛集性头痛
头痛持续时间	数秒至数分	颅神经痛(如三叉神经痛、舌咽神经痛等),颈神经痛
	2~3 小时至 1~2 天	偏头痛、紧张型头痛
	数日	低颅压头痛,耳、鼻性头痛
	持续性	脑肿瘤
	卒中样发作、持续剧痛	蛛网膜下腔出血、硬膜下血肿
头痛部位	全头痛	脑肿瘤、腰穿后头痛、紧张型头痛
	一侧头痛	偏头痛、颞动脉炎、颅内动脉瘤和耳性、鼻性头痛
	前头痛	丛集性头痛、眼性头痛、三叉神经第 1 支痛
	后枕部痛	蛛网膜下腔出血、紧张型头痛、枕大神经痛、后颅凹肿瘤、颈性头痛
	部位不定	精神性或心因性头痛
头痛性质	搏动样	偏头痛、各种原因所致的血管扩张性头痛
	头部发紧似钳夹	紧张型头痛
	电击样	颅神经痛(如三叉神经痛、舌咽神经痛等),颈神经痛
	刀割、钻痛样	蛛网膜下腔出血、硬膜下血肿
头痛诱发及加重因素	用力、咳嗽、喷嚏	颅内压增高性头痛
	与体位关系	血管扩张性头痛,卧位常加重
		低颅压头痛,卧位减轻或消失
		第三脑室肿瘤,可因体位改变加重或减轻
	用眼	眼性头痛
	精神紧张	紧张型头痛
头痛合并症状	呕吐	偏头痛及蛛网膜下腔出血、脑膜炎等颅内压增高性头痛
	焦虑、失眠	紧张型头痛
	神经系统局灶性体征	脑肿瘤、硬膜下血肿、颅内动脉瘤等颅内器质性疾病

4.选择适宜的辅助检查　在详细询问病史和神经系统检查基础上,可根据患者具体情

况选择合适的辅助检查,头颅和(或)颈椎 X 线片,头颅 CT、MRI 及脑电图检查等有重要的诊断价值。腰椎穿刺及脑脊液检查也很重要,对颅内炎症性病变、蛛网膜下腔出血、低颅压等诊断是必不可少的。神经影像学及脑脊液检查的重要性常是其他检查不能取代的。怀疑头痛可能与头部五官病变有关时应做专科检查。

五、治疗原则

头痛治疗原则主要包括:①力争对头痛进行病因治疗;②终止或减轻头痛发作症状;③预防头痛复发。

第二节　紧张型头痛

紧张型头痛(tension-type headache,TTH)以往称紧张性头痛(tension headache,TH)或肌收缩性头痛、肌紧张型头痛、紧缩型头痛,是双侧枕顶部或全头部紧缩性或压迫性头痛,是人群中最常见的原发性头痛,其基于人群的终身患病率约为 89%,1 年患病率为 21%~27%。最近的流行病学调查显示,我国的紧张型头痛 1 年患病率为 10.8%。然而,因 TTH 至神经科门诊的就诊率低。

一、病因和发病机制

本病的病因及发病机制尚未完全明了,目前认为紧张型头痛的发病机制可能与多种因素有关,包括中枢因素及外周因素,具体有心理因素、痛觉超敏、颅周肌肉收缩及肌筋膜炎、神经递质因素等。

二、临床表现

多在 20 岁左右起病,两性均可患病,女性稍多见。通常为位于双侧枕颈部、额颞部,或弥散于整个头部,像一条带子紧束头部或呈颅周缩箍感、压迫感、沉重感,不伴有恶心、呕吐、畏光或畏声等症状,呈轻-中度发作性或持续性非搏动性疼痛(图 6-1)。头痛期间日常生活不受影响,可有颅周肌肉触痛或压痛点等症状。

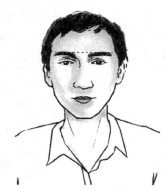

图 6-1　紧张型头痛的疼痛分布区

多为头周的紧箍感或双侧枕部头痛,呈频发的、持续的、相对轻度头痛许多患者发作期及间歇期常伴有精力衰退、头昏、失眠、焦虑或抑郁等症状。当紧张、焦虑、烦躁和失眠时头痛可加重。神经系统检查常无阳性体征。抗偏头痛治疗常无效,普通镇痛药对中度头痛常无作用,肌松剂、抗抑郁药、地西泮可减轻轻度头痛。

三、诊断和鉴别诊断

1.诊断 自第一版国际头痛疾病诊断分类(1988)至第三版,TTH 的诊断标准并无明显变动。国际头痛协会(2018)将 TTH 根据头痛发作的频率分为三类:偶发性发作性紧张型头痛、频发性发作性紧张型头痛及慢性紧张型头痛,每类又分为两个亚型,伴颅周压痛与不伴颅周压痛。

(1)偶发性发作性紧张型头痛:头痛较少发作,持续数十分钟至数日;典型为轻至中度,双侧压迫性或紧箍样头痛,不因日常体力活动而加重。诊断标准如下。

A.平均每月发作<1 天(每年<12 天),至少发作 10 次并符合诊断标准 B~D。

B.头痛持续 30 分钟到 7 天。

C.头痛至少具有以下特点中的 2 个:①双侧头痛;②性质为压迫性或紧箍样(非搏动性);③轻至中度头痛;④日常活动如行走或爬楼梯时头痛不加重。

D.符合以下两条:①无恶心和呕吐;②畏光、畏声中不超过 1 项。

E.不能用 ICHD-3 中的其他诊断更好的解释。

(2)频发性发作性紧张型头痛:诊断标准如下:

A.平均每月发作≥1 天并<15 天超过 3 个月(每年≥12 天且<180 天),并符合诊断标准 B~D,B~E 的诊断标准与偶发性发作性紧张型头痛相同。

B.头痛持续 30 分钟到 7 天。

C.头痛至少具有以下特点中的 2 个:①双侧头痛;②性质为压迫性或紧箍样(非搏动性);③轻至中度头痛;④日常活动如行走或爬楼梯时头痛不加重。

D.符合以下两条:①无恶心和呕吐;②畏光、畏声中不超过 1 项。

E.不能用 ICHD-3 中的其他诊断更好地解释。

(3)慢性紧张型头痛:头痛平均每月发作≥15 天(每年≥180 天),3 个月以上并符合发作性紧张型头痛诊断标准 B~E。通常,慢性紧张型头痛随时间推移是由发作性紧张型头痛演变而来。诊断标准如下:

A.头痛平均每月发作≥15 天,持续超过 3 个月(每年≥180 天),并符合诊断标准 B~D。

B.头痛持续数小时至数天或持续性。

C.头痛至少具有以下特点中的 2 个:①双侧头痛;②性质为压迫性或紧箍样(非搏动性);③轻至中度头痛;④日常活动如行走或爬楼梯时头痛不加重。

D.符合以下两条:①畏光、畏声、轻度恶心 3 项中最多只有 1 项;②无中、重度恶心,也无呕吐。

E.不能用 ICHD-3 中的其他诊断更好地解释。

2.鉴别诊断 需注意与偏头痛鉴别,TTH 多表现为非搏动性头痛,且日常活动不会加重头痛程度,大多数患者不同程度地存在慢性焦虑或抑郁;偏头痛女性多见,常伴有恶心呕吐。也需注意排除颅颈部疾病,如颈椎病、外伤、占位性病变及炎症性疾病等。

四、治疗

紧张型头痛的治疗包括非药物治疗和药物治疗。

1.非药物治疗　首先应适当的心理疏导,鼓励患者养成良好的生活习惯,尽可能采用非药物治疗,如松弛治疗、物理治疗、适当运动、充足睡眠休息、生物反馈疗法及针灸等。

2.药物治疗　包括对症治疗和预防性治疗。

(1)对症治疗:适用于发作性紧张型头痛,特别是偶发性紧张型头痛的患者。治疗可采用非甾体类抗炎镇痛药。可单一用药,如阿司匹林、对乙酰氨基酚、布洛芬、双氯芬酸、萘普生等;也可应用复合制剂,如阿司匹林+对乙酰氨基酚+咖啡因、对乙酰氨基酚+咖啡因等。应注意切勿滥用镇痛药物。肌肉松弛剂适用于伴有颅周肌肉压痛、痉挛的紧张型头痛患者;而阿片类药物不被推荐用于紧张型头痛的治疗。

(2)预防性治疗:对于频发性和慢性紧张型头痛,应采用预防性治疗,主要应用三环类抗抑郁药如阿米替林,可使用5-羟色胺再摄取抑制剂,5-羟色胺去甲肾上腺素再摄取抑制剂等;临床上也可注射A型肉毒毒素治疗,适用于口服药无效或不能耐受的顽固性头痛患者;中药可经验性应用,需进一步地循证医学证据支持。

第三节　偏头痛

偏头痛是一种临床常见的累及神经和血管的原发性中枢神经系统疾患。临床表现为反复发作的一侧或两侧搏动性中-重度头痛,常伴有恶心、呕吐或畏光、恐声,发作前可有先兆。西方国家患病率约10%,我国的偏头痛患病率约9.3%。分类参见国际头痛协会(2018)制定的头痛分类(ICHD-3)。

一、病因和发病机制

1.病因　尚未完全明了,可能与下列因素有关。

(1)遗传因素:家族和双胞胎研究证实偏头痛具有遗传倾向,60%~80%的偏头痛患者有家族史,但尚未发现一致的孟德尔遗传模式,反映了不同外显率及多基因遗传特征与环境因素的相互作用。家族性偏瘫型偏头痛是具有高度遗传外显率的常染色体显性遗传,现已证实的三种家族性偏瘫型偏头痛分别由定位于染色体19p13、1q23和2q24的 *CACNAIA* 基因、*ATPIA2* 基因和 *SCNIA* 基因突变所致。

(2)内分泌和代谢因素:青春期前偏头痛患病率男女差别不大,而成年女性偏头痛患病率明显高于男性,约为后者的3倍。女性偏头痛患者月经期发作频率增加,妊娠期或绝经后发作降低或停止,提示内分泌参与偏头痛的发病。此外,5-羟色胺、去甲肾上腺素、P物质及花生四烯酸等代谢异常也可影响偏头痛发生。

(3)饮食和精神因素:偏头痛发作可由某些食物诱发,如含酪胺的奶酪,含亚硝酸盐防腐剂的肉类(热狗或熏肉),含苯乙胺的巧克力,食品添加剂如谷氨酸钠(味精),红酒及葡萄酒等。禁食、紧张、情绪、强光、气味刺激和口服药物(如避孕药、血管扩张剂等)等也可诱发偏头痛发作。

2.发病机制　尚未完全明确。近年来研究认为,偏头痛前驱期症状可能与皮质和皮质下结构的相互作用有关,包括与调节疼痛信号有关的下丘脑和脑干核团;先兆期症状可能与神经元及胶质细胞去极化和超极化缓慢扩散的皮质扩布抑制（cortical spreading depression，CSD）相关；而头痛期表现可能是三叉神经血管反射系统激活所致。

前驱期：偏头痛诱发因素如紧张、睡眠不足或其他心理精神变化，造成导水管周围灰质、终纹床核、梨状皮质、下丘脑外侧区的副交感神经冲动增加，通过神经网络传入上泌延核（superior salivatory nucleus，SSN），在蝶腭神经节换元后激活分布于脑膜及血管的副交感神经节后纤维，后者释放神经肽，引起三叉神经血管反射通路激活。前驱期副交感神经冲动是否会引起头痛，与脑干活性的节律性有关。如果周期性脑干活性增强，三叉神经血管反射痛觉信号传导的阈值继而升高，则不出现头痛发作；如周期性脑干活性降低，痛觉信号传导的阈值下降，从而易造成偏头痛发作。

先兆期：CSD可很好的解释偏头痛先兆期的神经系统功能障碍，该学说最早由Leao于1947年提出。CSD以脑皮质短时高幅电活动开始，继而出现缓慢的去极化波以2～6mm/min速度自大脑皮质后端（枕区）沿脑表面向前扩散，可造成神经元活性降低长达30分钟，同时伴有相应区域脑血流降低。CSD与偏头痛先兆发生、发展的速度相似，提示CSD可能是引起临床偏头痛先兆的原因。近年来研究发现，CSD可激活三叉神经血管反射系统从而造成偏头痛发作。

头痛期：三叉神经血管反射系统的激活及致敏导致偏头痛的头痛及伴随症状发生。脑干接收来自大脑皮质、丘脑或下丘脑的冲动。中缝核（以5-HT为神经递质）和蓝斑（以去甲肾上腺素神经递质）发出的纤维通过前脑内侧束，分布至下丘脑、背丘脑并弥散性地投射至大脑皮质。蓝斑发出的冲动通过这些通路可使同侧皮质的微血管收缩。刺激三叉神经血管周围纤维（如上矢状窦）可使三叉神经释放血管活性物质如P物质、神经激肽A、钙调素基因相关肽（calcitonin gene-related peptide，CGRP）、垂体腺苷酸环化酶激活肽（Pituitary Adenylate Cyclase Activating Polypeptide-38，PACAP-38）等，引起颅内痛敏组织如硬脑膜血管、大动脉的扩张、血浆外渗及肥大细胞脱颗粒，即神经源性炎症。外渗的致痛物质可激活三叉神经，其神经冲动经初级神经元（三叉神经节）后传至位于三叉神经核尾端及C_{1-2}脊髓后角即三叉神经脊髓复合体（tri-geminal cervical complex，TCC）的二级神经元，再传入丘脑内的三级神经元，最后到达大脑皮质产生痛觉。而刺激中缝核、蓝斑或三叉神经可通过一间接通路引起颅外血管扩张，其传出通过面神经、副交感神经、岩浅大神经至腭颞神经节和耳神经节。由于遗传造成的这些反射通路的不稳定性及节段性缺陷，使得血管扩张引起的任何轻微的伤害性感觉传入通过正反馈作用而逐渐放大，形成恶性循环，最终导致疼痛加剧、血管进一步扩张，表现偏头痛发作。蓝斑到皮质的弥散性投射触发同侧皮质的微血管收缩，也可解释偏头痛先兆可能的皮质扩布性抑制。

三叉神经血管反射系统周围致敏与搏动样头痛有关，而初级神经元一旦被内源性血管活性物质激活，则可因弯腰、咳嗽和打喷嚏等增加颅内压活动刺激脑膜，而导致头痛加重。反复痛觉信号刺激导致三叉神经血管反射系统中枢致敏，三叉神经脊束核敏化导致头部痛觉超敏，非痛刺激可引起头皮和头部肌肉疼痛30～60分钟，最高可达120分钟。而丘脑敏化与头部以外区域的痛觉超敏有关。

TTC与脑干、丘脑、下丘脑、基底核核团等多个部位有网络联系，神经冲动经这些部位投射至大脑皮质诸多区域，如嗅觉皮质、视觉皮质、听觉皮质等，三叉神经血管反射系统包括初级、二级和三级神经元的激活和致敏，可以解释大多数偏头痛症状，包括体力活动加重搏动性疼痛,恶心和呕吐,畏光、畏声、畏嗅,以及痛觉超敏。

二、临床表现

偏头痛多见儿童和青少年起病,中青年达发病高峰。女性多见,男女偏头痛患者比例约为 1:2~1:3,多数患者有偏头痛家族史。发作部位多位于偏侧额颞部,少数为双侧或全头痛(图6-2)。根据偏头痛发作不同时期的表现可分为前驱期、先兆期、头痛期和头痛后期,不同时期的表现可以重叠,亦有部分患者仅表现部分的分期。

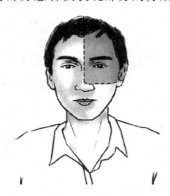

图6-2　偏头痛的疼痛分布区

多为偏侧的额颞部搏动性头痛,伴恶心、畏光、畏声,喜在黑暗中静卧

1.有先兆偏头痛　以往曾称典型偏头痛,约占偏头痛患者的1/3。有先兆偏头痛可以分为有典型先兆偏头痛、有脑干先兆偏头痛、偏瘫型偏头痛、视网膜型偏头痛。不同亚型区别仅表现在先兆的不同。

(1)前驱期:40%~60%偏头痛患者有前驱症状,多在头痛发生前的数小时至数日出现,可表现为:①精神方面。抑郁或欣快、情绪不稳或不安、反应迟钝、疲劳或睡眠增多;②感觉方面。畏光、恐声、嗅觉过敏;③自主神经。颈强、寒冷感、口渴、尿频或多尿、腹泻或便秘、食欲变化;④一部分患者在头痛发作前会有难以言状的感受或不适。

(2)先兆期:先兆为复杂的神经系统症状,一般发生在头痛前,也可在头痛开始后出现,或持续至头痛期。最常见为视觉先兆,超过90%的有先兆偏头痛患者出现视觉先兆。视觉先兆通常表现为城堡的墙垛样(城墙光线),首先为视野中出现边界不完整的灰暗小区域,其内视觉减退或缺失[暗点(scotoma)],随后该暗区逐渐变大,边缘为闪亮锯齿状[闪烁(scintillation)],频率为1~10次/秒,并向视野左侧或右侧扩展。闪光现象还可以表现为点状、线条、色斑样闪光,视物变形和物体颜色改变等(图6-3)。先兆过程历时5~60分钟,大多为10~20分钟。部分患者主诉眼前如有厚厚的或经烟熏的玻璃,并有污点。这些清晰的图像在数分钟内缓慢通过视野,可遗留盲点缺损。部分患者仅述有暗点而无阳性表现,但仔细观察会发现暗点在逐渐扩大。

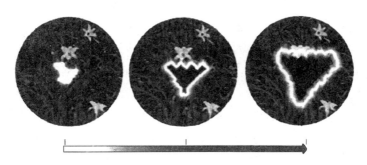

图 6-3 有先兆的偏头痛患者眼前出现闪光暗点的连续图像,显示伴随闪烁幻像出现暗点的演变,当闪光移向周边时短暂的盲区仍然在扩大

其次为躯体感觉先兆,常自肢体、面部和(或)舌头某一点发麻开始,然后逐渐累及一侧肢体、面部和(或)舌头,受累区域可逐渐变大或逐渐变小。麻木可在其他症状后出现,但也可作为唯一症状出现。

发生频率更少的是言语障碍,通常表现为失语,但难以区分具体为何种失语。

源于脑干的先兆症状包括构音障碍、眩晕、耳鸣、听力减退、复视、非感觉损害引起的共济失调和意识水平下降,有脑干先兆偏头痛发作往往伴随其他典型先兆,但不包括运动先兆和视网膜先兆。

运动先兆仅出现于偏瘫型偏头痛,常伴有脑干症状。而视网膜先兆仅出现于视网膜型偏头痛。

研究表明,很多有视觉先兆的患者偶尔也会出现肢体和(或)言语症状。而有躯体感觉和(或)言语症状的患者几乎同时都有视觉先兆,至少在部分发作时会有。

当出现多种先兆时,这些不同类型的先兆症状通常接连发生,多先出现视觉先兆,随后出现感觉异常、失语。单一先兆最长可达 1 小时,但运动症状往往持续长达 72 小时。当 3 个症状一起出现在一次先兆时,先兆持续时间最长达到 180 分钟。

(3)头痛期:伴先兆症状同时或随后出现颞部或眶周搏动性头痛,多为单侧,也可为全头痛、单侧或双侧额部头痛及不常见的枕部头痛等。头痛时常伴恶心、呕吐、畏光或畏声、易激惹、畏嗅及疲劳感等,日常体力活动使头痛加重,睡眠后减轻。大多数患者头痛发作时间为 4 小时至 1 天,儿童持续 2~8 小时。头痛频率不定,50%以上的患者每周发作不超过 1 次。

(4)头痛后期:头痛消失后部分患者出现疲劳、注意力难以集中、颈部僵硬感,多在 2 日好转。

2.无先兆的偏头痛 也称普通偏头痛,是临床最常见类型,无先兆表现。少数患者可出现轻微而短暂的视觉模糊。典型表现为单侧、搏动性、中-重度颞部头痛,日常体力活动如上下楼梯可加重头痛,伴呕吐和(或)畏光、畏声。呕吐或睡眠后头痛可缓解。疼痛持续时伴颈肌收缩可使症状复杂化。头痛发作时常有头皮触痛。无神经系统定位体征。随着年龄的增长,头痛程度可逐渐减轻,发作次数也逐渐降低。女性患者在妊娠前 3 个月偏头痛发作降低,部分女性患者绝经后偏头痛不再发作。但有些患者更年期后发作反而更重。

3.慢性偏头痛 当偏头痛频繁发作或持续存在,多月以来(3 个月以上)偏头痛发作频度高,每个月头痛发作在 15 日以上,可考虑慢性偏头痛,但每月符合偏头痛特点的头痛天数至少 8 天。慢性偏头痛多无先兆。将慢性偏头痛与发作性偏头痛区分开来是因为在频繁发作或持续存在的偏头痛中,单次发作是难以分辨的,事实上,这类患者的头痛性质每天都可能不同,甚至一天内也有变化。慢性头痛最常见的原因是药物过量,诊断慢性偏头痛时应除外由镇痛药物使用过度引起的慢性头痛。

4.偏头痛并发症

(1)偏头痛持续状态:患者既往有偏头痛发作病史,若某次发作持续时间超过 72 小时,则可能为偏头痛持续状态,头痛程度往往较重。符合偏头痛持续状态特点的头痛可能由药物过量引起,故应排除药物过量性头痛。如患者服药情况符合药物过量性头痛诊断标准,则诊断为慢性偏头痛和药物过量性头痛,而不诊断为偏头痛持续状态。但如果服药时间小于 3 个月时,仅诊断为相应偏头痛亚型。

(2)不伴脑梗死的持续先兆:持续先兆症状罕见,患者既往有先兆偏头痛发作史,而此次发作先兆持续时间至少超过 1 周。此类患者的先兆症状通常表现为双侧,可持续数月或数年。头颅影像学(CT、MRI)检查无异常发现。诊断需与偏头痛性脑梗死相鉴别,并除外那些脑梗死或其他原因导致的症状性先兆。乙酰唑胺或丙戊酸治疗可能有效。

(3)偏头痛性脑梗死:偏头痛性脑梗死发病机制不清,一般发生在后循环,以年轻女性多见。患者有先兆偏头痛,但此次发作先兆持续时间超过 60 分钟,神经影像学检查显示脑的相应部位有新发生的脑梗死。偏头痛患者存在缺血性脑卒中的其他危险因素而发生缺血性脑卒中者不属此类。必须是在典型的有先兆偏头痛发作过程中发生的脑梗死才考虑偏头痛性脑梗死。

(4)偏头痛先兆诱发的痫样发作:又称偏头痛性癫痫,很少见。偏头痛患者先兆期间或先兆后 1 小时内发生痫性发作。目前,没有证据表明这种痫样发作与无先兆偏头痛有关。

5.可能与偏头痛相关的周期综合征　以往称儿童期周期性综合征,以儿童多见,成人也可出现。这类患者还可出现其他症状包括发作性晕动症、周期性睡眠障碍包括梦游、梦呓、夜惊和夜间磨牙等。

(1)反复胃肠功能障碍:反复发作的腹痛和(或)腹部不适、恶心和(或)呕吐,偶尔、长期或周期性发作,可能和偏头痛发作相关,包括周期性呕吐综合征和腹型偏头痛。

周期性呕吐综合征:多见于儿童,为典型的儿童自限性发作性疾病,恶心和(或)呕吐周期性发作,发作时患儿多面色苍白、精神萎靡。发作持续 1 小时至 5 日。周期性为其特点,呕吐发作多可预测到,而发作间期完全正常。

腹型偏头痛:发作性腹痛,持续时间 1~72 小时,疼痛部位位于腹中线,多为钝痛,中-重度疼痛,伴有恶心、呕吐或面色苍白等。病史和体格检查无胃肠或肾脏疾病征象。多数患儿以后会发展为常见的偏头痛类型。

(2)良性阵发性眩晕:发作性眩晕,持续数分钟至数小时,发作时可有眼球震颤、呕吐和头部跳痛。自发缓解,发作间期无神经体征,耳和前庭功能正常。需要除外后颅窝肿瘤、癫痫和前庭功能障碍。

(3)良性阵发性斜颈:一般发生在 1 岁以内的婴幼儿,有每月发作的倾向。表现为儿童期反复发作的头向一侧倾斜,可伴轻微旋转,伴(面色)苍白、易激惹、精神萎靡、呕吐等,数分钟或数天后自行缓解。鉴别诊断包括胃食管反流、特发性扭转肌张力障碍和复杂部分性癫痛,尤其需要除外先天或获得的后颅窝和颅颈结合部疾病引起的斜颈。

三、诊断和鉴别诊断

1.诊断 偏头痛是一种伴有多种神经系统和非神经系统表现的反复发生的头痛综合征,而非简单意义上的头痛。其诊断主要依靠详细询问病史,包括头痛的前驱症状、发作起止形式、部位、性质、持续时间、病程及伴随症状等。同时也应注意偏头痛的诊断不仅是一个排他性诊断,阳性诊断亦是可行的。阳性诊断不仅需要了解偏头痛发作时的表现及可能的诱发因素,还需要熟悉偏头痛的临床分型、变异和自然病程。神经系统检查正常,但临床表现不典型者可通过颅脑 CT、MRI、MRA、DSA 等检查排除颅内动脉瘤、脑血管畸形、颅内占位性病变和痛性眼肌麻痹等器质性疾病。国际头痛协会(2018)偏头痛诊断标准见表 6-3～表6-13。

表 6-3 无先兆的偏头痛诊断标准

A.至少 5 次发作符合标准 B～D

B.头痛发作持续 4～72 小时(未治疗或治疗效果不佳)

C.至少符合下列 4 项中的 2 项:
  1.单侧
  2.搏动性
  3.中-重度头痛
  4.日常体力活动加重头痛或因头痛而避免日常活动(如行走或上楼梯等)

D.发作过程中,至少符合下列 2 项中的 1 项:
  1.恶心和(或)呕吐
  2.畏光和畏声

E.不能用 ICHD-3 中的其他诊断更好地解释

表 6-4 有先兆的偏头痛诊断标准

A.至少有 2 次发作符合 B 和 C
B.至少有 1 个可完全恢复的先兆症状:
  1.视觉
  2.感觉
  3.言语和(或)语言
  4.运动
  5.脑干
  6.视网膜

（续表）

C.至少符合下列 6 项中的 3 项：

    1.至少有 1 个先兆持续超过 5 分钟

    2.2 个或更多的症状连续发生

    3.每个独立先兆症状持续 5~60 分钟

    4.至少有一个先兆是单侧的

    5.至少有一个先兆是阳性的

    6.与先兆伴发或在先兆出现 60 分钟内出现头痛

D.不能用 ICHD-3 中的其他诊断更好地解释

表 6-5　慢性偏头痛诊断标准

A.符合 B 和 C 的头痛（偏头痛样头痛或紧张型样头痛），每月发作至少 15 天，至少持续 3 个月

B.符合无先兆偏头痛诊断 B~D 标准和（或）有先兆偏头痛 B 标准和 C 标准的头痛至少发生 5 次

C.头痛符合以下任何 1 项，且每月发作大于 8 天，持续时间大于 3 个月：

    1.无先兆偏头痛的 C 和 D

    2.有先兆偏头痛的 B 和 C

    3.患者所认为的偏头痛发作可通过服用曲坦类或麦角类药物缓解

D.不能用 ICHD-3 中的其他诊断更好地解释

表 6-6　偏头痛持续状态诊断标准

A.符合 B 和 C 的头痛

B.符合无先兆偏头痛和有先兆偏头痛的诊断,除了持续时间和疼痛程度外,既往发作典型

C.同时符合下列 2 个特点：

    1.持续超过 72 小时

    2.疼痛或相关症状使其体力减弱

D.不能用 ICHD-3 中的其他诊断更好地解释

表 6-7　不伴脑梗死的持续先兆诊断标准

A.先兆符合标准 B

B.发生在有先兆偏头痛患者,除了 1 个或多个先兆持续时间大于或等于 1 周,先兆呈典型表现

C.神经影像学无脑梗死的证据

D.不能用 ICHD-3 中的其他诊断更好地解释

表 6-8　偏头痛性脑梗死诊断标准

A.偏头痛发作符合标准 B 和 C

B.符合有先兆偏头痛诊断标准,先兆症状典型,除了 1 个或多个先兆时程大于 60 分钟

C.神经影像学证实先兆相关脑区的梗死灶

D.不能用 ICHD-3 中的其他诊断更好地解释

表 6-9　偏头痛先兆诱发的痫样发作诊断标准

A.痫性发作符合癫痫发作诊断标准中的 1 种类型,并符合标准 B

B.有先兆偏头痛患者在有先兆偏头痛发生过程中或发作后 1 小时内出现痫样发作

C.不能用 ICHD-3 中的其他诊断更好地解释

表 6-10　周期性呕吐综合征诊断标准

A.至少发作 5 次符合标准 B 和 C 的严重恶心和呕吐

B.发作形式刻板,周期性反复发作

C.符合下列 3 项:

　　1.每小时至少恶心、呕吐 4 次

　　2.每次发作大于 1 小时,发作期不超过 10 天

　　3.发作间隔大于 1 周

D.发作间期症状完全缓解

E.不能用 ICHD-3 中的其他诊断更好地解释

表 6-11　腹型偏头痛诊断标准

A.符合 B~D 的腹痛至少发作 5 次

B.疼痛至少符合下列 3 项中的 2 项:

　　1.位于中线、脐周或难以定位

　　2.性质为钝痛或"只有酸痛"

　　3.中-重度疼痛

C.发作时至少符合下列 4 项中的 2 项:

　　1.食欲减退

　　2.恶心

　　3.呕吐

　　4.(面色)苍白

D.未治疗或治疗无效的情况下持续 2~72 小时

E.发作间期完全缓解

F.不能用 ICHD-3 中的其他诊断更好地解释

表 6-12　良性阵发性眩晕诊断标准

A.符合 B 和 C 发作至少 5 次

B.没有预兆的眩晕,发作即达高峰,数分钟至数小时后可自行缓解,无意识丧失

C.至少存在下列症状或体征中的 1 项:

  1.眼球震颤

  2.共济失调

  3.呕吐

  4.苍白

  5.恐惧

D.发作间期神经系统检查与听力、前庭功能检查正常

E.不能用 ICHD-3 中的其他诊断更好地解释

表 6-13　良性阵发性斜颈诊断标准

A.符合 B 和 C,儿童期反复发作

B.头转向一侧,可伴或不伴轻微旋转,数分钟或数天后自行缓解

C.至少存在下列 5 项中的 1 项:

  1.(面色)苍白

  2.易激惹

  3.精神萎靡

  4.呕吐

  5.共济失调

D.发作间期无神经系统阳性体征

E.不能用 ICHD-3 中的其他诊断更好地解释

  2.鉴别诊断

(1)丛集性头痛:男性多见,约为女性的 4~5 倍。发病年龄较偏头痛晚,平均 25 岁,极少有家族史。典型表现为固定于一侧眶周、眶后短暂的剧烈的头痛,伴同侧结膜充血、流泪、流涕及 Homer 征等,持续时间 15 分钟至 3 小时,饮酒或应用血管扩张药诱发,尤其在丛集期。具有周期性,几乎在每日同一时间发作,晚上多见,使患者从睡眠中痛醒。常在每年春季和(或)秋季发作一两次,发作间期患者数月或数年无头痛,可能与下丘脑功能障碍有关。丛集性头痛与偏头痛在临床表现上有相似之处,如两种疾病均可由饮酒诱发,曲普坦类药物可能有效,都可有自主神经症状等,但在易患病性别、丛集性特征、周期节律、突出症状、发作的频度、持续时间、发作期情绪、自主神经受累的部位等方面均有不同,可帮助鉴别。

(2)紧张型头痛(tension-type headache,TTH):紧张型头痛是原发性头痛最常见的类型,典型表现为轻到中度、双侧压迫性或紧箍样头痛,不因日常体力活动而加重。不伴随恶心。与偏头痛鉴别不难。但因 40%偏头痛患者表现为双侧头痛,约 75%的患者主诉头痛为颈项部疼痛或压痛;且同一患者两种类型头痛可能并存,尤其是头痛程度较轻无先兆偏头痛发作与发作性紧张型头痛表现类似,不易鉴别。偏头痛发作时日常活动使头痛加重,多伴有恶心呕吐、畏光、恐声,而紧张型头痛无此特点。详细的病史收集、头痛日记记录可资鉴别。

(3)痛性眼肌麻痹:又称 Tolosa-Hunt 综合征,是海绵窦非特异性炎症导致头痛及眼肌麻痹,可见于任何年龄,以壮年多见。头痛发作常表现为眼球后及眶周的顽固性胀痛、刺痛及

撕裂样疼痛,常伴恶心和呕吐,数日后出现疼痛侧动眼、滑车或外展神经麻痹,表现为上睑下垂、眼球运动障碍和光反射消失等。持续数日至数周缓解,数月至数年后又可复发。皮质类固醇如泼尼松 60mg/d 口服有效。

(4)继发性头痛:尤其是缘于头颈部血管性疾病的头痛,如高血压或低血压、未破裂颅内动脉瘤或动静脉畸形、慢性硬膜下血肿等均可出现偏头痛样头痛。继发性头痛可能表现为搏动样疼痛,但无典型偏头痛发作特点及过程,部分病例有局限性神经功能缺失体征、癫痫发作或认知功能障碍,脑 CT、MRI 及 DSA 检查可显示病变。

四、治疗

偏头痛是反复发作的慢性疾病,偏头痛患者之间的临床表现相差较大,并且同一患者在每次发病时的临床表现也有差异。此外,偏头痛患者还可能同时患有其他原发性头痛(常见的是紧张型头痛)。所以,对偏头痛患者进行有效治疗并非简单。一旦偏头痛的诊断成立,医师应当决定如何治疗偏头痛,首先应积极开展患者教育,使患者对偏头痛有正确的认知,主动避免或控制偏头痛发作的诱因;其次充分利用各种非药物干预手段,包括按摩、理疗、生物反馈治疗、认知行为治疗和针灸等;最后采取药物治疗。偏头痛的药物治疗包括头痛发作期治疗和头痛间歇期预防性治疗,对于频繁发作的患者常需两种方案联合使用。

目前有诸多治疗和预防偏头痛发作的药物可以选择,而每一位患者对药物的反应不同,差别较大。所以,对于偏头痛患者的用药应当个体化。治疗的选择需考虑到头痛发作的频度、疼痛程度、伴随症状(如恶心、呕吐)等,还应当考虑到患者对药物耐受性和用药史及对药物的反应等情况。患者的身体状况也影响着药物选择,如心脏疾患、妊娠、高血压等。

偏头痛发作期药物治疗目的是快速、持续镇痛、降低头痛再发、恢复患者的功能。发作期治疗有效标准:①2 小时后无痛;②2 小时后疼痛改善,由中-重度疼痛转为轻度或无痛(或 VAS 评分下降 50% 以上);③疗效具有可重复性,3 次发作中有 2 次以上有效;④在治疗成功后的 2 小时内无头痛再发或无须再次服药。药物选择的一般原则是:对轻度、中度偏头痛,应用非甾体类抗炎药物和简单镇痛剂及其复方制剂;对以往这类药物治疗有效的重度偏头痛者也可应用。对于中度、重度偏头痛或对非甾体抗炎药反应差者,应用曲普坦类和双氢麦角碱特效药,对有严重恶心、呕吐症状的偏头痛发作使用止吐药和非口服镇痛药。

(1)非特异性药物:如对乙酰氨基酚(acetaminophen)、非甾体抗炎药(nonsteroidal anti-inflammatory drugs,NSAIDs)如萘普生(naproxen)0.25~1.0g 或布洛芬(ibuprophen)0.2~0.8g 口服。阿司匹林、对乙酰氨基酚及咖啡因的复方制剂等也可推荐。这些药物应在偏头痛发作时尽早使用。为预防药物过度使用性头痛,单纯 NSAIDs 制剂每月不能超过 15 天,麦角碱类、曲普坦类、NSAIDs 复合制剂服用每月不应超过 10 天。甲氧普胺、多潘立酮等止吐和促进胃动力药物不仅能治疗伴随症状,还有利于其他药物的吸收;苯二氮䓬类、巴比妥类镇静剂可促使患者镇静、入睡,使头痛消失,因镇静剂有成瘾性,故仅适用于其他药物治疗无效的严重患者;阿片类药物有成瘾性,可导致药物过量性头痛并诱发对其他药物的耐药性,不予以常规推荐,仅适用于其他药物治疗无效的严重头痛者。

(2)特异性治疗药物

1)曲普坦类(triptans):是高选择性 $5-HT_{1B}/_{1D}$ 受体激动剂,$5-HT_{1D}$ 受体可抑制三叉神经血管反射系统痛觉传导;$5-HT_{1B}$ 受体可引起颅内血管收缩,但不影响多巴胺受体、肾上腺素受体及 5-HT 受体的其他亚型,能特异性治疗偏头痛的头痛发作。目前,国内市场有舒马普坦、佐米曲普坦和利扎曲普坦,那拉曲坦、阿莫曲坦、依来曲坦和夫罗曲坦等在国内尚未上市。曲普坦类在头痛任何时期应用均有效,越早应用效果越好,如首次应用有效,复发后再用仍有效,若首次无效,改变剂型或剂量可能有效;患者对一种曲普坦类无效,对另一种可能有效。舒马普坦有口服片剂、口服速释剂、皮下注射剂、鼻喷剂等剂型,皮下注射舒马曲坦 6mg,10 分钟起效,2 小时头痛缓解率达 80%。佐米曲普坦为亲脂性药物,可透过血-脑屏障,生物利用度高,口服 40~60 分钟后起效。有 2.5mg 和 5mg 口服及鼻喷剂。利扎曲普坦推荐起始剂量 10mg,若头痛持续,2 小时后可重复 1 次,口服作用快速,头痛消失与疗效的维持在所有曲普坦类药物中最显著,头痛复发率较舒马普坦、佐米曲普坦低。冠心病及未控制的高血压患者禁用此类药物,药物不良反应包括恶心、呕吐、心悸、烦躁及焦虑等。

2)麦角胺类药物:治疗偏头痛急性发作的历史很长,但判断其疗效的随机对照试验却不多。麦角胺药物半衰期长、头痛复发率低,多联合咖啡因用于发作持续时间长的患者。但因有明显恶心、呕吐、周围血管收缩等不良反应,目前已较少应用。

3)降钙素基因相关肽(CGRP)受体拮抗剂:CGRP 是由 37 个氨基酸组成的神经肽,其在中枢及外周神经系统中广泛表达,与偏头痛的病理生理过程有关。CGRP 受体拮抗剂使扩张的脑膜动脉恢复正常,减轻偏头痛,部分对曲普坦类无效或不能耐受的患者可应用。2018 年 FDA 批准 Galcanezumab 用于偏头痛治疗,是 FDA 批准的第三个 CGRP 抗体,120mg 每月 1 次,可有效降低慢性偏头痛患者的发病频率,有很好的安全性和耐受性。

五、预防

预防性药物治疗目的是降低偏头痛发作的频率,减轻疼痛程度,使急性发作患者对终止治疗反应更好,尽可能地提高患者的生活质量。指征:①患者的生活质量、工作和学业严重受损(需根据患者本人判断);②每月发作频率 2 次以上;③急性期药物治疗无效或患者无法耐受;④存在频繁、长时间或令患者极度不适的先兆,或为偏头痛性脑梗死、偏瘫性偏头痛、基底型偏头痛亚型等;⑤连续 2 个月,每月使用急性期治疗 6~8 次以上;⑥偏头痛发作持续 72 小时以上等。常用药物如下。

(1)抗癫痫药物:丙戊酸和托吡酯两者均为一线推荐药物。研究显示,缓释型双丙戊酸钠(500~1000mg/d)可使偏头痛发作次数每周降低 1~2 次。但长期使用需定时检测血常规、肝功能和淀粉酶。对女性患者需注意体重增加及卵巢功能异常(多囊卵巢综合征)。托吡酯对发作性及慢性偏头痛有效,并可能对药物过量性头痛有效。多项研究支持托吡酯 50~200mg/d,预防偏头痛有效。加巴喷丁可作为二线药物预防偏头痛发作,自 300mg/d 逐渐增至 2400mg/d,可显著降低偏头痛发作频率。拉莫三嗪似乎对偏头痛先兆有效但对偏头痛无效;有研究证实奥卡西平预防性治疗偏头痛无效。

(2)β-受体阻滞剂:在偏头痛预防性治疗方面效果明确,有多项随机对照试验结果支持。其中证据最为充足的是非选择性 β-受体阻滞剂普萘洛尔和选择性受体阻滞剂美托洛尔。此外,比索洛尔、噻吗洛尔和阿替洛尔可能有效,但证据强度不高。β-受体阻滞剂的禁忌证包括反应性呼吸道疾病、糖尿病、直立性低血压及心率减慢的某些心脏疾病。不适用于运动员,可发生运动耐量减低。有情感障碍患者在使用 β-受体阻滞剂可能会发生心境低落甚至自杀倾向。

（3）抗抑郁药：阿米替林和文拉法辛预防偏头痛有效已获得证实，阿米替林尤适用于合并紧张性头痛或抑郁状态患者，主要不良反应是镇静作用。文拉法辛疗效与阿米替林类似，不良反应更少。

（4）钙离子拮抗剂：非特异性钙离子拮抗剂氟桂利嗪对偏头痛的预防性治疗证据充足，研究证实其预防治疗偏头痛第2个月起效果显现，可显著降低头痛发作，降低头痛强度，治疗3个月可降低偏头痛发作频率57%。氟桂利嗪常用剂量为每晚5~10mg。多项尼莫地平预防偏头痛的研究，结果均未能显示其疗效优于安慰剂，不推荐使用。

（5）其他：抗高血压药物赖诺普利及坎地沙坦各有一项对照试验结果显示对偏头痛预防治疗有效，但仍需进一步证实。随机双盲对照试验显示肉毒毒素A对慢性偏头痛的预防有效。

开始预防性药物治疗之前应与患者进行充分的沟通，根据患者的个体情况进行选择，注意药物的治疗效果与不良反应，同时注意患者的共病、与其他药物的相互作用、每日用药次数及经济情况。通常首先考虑证据确切的一线药物，若一线药物治疗失败、存在禁忌证或患者存在以二、三线药物可同时治疗的并发症时，方才考虑使用二线或三线药物。避免使用患者其他疾病的禁忌药及可能加重偏头痛发作的治疗其他疾病的药物。长效制剂可增加患者的顺应性。

预防性药物治疗应小剂量单药开始，缓慢加量至合适剂量，同时注意不良反应。对每种药物给予足够的观察期以判断疗效，一般观察期为4~8周。患者需要记头痛日记来评估治疗效果，并有助于发现诱发因素及调整生活习惯。偏头痛发作频率降低50%以上可认为预防性治疗有效。有效的预防性治疗需要持续约6个月，之后可缓慢减量或停药。若发作再次频繁，可重新使用原先有效的药物。若预防性治疗无效，且患者没有明显的不良反应，可增加药物剂量；否则应换用第二种预防性治疗药物。若数次单药治疗无效才考虑联合治疗，也应从小剂量开始。

（6）其他治疗：如中医治疗（中药、针灸、推拿）、心理治疗和物理治疗对偏头痛预防性治疗有效，可作为药物治疗的替代或补充，但缺乏设计良好的对照研究证据。神经调制疗法治疗偏头痛越来越受到临床关注，国内外学者已进行多项不同神经调制研究。而国内研究多集中在星状神经节阻滞，结果提示对偏头痛患者行星状神经节阻滞治疗可有效缓解偏头痛发作。

第四节　丛集性头痛

丛集性头痛是少见的伴一侧眼眶周围剧烈疼痛的发作性头痛，有反复密集发作的特点，也称偏头痛样神经痛、组胺性头痛、阵发性夜间头痛等。

一、病因和发病机制

本病的病因及发病机制不明。Gardner等（1947）提出了通过岩浅大神经及蝶腭神经节传递的副交感神经阵发性放电假说。Ekbom和Greitz（1970）发现一例丛集性头痛患者，在进行动脉造影时头痛发作，其同侧颈内动脉狭窄，动脉壁膨胀刺激颈动脉外周交感神经丛，并引起 Horner 综合征。Kunkle(1982)通过大量的人体实验,得出疼痛产生于颈内动脉并上传至颞骨岩部的结论。Kittrelle 等(1985)报道在蝶颚凹区域内应用可卡因或利多卡因可持续阻止丛集性头痛发作,辣椒素也有同样作用;刺激蝶颚神经节可引起症状再发。

丛集性头痛急性发作与丘脑后部灰质区域激活有关,May 等(1999)基于体素 MRI 扫描形态测量分析,发现丛集性头痛患者双侧下丘脑后区的组织体积增大,并持续至发作期之外,可能与神经元密度增加有关。丛集性头痛的自然发作周期可能与控制 24 小时节律的下丘脑机制有关,将组织胺 0.1mg 静脉注射可引发丛集性头痛,说明与组织胺的自发释放有关。于生元等(2015)报道,丛集性头痛患者发作期存在下丘脑突显网络(salience network,SN)活化功能降低。约 5% 的丛集性头痛患者可能是常染色体显性遗传。

二、临床表现

1.任何年龄均可发病,多发生于 20~50 岁成年人,平均发病年龄为 30 岁,男性居多,4~5倍于女性。头痛发作极其迅猛,20 分钟达到高峰。通常在一段时间(3~16 周)内出现一次接一次成串的发作,常在每年春季和(或)秋季发作一两次。

2.头痛发作常发生在每日同一时间,如夜间入睡后 1~2 小时发作,或在夜间和白天反复发作。每日发作一至数次,无先兆,不伴恶心、呕吐,可持续 30~180 分钟,平均 45 分钟。约10% 的患者在数年中反复发作,变为慢性发作性偏侧头痛。

3.头痛特点是固定于一侧眼眶部,为眼内、眼周深处及眼眶周围的剧烈钻痛,无搏动性,通常向前额、颞部及颊部放射,很少波及面下部、耳后或枕颈部(图 6-4)。患者常坐在椅子上摇动或来回踱步,用拳捶打头部或以头撞墙,疼痛难忍。疼痛可迅速缓解或逐渐消退。

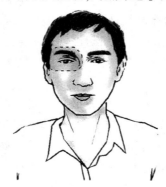

图 6-4　丛集性头痛的疼痛分布区

常见于一侧眶颞部周围,是深部的剧烈疼痛,几乎每天同一时间发作,通常伴流泪、流涕和面部潮红,持续 30 分钟至 3 小时

4.有些患者眼眶疼痛侧伴轻度的眼睑下垂,也可在反复发作后变成永久性眼睑下垂。发作时同侧颞动脉明显粗大,有触痛,头面部皮肤痛觉过敏。常伴发结膜充血、流泪、流涕、鼻塞、面颊发红、面部出汗异常、眼睑水肿等,本病有红色偏头痛之称。约 1/4 的病例头痛侧可出现 Horner 征。

5.饮酒、冷风或热风拂面、服用血管扩张药及兴奋等为头痛诱因。

三、诊断和鉴别诊断

1.诊断　根据本病确切病史及发作时典型临床表现通常可做出诊断。虽然很少伴发结构异常,但仍推荐进行神经影像学检查,最好是脑 MRI 或增强 CT。诊断标准见表 6-14。

表 6-14　IHS 丛集性头痛的诊断标准

A.符合 B~D 发作 5 次以上

B.发生于单侧眼眶、眶上和(或)颞部的重度或极重度的疼痛,若不治疗疼痛持续 15~180 分钟

C.头痛发作时至少伴有下列 2 项中的 1 项:

1.至少伴随以下症状或体征(和头痛同侧)中的 1 项:

a)结膜充血和(或)流泪

b)鼻塞和(或)流涕

c)眼睑水肿

d)前额和面部出汗

e)瞳孔缩小和(或)上睑下垂

2.感觉躁动或不安

D.发作频率 1 次/2 日~8 次/天

E.不能用 ICHD-3 中的其他诊断更好地解释

2.鉴别诊断　症状典型的丛集性头痛不易与其他头痛混淆,但需注意与偏头痛、三叉神经痛、颈动脉瘤、颞动脉炎、嗜铬细胞瘤、Tolosa-Hunt 综合征、类三叉神经(Raeder)综合征等相鉴别。

(1)Tolosa-Hunt 综合征:亦表现为眼眶周围剧烈的头痛,可伴有眼痛及眼肌瘫痪;而眼球后部、鼻部、上颌及颞部阵发性疼痛,伴鼻塞或流泪,可提示为丛集性头痛或其变异型。

(2)类三叉神经综合征(Raeder syndrome):三叉神经分布的眼区及上颌区出现痛性抽搐、感觉缺失、眼肌瘫痪(上睑下垂和瞳孔缩小)及咀嚼肌力弱,而出汗功能保留,但有些头痛患者,尤其是女性可同时出现丛集性头痛及 Raeder 综合征。

(3)偏头痛:丛集性头痛与偏头痛的关系不确定,有些病例既有偏头痛又有丛集性头痛的特点,因此 Kudrow 提出偏头痛样神经痛、丛集性偏头痛等术语。但 Lance 等指出,丛集性头痛为面部发红,前额、颞部和面颊的皮温升高,眼内压升高;而偏头痛则面色苍白,皮温降低,眼内压正常。丛集性头痛与偏头痛的性别分布、发病年龄、发作频率等也有显著差异。

(4)慢性发作性偏头痛:Sjaastad 和 Dale 根据此类偏头痛发生于一侧,并与丛集性头痛具有某些相似性,但又具有一些特性而命名。它与丛集性头痛的相同之处是其为发作性,总是位于一侧颞眶部,持续时间短(20~30 分钟),常伴有结合膜充血、流涕,可出现不完全性Homer 征;与丛集性头痛不同之处是,头痛呈长期发作,每日可发作数次,重要的是一些患者对消炎痛的反应良好。

(5)症状性丛集性头痛:由于颅内病变导致的丛集性头痛样发作,如鞍旁脑膜瘤、垂体腺瘤、第三脑室区域钙化病变、前部颈动脉动脉瘤、侵入鞍上池的斜坡表皮样瘤、椎动脉动脉瘤、鼻咽癌、同侧半球巨大动静脉畸形及上颈部脑膜瘤均可能导致症状性丛集性头痛。

四、治疗

1.丛集性头痛急性发作期药物治疗　丛集性头痛急性发作起病突然,持续时间短,因此

只有迅速起效的药物才会迅速缓解疼痛,最有效的治疗是吸氧及皮下使用舒马普坦(sumatriptan)。

(1)氧疗:在头痛开始时可通过面罩吸氧治疗,推荐的氧流量是7L/min,共10~15分钟。60%~70%的患者对吸氧有效,部分患者吸氧虽不能完全终止其头痛发作,但可推迟下次发作时间。

(2)5-HT$_{1B}$/$_{1D}$受体激动剂:曲普坦类(triptans)药物中最有效的是舒马普坦皮下注射剂,其次为舒马普坦鼻喷剂及佐米曲普坦鼻喷剂或佐米曲普坦口服,舒马普坦片剂无效。皮下注射舒马普坦6mg,一般5分钟内开始起效,15分钟内头痛缓解,耐受性好。鼻腔喷雾舒马普坦20mg或佐米曲普坦5mg治疗的效果虽不如皮下注射舒马普坦好,但易携带,使用方便,也是重要的药物。对发作性丛集性头痛患者,口服佐米曲普坦(10mg和5mg)30分钟后,头痛缓解,易于耐受;而对慢性丛集性头痛无效。

(3)麦角胺(ergotamine):双氢麦角碱静脉注射可在10分钟内迅速缓解疼痛,而肌内注射和鼻腔给药则起效较慢。

(4)表面局部麻醉:利多卡因(lidocaine)局部滴鼻对丛集性头痛有效,推荐用4%利多卡因滴鼻。

2.预防性药物治疗 原则是在丛集期早期开始坚持每日用药,直至头痛消失后至少2周,逐渐减量至停药,不可突然停药,在下一丛集期开始又重新用药。预防用药过程中出现头痛时可予以吸氧或舒马普坦治疗终止发作。

(1)糖皮质激素:对发作性丛集性头痛的丛集期及慢性丛集性头痛均有效。泼尼松(prednisone)60mg,早晨顿服,连用3天,随后每隔3天减10mg,18天后减完。激素应短期使用,同时补钾、补钙和制酸治疗,尽可能避免重复使用。

(2)酒石酸麦角胺:1mg口服,2次/天,是非常有效的预防措施。睡前服对控制丛集性头痛夜间发作有特效,但禁用于有外周和心血管疾病患者。

(3)维拉帕米(verapamil):对发作性丛集性头痛及慢性丛集性头痛均有效,常规剂量为120~480mg/d,分次口服,对慢性丛集性头痛,最大剂量可达1200mg/d。常见的不良反应是便秘、水潴留及低血压。在用药之前需排除心脏传导阻滞。

(4)碳酸锂(lithiumcarbonate):常用于慢性丛集性头痛的预防性治疗,对发作性丛集性头痛亦有效。常用剂量是600~900mg/d,分次给予,有效血药浓度是0.4~0.8mEq/L。有时需与麦角胺或维拉帕米联用。定期复查锂盐浓度,避免同时使用排钠利尿剂,以防止锂浓度升高出现不良反应。

(5)丙戊酸(valproate):600~2000mg/d,分次口服,可降低丛集性头痛的发作频率,血药浓度须保持在50~100μg/mL,需定期复查血药浓度及肝脏转氨酶。

(6)托吡酯(topiramate):平均剂量100mg/d(25~200mg/d),可有效减轻或终止发作性或慢性丛集性头痛发作。可从2mg,1次/天开始,根据疗效每3~7天增加25mg或50mg,最高可达200mg。

(7)美西麦角(methysergide):有效的预防性药物,对丛集性头痛年轻患者可能最佳,不良反应包括肌肉痉挛和疼痛、水潴留、纤维化反应等。

(8)伽奈珠单抗(alcanezumab):作用于降钙素基因相关肽(calci-toningene-relatedpeptide,CGRP)的人源化单克隆抗体,据报道,每月1次300mg皮下注射,有效预防丛集性头痛发作。2018年获FDA批准用于慢性和发作性偏头痛预防治疗后2019年FDA批准用于发作性丛集性头痛预防治疗。

发作性丛集性头痛的治疗选择:首选方案麦角胺1mg,2次/天;其次是维拉帕米360~480mg/d;较顽固的丛集性头痛患者推荐联合应用麦角胺及维拉帕米;也可选择美西麦角2mg,3~4次/天,尤适合年轻患者,需注意美西麦角不能与麦角胺合用。糖皮质激素可短期使用,打断发作周期或防止头痛加剧。

慢性丛集性头痛首选维拉帕米合用锂盐,较顽固者可选择麦角胺、维拉帕米及锂盐三联用药,或美西麦角、维拉帕米及锂盐三联用药;最后可选丙戊酸,监测锂盐及丙戊酸血药浓度很重要。

3.神经阻滞与封闭 如枕神经封闭,在头痛同侧枕大神经处注射含利多卡因的甲泼尼龙120mg能使头痛缓解5~73天;Balgetir(2019)报道51例丛集性头痛患者使用长效糖皮质激素枕大神经封闭,28例有效地终止了发作。阻滞蝶腭神经节能使丛集性头痛发作暂时缓解数日,但复发率较高。

4.慢性顽固性丛集性头痛手术治疗 经皮射频三叉神经根切断术最有效,大多数丛集性头痛发作终止。疗效好的患者可维持数年,复发患者可重复手术治疗。据报道对于同侧下丘脑后方的深部脑刺激有希望成为预防治疗丛集性头痛的方案,在行此项治疗时,患者可能有头昏或者产生眩晕感,因此在刺激时注意调整刺激参数。另外,在进行电极植入时可能存在颅内出血的风险。有人尝试上颈段(C_1~C_2)神经根脉冲射频治疗慢性丛集性头痛,报道一半以上的患者有效,但样本量较小,需进一步评估。

第五节 继发性头痛

头痛最常见的类型是原发性头痛疾病,包括紧张型头痛、偏头痛等。继发性头痛的原因有很多,可以源于神经系统疾病、颅外疾病、系统性疾病,以及药物和毒素使用等。在这一节中,主要介绍前三个方面。

原发性头痛通常是复发性或持续的,也是临床最常见的。一般来说,继发性头痛是突然发生或偶然出现的,患者以前无头痛史,头痛是新出现的事件,或伴有发热、颈强、呕吐及局灶性神经症状体征,特别是患者描述为一生中最剧烈的头痛,应被认为是具有潜在严重性和风险,绝不可掉以轻心。在临床遇到这种情况应急诊做脑CT或MRI检查,并立即对头痛进行分析和评估。

临床常见的继发性头痛的病因主要包括以下几种。

一、蛛网膜下腔出血

蛛网膜下腔出血(subarachnoid hemorrhage,SAH)通常与动脉瘤破裂有关。动脉瘤破裂出血破入蛛网膜下腔导致突发的剧烈头痛,通常在几秒钟迅速达到高峰,枕区常见,偶见于额区,通常非常剧烈,有时伴短暂的意识丧失。尽管在急诊情况下,SAH不是头痛的常见原因(少于1%),但却是要考虑的特别重要的病因,因SAH是神经内科最重要的急症,个别患者是可能造成猝死的。

典型的SAH常出现恶心和呕吐、畏光、颈强,10%~30%的患者开始发病时意识不清,通常无局灶性神经体征。后交通动脉瘤可局部压迫动眼神经,引起瞳孔散大和(或)动眼神经麻痹表现。眼底检查偶见玻璃体膜下出血,且常见于出血侧。

临床应紧急进行脑CT检查,如果确诊为SAH,需要神经外科医师协助评估,制订治疗计划。自发性SAH采用Hunt和Hess分级标准评估(表6-15)。约半数的SAH患者为1级和2级,其神经系统检查正常,预后良好。未诊断的少量渗血的头痛可自发地缓解或治疗后缓解,随后诊断为SAH,被称为警示渗漏。

表 6-15　蛛网膜下腔出血的 Hunt 和 Hess 分级标准

分级	临床表现
1 级	无症状或轻微头痛和轻度颈强
2 级	中度到严重头痛、颈强,除颅神经麻痹外无神经功能缺失
3 级	嗜睡、意识模糊或轻度局灶性功能缺失
4 级	昏睡、中度至严重偏瘫、深昏迷或浅昏迷、可能早期去大脑强直及自主神经功能障碍
5 级	深昏迷、去大脑强直、濒死的表现

二、中枢神经系统感染(脑膜炎和脑炎)

脑膜炎是神经内科的一种潜在的可治疗的急症的代表,头痛伴有发热,特别是存在颈强时应疑诊脑膜炎或脑炎的可能,但细菌性脑膜炎也可能不出现颈强,特别是在婴幼儿和老年人。如腰椎穿刺证明为细菌性脑膜炎,迅速采取抗生素疗法是可以挽救生命的。发热和颈强患者,在做脑CT检查前进行腰穿有一定风险,但如果患者神志清楚,眼底检查无视盘水肿,通常是安全的。

结核性脑膜炎和真菌性脑膜炎的临床表现非常像细菌性脑膜炎,病毒性脑膜脑炎通常也有头痛、发热和颈强等,但精神状态无异常,也无局灶性神经体征。脑炎通常表现为意识模糊和谵妄,伴有头痛和发热,经常有痫性发作和局灶性神经症状体征。脑脓肿也可以引起头痛,但主要表现为颅内压(ICP)增高症状,与脑肿瘤颇为相似,脓肿一般进展缓慢,经常表现局灶性神经功能缺失,头痛和发热仅见于约半数患者,他们常表现倦怠、周身不适,以及体重下降等。

大多数医生在此情况下通常迅速做脑CT检查,然后进行腰穿,并立即使用抗生素治疗,已被作为最安全和最好的临床诊疗程序。使用抗生素更是丝毫不应延迟,在临床考虑为细菌性脑膜炎的1小时内就建议给予抗菌药物治疗。病原菌未明确前经验性使用广谱抗生素是临床常规治疗方案,通常包括一种头孢菌素如头孢曲松或头孢噻肟,以及一种抗革兰染色阴性菌的药物如庆大霉素等。病原菌明确后,根据药敏试验结果调整抗生素方案。

三、脑血管疾病和卒中

头痛偶尔可以是出血性或缺血性卒中的一个预兆。出血可以发生于硬膜外、硬膜下、蛛网膜下腔及脑内间隙。硬膜外和硬膜下出血通常是外伤所致。

1.硬膜外出血　一般在头外伤后急性发生,经典的在外伤后伴有一个短暂的清醒期,而后迅速陷入意识不清,但并非每例硬膜外血肿患者都遵循这一模式,因此在外伤性脑损伤后任何快速的意识下降,都应考虑扩张性血肿的可能体征,头痛通常在发病最初几小时出现。快速识别出血是诊疗关键,治疗总是采取急诊手术,除非出血量很小。

2.硬膜下血肿 可在头外伤后急性发生,尤其较年轻的患者,或者可以延迟发生,这样患者甚至不能回忆起外伤的情景,但患者会有头痛。老年人经常发生硬膜下血肿,患者通常表现瞌睡,由于脑萎缩而使得患者头痛轻微,局灶性神经症状体征也不明显,诊断通常是凭借脑 CT 或 MRI 检查做出的,通常也是采取手术治疗,小的硬膜下血肿可以随访观察。

3.脑出血 通常表现如同卒中,在清醒的患者出现局灶性神经功能缺失。头痛可以是一个特点,因出血牵拉脑膜和引起颅内压增高。罕见的,出血可以在脑的一个"静区"部分,如一侧额叶或右顶叶,或者直接破入脑室系统。在这些情况下,局灶性体征可以是轻微的或无,而患者可以只表现头痛和瞌睡。脑内出血的一个体征是经常出现伴发的高血压。此外,CT 扫描是诊断性的。

4.缺血性卒中 也通过脑水肿、占位效应、牵拉脑膜及颅内压增高引起头痛。一般来说,头痛在约半数的颅内出血患者和约 1/4 的缺血性卒中患者是最先出现的症状。缺血性卒中的诊断通常更多的是根据局灶性症状和体征,而不是出现头痛。某些类型的卒中,如脑静脉窦血栓形成或血管炎可引起特别明显的头痛。

5.静脉窦血栓形成 卒中相对罕见的病因,但其主要与头痛有关,通常发生在高凝状态、妊娠或产褥期,偶见于严重脱水的老年患者,典型症状由头痛开始,通常与继发性 ICP 增高有关,检查可见视盘水肿。脑静脉窦血栓形成患者可发生严重后果,如脑出血、静脉梗死或痫性发作等。临床应快速诊断,进行静脉造影 MRI 检查(MRV),宜尽快抗凝治疗。

四、高颅压综合征和脑肿瘤

头痛偶尔可以是脑肿瘤等占位性病变的先兆,但其更常表现为局灶性功能缺失或痫性发作而不是头痛。头痛性质多为钝痛,不严重,经常在晨醒时明显,而后逐渐减轻,咳嗽或用力可能加重。需注意,头痛是后颅窝肿瘤常见的早期症状;脑室内肿瘤如胶样囊肿可通过球瓣作用突然阻塞第三脑室,引起非常突然的头痛并可能发生昏厥,是猝死的一个原因。垂体瘤由于肿瘤出血或坏死可引起突然头痛,导致垂体卒中综合征,出现视力丧失和血性脑脊液,可类似蛛网膜下腔出血,脑脊液反应可类似于无菌性脑膜炎。

五、特发性颅内高压症

特发性颅内高压症(idiopathic intracranial hypertension,IIH)也称为良性颅内高压症,通常发生在年轻人,女性多于男性,与肥胖有关。患者典型表现为头痛,每天发生,除了视盘水肿,神经系统检查正常。腰穿初压为 $250\sim400mmH_2O$,CSF 细胞数、生化及培养正常,放出脑脊液可使头痛立即缓解。脑 CT 或 MRI 检查正常,因此有假瘤之称。

IIH 综合征的确切原因不明,常见的原因包括应用糖皮质激素或糖皮质激素撤药,如泼尼松(prednisone)、泼尼松龙(prednisolone)、甲泼尼龙(methylprednisolone);应用大剂量维生素 A,阻塞性睡眠呼吸暂停(obstructivesleepapnea)及高碳酸血症(hypercapnea),Guillain-Barre 综合征继发 CSF 蛋白增高,尿毒症,以及药物如西咪替丁(cimetidine)、异维 A 酸(isoretinoin)、米诺环素(minocy-cline)、四环素(tetracyclins)、他莫昔芬(tamoxifen),以及甲氧苄啶-磺胺甲基异噁唑(trimethoprim-sulfamethoxazole)等。许多疾病与 IIH 有关,如缺铁性贫血等。

治疗可行连续的腰穿,注入药物如碳酸酐酶抑制剂乙酰唑胺,降低 CSF 的形成,偶尔采用 CSF 引流术。IIH 患者需密切随访,特别是生理性盲点扩大,继发进行性视力丧失,患者如有突发的双侧视力模糊发作,高度警示可能发生失明,正是这种视力丧失的潜在可能而弃用了良性颅内高压症的名称。

六、脑积水

脑积水是一种脑室扩张性疾病,可因梗阻性脑积水或交通性脑积水所致。由于脑室内压力增高牵引脑膜,使头痛接踵而至,当脑室扩张进展较快时头痛会加重。最严重者是脑室系统急性阻塞,例如第三脑室胶样囊肿引起急性头痛,突然虚脱和导致死亡。脑积水还可出现意识模糊、瞌睡、步态不稳和尿失禁等。如脑积水呈慢性渐进性时可无头痛,患者表现为典型的步态困难、痴呆和尿失禁三联征。

七、低颅压性头痛

低颅压性头痛或脊髓性头痛,最常见原因是腰椎穿刺引起。脊髓性头痛的特点是当站立或行走时促发头痛,平卧后减轻,且为双侧钝痛,通常头痛位于后部,患者保持直立位愈久头痛愈加重,推测与腰穿部位漏出 CSF 引起低颅压有关。

头痛治疗可采取卧床休息,多饮水,可用咖啡或茶,难治性病例可采用血贴疗法,用患者自己的血液硬膜外注射以使渗漏停止。低颅压性头痛偶尔无腰穿史而自发地产生,可能与硬脑脊膜撕裂伴 CSF 漏有关。一种与慢性低颅压性头痛有关的指征是在脑 MRI 影像上显示脑膜增厚。

八、颞动脉炎及其他血管炎病

颞动脉炎是引起继发性头痛的系统性疾病的代表,该病在 50 岁前罕见,通常在 55 岁后开始,发病率随年龄而增长,女性较常见。病程早期可无典型伴随症状,如头痛、发热、不适、间歇性跛行、体重下降、贫血和风湿性多肌痛等。头痛呈弥漫性痛,可突发单眼视力丧失,是颞动脉炎的"金标准"。此病偶可引起卒中综合征。

早期患者可有颞部和枕部动脉触痛和膨胀感,血沉增快几乎总会出现,老年患者不能解释的头痛应检查血沉。血沉或 C-反应蛋白增高须高度怀疑此病,确诊需做颞浅动脉活检。治疗可口服糖皮质激素,激素治疗不宜延迟,以预防视力丧失,50% 的视力丧失病例为突然发生。激素通常服用数月或甚至 1~2 年,在老年患者中,不良反应是一个严重问题,因此推荐活检确诊后使用。

需记住,与血管炎相关的其他疾病可能是头痛的一个原因,如结节性动脉周围炎、类风湿性关节炎(RA)、硬皮病、多发性肌炎、皮肌炎、结节性红斑,以及 Sjogen 综合征等,也包括其他过敏性血管炎,如药物反应、系统性红斑狼疮、Henoch-schonlein 紫癜等。

九、鼻窦炎

鼻窦炎是引起继发性头痛的颅外疾病的代表,头痛通常是本病的一个重要的窥探性信号,表现为直接对鼻窦、额区、面颊、鼻、耳或牙齿的压迫感,通常还会伴有发热、鼻溢液和鼻塞等。鼻窦 X 线或 CT 检查可做出诊断。

蝶窦炎可能是最严重的细菌性鼻窦炎综合征,它可伴发脑膜炎。真菌性鼻窦炎,如见于糖尿病患者的毛霉菌病综合征,病情严重,也是难治性的。

治疗应用抗生素,以及减充血剂、抗组胺类药物,偶用鼻窦外科引流。治疗后头痛消失可确定鼻窦性头痛的诊断。

第七章　痴呆

第一节　阿尔茨海默病

阿尔茨海默病(Alzheimer disease,AD)是一种与年龄相关的慢性进行性中枢神经系统变性疾病,以渐进性认知功能障碍和人格精神异常为主要临床特征,是最常见的老年期痴呆类型。神经元纤维缠结(neurofibrillary tangles,NFTs)、淀粉样神经炎性斑块(β-amyloid neurite plaques,ANPs)、神经突触和神经元脱失等是AD的特征性神经病理改变。

一、流行病学

随着全球人口老龄化,AD的发病率呈逐年显著上升的趋势。AD占所有类型痴呆的50%~70%。目前,在世界范围内约有2500万人罹患AD,65岁以上老年人中AD发病率以每年0.5%的速度稳定增加,85岁以上老年人则以每年8%的速度增长。65岁以上老年人中每年新发病例127例/10万人,85岁以上老年人超过1/3的人群罹患AD。据推测2020年全球AD患者将达到4000万。AD严重危害老年人的身心健康并影响生存质量,给患者造成严重的痛苦,给家庭及社会带来沉重的负担,已成为严重的社会公共卫生问题,引起各国政府和医学界的普遍关注,美国每年用于AD的财政花费高达600亿美元。

美国在对15 000例60岁以上老年人的17个系列研究发现,中-重度痴呆的平均发病率是4.8%。AD的发病率随年龄而增高,年发病率在60岁前约为3/10万,60岁后为125/10万;患病率在60~69岁为300/10万,70~79岁为3200/10万,80岁以上为10 800/10万。多数资料显示,65岁以上人群AD患病率约为5%,85岁以上为20%,妇女患病率约为男性的3倍。中国痴呆患病率在65岁以上人群为4.8%,与西方国家相似。

流行病学研究提示,AD的发生受到环境因素的影响,文化程度低、吸烟、脑创伤和重金属接触史、母亲怀孕时年龄小,以及一级亲属罹患Down综合征等均可增加患病风险;高血压、糖尿病、高胆固醇血症、动脉粥样硬化、冠心病、吸烟、肥胖症等也是普遍受人关注的危险因素。饮食中摄入与高胱氨酸相关的维生素(维生素B_2和叶酸)、抗氧化剂(维生素C和维生素E)、不饱和脂肪酸可能会降低AD的患病风险。AD的危险因子包括Down综合征家族史和头部外伤史等,AD患者常出现精神疾病表现,约20%的患者住进精神病院。家族性Alzheimer病(FAD)约占AD患者的5%以下,为常染色体显性遗传,患者的一级亲属尤其女性患病风险高,常在70岁前发生AD;对双胞胎患病的研究发现一方罹患AD,若为单卵双生,另一方AD患病率为90%,若为双卵双生,另一方患病率只有45%。

二、病因和发病机制

Alzheimer病是一种复杂的异质性疾病,病因迄今不明,多种因素可能参与致病,主要与遗传和环境因素有关。AD的发病机制还不十分明确,其中Aβ级联反应学说、免疫功能异常学说、氧化应激和线粒体功能衰竭、神经递质功能障碍学说受到广泛重视。

1.病因

(1)遗传素质和基因突变:10%的 AD 患者有明确的家族史,尤其 65 岁前发病的患者。有人认为 AD 的一级亲属在 80~90 岁时约 50% 发病,风险为无家族史 AD 患者的 2~4 倍。家族性 AD(FAD)多呈常染色体显性遗传,相对少见,占 AD 患者的 5% 以下。通过基因分析已确定有三种导致早发型 FAD 发病的基因,它们是分别位于 14 号染色体上的早老素 1(presenilin1,PS1)基因(PSEN1),位于 1 号染色体上的早老素 2(presenilin2,PS2)基因(PSEN2),以及位于 21 号染色体上淀粉样前体蛋白(amyloid precursor protein,APP)基因;而位于 19 号染色体上载脂蛋白 Eε4(apolipoprotein Eε4,ApoEε4)等位基因显著增加了晚发 FAD 或 60 岁以上散发性 AD 的风险。ApoE 有三个等位基因:ε2、ε3、ε4,可组成 ε4/ε4、ε4/ε3、ε4/ε2、ε3/ε3、ε3/ε2 和 ε2/ε2 基因型,ε4 增加 AD 的发病风险和使发病年龄提前,ε2 降低 AD 的发病风险和使发病年龄延迟,ApoEε4/ε4 基因型在 80 岁后发生 AD 风险是非 ε4 基因型的 3 倍,常在 60~70 岁发病。最近大量研究证实,髓细胞触发受体 2(TREM2)增加 AD 发病风险。TREM2 的功能表现为 TREM2 与淀粉样蛋白结合后,可激活小胶质细胞降解淀粉样蛋白。TREM2 受体活动的增加可增强小胶质细胞应答水平,从而缓解 AD 症状。还有一些基因,诸如分拣蛋白相关受体-1 基因(sortilin-related receptor 1 gene,SORL1)、低密度脂蛋白受体相关蛋白(low-density lipoprotein receptor-related protein,LRP)也增加晚发型 AD 患病风险。SORL1 参与 APP 的加工剪切过程。

(2)年龄和环境因素:年龄是 AD 重要的危险因素,60 岁后 AD 患病率每 5 年增长 1 倍,60~64 岁患病率约 1%,65~69 岁增至约 2%,70~74 岁约 4%,75~79 岁约 8%,80~84 岁约为 16%,85 岁以上为 35%~40%,发病率也有相似的增加。AD 患者女性较多,可能与女性寿命较长有关。头颅小,大脑组织含神经元和突触较少,可能是 AD 的危险因素。AD 的发生也受环境因素影响。

2.发病机制目前的研究发现,AD 的致病基因或遗传易感因素均与 APP 代谢、Tau 代谢、免疫反应、脂质代谢等关键通路有关,尽管 Aβ 很可能是 AD 病理生理的始作俑者,但遗传易感因素介导的机体对 Aβ 反应,如能量代谢、免疫反应、自噬溶酶体反应等也是 AD 病理生理过程的重要促发因素,并有望成为 AD 干预的新靶点。

(1)Aβ 级联反应学说:AD 发病机制虽尚未完全阐明,但 Aβ 级联反应学说已为大多数学者所接受,成为 AD 致病机制的核心和主流学说。该学说认为,各种原因导致的 Aβ 生成和清除代谢失衡引起 Aβ 在脑组织中异常积聚,进而触发了与 AD 病理生理、生化相关的级联反应。Aβ 是由淀粉样前体蛋白(amyloid precursor protein,APP)经 β 和 γ 分泌酶异常剪切而来,PS1、PS2 和 APP 等基因的异常突变均导致 Aβ 生成增多,APP 被异常剪切首先产生 Aβ 单体,由于 Aβ 具有自发聚集倾向,Aβ 单体很快形成 2~6 个肽的可溶性 Aβ 寡聚体,进而形成纤丝体(fibrils)和最终形成斑块。大量研究证实,可溶性 Aβ 寡聚体是最具神经毒性的 Aβ 聚合形式。除 Aβ 纤丝体外,Aβ 寡聚体生成增多和细胞内积聚能够增强氧化应激反应,损害线粒体的功能,促进 tau 蛋白过度磷酸化,并诱导神经元的凋亡;Aβ 寡聚体也诱导神经突触的可塑性障碍、抑制长时程增强的形成和破坏学习记忆过程;Aβ 寡聚体不但直接造成神经元和突触的毒性损伤,也导致小胶质细胞吞噬清除能力障碍。

(2)免疫异常学说:免疫系统激活可能是 AD 病理变化的机制之一,如 AD 脑组织 B 淋巴细胞聚集,以及血清脑反应抗体、抗 NFT 抗体、人脑 S100 蛋白抗体、β-AP 抗体和髓鞘碱性蛋白（MBP）抗体增高。AD 患者 CD4$^+$/CD8$^+$ 细胞比值增加,提示免疫调节性 T 细胞缺损。AD 患者 IL-1、IL-2 和 IL-6 生成增加,外周血 MBP 和含脂质蛋白（PLP）反应性 IFN-γ 分泌性 T 细胞显著增高,CSF 中 MBP 反应性 IFN-γ 分泌性 T 细胞是外周血的 180 倍。AD 免疫异常学说实际上也是 Aβ 级联学说的补充,AD 脑内免疫功能异常主要表现为小胶质细胞和星形胶质细胞过度激活,以及特定脑区炎症细胞因子水平增高。小胶质细胞通过细胞表面受体,包括髓细胞触发受体 2（TREM2）、糖基化终末产物受体（RAGE）、甲酰肽受体（FRP）等介导炎症和氧化应激信号,并释放大量的细胞因子、趋化因子和补体等介质,介导炎症级联反应并引起神经毒性。

Aβ 在细胞内的内质网、高尔基体和内吞体形成,它通过低密度脂蛋白相关受体进入多种细胞。ApoE 和 α2-巨球蛋白（macroglobulins,α2-M）作为伴侣蛋白参与细胞外炎性斑块的形成。小胶质细胞介导吞噬 Aβ 的反应,星形胶质细胞也通过受体介导的内吞作用参与 Aβ 清除。炎症环境触发神经炎性病理形成和血-脑屏障破坏。此外,Aβ 主要通过脑啡肽酶（neprilysin,NEP）和胰岛素溶酶（insulin-degrading enzyme,IDE）等酶水解方式被胶质细胞清除。早期的 Aβ 寡聚体破坏了细胞内蛋白酶的功能,促进细胞内 tau 蛋白过度磷酸化和 Aβ 纤丝体的形成和积聚。Aβ 寡聚体也可以直接损害小胶质细胞的吞噬功能。

（3）氧化应激和线粒体功能衰竭:Aβ 能够诱导神经细胞内活性氧（reactive oxygen species,ROS）和活性氮（reactive nitrogen species,RNS）生成增多,这些过氧化物攻击细胞和组织的脂膜产生线粒体毒性作用。氧化损伤导致膜依赖的离子特异性 ATP 酶损伤和钙内流机制,如谷氨酸/N-甲基-D-天冬氨[NMDA]受体（glutamate/N-methyl-d-aspartate[NMDA]receptors）、补体膜攻击复合物（membrane-attack complex,MAC）等,引起细胞内和线粒体钙超载。Aβ 也直接破坏细胞电子传递链的复合酶Ⅳ（细胞色素 C 氧化酶）及 Kreb 循环的关键酶（α-酮戊二酸和丙酮酸脱氢酶）,损害线粒体 DNA（mtDNA）并导致其片段化。脂质过氧化促进 tau 蛋白磷酸化和聚集。由于线粒体膜电位被破坏、渗透转换孔（um）开放和 caspase 蛋白被激活,导致大量 ROS 和 RNS 产生。Aβ 也诱导应激活化蛋白 p38 和 c-junN-末端激酶（c-jun N-terminal kinase,JNK）和 P53 蛋白活化,进而促进细胞凋亡。

（4）神经递质障碍学说:皮质和海马神经元乙酰胆碱水平异常降低和谷氨酸水平持续升高是 AD 最具特征性的神经递质变化。AD 患者海马和新皮质的乙酰胆碱（ACh）与胆碱乙酰转移酶（ChAT）显著降低,皮质胆碱能神经元递质功能紊乱被认为是记忆障碍及其他认知障碍的原因之一。迈内特（Meynert）基底核是新皮质胆碱能纤维的主要来源,AD 早期此区胆碱能神经元降低和 ACh 合成明显不足,是 AD 早期损害的主要部位。此外,AD 引起的能量缺乏导致细胞膜电位随 Na$^+$/K$^+$-ATP 酶及其他泵活性降低、谷氨酸释放增加、摄取降低,加速了去极化过程。谷氨酸水平升高和去极化使通过 NMDA 受体的 Ca^{2+} 内流增加,增加的细胞内 Ca^{2+} 启动神经元退变程序,产生神经兴奋毒性作用。AD 患者脑内毒蕈碱 M$_2$ 受体和烟碱受体显著降低,M1 受体数相对保留,但功能不全,与 G 蛋白第二信使系统结合降低。AD 患者脑内 5-羟色胺（5-HT）、γ-氨基丁酸（GABA）降低、生长抑素（somaostatin）、去甲肾上腺素（norepinephrine）以及 5-HT 受体、生长抑素受体均降低,但这些改变为原发性抑或继发于神经元降低尚未确定。

三、临床表现

1.患者起病隐袭,智能改变较隐匿,早期不易被他人觉察,常说不清发病的确切日期,偶因发热性疾病、感染、手术、轻度头外伤或服药后患者出现异常精神错乱而引起注意。

2.逐渐发生记忆障碍或遗忘,是 AD 的重要特征或首发症状。患者表现为近记忆障碍明显,不能记忆当天发生的日常琐事,记不得刚做过的事或讲过的话,忘记少用的名词、约会或贵重物件放在何处,易忘记不常用的名字,常重复发问,以前熟悉的名字易搞混,词汇降低。情景记忆障碍是 AD 特征性记忆损害的表现。远事记忆可相对保留,但早年不常用的词也会失去记忆。

可出现 Korsakoff 遗忘状态,表现为近事遗忘,对 1~2 分钟前讲过的事情可完全不能记忆,易遗忘近期接触过的人名、地点和数字。患者为了填补记忆空白,常无意地编造情节或远事近移,出现错构和虚构。学习和记忆新知识困难,需数周或数月重复才能记住自己的床位和医师或护士姓名。检查时重复一系列数字或词,即时记忆常可保持,短时记忆和长时记忆不完整。

3.认知障碍是 AD 的特征性表现,随病情进展逐渐表现明显,包括:

(1)语言功能障碍:特点是命名不能和听与理解障碍的流利性失语,口语由于找词困难而渐渐停顿,使语言或书写中断或表现为口语空洞、缺乏实质词或喋喋不休;如果找不到所需的词汇则采用迂回说法或留下未完成的句子。早期复述无困难,后期困难。早期保持语言理解力,渐渐显出不理解和不能执行较复杂指令,口语量降低,出现错语症,交谈能力减退,阅读理解受损,朗读可相对保留,最后出现完全性失语。检查方法是让受检者在 1 分钟内说出尽可能多的蔬菜、车辆、工具和衣服名称,AD 患者常少于 50 个。

少词型失语症(logopenic aphasia,LPA)是 AD 语言功能障碍的一种特殊类型,也称为少词变异型原发性进行性失语症(lvPPA),具有 AD 病理学改变,不属于额颞叶变性痴呆(FTLD)。临床表现以命名障碍和语法障碍为主,找词困难和重复困难。患者可表现为重复句子或短语。与其他 FTD 亚型不同,lvPPA 通常直到疾病的晚期才会出现行为或性格改变。影像学显示脑萎缩,主要影响优势半球顶叶下部和颞叶上部。

(2)视空间功能受损:可早期出现,表现为定向力严重障碍,在熟悉的环境中迷路或不认家门,不会看街路地图,不能区别左、右;在房间里找不到自己的床,辨别不清上衣和裤子以及衣服的上下与内外,穿外套时手伸不进袖子。不能独自去以前常去的熟悉场所。后期连最简单的几何图形也不能描画,不会使用常用物品或工具如筷子、汤匙等。这些症状是由于顶-枕叶功能障碍导致躯体与周围环境空间关系障碍,或一侧视路内刺激忽略所致。

非典型 AD 中的视觉变异型 AD,又称后部皮质萎缩(PCA),以选择性顶叶、枕叶皮质萎缩为特征。其中,枕颞叶变异亚型 AD 临床上早期出现显著的视觉功能障碍,特别是视空间和视觉感知能力障碍,表现为早期、突出及进展的对物体、符号、单词或面容的视觉感知或视觉辨认能力异常。

(3)失认和失用:可出现视失认和面容失认,不能认识亲人和熟人的面孔,也可出现自我认识受损,产生镜子征,患者对镜子里自己的影子说话。可出现意向性失用,每天晨起仍可自行刷牙,但不能按指令做刷牙动作;以及观念性失用,不能正确地完成连续复杂的运用动作,如叼纸烟、划火柴和点烟等。AD 的双侧顶叶变异亚型表现为早期、突出的、进展的空间障碍,Gerstmann 综合征,Balint 综合征,以及肢体失用或忽视。

(4)计算力障碍:常弄错物品的价格、算错账或付错钱,不能平衡银行账户,最后连最简单的计算也不能完成。

4.精神障碍包括

（1）抑郁心境、情感淡漠、焦虑不安、兴奋、欣快和失控等，主动性降低，注意力涣散，白天自言自语或大声说话，害怕单独留在家中，少数患者出现不适当或频繁发笑。

（2）部分患者出现思维和行为障碍等，如幻觉、错觉、妄想、虚构、古怪行为、攻击倾向及个性改变等，如怀疑配偶有外遇，怀疑子女偷自己的钱物，把不值钱的物品当作财宝藏匿，认为家人做密探而产生敌意。忧虑、紧张和激惹，拒绝老朋友来访，言行失控，冒失的风险投资或色情行为等。

（3）早期患者仍保持平常仪表，遗忘、失语等症状较轻时其活动、行为及社会交往无明显异常；严重时表现为不安、易激惹或少动，不注意衣着，不修边幅，个人卫生不佳。后期仍可保留习惯性自主活动，但不能执行指令动作。可有贪食行为或常忽略进食，多数患者有失眠或出现夜间谵妄。

（4）额叶变异型 AD 出现早期、突出及进展的行为改变，包括相关的淡漠或行为脱抑制，或认知测试发现突出的执行功能受损害，其行为改变与额颞叶变性型痴呆（bvFTD）十分相似。此外，唐氏综合征变异型 AD 患者也以早期行为改变和执行功能损害为特征。

5.典型的 AD 患者通常无锥体束征和感觉障碍，视力、视野相对完整。如病程中出现偏瘫或同向偏盲，应注意是否合并脑卒中、肿瘤或硬膜下血肿等。AD 早期可以出现步态异常，疾病中、晚期可见四肢僵直、锥体束征、小步态、平衡障碍及尿便失禁等，约5%的患者出现癫痫发作和帕金森综合征，伴帕金森综合征的患者往往不能站立和行走，整日卧床，生活完全依靠护理。

四、辅助检查

1.实验室检查

（1）血液学检测：首次就诊的患者进行血液学检测，以排除非 AD 性认知障碍的病因或发现伴随疾病，包括甲状腺功能、甲状旁腺功能、肾上腺功能、肝肾功能、乳酸、血脂、电解质、血糖、叶酸、维生素 B_2、维生素 B、同型半胱氨酸、红细胞计数、血红蛋白、血沉、HIV、梅毒螺旋体抗体、重金属、药物或毒物检测水平。神经丝轻链（Neurofilament Light Chain，NfL）是细胞骨架的一个组成部分，主要表达于大直径有髓鞘轴突。最近发现 AD 突变携带者血清 NfL 浓度升高，升高程度与疾病分期和症状严重程度相关，血清 NfL 可能是早期 AD 神经变性可行的生物标志物。

（2）脑脊液检测：目前对大多数患者不建议常规脑脊液检查，少数病例需检测脑脊液排除其他导致痴呆的病因，包括脑脊液压力、细胞学、蛋白、寡克隆带，以及梅毒、莱姆病、HIV 病毒等。脑脊液的 AD 标志物检测包括：

1）脑脊液 Aβ 多肽：$Aβ_{1-42}$ 与神经炎性斑块形成有关，直接反映 AD 的病理生理进程。在 AD 人群中脑脊液 $Aβ_{1-42}$ 水平异常降低，荟萃分析表明，采用 ELISA 法检测 $Aβ_{1-42}$ 的敏感性为 80%，特异性达 90%，但这一方法区分 AD 与非 AD 型痴呆的特异性只有 59%。

2）脑脊液总 tau 蛋白（t-tau）和磷酸化 tau 蛋白（p-tau）：采用 ELISA 法检测 AD 患者脑脊液总 tau 蛋白和磷酸化 tau 蛋白升高，脑脊液 tau 蛋白诊断敏感性和特异性分别为 80% 和 90%。临床上用于检测 tau 蛋白磷酸化位点主要是 181 位点 $p-Tau_{181}$。在血管性痴呆（VaD）、额颞叶痴呆（FTD）、CJD、路易体痴呆（DLB）及急性缺血性卒中也可增高。AD 患者脑脊液 tau 蛋白磷酸化水平显著高于对照组、非 AD 型痴呆及不表现痴呆的其他神经疾病，有助于 AD 与 FTD、VaD、DLB、PD、ALS、重度抑郁、精神分裂症等相鉴别。

3）脑脊液 $A\beta_{1-42}$ 与 p-Tau 联合检测：诊断 AD 敏感性为 80%～90%，对 AD 与非 AD 型痴呆鉴别诊断的特异性为 80%～90%，是目前 AD 与非 AD 型痴呆早期鉴别最有效的生物标志物。这些标志物可反映 AD 的病理生理变化和早期诊断 AD，随着病程进展，CSF $A\beta_{1-42}$ 进行性下降，可能反映疾病的进展阶段，而 t-Tau 和 p-Tau 反映疾病的进展强度，CSF 水平越高，预示疾病进展越快。

（3）分子遗传学标志物检测：PCR-RFLP 技术检测 *APP*、*PS-1* 和 *PS-2* 基因突变有助于确诊早发家族性 AD，ApoEε4 基因显著增加的携带者可能为散发性 AD。ApoEε4 杂合子发生 AD 的相对风险是 3.2，*ApoEε4* 纯合子发病的相对风险是 11.6，而 *ApoEε2* 等位基因降低 AD 发病风险。APOE 和 AD 的关联度与人种、年龄、性别均有关。55～65 岁人群发病的相对风险高，ApoEε4 携带者女性比男性发病风险高。由于轻度认知障碍（MCI）和非痴呆性认知功能损害进展为痴呆的风险极高，建议将 APOE 等位基因分析纳入痴呆的转化风险预测模型。

2.神经心理学检查　临床神经心理评估主要针对认知功能障碍、社会和日常能力减退、精神行为症状等内容进行。神经心理学测验在痴呆早期诊断中用于：①帮助确定痴呆的诊断：认知功能障碍导致社会和日常生活功能均有障碍时才可诊断为痴呆；②与其他类型痴呆鉴别：如 Hachinski 缺血量表用于血管性痴呆与 AD 的鉴别；③帮助确定痴呆严重程度，如临床痴呆量表（CDR）等。AD 型痴呆在以下认知域中至少 2 项受损（其中记忆损害必不可少）：定向、记忆、语言、运用、视知觉和解决问题能力等。AD 早期出现记忆、语言及结构障碍，随之出现失语、失用和失认，最后表现为智能全面衰退、人格障碍等。

（1）评价认知功能障碍量表：在临床研究中多选用成套的神经心理学测验，包括定向、注意、记忆、计算及视空间功能等方面对痴呆患者进行评估，常用的量表包括：

1）简明精神状态检查（mini-mental state examination，MMSE）：方法简单，应用广泛。该表包括定向力、记忆力、注意及计算力、回忆和语言 5 个方面检测。划界分为 24 分。我国根据受试者不同文化水平，将划界分为文盲≤17 分，小学≤20 分，初中及以上≤24 分提示认知功能缺损。适用于老年人群，可作为流行病学大样本调查的筛查工具，也用来区分痴呆严重性。检测痴呆的敏感性为 80%～90%，特异性为 70%～80%。

2）蒙特利尔认知评估量表（montreal cognitive assessment，MoCA）：加拿大的 Nasreddine 等根据临床经验及参考 MMSE 评分制订，包括注意与集中、执行功能、记忆、语言、视结构技能、抽象思维、计算及定向力等 8 个认知域的 11 个检查项目。量表总分 30 分，MoCA 评分 11.4～21.0 分为痴呆，19.0～25.2 分为 MCI，两者间有一定的重叠，受教育年限≤12 年加 1 分，最高分 30 分，≥26 分属于正常。MoCA 敏感性较高，覆盖重要的认知域，信度和效度优于 MMSE。对于文盲的受试者，可以采用 Mo-CA 基础版（MoCA-B）。

3）阿尔茨海默病评估量表（alzheimer diseaseassessment scale，ADAS）：由 Rosen 等（1984）编制，包括阿尔茨海默病评定量表-认知分量表（Alzheimer Disease Assessment Scale-Cognitive section，ADAS-cog）和 AD 非认知分量表（ADAS-noncog）两部分。认知功能测定包括词语回忆、物品及手指命名、指令、结构性运用、观念性运用、定向力、言语能力、语言理解、找词困难、记忆再现。共 11 题，费时 15～30 分钟，满分 70 分。ADAS-cog 是用于轻中度痴呆治疗药物疗效评估的最常用量表,通常将改善 4 分作为治疗显效的判定标准,是目前应用最广泛的抗痴呆药物临床试验的疗效评价工具。

4)严重障碍成套测验(severe impairment battery,SIB):包括定向力、注意力、记忆力、语言、视知觉和结构等,并包括详细的行为评估,耗时约 30 分钟。总分范围为 0~100 分,评分越低,说明痴呆程度越重。重测信度 0.87,测验者之间信度 0.99。SIB 适用于严重痴呆,能有效区分 MMSE0~5 分组与 6~11 分组,不能区分 6~11 分组、12~17 分组与>17 分组,是评价中-重度至重度 AD 药物疗效的最常用量表,有中文版本,信度和效度良好。

(2)评定日常和社会功能量表:从认知功能下降到日常生活能力受损才能诊断痴呆。日常能力包括两方面:基本日常生活能力(basic activities of daily living,BADL)和工具性日常生活能力(instrumental activities of daily living,IADL),前者指独立生活必需的基本功能,诸如穿衣、吃饭、如厕等,后者包括复杂的日常或社会活动能力,如出访、工作、家务能力等,需要更多认知功能的参与。

常用的评价日常生活能力和社会功能量表包括阿尔茨海默病协作研究日常能力量表(alzheimer disease cooperative study ADL,ADCS-ADL)、社会功能活动问卷(functional activities questionnaire,FAQ)等。其中 FAQ 和工具性日常生活能力量表涉及复杂的社会功能和日常活动,适用于较轻患者的评价。重度痴呆患者应另选相应的评定量表,如阿尔茨海默病协作研究重度患者日常能力量表(ADCS-ADL-severe)。

(3)评定痴呆的精神行为症状量表(behavior and psychological symptom of dementia,BPSD):评估精神行为症状有利于痴呆的鉴别诊断及疗效评价,也有利于对痴呆患者的综合管理。AD 患者淡漠、抑郁和焦虑出现较早,幻觉和激越出现在病程中晚期。评估 BPSD 常应用 AD 行为病理评定量表(behavioral pathology in alzheimer disease rating scale,BEHAVE-AD)、Cohen-Mansfield 激越问卷(cohen-Mansfield agitation inventory,CMAI)和神经精神问卷(neuropsychiatric inventory,NPI),通常需依赖知情者提供的信息进行评测。这些量表不仅能发现有无症状,还能评价症状的频率、严重程度,以及对照料者造成的负担,重复评估还能监测治疗和干预的效果。

(4)总体评价量表

1)临床痴呆评定量表(clinical dementia rating,CDR):可评价受试者的总体或各部分水平,现已成为痴呆临床试验总体评价的标准之一,CDR 对痴呆患者认知功能和社会生活功能损害严重程度进行临床分级。采用临床半定量式访谈患者和知情者获得信息,评估受试者 6 方面表现(记忆、定向、解决问题、社区事务、家庭生活、生活自理),各部分单独进行,由临床医师集合相关的信息,得出总积分。按严重程度分为 5 级,即健康、可疑痴呆、轻度痴呆、中度痴呆和重度痴呆,分别记为 0、0.5、1、2、3 分。

2)总体衰退量表(global deterioration scale,GDS):也是评价痴呆严重程度或分期最常用的量表。内容涉及记忆(即刻记忆、近期记忆及远期记忆)、日常生活能力、人格和情绪几方面。量表通过对患者和照料者进行访谈并进行评分分期。将正常人到严重痴呆分为 1~7 分,其中 2~4 分为痴呆前驱期,5~7 分为痴呆期。更确切的划分:GDS-1 为正常健康人群,完全能够行使所有的认知功能;GDS-2 代表患者主诉的主观认知损害,临床未观察到客观记忆障碍的证据即 SCI;GDS-3 代表临床观察发现有轻度认知功能损害(MCI),该阶段患者可能表现为轻微的社会和职业活动能力损害,但日常生活能力完全正常。

（5）相关的鉴别量表：如应用 Hachinski 缺血积分（HIS）量表对血管性痴呆与 AD 进行鉴别；汉密尔顿抑郁量表（HAMD）可帮助评估抑郁状态。

3.神经电生理检查　AD 患者早期脑电图正常，随病程进展出现非特异性改变，如慢活动增加至弥漫性慢波，病程后期可见 α 波节律变慢、α 波降低、波幅降低或 θ 波、δ 波增多。建议将 EEG 用作 AD 的鉴别诊断。EEG 可提供 CJD 的早期证据，或提示可能存在中毒-代谢异常、暂时性癫痫性失忆或其他癫痫疾病。此外，AD 患者的视觉、听觉诱发电位潜伏期延长，事件相关电位（P300）潜伏期明显延长，波幅降低。

4.神经影像学检查　是 AD 诊断和鉴别诊断以及排除其他可治性痴呆的重要手段。

（1）CT 检查：早期可正常，后期可见脑萎缩，特别是额、颞叶皮质萎缩，脑沟、外侧裂池增宽和侧脑室增大；薄层 CT 可能识别海马萎缩。

（2）脑 MRI 检查：在冠状切面可见海马萎缩，语言区皮质局限性萎缩，同时可排除硬膜下血肿、多梗死性痴呆、梗阻性脑积水和脑瘤等器质性痴呆；AD 的颞叶结构测量以海马和内嗅皮质最重要。还有比较常用的全脑皮质萎缩量表（global cortical atrophy，GCA）和顶叶萎缩量表。

海马萎缩被认为是 AD 的早期标志。海马测量方法包括：①目测法：主要通过 MRI 冠状位对海马萎缩进行定性分级（从正常到严重萎缩分 0~4 级）；②线性法：主要指标包括颞中叶厚度、双颞指数、颞角宽度及海马高度（图 7-1）；③体积测量：可测量整个颞叶、海马及杏仁核等结构体积，但需结合受试者颅脑体积加以校正。

全脑萎缩量表（GCA）是对整个大脑的皮质萎缩进行评估。主要通过颅脑 MRI T_1WI 横断位对全脑萎缩进行定性分级（从正常到严重萎缩分 0~3 级）：0 级：没有皮质萎缩；1 级：轻度皮质萎缩，脑沟增宽；2 级：中度皮质萎缩，脑回缩小 3 级：重度皮质萎缩，呈现"刀刃样萎缩"（图 7-2）。

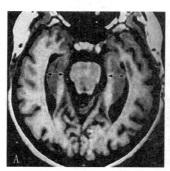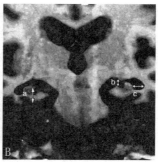

图 7-1　线性法测量海马萎缩程度

A.显示最小颞中叶厚度；B.显示海马高度（a）、脉络膜裂宽度（b）、颞角宽度（c）

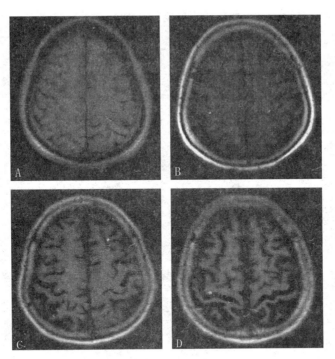

图 7-2　全脑萎缩视觉评定（GCA）（横断位）

A.0 分无萎缩；B.1 分轻度萎缩；C.2 分中度萎缩；D.3 分严重萎缩

Koedam 量表用于评估后脑顶叶萎缩，其 4 分评定模式（0~3 分）基于所选解剖区域的矢状、轴向和冠状方向的萎缩：包括后扣带沟、楔前叶、顶-枕沟和顶叶皮质。0 级：无顶叶或楔前叶萎缩；1 级：轻度皮质萎缩：后扣带沟和顶-枕沟轻度增宽；2 级：中度皮质萎缩：脑回体积缩小，顶叶脑沟广泛增宽；3 级：重度皮质萎缩：刀刃样萎缩，后扣带沟和顶-枕沟（图 7-3）明显增宽。该量表显示良好的观察者间一致性和区分 AD，敏感性、特异性分别为 58%、95%；该量表能够区分 AD 与健康对照和 AD 及额颞叶痴呆患者的能力。后皮质萎缩（posterior cortical atrophy，PCA）型 AD 相对保留内侧颞叶，表现为非典型 AD 的临床表现，可以用该量表辅助诊断。

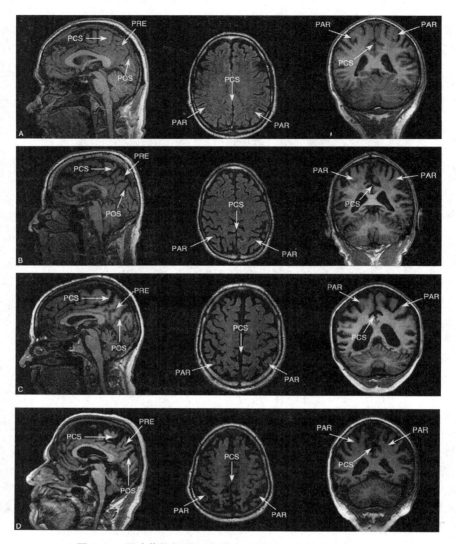

图 7-3 顶叶萎缩视觉评定量表(矢状位、横断位、冠状位)

A.0 分无萎缩;B.1 分轻度萎缩;C.2 分中度萎缩;D.3 分严重萎缩。矢状位:后扣带沟(PCS)和顶-枕沟(POS)的扩大和楔前叶(PRE)的萎缩;横断位:后扣带沟(PCS)扩大和顶叶后沟(PAR)扩张;冠状位:顶叶后扣带沟(PCS)扩大和顶叶后沟(PAR)扩张

功能 MRI(fMRI)显示 AD 患者颞顶叶相对血流量显著降低,进行命名和字母流畅性测试时颞叶激活降低,完成视觉搜索任务时顶叶激活降低,伴前扣带回和额叶功能不良。fMRI 不被推荐作为痴呆的常规诊断检测项目。

(3)单光子发射计算机断层摄影(SPECT):经济简便,评估脑血流灌注,显示 AD 患者海马及颞、顶和额叶皮质区脑血流量普遍降低,与痴呆严重程度相关;SPECT 多巴胺影像能够区分 AD 与 DLB。

(4)正电子发射体层摄影(PET):可检测痴呆患者脑血流、葡萄糖代谢改变,以及脑内 Aβ 沉积。[18]F-FDG PET 是最常用于探测体内葡萄糖代谢的示踪剂,显示 AD 特异性颞顶和上颞/后颞区、后扣带回皮质和楔前叶及额叶外侧皮质葡萄糖代谢降低。^{11}C-PIB-PET 研究显示,AD 患者额叶、顶叶、颞叶、部分枕叶和纹状体 Aβ 摄取明显增加。^{18}F-FD DNP 能与 Aβ 和神经纤维缠结结合,作为诊断 AD 的另一种特异性新型分子探针。目前,国内获批准的分子探针还有用于检测 Aβ 的 ^{18}F-AV45,用于检测 Tau 蛋白的 ^{18}F-PBB3、^{18}F-THK523 和 ^{18}F-THK5351,这些探针对于确诊 AD 和非 AD 型痴呆具有重要意义。

五、诊断和鉴别诊断

1.诊断　根据详尽的病史及临床症状、体征,结合神经心理量表、神经影像学检查及实验室资料,AD 临床诊断的准确性可达 85%～90%。自 1984 年以来临床广泛应用 NINCDS-ADRDA 诊断标准,其由美国国立神经疾病语言障碍卒中研究所(NINCDS)和 Alzheimer 病及相关疾病协会(ADRDA)建立的 NINCDS-ADRDA 专题工作组(1984)推荐。诊断标准内容如下:

(1)很可能的 Alzheimer 病:①临床检查确认痴呆,神经心理测试 MMSE 及 Blessed 痴呆量表支持;②必须有 2 种或 2 种以上认知功能障碍;③进行性加重的记忆力及其他智能障碍;④无意识障碍,可伴精神和行为异常;⑤发病年龄 40～90 岁,多发于 65 岁后;⑥排除其他可导致进行性记忆和认知功能障碍的脑疾病。

(2)可能的 Alzheimer 病:①特殊认知功能障碍进行性加重,如语言(失语)、运动技能(失用)和知觉(失认);②日常生活能力减退和行为异常;③类似疾病家族史,并有神经病理证据;④实验室检查:腰穿常规检查,EEG 呈非特异性改变如慢活动增加,CT 显示脑萎缩,必要时可复查。

(3)排除导致痴呆的其他脑疾病,Alzheimer 病的临床特点是:①疾病进展过程中可有稳定期;②合并症状包括抑郁、失眠、尿失禁、妄想、错觉、幻觉、感情或行为失控、体重减轻等;③某些患者有神经系统体征,尤其疾病后期,如肌张力改变、肌阵挛或步态失调等;④疾病后期可能有抽搐发作;⑤CT 检查脑为正常范围。

(4)不支持可能的 Alzheimer 病的临床特征是:①突发卒中样起病;②局灶性神经系统体征如偏瘫、感觉缺失、视野缺损和共济失调等,尤其疾病早期发生;③病程早期出现抽搐发作和步态障碍。

(5)可考虑为 Alzheimer 病的临床症状是:①患者有痴呆综合征表现,但缺乏足以引起痴呆的神经、精神或躯体疾病证据;②患者可伴躯体或脑疾病,但不能导致痴呆;③患者表现为单一认知功能障碍,有进行性加重病程,缺乏明显的病因。

(6)确诊的 Alzheimer 病:①符合很可能的 Alzheimer 病的临床诊断标准;②尸检或脑活检组织病理改变符合 Alzheimer 病的特征表现。

随着对 AD 神经心理学特征、影像学特征及生物标志物的研究,2010 年《柳叶刀——神经病学》杂志发表关于"AD 定义修订的专家组意见",指出 AD 并不局限于痴呆综合征,而是涵盖了疾病临床相的谱系变化,从出现首发症状开始,包括痴呆的临床前阶段、有症状的痴呆前期和痴呆阶段。其中,生物学标志物是诊断的必要条件。典型 AD 的临床表型必须存在情景记忆损害,对不存在情景记忆损害的个体,可能的诊断为非典型 AD 痴呆、轻度认知障碍(MCI)或 AD 的临床前阶段。2011 年,美国国立老化研究所和阿尔茨海默病协会(NIA-AA)发布了 AD 诊断标准。2014 年,国际工作组(IWG)又推出了 AD 科研诊断标准(表 7-1、

表7-2),关注生物学标志物在 AD 临床诊断的价值,为 AD 早期识别和诊断提供了客观依据。

2018 年,美国国家衰老研究院阿尔茨海默协会(NIA-AA)发布了对 AD 生物学定义的研究框架,提出了用生物学方法检出淀粉样蛋白沉积(Aβ)和 Tau 的异常来定义 AD,在统一的生物学框架下研究痴呆及痴呆出现之前的疾病谱变化(表 7-3)。将特征性生物标志定义为 AT(N):A 即 Aβ、T 为病理性 tau 蛋白、(N)为神经变性。强调痴呆病理本质的多样性。

表7-1　2014 年阿尔茨海默病研究用诊断标准(IWG-2 标准):
典型阿尔茨海默病诊断及排除标准(任何阶段 A+B)

典型 AD 的诊断标准	A.特异的临床表型 存在早期及显著的情景记忆障碍(孤立的或伴随有其他认知和行为改变,提示为轻度认知功能损害或痴呆综合征)且包括下述特点: ①患者或知情者诉有超过 6 个月的逐渐进展的记忆能力下降; ②海马型遗忘综合征的客观证据,基于 AD 特异性检测方法——通过线索回忆和控制编码测试等发现情景记忆显著下降。 B.阿尔茨海默病病理的在体证据(下述之一) ①CSF 中 Aβ 水平下降及 T-tau 或 P-tau 水平上升; ②淀粉样蛋白 PET 成像中示踪剂滞留增加; ③存在 AD 常染色体显性遗传突变(PSEN1、PSEN2 或 APP 突变)。
典型 AD 的排除标准#	①病史 a.突然发病; b.早期出现下述症状:步态障碍,癫痫,严重和普遍的行为改变。 ②临床特征 a.局灶性神经特征; b.早期锥体外系体征; c.早期幻觉; d.认知波动。 ③其他足以导致记忆及相关症状的情况 a.非 AD 痴呆; b.重度抑郁; c.脑血管疾病; d.中毒、炎症或代谢紊乱,均需特异的检查; e.与感染或血管性损伤相一致的内侧颞叶的 MRIFLAIR 或 T_2 信号改变。

注:在中-重度痴呆阶段,海马遗忘综合征可能难以鉴定,但在有痴呆综合征的情况下结合阿尔茨海默病理的在体证据就足以诊断;#:补充检查包括血液检查和脑 MRI 等,以排除其他导致认知障碍或痴呆的疾病或伴随疾病(血管性病变)。

表7-2 2014年阿尔茨海默病研究用诊断标准(IWG-2标准):
不典型阿尔茨海默病诊断及排除标准(任何阶段 A+B)

A.特异临床表型 (右述之一)	①AD 的后部变异型(包括): a.枕-颞叶变异亚型:定义为出现早期、突出及进展的对物体、符号、单词或面容的视觉感知或视觉辨认能力异常; b.双侧顶叶变异亚型:定义为早期、突出及进展的视空间能力障碍,表现为 Gerstmann 综合征、Balint 综合征、肢体失用或忽视。 ②AD 的少词性进行性失语变异型:定义为在保留语义性、语法性和运动性语言能力的情况下,出现早期、突出及进展的单词检索或句子重复能力受损。 ③AD 的额叶变异型:定义为出现早期、突出及进展的行为改变,包括相关的淡漠或行为脱抑制,或认知测试发现突出的执行功能受损。 ④AD 的唐氏综合征变异型:定义为唐氏综合征患者发生的早期行为改变和执行功能损害为特征的痴呆。
B.阿尔茨海默病在人体中的病理改变证据(右述之一)	①CSF 中 $A\beta_{1-42}$ 水平下降及 T-tau 或 P-tau 水平上升; ②淀粉样蛋白 PET 成像中示踪剂滞留增加; ③存在 AD 常染色体显性遗传突变(PSEN1、PSEN2 或 APP 突变)。
不典型阿尔茨海默病的排除标准	①病史: a.突然发病; b.早期和普遍的情景记忆障碍。 ②其他足以导致记忆及相关症状的情况 *: a.重度抑郁; b.脑血管疾病; c.中毒、炎症和代谢紊乱。

注:*补充检查应包括血液检查和脑 MRI 等,以排除其他导致认知障碍或痴呆的疾病或伴随疾病(如血管性病变)。

表7-3 AD 生物标志表型和分类

AT(N)表型	生物标志分类	
A-T-(N)-	AD 生物标志正常	
A+T-(N)-	AD 病理改变	
A+T+(N)-	AD	
A+T+(N)+	AD	阿尔茨海默疾病病谱
A+T-(N)+	AD 和共病可疑非 AD 病理改变	

（续表）

AT(N)表型	生物标志分类
A-T+(N)-	非 AD 病理改变
A-T-(N)+	非 AD 病理改变
A-T+(N)+	非 AD 病理改变

注:A:β-淀粉样蛋白沉积;T:病理性 Tau 蛋白;(N):神经变性。-:无异常;+:有异常。

2.鉴别诊断　Alzheimer 病应注意与以下疾病鉴别:

(1)抑郁症:DSM-Ⅳ提出抑郁症状包括抑郁心境,主诉情绪沮丧,对各种事物缺乏兴趣和高兴感、有罪或无用感;食欲改变或体重明显减轻;睡眠障碍如失眠或睡眠过度;活动降低,易疲劳或体力下降;难以集中思维或优柔寡断;反复想到死亡或自杀。临床诊断抑郁心境至少要有 1 个症状,诊断重度抑郁要有 5 个以上的症状,持续超过 2 周。

(2)行为变异性额颞叶痴呆(bvFTD):起病隐袭,表现为情感失控、冲动行为或退缩,不适当的待人接物和礼仪举止、贪食、异食、食欲亢进,模仿行为等,记忆力减退较轻。需要与不典型 AD 中的额叶型 AD 鉴别。两者不但在临床表现上很相似,MRI 也显示额、颞叶萎缩以及额颞叶区的葡萄糖代谢(FDG)水平下降。然而,Aβ 分子影像(^{18}F-AV45PET/CT)显示 AD 患者有明显特异性的 Aβ 显像异常沉积,而 FTLD 没有。此外,*FTLD* 基因检测可以有异常发现如 *MAPT*、*PGRN* 等的基因突变,病理可见新皮质或海马神经元胞质内出现银染包涵体(Pick 小体)。

(3)Logopenic 失语与语义型痴呆(SD)和进行性非流利性失语 PNFA 鉴别:三者归属原发性进行性失语(PPA)。但三者 MRI 显示脑萎缩的部位不同,语言障碍的临床特征也不同。分子影像显示,Logopenic 失语属于 Aβ 病理异常沉积,临床以找词困难和重复困难为主,表现为重复句子或短语。MRI 表现为颞顶叶不对称萎缩。SD 存在词汇含义记忆、事物符号和事件联系记忆的损害,患者病初说话流利,检查发现存在命名障碍和单词理解障碍。病理上发现 SD 通常与 TDP-43 包涵体相关,MRI 脑萎缩多累及颞叶前部、下部。进行性非流利性失语(PNFA)表现出言语不流利,单词理解和命名能力相对完好。患者难以构建有语法意义的句子,讲话时多使用缺乏连词的简单短语,随病情发展,出现会话性语言理解障碍。病理上 PNFA 多与 tau 蛋白异常沉积相关。MRI 表现为一侧或两侧额叶及岛叶的萎缩。

(4)血管性痴呆(VD):有卒中史,认知障碍发生在脑血管事件后 3 个月内,痴呆可突然发生或呈阶梯样缓慢进展,神经系统检查可见局灶性体征;特殊部位如双侧丘脑、角回梗死可引起痴呆,CT 或 MRI 检查可显示多发梗死灶,除外其他可能病因(见本章第二节"血管性痴呆")。

(5)帕金森病(PD)痴呆:PD 患者的痴呆发病率可高达 30%,表现为近事记忆稍好,执行功能差,但不具有特异性,神经影像学无鉴别价值。需注意 AD 患者中约 10% 可发现 Lewy 小体,20%~30% 可见老年斑和神经元纤维缠结。

(6)路易体痴呆(dementia withLewy bodies,DLB):表现为帕金森病症状、视幻觉、波动性认知功能障碍,伴注意力、警觉异常,运动症状通常出现于精神障碍后的 1 年以上,患者易跌倒,容易出现快速眼动期睡眠障碍并对神经安定药高度敏感。病理特点是神经细胞中可见

Lewy 小体。

（7）正常颅压脑积水（iNPH）：多发生于脑疾病，诸如蛛网膜下腔出血、缺血性卒中、脑外伤和脑感染后，或可为特发性。出现痴呆、步态障碍和排尿障碍等典型三联征，痴呆表现以皮质下型为主，轻度认知功能减退，自发性活动降低，后期情感反应迟钝、记忆障碍、虚构和定向力障碍等，可出现焦虑、攻击行为和妄想。早期尿失禁、尿频，后期排尿不完全，有尿后滴尿现象。CT 可见脑室扩大，Evan 指数大于 0.3，腰穿脑脊液压力正常。脑脊液放液试验后步态、认知功能和排尿障碍明显改善，可以鉴别。

（8）AD 尚需与酒精性痴呆、颅内肿瘤、慢性药物中毒、肝衰竭、恶性贫血、甲状腺功能减退或亢进、Hunting-ton 舞蹈病、肌萎缩侧索硬化、神经梅毒、CJD 等引起的痴呆综合征相鉴别。

六、治疗

由于 AD 的病因和发病机制尚未十分明确，治疗尚无特效疗法。针对痴呆的治疗药物，除改善认知功能的疗效外，更重视对患者生活质量的影响。

1.药物治疗　以最大限度地延缓痴呆进程为原则，改善患者和照料者的生活质量为目标。治疗药物主要包括胆碱酯酶抑制剂、兴奋性氨基酸受体拮抗剂、脑代谢增强剂及抗精神病药等。

（1）胆碱酯酶抑制剂：研究发现，记忆与脑内的乙酰胆碱（acetyl choline，ACh）和丁酰胆碱含量有关。AD 患者脑中胆碱能神经元变性、ACh 水平降低，AD 脑内丁酰胆碱酯酶活性增加进一步加重了 AD 脑中胆碱能缺失。因此通过抑制胆碱酯酶活性，可增加突触间隙 ACh 含量、改善神经递质传递，提高认知功能。

1）多奈哌齐（donepezil）：是第二代胆碱酯酶抑制剂，是一种选择性、可逆性 AChE 抑制剂，可显著改善认知障碍。不良反应以腹泻常见。肝脏不良反应低，可有恶心、呕吐和腹泻等胃肠道反应，可出现失眠，外周抗胆碱酯酶作用很小，血浆半衰期（70 小时）较长，5～10mg/d，1 次/天，耐受性较好。

2）重酒石酸卡巴拉汀（rivastigmine）/艾斯能：为乙酰胆碱酯酶和丁酰胆碱酯酶双重抑制剂。常用治疗量为 3～6mg/d 和 6～12mg/d，35% 的患者出现恶心、呕吐、腹泻或消化不良和体重下降等不良反应。卡巴拉汀透皮贴剂可增加患者的治疗依从性。

3）加兰他敏（galanthamine）：有抑制胆碱酯酶和调节突触前膜烟碱受体变构的作用，降低乙酰胆碱重摄取，增加突触间隙内乙酰胆碱含量作用。不良反应常见呕吐。常用治疗量为 24mg/d 或 32mg/d，最高剂量 36mg/d。加兰他敏最常见的不良反应为厌食，少见的不良反应为眩晕。

4）石杉碱甲：也称哈伯因，是我国从中草药千层塔中提取的 AChE 抑制剂，作用较强，对 AChE 有选择性。可改善认知功能，用量 50～100μg/d，不良反应较小。

以上 4 种 AChE 抑制剂作用机制和药物活性存在一些差异，因此 AChE 抑制剂之间可相互转换治疗，如使用一种 AChE 抑制剂治疗无效或不能耐受药物不良反应，换用另一种 AChE 抑制剂仍可能获得一定疗效。

（2）兴奋性氨基酸受体拮抗剂：N-甲基-D-天冬氨酸（NMDA）受体开放是完成记忆-长时程效应的一个重要环节。AD 患者 NMDA 受体处于持续轻度激活状态，导致记忆-长时程效应失效、认知功能受损，同时引发钙离子超载、细胞凋亡等兴奋性氨基酸毒性。

　　盐酸美金刚是具有非选择性、非竞争性、电压依赖性的中亲和力 NMDA 受体拮抗剂,是 FDA 批准用于治疗中、重度痴呆的治疗药物。美金刚(20mg/d)治疗中、重度 AD 可改善认知功能、日常生活能力及整体全面能力。美金刚对中-重度患者的妄想、激越等精神行为症状有一定的治疗作用。AD 患者对美金刚治疗均有较好的耐受性,少数患者出现恶心、眩晕、腹泻等不良反应。由于美金刚与 AChE 抑制剂作用机制互补,研究证实两者合用能有效改善中-重度 AD 患者认知功能及日常生活能力,与单用 AChE 抑制剂相比,不增加不良反应的发生率。

　　(3)针对痴呆精神和行为症状的药物:使用改善认知功能药物后,精神行为症状仍得不到改善时可酌情使用抗精神病药。抗精神行为异常药物使用应遵循起始剂量低、缓慢增量直到症状改善的原则。应根据行为异常的种类、患者具体情况、是否合并其他疾病和服用其他药物等采取个体化治疗。治疗痴呆精神行为症状的药物主要包括抗抑郁药、抗焦虑药及镇静催眠药和非典型抗精神病药。

　　1)抑郁状态:5%～8%的 AD 患者存在抑郁症状,25%的患者在记忆减退早期有抑郁心境。有效的抗抑郁治疗能改善患者的生活质量。治疗应使用选择性 5-羟色胺再摄取抑制剂(SSRIs)。三环类和四环类抗抑郁药,如阿米替林、多塞平等常有明显的抗胆碱和心血管系统不良反应,包括视物模糊、口干、心悸、尿潴留和麻痹性肠梗阻,加重或诱发老年患者闭角型青光眼、直立性低血压、心脏传导阻滞。SSRIs 的不良反应显著少于三环及四环类,其不良反应主要有恶心、呕吐、腹泻、激越、失眠、静坐不能、震颤、性功能障碍和体重减轻等。使用 SSRIs 应考虑对肝脏 P450 酶的影响。舍曲林和西酞普兰对肝脏 P450 酶影响较小、安全性较好。有效剂量为:西酞普兰(citalopram)10～20mg/d;舍曲林(sertraline)25～50mg/d。

　　2)精神和行为症状管理:首先应仔细查找致病因素和诱因,如可能应首先使用非药物治疗。抗精神病药可治疗幻觉、妄想、冲动攻击等行为症状。传统抗精神病药包括氯丙嗪、氟哌啶醇、舒必利等,新型抗精神病药包括氯氮平、利培酮、奥氮平和喹硫平等。传统抗精神病药不良反应较多,治疗痴呆的精神和行为症状存在风险,死亡率增高约 1.5 倍,主要原因是增加心脑血管事件等严重不良事件发生。此外,多数传统抗精神病药可引起锥体外系症状和迟发性运动障碍、过度镇静、直立性低血压、抗胆碱能不良反应,加重患者的失用和帕金森综合征症状;过度镇静、直立性低血压易使患者跌倒及骨折;抗胆碱不良反应加重认知功能损害。新型抗精神病药除氯氮平外不良反应相对较少,适用于老年痴呆患者。氯氮平镇静、抗胆碱能不良反应较严重,且可引起致命的白细胞缺乏症,老年人慎用。临床常用利培酮 0.5～1mg/d,奥氮平 2.5～5mg/d,喹硫平 12.5～50mg/d,可根据病情及患者耐受性选药并缓慢调整剂量。使用抗精神病药前应与家人讨论药物作用及不良反应,权衡利弊,谨慎调整剂量。

　　3)睡眠障碍:AD 患者快速眼动期与非快速眼动期睡眠逐步降低,觉醒时间增加,睡眠障碍与谵妄有关,谵妄多发生在夜晚,白天减轻或消失。治疗痴呆患者睡眠障碍是为了降低失眠、易醒,减轻家属和照料者的痛苦。抗焦虑及镇静催眠药主要是苯二氮䓬类,但多数加重认知功能损害,引起跌倒发作和骨折。选药可根据患者症状而定,若有精神症状可在睡前给予抗精神病药如奥氮平、喹硫平等;如合并抑郁状态,可睡前给予有镇静作用的抗抑郁药如曲唑酮等;如果患者只有睡眠障碍及焦虑激越可用苯二氮䓬类。

　　(4)脑代谢增强药:脑血流降低和糖代谢减低是 AD 的重要病理变化,血管扩张药可增加脑血流,脑细胞代谢药可提高脑对葡萄糖的摄取和利用,改善症状或延缓疾病进展。常用药物包括银杏叶提取物、γ-氨基丁酸(GA-BA)、吡拉西坦、奥拉西坦、茴拉西坦等。神经营养因子、神经节苷脂可促进神经系统发育和维持神经系统功能,但只有几个小样本试验提示脑代谢增强药对痴呆治疗有效。

(5)免疫治疗:目前许多针对Aβ靶向性抗体药物的免疫治疗均以失败告终。有研究证实,静脉输注丙种球蛋白(IVIg)治疗AD源型MCI比仅针对Aβ的单克隆抗体治疗更有效且作用广泛。此外,血浆置换可通过清除外周血中Aβ和(或)AD患者体内其他异常抗体、年轻供者的蛋白因子、外周免疫调节和内环境稳定等发挥作用。针对tau蛋白的疫苗已进入临床试验Ⅱ期;针对tau蛋白的免疫治疗仍是未来研发的重要方向。

2.康复治疗及社会参与 对于轻到中度AD患者可考虑给予认知刺激或康复训练。职业治疗可改善患者日常活动功能,降低对非正式看护的依赖。①改善患者社会生活环境,鼓励参与各种日常社会活动,增加家庭教育项目,让患者维持一定的社会活动和生活能力,加强家庭和社会对患者的照顾、帮助和训练;设立痴呆患者护理治疗服务咨询机构,帮助患者家属合理指导患者生活,提高患者的生存质量,减轻社会及家庭负担;②满足照料和护理AD患者的医护人员和设施需求的不断增长,解决家庭和医护人员需要面对的AD患者的行为、社会关系、经济、法律和生活环境问题;③AD患者可能从家中或医疗保健中心走失,改变患者所处的自然环境如隐藏通道门,在护理人员监督下活动可降低和防止走失,建立"安全返回"全国性网络,患者佩戴"安全返回"标志,走失患者被他人发现后可通过电话联络让患者安全返回家中;定向和视空间能力障碍患者应尽量降低外出,以防意外。

七、预后

AD患者病情通常以不可逆方式进展和恶化,患者可在几年内丧失独立生活的能力。老年AD人群有很高的死亡风险,多死于心血管疾病、肺感染、骨折和压疮或衰竭等。研究显示,AD患者死亡风险比无AD人群增加2~5倍,中位生存时间为AD诊断后3~10年,生存时间取决于发病年龄及其他人口学特征。高龄、男性、低教育水平、合并多种并发症及生活能力障碍是导致痴呆生存时间缩短的常见因素。

第二节 血管性痴呆

一、概述

血管性痴呆(vasculer dementia,VaD)是指脑血管病变及其危险因素引起的脑损害导致的痴呆。它在各种老年期痴呆的病因中仅次于阿尔茨海默病(AD),VaD约占老年期痴呆患者的20%。然而,VaD不是单一的疾病实体而是一大类疾病的总称,临床表现可因血管病变的性质、数量、大小以及部位不同而复杂多样。目前,将VaD分为以下4种类型:①卒中后痴呆;②皮质下缺血性血管性痴呆;③多发梗死性痴呆;④混合型痴呆。

VaD的概念和术语经历了不断的演变,Thomas Willis(1672)首次描述了卒中后患者表现出的思维迟钝和健忘,是关于血管性痴呆最早的临床记录。Hachinski等(1974)提出多发梗死性痴呆(MID),但这一定义不能涵盖其他类型的血管性痴呆。Loeb(1985)提出适用广泛的VaD概念。WHO(1992)颁布的"ICD-10精神及行为障碍分类"中统一了VaD的命名,VaD是涵盖脑血管疾病导致的各种临床及病理学表现的一个病因诊断,它包含缺血性卒中、出血性卒中以及病理上不符合梗死标准的脑组织缺血性改变导致的痴呆。2006 年美国国立神经疾病和卒中研究院－加拿大卒中网（National Institute for Neurological Disorders and Strokeand Canadian Stroke Network，NINDS－CSN）和 2011 年美国心脏协会/美国卒中协会（American Heart Association/American Stroke Association，AHA/ASA），明确总结了血管性认知障碍（vascular cognitive impairment，VCI）的概念：由于脑血管病变及其危险因素导致的认知损害症状由轻度到重度的一系列综合征。这一概念囊括了 VaD。

VaD 的患病率随年龄增长呈指数上升，男性高于女性。65 岁以上人群的患病率为 1.1%，卒中人群的年患病率为 8.5%；70 岁以上人群 VaD 年患病率为 1.5%~4.8%。加拿大健康和老龄研究中心的调查显示，在 65 岁以上人群中 VaD 患病率为 1.5%，占所有痴呆的 19%。一项美国的研究报告，VaD 年发病率约 3.18%，VaD 发病率在 65~69 岁人群是 0.3%~1.36%，85 岁以上人群增高到 9.3%。我国的流行病学调查指出，65 岁以上老年人群中 VaD 的患病率为 1.50%，是仅次于 AD 的常见痴呆类型。

一般认为 VaD 的危险因素与脑血管病的危险因素相同，包括高血压、糖尿病、高胆固醇血症、心房颤动、冠心病、心力衰竭和吸烟等。年龄增加、低教育背景以及某些遗传因素也增加 VaD 的发生。VaD 的发病机制包括血管性机制、神经生化、分子机制与遗传机制等多方面。脑血管病变导致脑组织毁损，神经突触可塑性变化，脑缺血及缺血再灌注损伤产生的级联反应，包括能量衰竭、兴奋性氨基酸（EAA）毒性、炎性反应及细胞凋亡等均参与认知功能损伤。

二、卒中后痴呆

卒中后痴呆（post stroke dementia，PSD）是指卒中后出现痴呆症状，至少持续 6 个月。其发病率约 5%~48%，是 VaD 最主要的类型。首次卒中后痴呆发病率约 1/10，多次卒中后痴呆发病率可达 33%。卒中后痴呆的发生取决于卒中的位置、体积、数量、神经受损的严重程度、卒中前是否已存在认知功能的减退或其他血管病理等。缺血性卒中后痴呆遗传因素占 38%，其中累及大血管占 40%，心源性占 33%，小血管病占 16%。

（一）病因和发病机制

由于缺血性卒中发生率以及生存率均高于出血性卒中，所以临床更多见缺血性卒中后痴呆患者。PSD 直接原因是缺血性卒中或出血性卒中。根据梗死部位，一般分为三型：Ⅰ型（10%~20%），大血管病变（阻塞）；颈内动脉或大脑中动脉主干等大血管动脉粥样硬化、动脉狭窄、血栓形成，以及动脉硬化斑块脱落，或心源性栓子，阻塞血管或血管破裂导致缺血性卒中或出血性卒中。Ⅱ型（40%~50%），小血管病变，见于皮质下梗死、深部腔隙性梗死；机制系梗死病灶累及重要的皮质或皮质/皮质下神经环路介导了痴呆，如损伤前额叶－皮质下环路可致执行功能的障碍。额叶还包括处理速度、反应时间、工作记忆等功能。Ⅲ型，关键部位梗死，占 10%~15%，如丘脑、海马。累及角回、额中回、颞叶的中下部。优势半球额叶、丘脑、角回、枕叶、基底前脑部、海马、颞叶内侧、边缘系统等结构与人类的学习、语言、认知等功能密切相关，梗死后极易发生痴呆。海马、内侧颞叶涉及记忆储存，损伤可导致严重记忆障碍；若梗死灶破坏前额叶皮质与纹状体回路以及与海马、纹状体间的联系也易产生痴呆。胆碱能传导通路受损可引起胆碱能递质功能缺陷，导致学习记忆功能障碍。

（二）病理

大体病理可见腔隙性梗死或不同面积梗死灶或出血病灶。局灶性或大脑萎缩，脑室扩大。Ⅰ型可见颈内动脉、颅内大动脉粥样硬化，管腔狭窄、内膜增厚，可见血栓形成或粥样硬化斑块脱落形成的栓子。Ⅱ型可见小动脉硬化、玻璃样变、血管壁淀粉样蛋白的沉积、胶原血管病、白质脱髓鞘或变性、微出血等。Ⅲ型可见栓子或小血管病的病理。

（三）临床表现

1.卒中症状和体征　通常50岁以上，急性起病有高血压、糖尿病、高脂血症或房颤等血管高危因素，具有卒中病变血管所支配的部位相关的症状和体征，如皮质区受累可出现各种失语症、失用症、失认症、失计算、视空间与结构障碍；累及大脑、脑干出现偏瘫或交叉性瘫痪、偏身或交叉性感觉障碍；累及丘脑可出现丘脑痛等等。累及小脑临床表现为共济失调。

2.认知功能障碍　患者在卒中后出现情绪障碍、焦虑、表情淡漠、少语、抑郁或欣快，常早期出现执行功能障碍如自我整理、计划、精细运动的协同作业等功能受损。缺乏主动性，抽象思维能力减退，然后近记忆力与计算力减退，不能胜任以往熟悉的工作，不能进行正常交往，进行性加重，外出迷路，不认家门，穿错衣裤，最终生活不能自理。卒中后认知功能减退，渐加重至少持续6个月方能考虑卒中后痴呆。

（四）辅助检查

1.MRI　脑梗死病灶DWI高信号（新鲜病灶），T_2WI高信号，T_1WI低信号。Ⅰ型，大血管病变，梗死常在皮质；Ⅱ型，小血管病，表现为腔隙性梗死，其病灶直径3~15mm。常伴有脑室周围或深部白质高信号（T_2WI和FLAIR高信号）、微出血（SWI低信号）；Ⅲ型，小梗死灶，常伴有小血管病的影像特征。T_1WI可见脑萎缩，海马萎缩在早期常为单侧萎缩，AD常为双侧对称性萎缩。脑小血管病常为局灶性萎缩。

2.神经心理学评估　常规采用MocA、MMSE、各认知域功能评估量表、Hachinski缺血量表以及汉密尔顿抑郁和焦虑量表。四个认知域常最先受损，执行或注意、记忆、语言和视空间功能，两个认知域同时受损方能诊断。

（五）诊断

1.卒中是先决条件，具有临床和影像证据。常伴血管危险因素，如高血压、糖尿病等。

2.符合血管性痴呆诊断标准，且卒中后痴呆表现需6个月以上。

3.执行或注意、记忆、语言和视空间功能四项核心认知域中至少两个认知域同时受损。随着病情进展，出现脑萎缩和海马萎缩。

（六）治疗

PSD对卒中预后具有不良的影响，需对卒中患者及时进行认知功能评估，及早采取综合干预措施是提高卒中患者康复管理质量的重要环节。

1.防治卒中复发　卒中二级预防，控制脑血管疾病的危险因素，如高血压、糖尿病、高脂血症等；动脉粥样硬化性血栓形成使用抗血小板治疗，心源性卒中使用抗凝治疗等。

2.改善认知药物治疗　卒中后认知障碍可用胆碱酯酶抑制剂如多奈哌齐、加兰他敏治疗，改善患者认知功能和日常生活能力（A级证据，Ⅰ级推荐）。非竞争性N-甲基-D-天冬氨酸受体拮抗剂美金刚安全性和耐受性较好,但认知改善不显著(B级证据,Ⅱa级推荐)。针对PSD的缺血机制,宜使用改善循环的药物,如脑细胞代谢药银杏酮酯可降低脑血管阻力,增加血流量,提高脑的葡萄糖摄取利用,改善脑功能和认知能力,增强记忆力;也可使用尼麦角林、尼莫地平等。伴有抑郁症可用选择性5-羟色胺再摄取抑制剂治疗。

3.无创脑刺激治疗　包括重复经颅磁刺激、直接电流刺激,可能通过调控相应的皮质环路改善卒中后认知功能,有待进一步临床研究评价。

4.康复治疗　如自我照料、家庭和经济管理、休闲、驾车及重归工作岗位等。康复训练需要个体化,长期坚持。

三、皮质下缺血性血管痴呆

小血管性痴呆主要包括腔隙状态、脑淀粉样血管病(cerebral amyloid angiopathy,CAA)、皮质下动脉硬化性白质脑病(Binswanger病)、CADASIL及CARASIL等导致的痴呆。

小血管性痴呆起病隐袭、进展缓慢和逐渐加重。额叶皮质的多发性腔隙性梗死可产生痴呆综合征伴额叶体征;基底核和脑桥的多发性腔隙性梗死可出现偏身感觉、运动障碍,运动迟缓和肌强直,平衡障碍和共济失调,尿频、尿失禁和假性延髓麻痹;皮质下缺血性痴呆常与Binswanger病和腔隙状态重叠存在。脑淀粉样血管病(CAA)以脑叶出血为主要特点,部分伴痴呆、精神症状和脑缺血事件,多为散发,少数为常染色体显性遗传。

小血管性痴呆的认知障碍特点:①执行功能,如时间管理、计划能力、组织能力、任务起始、适应能力和信息加工能力等损害突出,测查时应重点关注信息处理速度、词语流畅性和延迟回忆,但执行功能损害在本型痴呆并无特异性;②记忆障碍相对较轻,回忆损害明显,再认和线索提示再认功能相对保留;③行为异常和精神症状,表现为抑郁、人格改变、情绪不稳、反应迟钝、二便失禁和精神运动迟缓等。

临床可仅有TIA或无明确的缺血性事件,不遗留或仅有轻微的神经症状,影像学检查可见多发腔隙性梗死和深部白质病变,影像学检查对本型痴呆诊断起重要作用。MRI可清晰显示病变,弥散张量成像(diffusion tensor imaging,DTI)检测白质病变较T_2WI更敏感。应用DTI检测轻度认知障碍、AD、VaD、额颞叶痴呆患者及健康志愿者的多个脑白质区域发现,内囊膝部、双侧额叶皮质下及脑室前区扩散率改变与皮质下痴呆密切相关。对脑白质病变患者,胼胝体萎缩可能是预测全脑认知功能损害的重要指标。

(一)皮质下动脉硬化性白质脑病

皮质下动脉硬化性白质脑病又称为Binswanger病,是以高血压、卒中和慢性进行性痴呆为主要表现的一种综合征,是小血管性痴呆中最常见的类型。Binswanger首次报道一例54岁女性患者,表现为进行性智能障碍、语言障碍、双下肢无力伴双手震颤,病理改变描述为脑动脉硬化、双侧脑室明显增大、白质萎缩和多处室管膜增厚等。1902年Alzheimer正式提出此病,并用他的老师Binswanger的名字命名,描述伴高血压病、小血管动脉硬化和多发性卒中的广泛白质病变。

1.病因和发病机制　本病的病因和发病机制尚不清楚。Fisher(1989)在72例病理确诊的皮质下动脉硬化性白质脑病患者中发现,94%的患者有高血压病史,提出高血压导致脑小动脉和深穿支动脉硬化、管壁增厚及透明变性。研究证明本病是长期缺血性病变的累积效应,以深部白质变性为特征。有学者认为本病可能与基因有关,可能与高血压基因具有相关性,ApoE 和超氧化酶基因可能是脑白质病变的危险因素。

2.病理 主要病理改变是脑室周围白质大片的或斑片状脱髓鞘,肉眼可见白质萎缩、变薄、似橡皮样坚硬,双侧脑室扩大,脑室旁白质可有多发腔隙性梗死病灶,有时可见胼胝体变薄,皮质和皮质下 U 形纤维保留。镜下可见大脑、脑桥、基底核等小动脉丰富处的白质空泡样变性,少突胶质细胞降低,伴星形胶质细胞增生,有髓纤维数量降低。可见中-重度动脉粥样硬化,深穿支动脉壁变薄,深部白质小动脉特别是穿髓小动脉玻璃样变性,内膜纤维增生,内弹力膜断裂,外膜纤维化。

3.临床表现

(1)多数 Binswanger 病患者有长期高血压病史,中老年病,隐袭起病,多为亚急性或慢性病程,出现慢性进行性痴呆、步态不稳、尿失禁等典型临床特征。常伴局灶性神经体征,诸如轻偏瘫、假性延髓麻痹和帕金森综合征等,但很少出现完全性偏瘫。症状可颇似正常颅压脑积水的表现,通常无皮质损害症状如失用症或失认症等。

(2)许多患者以认知障碍为首发症状,出现执行能力、视空间功能及学习能力减退,进展为记忆力减退、定向力障碍和抑郁等,逐渐发展到生活不能自理。常见明显的精神症状,如激越、易激惹、抑郁、欣快、情感失禁、注意力不集中和精神运动迟缓等。

(3)神经影像学检查:CT 可见脑皮质轻度萎缩,不同程度的脑室扩张,双侧脑室前角、后角及体部两侧出现边界模糊的斑片状低密度影,可伴基底核、丘脑及脑桥等穿髓小动脉丰富区的多发腔隙性梗死。MRI 可见侧脑室扩大,脑沟、脑池增宽;双侧脑室旁、皮质下、半卵圆中心散在的斑片状 T_1WI 低信号、T_2WI 高信号病灶,白质病变呈融合状,常不对称,可伴基底核区多发性腔隙性梗死。

4.诊断和鉴别诊断

(1)诊断:根据长期高血压病史,中老年发病,亚急性或慢性认知功能障碍、假性延髓麻痹、步态障碍和尿失禁,而肢体运动障碍相对较轻等进行诊断,神经影像学显示脑白质萎缩、脑室旁白质疏松伴多发腔隙性梗死。需注意,如 MRI 显示脑室周围呈晕状低密度脑白质疏松,患者有高血压等危险因素,无慢性进行性痴呆、步态不稳、尿失禁三主征,可能诊断脑动脉硬化而非本病。

(2)鉴别诊断

1)正常颅压脑积水:因脑脊液分泌或回吸收障碍及 CSF 循环通路受阻导致脑室扩大,表现为进行性步态不稳、尿失禁和痴呆三联征,与本病相似。起病隐匿,病前可有脑外伤、蛛网膜下腔出血或脑膜炎等病史,无卒中史,发病年龄较轻。腰穿颅内压正常,CT 显示双侧脑室对称性扩大,第三、第四脑室及中脑导水管明显扩张,通常无脑梗死病灶。

2)多发性硬化:MS 患者发病年龄较轻。MRI 显示侧脑室体旁散在多发的白质脱髓鞘病变,呈 T_1WI 低信号、T_2WI 高信号,散在分布,通常不连续,病灶较小,卵圆形或线形,长轴与侧脑室体垂直紧邻,胼胝体常可见道森指征;病变还可累及 CNS 其他部位如脊髓、视神经、脑干和小脑。病程缓解-复发,常见 CSF 淋巴细胞增高、IgG 指数增高和寡克隆带阳性。

3)Alzheimer 病:主要表现为记忆和认知功能障碍,通常无高血压和卒中史。MRI 显示 AD 脑皮质明显萎缩,早期可见颞叶及海马显著萎缩;本病典型特征为白质异常伴腔隙性梗死,但需注意 AD 可与血管性痴呆并存,确诊需脑组织活检。

5.治疗 治疗原则是控制高血压,防止动脉硬化,预防卒中发作和治疗痴呆。早期治疗预后较好。

（二）CADASIL

CADASIL 是常染色体显性遗传性脑动脉病伴皮质下梗死及白质脑病（cerebral autosomaldominant arteriopathy with subcortical infarcts and leukoencephalopathy）的简称。本病是在成年期发病的一种遗传性脑血管疾病，临床表现为反复发作的卒中和慢性进行性痴呆。

法国学者范·博加特 1955 年曾描述两姐妹中年发病，如同快速进展的 Binswanger 皮质下脑病，表现为痴呆、步态不稳、假性延髓麻痹、癫痫和局灶性神经功能缺失等，家族中其他两姐妹因进行性痴呆分别在 36 岁和 43 岁死亡。Sourander 等以遗传性多梗死性痴呆，Stevens 等以慢性家族性血管性脑病分别报道不明病因的常染色体显性遗传的脑卒中家族，首次描述家族性脑血管疾病，主要表现为软脑膜和脑深部小动脉受损，血管壁增厚引起血流降低和闭塞。此后有学者以不同名称报道此类疾病，Tournier-Lasserve 在两个法国家系分析中将此病的基因定位于 19 号染色体短臂，并将此病命名为 CADASIL；次年在巴黎召开第一届国际 CADASIL 会议，从此 CADASIL 得到广泛的认同。CADASIL 家系已在许多国家报道，芬兰、法国、德国、爱尔兰、意大利、日本、荷兰、瑞典、瑞士、英国和美国等先后报道数百例患者，提示为世界性分布。目前，国内发现的 CADASIL 家系已达 20 余个，100 多例患者。

1.病因和发病机制　Tournier-Lasserve 等（1993）对两个不相关家系的基因连锁分析发现，本病遗传基因定位于染色体 19q12 位点。用微卫星标志物将基因位点局限到 2cm 区域，确认 CADASIL 病因主要是 Notch3 基因第 4 外显子突变。Notch3 基因是编码一种兼有受体和信号传导功能的跨膜蛋白，包含 33 个外显子，编码一个含 2321 个氨基酸的跨膜蛋白，其细胞外的结构域包含 34 个表皮生长因子重复序列，主要在血管平滑肌和外膜细胞表达。基因突变使 Notch3 蛋白构象发生改变，引起血管平滑肌细胞（vascular smooth muscle cell，VSMC）变性，肌性动脉丧失维持血压的收缩功能，导致局部脑血流肌源性调节障碍和低灌注状态，出现腔隙性梗死和大脑白质缺血性脱髓鞘病变。上皮细胞内颗粒性电子密集嗜锇物质（GOM）大量沉积可能导致血管狭窄，并妨碍上皮细胞正常渗透性及细胞内外物质交换，在 CADASIL 发病机制中也起重要作用。

2.病理　脑部病理特点为广泛性脑白质脱髓鞘改变和多发性腔隙性梗死，主要位于侧脑室周围、基底核、丘脑和脑干。脑白质脱髓鞘病变早期为小片状，疾病后期融合成大片状。白质、基底核及丘脑的穿通支小动脉广泛受累，病变既非动脉硬化性，也非淀粉样变性，主要累及直径 $200\sim400\mu m$ 小动脉和微小动脉，内膜下纤维增生及透明样变性，导致小动脉壁向心性增厚，伴动脉中层广泛嗜酸性粒细胞浸润和壁间水肿。特征性病理改变是电镜下观察到微小动脉平滑肌细胞表面出现特征性颗粒性电子密集嗜锇物质（GOM）。

CADASIL 除了主要损害 CNS，也报道心肌缺血和梗死，视网膜损害导致急性视力丧失，以及周围神经病变等。

3.临床表现

（1）本病有明显的家族遗传倾向，中年发病，平均发病年龄 45 岁，无性别差异，无脑卒中危险因素。病程特点通常是在 20~30 岁时出现有先兆的偏头痛，40~50 岁开始反复发作 TA 或卒中，50~60 岁时出现痴呆，65 岁左右死亡。

（2）30%患者出现有先兆的偏头痛发作，是最早出现的症状，多发生在 30 余岁，但我国患者中不常见。20%～40%的患者发作前有典型视觉或感觉先兆,之后出现持续数小时的头痛,发作频率在不同家系和患者中不同。

(3)中年期反复发作的短暂性缺血发作或脑梗死是其特征性表现。脑卒中主要发生在皮质下,以颞叶、顶叶及额叶白质,内囊、基底核和丘脑为主,表现为各种腔隙性综合征,如运动性轻偏瘫、共济失调性轻偏瘫、构音不良-手笨拙综合征、纯感觉性卒中、感觉运动卒中等,反复的卒中终将导致痴呆和假性延髓麻痹。

(4)认知障碍以额叶功能为主,表现注意力下降、动作缓慢、反应迟钝,以及近记忆力下降和视空间能力障碍。认知功能呈阶梯式下降,最终进展为皮质下型 VaD。约20%的患者伴精神异常,如重度抑郁、躁狂,严重者可有自杀行为或倾向;许多患者淡漠表现,动力缺失和自主行为降低,且与抑郁无关。

(5)个别病例可出现癫痫、神经性耳聋、脑出血、急性脑炎样昏迷及冠心病等。

4.辅助检查

(1)MRI 典型表现为皮质下白质、脑室周围的 T_1WI 低信号、T_2WI 高信号,不累及弓形纤维;早期为散在的斑片状,大小不一,逐渐融合为大片状,对称或不对称。基底核区、脑干常见腔隙性梗死灶,小脑一般不受累。研究认为外囊、胼胝体和双侧颞极白质病变是 CADASIL 的特征性表现,对其诊断有较高的敏感性和特异性;但报道我国 CADASIL 患者颞极白质受累率较低。由于 CADASIL 多累及小动脉,MRA 显示大血管通常完好。单光子发射计算机体层显像(SPECT)可发现额叶、颞叶和基底核血流灌注不足,是本病最早的影像学改变。

(2)免疫病理检查可见血管壁 Notch3 蛋白沉积,肌肉和(或)皮肤活检超微病理检查可发现外周微小动脉平滑肌表面的 GOM,是诊断 CADASIL 的敏感方法。

(3)基因检查是诊断 CADASIL 的"金标准",绝大部分 Notch3 基因突变发生在第 3 和第 4 号外显子。

5.诊断和鉴别诊断

(1)诊断:根据患者在中年前期发病,明确的脑血管疾病及痴呆家族史,反复发作的 TIA 或卒中史,早期伴偏头痛发作,局灶性脑缺血症状、体征伴进行性痴呆,不伴高血压病、糖尿病等卒中危险因素;MRI 显示皮质下白质萎缩、脑白质疏松和多发性梗死;Notch3 基因突变检查及皮肤活检发现 GOM 可确诊。

Davous 和 Bequet(1995)提出的诊断标准和排除标准如下。

1)很可能的(probable)CADASIL:①50 岁以前发病;②至少出现下列临床表现中的 2 条:卒中样发作伴持久的体征,偏头痛,显著情感异常,皮质下痴呆;③无脑血管病危险因素;④有常染色体显性遗传证据;⑤MRI 显示脑白质异常,而无脑皮质梗死灶。

2)确诊的(definite)CADASIL:符合很可能的 CADASIL 诊断标准,存在 Notch3 基因突变证据和(或)病理证实 GOM 沉积为特征的小动脉病。

3)可能的(possible)CADASIL:①50 岁以前发病;②无持久性体征的卒中样发作,轻度情感异常,全面性痴呆;③有轻度脑血管病危险因素,如轻度高血压和高脂血症、吸烟、口服避孕药等;④家族遗传史不明或不完全性家族遗传史;⑤MRI 显示非典型的白质改变。

4)排除性(exclusive)标准:①70 岁以后发病;②严重高血压或伴心脏病或全身性血管病;③家族中无类似发病者;④年龄>35 岁,MRI 正常者。

(2)鉴别诊断:神经科医师具有 CADASIL 的意识是避免临床误诊的关键,应对有先兆的偏头痛发作的脑梗死和痴呆的中年病例进行筛查。

6.治疗　　目前本病尚无特殊治疗方法,控制血管病危险因素和应用阿司匹林二级预防。抗凝和抗血小板聚集治疗均未获肯定疗效,本病可发生脑内出血,抗凝治疗风险较大,应避免使用抗凝药物。合并高血压可降压治疗,但需注意脑灌注降低;合并高胆固醇血症可应用他汀类药物。伴有先兆的偏头痛发作频率低,通常无须预防治疗;可用盐酸洛美利嗪治疗,并可能改善CADASIL的脑缺血。认知障碍治疗目前唯一有对照研究证据的是多奈哌齐,结果显示对主要疗效指标认知功能评分无改善,但亚组分析显示对执行功能障碍有益。

CADASIL的病程差异颇大,同一家系患者也可不同,一般可长达10~30年。

(三)CARASIL

CARASIL是常染色体隐性遗传性脑动脉病伴皮质下梗死及白质脑病(cerebral autosomal recessive arteriopathy withsubcortical infarcts and leukoencephalopathy)的简称,也称为青年发病的Binswanger样白质脑病伴秃头和腰痛。该病的主要临床表现为脱发、脊柱强直、进行性运动及认知功能下降,影像学可见类似CADASIL的脑白质疏松和腔隙性梗死。

1.病因和发病机制　　本病的病因和发病机制不明。对日本报道的32个家系分析,发现17个家系的双亲系近亲结婚,发病规律符合常染色体隐性遗传特点。研究指出位于10q25的HTRA1基因突变是本病的致病基因,目前已发现四种致病性HTRAI基因突变。该基因突变使丝氨酸蛋白酶活性下降,失去对转化生长因子-β(transforming growth factor-β,TGF-β)家族的信号传导抑制。TGF-β家族信号在血管内皮和平滑肌细胞生成与重塑中发挥多重作用,CARASIL发生动脉病变可能与TGF-β家族信号增强有关。

2.病理　　本病的病理表现与非遗传性缺血性小血管病类似,即小动脉出现动脉粥样硬化伴内膜增厚和胶原纤维沉积,平滑肌缺乏和中膜中层玻璃样变性。主要病变是脑白质广泛脱髓鞘,U形纤维保存,少突胶质细胞及星形胶质细胞降低。病变可位于额叶、额顶及枕叶或颞顶叶,胼胝体也可见萎缩及多数梗死灶,在基底核、大脑脚、脑桥基底部和丘脑可见多发散在小梗死灶。组织病理学可见深部穿通动脉(直径100~400μm小动脉及细小动脉)内膜纤维化、玻璃样变、内弹力层断裂、管径狭窄及闭塞等,无GOM或淀粉样物质沉积。

3.临床表现

(1)起病年龄20~44岁,平均32岁,早于CADASIL(平均45岁),男性多见。10~20岁即出现脱发,腰痛出现在脑病症状前后。首发症状多为步行障碍和一侧下肢无力,或以性格改变、记忆障碍和前庭症状发病。半数患者隐袭起病,呈慢性病程和阶段性加重,另半数患者以卒中形式起病,但血压正常。

(2)脑病症状类似Binswanger病,主要表现为痴呆、锥体束征、锥体外系症状和假性延髓麻痹等。多以遗忘起病,逐渐出现计算力下降、定向力障碍、性格改变和感情失控,后期表现为无言或无动、去脑强直发作,无失语、失认、失用和昼夜颠倒等。与CADASIL不同的是,早期可出现性格改变,如易怒、不礼貌、情感易变、否认有病和固执等,抑郁很少见;疾病晚期人格仍保存,能表达感情,渐出现对周围事物不关心,缺乏自发性活动。全部病例均可见一侧或两侧锥体束征,常见假性延髓麻痹、肌张力增高,30%患者出现脑干症状如眼运动障碍、眩晕、眼震及共济失调,个别患者发生脑出血。

(3)青少年期脱发和秃头是本病的显著特征之一,见于90%的患者。分布于前额、头顶,头发稀疏或秃头,周身汗毛正常或轻度降低,可见皮肤角化、溃疡、干皮症和色素斑等。80%的患者有急性腰痛,多见于20~40岁,多因变形性脊椎病或腰椎间盘突出,下胸椎和上腰椎多见,较通常椎间盘变性或椎间盘突出的部位高;也常见颈、胸椎间盘变性,驼背、项韧带硬化及肘、膝骨关节炎等骨病改变。

4.辅助检查

(1)MRI 检查 T_2WI 及 FLAIR 像可见脑白质广泛融合的斑片状异常高信号及脑室周围白质疏松,白质病变累及颞极、外囊,基底核、脑桥及大脑脚常见小的散在高信号病灶,可有不同程度脑室扩大,脑沟增宽,U 形纤维及胼胝体不受累。半数以上患者 DSA 无异常,其余病例可见小动脉壁蛇行,大动脉也可见动脉硬化。有人应用磁共振波谱成像(MRS)检测一例患者白质病变区显示,N-乙酰天冬酸(N-acetyl aspartate,NAA)峰正常,胆碱(choline,CoA)峰增高。

(2)基因检查第 10 号染色体的 HTR4I 基因突变,有助于确诊。

5.诊断和鉴别诊断

(1)诊断:本病诊断主要依据青年期发病,秃发,发作性腰痛(变形性脊椎病/腰椎间盘突出),反复缺血性卒中发作,进行性痴呆,呈常染色体隐性遗传;影像学显示以脑白质疏松及基底核、丘脑为主的多发腔隙性梗死。

Fukutake(1992)提出 CARASIL 的诊断标准,2006 年又进行修订,目前多采用此标准:①40岁前发病,临床呈进行性智能衰退(可有短暂停顿)、锥体束征、锥体外系症状和假性延髓麻痹等,影像学(包括病理学)病变以弥漫性皮质下白质为主;②早年(10~20 岁)出现脱发,以头顶型为主;③急性反复腰痛,伴变形性脊椎病或椎间盘突出;④血压<140/90mmHg,未服过降压药;⑤无肾上腺白质营养不良等其他脑白质疾病。

如具备以上 5 项为确诊(definite)病例;②或④一项不明者,具备其他 4 项为很可能的(probable)病例;确诊病例的同胞,且双亲为近亲结婚,有脑病表现或有②③两项为可能的(possible)病例。以下几项可作为诊断参考:①双亲或祖父母近亲结婚的遗传背景;②卒中或阶段性恶化进展方式;③CT/MRI 显示弥漫性脑白质病变,基底核及大脑白质腔隙性梗死;④DSA、SPECT 或 PET 提示动脉硬化性血管病变和血流灌注减低。

(2)鉴别诊断:主要应与存在广泛白质病变的其他血管性疾病或非血管性进行性脑病相鉴别。

1)CADASIL:两者临床上均有认知障碍、精神症状、神经系统体征如假性延髓麻痹、步态不稳和锥体束征等,无脑卒中危险因素,不伴高血压病,MRI 均主要表现为弥漫性白质病变,颇多相似之处。鉴别要点见表7-4。

表7-4　CADASIL 与 CARASIL 的鉴别要点

疾病	CADASIL	CARASIL
病因	常染色体显性遗传,基因位点 19q12	常染色体隐性遗传
发病年龄	中年前期发病,平均 45 岁,无性别差异	平均发病年龄 31 岁(20~40 岁),男性多见
分布	世界范围内	目前病例绝大部分为日本人

（续表）

疾病	CADASIL	CARASIL
首发症状	约85%为反复TIA或脑卒中,痴呆30%～90%,约30%病例有先兆性偏头痛	步行障碍、一侧下肢无力、性格改变和遗忘,隐袭或卒中样起病,无先兆症状
痴呆及精神症状	卒中反复发作伴认知障碍,明显的抑郁、躁狂、自杀倾向或行为障碍	遗忘、定向障碍、易怒、固执等,抑郁很少见,后期无言无动
运动障碍及脑干症状	无或少见	约1/3患者出现
秃头和腰痛	无	秃头早期(10～20岁)出现,急性反复发生腰痛,伴变形性脊椎病和椎间盘突出
MRI	侧脑室及半卵圆中心广泛的白质疏松及多发腔隙性梗死	侧脑室旁点状、斑片状融合的高信号
基因突变及皮肤活检	Notch3基因突变是确诊指标,皮肤活检可发现GOM	无特异方法

2）Binswanger病:55～65岁发病,有脑卒中危险因素如高血压、糖尿病、心肌梗死、淀粉样血管病、抗磷脂抗体综合征等,临床表现为进行性痴呆、步态不稳和尿便失禁等;秃头和腰痛症状,MRI提示弥漫性、对称性、广泛融合性脑白质病变。

3）Nasu病:是遗传性脂质代谢异常疾病,常染色体隐性遗传,约20岁发病,可有四肢疼痛及病理性骨折,30～40岁出现脑症状。MRI显示白质弥漫性脱髓鞘,与CARASIL类似,Nasu病患者骨X线片可见多发性囊肿阴影,是诊断Nasu病的重要依据,可以确诊。

4）肾上腺白质营养不良:是一种过氧化物酶体病,儿童或青年期发病者为X连锁隐性遗传,新生儿型为常染色体隐性遗传。小儿多见,极少数成年期起病者也可有秃头,但临床主要表现为痉挛性截瘫,病理无血管病变,生化检查血极长链脂肪酸增高。

6.治疗和预后　本病无特异疗法,药物治疗主要针对痴呆治疗和卒中二级预防,抗血小板聚集无肯定疗效。一般在出现脑病症状10年内死亡,平均病程7.6年,也有生存期长达20年的报道,病程后期良好护理及营养支持非常重要。

四、多发梗死性痴呆

多发梗死性痴呆(multi-infarct dementia,MID)由Hachinski(1974)提出,是指反复发生的卒中引起脑皮质、白质、基底核等多部位梗死,使得病灶逐渐累积并增大所导致的痴呆。MID是VaD最常见的类型,约占VaD的39.4%。

(一)病因和发病机制

颈内动脉或大脑中动脉主干等大血管病变,如动脉粥样硬化、动脉狭窄和血栓形成,以及动脉硬化斑块反复脱落均可反复导致脑梗死或腔隙性梗死。随着病灶的累积或增大,脑缺血缺氧逐渐加重,当脑梗死组织容积超过80～150mL时可能导致记忆或智能障碍。血管病变部位在致病中也起关键性作用,与认知及心理功能关联的大脑特定结构,诸如 Papez 回路、前额叶皮质与纹状体回路等是认知、情感和行为控制的神经传导通路,其病变是导致认知障碍或痴呆的重要病理生理机制。此外,脑血管病变导致自动调节及血管-神经功能损害,使脑组织灌流量降低及神经细胞兴奋性下降,对痴呆发生也起重要作用。

(二)病理

主要病理特点是双侧的多发腔隙性梗死或大面积梗死灶,以及颈内动脉、大脑中动脉主干和皮质支等大动脉粥样硬化病变导致管腔狭窄、内膜增厚,可见血栓形成或粥样硬化斑块脱落形成的栓子。多发性梗死病灶累积可导致脑萎缩,脑白质萎缩可见双侧侧脑室扩张。

(三)临床表现

1.MID 的临床表现无特异性,患者通常有高血压、动脉硬化以及反复多次的缺血性卒中事件病史,典型表现为局灶性神经症状及定位体征,如中枢性面舌瘫、偏瘫、偏身感觉障碍、肌张力增高、锥体束征、假性延髓麻痹、强哭强笑和尿便失禁等;皮质区受累可出现失语症、失用症、失认症、失计算、视空间与结构障碍。每次卒中后遗留一定程度神经和精神症状,逐渐累积最终发展为全面性智能衰退与痴呆。临床表现可因梗死灶部位不同而异。

2.MID 可急性起病,阶段性或波动性进展,认知损害经常呈斑片状缺损,精神活动障碍与血管病变及脑组织受累部位和体积有直接关系。认知障碍表现为缺乏主动性,抽象思维能力减退,近记忆力与计算力减退,不能胜任以往熟悉的工作,不能进行正常交往,表情淡漠、焦虑、少语、抑郁或欣快,外出迷路,不认家门,穿错衣裤,最终生活不能自理。

3.与 AD 相比,VD 的早期记忆障碍不突出,在时间与地点定向、短篇故事即刻与延迟回忆、命名和复述等方面损害较轻,但执行功能如自我整理、计划、精细运动的协同作业等损害较重。不同的血管性病变引起的临床表现有所不同(表 7-5)。

表 7-5　脑梗死性痴呆的临床表现与病变部位的关系

病变部位	临床表现
多发性梗死	起病急、阶段性进展,可出现局灶性神经心理和神经病理损害,如记忆障碍、偏瘫、偏身感觉障碍和锥体束征等
单一的大动脉梗死	
颈内动脉	失语(优势半球梗死)、患侧一过性黑矇或 Horner 征、对侧偏瘫和偏身感觉障碍
大脑前动脉	意志缺失、失用、经皮质性 Broca 失语、记忆力减退、对侧下肢瘫痪及感觉障碍、尿失禁
大脑中动脉	严重失语(优势半球受损)、失读、失写及计算障碍,对侧偏瘫、偏身感觉障碍及视野缺损,对侧锥体束征
大脑后动脉	记忆力障碍、失认、失读,但无失写,有视野缺损及脑干受损症状
丘脑区分支	失语(优势半球受损)、注意力和记忆力减退、不同程度的运动及感觉障碍
低灌注阴影区	经皮质性失语、记忆减退、失用、视空间觉障碍

（续表）

病变部位	临床表现
小动脉病变	
腔隙性梗死	通常有高血压病史,表现为记忆减退、精神运动性动作缓慢、情感淡漠、抑郁、多灶性运动障碍、帕金森综合征及假性延髓麻痹
皮质下小动脉	如 Binswanger 病,表现为慢性进行性痴呆、步态不稳、尿失禁等三主症,记忆、执行能力、定向力和视空间功能减退,精神症状如激越、欣快、抑郁,假性延髓麻痹及帕金森综合征(多无震颤)
优势侧静脉窦	失语、失读、失写、词语记忆障碍、视空间觉障碍、左右辨别不能、手指失认、计算障碍

（四）辅助检查

1.神经心理学检查　可帮助评估患者认知功能受损程度、特征及日常生活能力。经常应用蒙特利尔认知评估量表(MocA)、简易智能状态检查(MMSE)、Hachinski 缺血量表、纸牌分类、连线测查、画钟测查、词语流畅性和数字跨度、神经精神问卷(NPI)等。

2.神经影像学检查　可提供脑梗死证据,显示梗死面积、部位及脑组织形态变化,对无症状性脑梗死尤为重要,可为 VD 诊断提供证据。CT 可显示双侧半球多发低密度梗死灶、脑室旁脑白质疏松及不同程度的脑萎缩。MRI 可见双侧基底核、脑皮质及白质内多发的 T_1WI 低信号、T_2WI 高信号病变;陈旧病灶边界清晰,无占位效应,新鲜病灶界限不清,信号强度不明显;可见病灶周围局限性脑萎缩或全脑萎缩。SPECT/PET 显示局灶性或斑片状血流灌注或代谢减低。

（五）诊断和鉴别诊断

1.诊断　根据反复多次的缺血性卒中病史,具有高血压、糖尿病及脑动脉硬化等危险因素,局灶性神经系统症状和体征,突然发作的以及阶梯式和(或)波动性进展的认知障碍,典型的影像学表现等通常可以明确诊断。MID 的临床诊断标准包括:①痴呆伴随脑血管事件突然或缓慢发生的认知功能障碍和抑郁等情绪改变;②病情呈阶段式进展,伴失语、偏瘫、感觉障碍、偏盲及锥体束征等皮质及皮质下功能障碍体征,局灶性神经功能缺失体征可呈零星分布,每次卒中后症状加重;③CT 或 MRI 检查显示多发性梗死病变。

2.鉴别诊断

（1）Binswanger 病:或称为皮质下动脉硬化性白质脑病,是大脑前部皮质下白质缺血性损害,导致慢性进展性认知能力低下、步态不稳及尿便失禁等,颇似正常颅压性脑积水的表现,与 MID 也可相似。影像学显示脑室旁弥漫性融合的脑白质脱髓鞘病变。

（2）正常颅压脑积水:主要表现为步态障碍、尿便失禁及认知障碍,MID 患者反复发生卒中后可能出现类似症状。正常颅压脑积水起病隐匿,无卒中史,发病年龄相对较轻,影像检查可见双侧脑室对称性扩大,第三、第四脑室及中脑导水管明显扩张,无脑梗死证据。

（3）CADASIL:也以反复发生的 TIA 和卒中事件,阶梯式或进展性痴呆为特征,但通常有家族遗传史,中年期起病,早于 MID;无高血压病史,病程早期常有典型偏头痛病史。影像学除可见多发梗死灶深部脑白质弥漫性损害突出,累及颞极与外囊是本病的特征性表现。病理和基因检查可帮助鉴别,脑或皮肤活检可见特征性血管壁变厚、血管平滑肌中层细胞嗜锇颗粒沉积。

(4)AD伴脑卒中:AD认知障碍呈缓慢进展,可伴高血压、糖尿病等卒中危险因素,影像学显示脑梗死及脑萎缩,皮质萎缩明显。

五、混合性痴呆

是指同时存在血管性痴呆和神经变性疾病(AD),临床兼有VaD和AD的临床特征。具有血管危险因素和以进行性记忆功能障碍为特征的AD临床表现。治疗也是综合治疗。

六、血管性痴呆的诊断和鉴别诊断

血管性痴呆的诊断除了依据临床病程、症状和体征,还要借助于神经影像学、神经心理学评估、实验室检查和基因诊断等。

(一)辅助检查

1.神经心理学评估　是识别和诊断VaD的重要手段。VaD具有异质性,不同类型VaD的神经心理学特征各不相同。研究表明,VaD包括多认知域损害以额叶-皮质下功能损害为主,包括抽象思维、概念形成及转换、信息处理速度等执行功能损害,以及记忆力损害。因此,应进行全面的神经心理学评估,可选用蒙特利尔认知评估量表(MoCA)、简易智能状态检查(MMSE)、各认知域功能评估量表、Hachinski缺血量表以及汉密尔顿抑郁和焦虑量表等。蒙特利尔认知评估(Montreal cognitive assessment,MoCA)覆盖注意力、执行功能、记忆力、语言、视空间结构技能、抽象思维、计算力和定向力等认知域,是筛查认知障碍的敏感工具。《2019年中国血管性认知障碍诊治指南》推荐采用适合国人的测验,对VaD患者进行多认知域功能评估,至少评估注意/执行功能(如连线试验-A和连线试验-B)、记忆(如霍普金斯语言学习测试)、语言(如波士顿命名测试)和视空间功能(如画钟试验)等四个核心认知域。

2.神经影像学CT及MRI检查　可发现关键部位或广泛的脑梗死灶、皮质下白质及脑室周围散在的斑片状或融合为大片状的脑白质高信号,以及多发腔隙性梗死;排除炎症、肿瘤、脑积水等其他病变。一些新型的结构和功能影像技术在VaD的临床研究中发挥推动作用,如弥散张量成像(DTI)揭示了VaD患者的脑白质纤维束超微结构损害,T_2梯度回波和磁敏感成像(SWI)有助于发现脑微出血,动脉自旋标记(ASL)和SPECT发现VaD患者局部脑区低灌注。但这些新型影像技术尚未在临床常规应用。

3.实验室检查　其对病因诊断及鉴别有意义,包括血糖、血脂、血电解质、肝肾功能,以及维生素B_2、甲状腺素功能、梅毒血清学、HIV、伯氏疏螺旋体等。Notch3基因突变检查及皮肤活检发现GOM有助于确诊CADASIL,检查第10号染色体HTRAI基因突变有助于确诊CARA-SIL。

(二)诊断和鉴别诊断

1.美国心脏病协会/美国卒中协会(AHA/ASA)制定的血管性痴呆国际诊断标准(2014)首先明确痴呆:①认知功能进行性下降,伴至少2个认知域缺损,且功能缺损妨碍日常生活能力;②痴呆的诊断必须进行认知功能测试,至少评估4项认知域:执行功能/注意力、记忆、语言功能和视空间功能;③日常生活能力的下降并非由脑血管疾病引起的运动或感觉系统后遗症导致。

（1）很可能的（probable）VaD：①同时存在痴呆和影像学证实的脑血管病，且满足以下条件中至少1项：血管性事件与认知障碍的发生存在显著的时间关联；认知障碍的严重程度及模式与广泛的皮质下血管性病理存在显著关联；②排除卒中发病前或发病后出现的逐步进展性认知障碍，这些认知障碍可能提示非血管性神经退行性疾病。

（2）可能的（possible）VaD：同时存在痴呆和影像学证实的脑血管病，但出现以下情形中至少1项：①脑血管疾病（如无症状性脑梗死、皮质下小血管病）与认知障碍间无明确关联（如时间、严重程度及认知损害模式等方面）；②没有足够的临床信息支持诊断 VaD（如临床症状提示存在脑血管性疾病，但无 CT 或 MRI 资料）；③严重的失语阻碍了认知功能评估，但患者在失语相关的血管性事件发生前有明确记载的正常认知功能（如既往的年度认知功能评估）；④存在其他神经退行性疾病的证据，且可能影响认知功能，如 a.其他神经退行性疾病病史（帕金森病、进行性核上性麻痹、路易体痴呆等）；b.经生物标志物（如 PET 或脑脊液）或遗传学（如 PSI 基因退变等）证实存在 AD；c.活动性肿瘤、精神疾病或代谢疾病病史，且可能影响认知功能。

2.中国医师协会神经内科医师分会修订的血管性痴呆诊断标准（2019）　VCI 诊断需要具备的3个核心要素：①存在认知损害。主诉或知情者报告或有经验临床医师判断存在认知障碍，而且神经心理学检测也有认知障碍的证据，和（或）客观检查证实认知功能较以往减退，并至少存在1个认知域的损害；②存在血管性脑损伤的证据。包括血管危险因素、卒中病史、脑血管病的神经损伤症候、影像学显示的脑血管病变证据，以上各项不一定同时具备；③明确血管性脑损害在认知损害中占主导地位。明确血管性脑损伤在认知障碍中是否起主要作用是诊断 VCI 的重要环节，尤其是合并有 AD 病理表现时，应根据认知障碍和脑血管病的临床表现结合神经影像表现，判断血管性脑损伤对认知障碍的影响。

临床特征需要符合下列之一：①认知障碍的发生在时间上与1个或多个脑血管事件相关（认知障碍的发生往往是突发的，并随着多次类似脑血管事件的发生而表现为阶梯式进展或波动性，并且认知障碍在脑血管事件发生后3个月仍然持续存在）；②如果没有卒中事件的病史，那么需要受损的认知域主要是信息处理速度、复杂注意力，和（或）额叶执行功能，以下特征可作为支持点：a.早期出现的步态异常，包括行走不平衡感或反复的跌倒；b.早期出现尿频、尿急或其他不能用泌尿系统疾病解释的症状；c.人格或情绪改变，如意志力丧失、抑郁或情绪失禁等。

VaD 诊断的排除因素：主要包括：①早期出现并进行性恶化的记忆缺陷、早期突出的帕金森病特征、原发性神经系统疾病（如多发性硬化、脑炎等）特征；②神经影像学检查中缺乏血管性损伤病变；③其他可解释认知损害的疾病如脑肿瘤、多发性硬化、脑炎、抑郁症、中毒，以及明显影响认知功能的系统性疾病及代谢异常等。此外，首次诊断认知障碍前3个月内的药物或酒精的滥用/依赖也需排除。

3.鉴别诊断

（1）AD：临床上 VaD 主要与 AD 鉴别，AD 作为变性病性痴呆，起病隐袭，进展缓慢，表现为渐进性记忆障碍及认知障碍；VaD 可突然发生或阶梯样进展，呈波动性病程，伴随脑血管病事件发生，有局灶性神经体征。神经心理学、电生理及影像学检查可为 AD 与 VaD 鉴别提供依据（表7-6）。

表 7-6　Alzheimer 型痴呆与血管性痴呆的鉴别

疾病	AD	VaD
基本病因	是多种因素如遗传、神经递质、免疫和环境等所致的异质性疾病	主要因缺血性卒中如多发性梗死、大面积脑梗死、Binswanger 病、脑淀粉样血管病及出血性卒中导致痴呆
遗传性病因	家族性 AD(FAD) 为常染色体显性遗传，与 APP、PS1、PS2 基因突变及 Apoε4 等位基因有关	CADASIL 为常染色体显性遗传，19q12 的 Notch3 基因突变，CARASIL 为常染色体隐性遗传
病理特征	额颞叶皮质萎缩、老年斑、神经元纤维缠结、神经元降低、颗粒空泡变性及血管-淀粉样蛋白沉积	脑室旁白质脱髓鞘萎缩、脑室扩大，伴多发腔隙性梗死
危险因素	年龄、性别、脑外伤史、文化程度低、重金属和铝接触史	年龄、高血压、糖尿病、高脂血症、卒中史、冠心病、心律失常等
发病年龄	多于 60 岁后发病，女性患病率 3 倍于男性	多于 60~70 岁以后发病，性别无差异
痴呆、精神症状及神经症状	起病隐袭，渐进性记忆、认知障碍，如人格改变、视空间功能受损、语言障碍、失认、失用、抑郁、妄想、幻觉和行为障碍	起病急，阶段性进展，局灶性神经功能缺失如偏瘫和锥体束征，以及斑片状智能损害、记忆障碍等
神经心理检查	简易精神状态检查(MMSE)、韦氏成人智力量表(WAIS-RC)、临床痴呆评定量表(CDR)和 Bless-ed 行为量表(BBS)	MMSE 及 Hachinski 缺血积分(HIS)量表
神经电生理检查	脑电图弥漫性慢波，α 节律变慢，波幅降低或 δ 波。VEP、BAEP 潜伏期延长，P300 潜伏期明显延长、波幅降低，无特异性	EEGα 节律减慢至 8~9Hz 以下，双额颞区和中央区弥漫性 θ 波，局灶性阵发高波幅 δ 节律，诱发电位检查同 AD
MRI 检查	显示额颞叶皮质萎缩，外侧裂池及脑沟增宽，侧脑室增大	脑室旁白质疏松，伴多发性脑缺血病变
临床确诊	组织病理学检查发现老年斑及神经原纤维缠结	卒中史，局灶性神经体征。MRI 证实，脑血管病事件后 3 个月内发生痴呆，确诊需病理或脑活检证实

　　Hachinski(1975) 缺血量表是 AD 与 VaD 鉴别的有用工具，1978 年进行修订(表 7-7)。≥5 分可诊断 VaD，3~4 分为可疑 VaD，≤2 分可排除 VaD；其操作方便，可信度较高，临床上被广泛应用。

表 7-7　**Hachinski** 缺血量表(1978 年修订版)

临床特征	评分(分)
急性起病	2
卒中病史	1
神经系统局灶性症状	1
神经系统局灶性体征	1
脑局灶性病灶	
孤立性	2
多发性	3

(2)路易体痴呆(DLB):三大核心症状,即波动性的认知障碍、反复生动的视幻觉、锥体外系症状。DLB 伴有短暂的意识障碍、反复跌倒以及昏厥可被误诊为 VaD,但影像学上无梗死灶,神经系统检查无定位体征。

(3)帕金森病痴呆(PDD):帕金森病痴呆早期出现锥体外系受累症状如静止性震颤、肌强直、运动迟缓等表现。认知功能的损害一般出现在晚期,而且以注意力、计算力、视空间、记忆力等受损为主。一般无卒中病史,无局灶性神经系统定位体征,影像学上无梗死、出血及白质病变等。

(4)额颞叶痴呆:是以额颞叶萎缩为特征的一组神经系统变性疾病,临床上以行为、人格改变为早期症状,而记忆、视空间症状不明显,或者以进行性语言障碍为特征。CT 或 MRI 表现:脑萎缩主要局限于额叶和颞叶、颞极萎缩,对称或不对称性额颞叶萎缩,侧脑室可扩大,部分患者可见尾状核头部萎缩。

七、血管性痴呆的防治

VaD 是目前唯一可防治的痴呆类型,主要通过控制脑血管疾病的各种危险因素,治疗脑血管疾病和预防卒中的复发。

1.VaD 的一级防治　健康的生活方式,如锻炼、健康饮食和戒烟等,可能降低 VaD 风险。控制脑血管疾病的危险因素,诸如降压治疗、血糖管理和调脂治疗,降低卒中的发生,对预防VaD 有益。

2.VaD 的二级防治　重点是早期诊断、尽早治疗 VaD。在严格控制各种危险因素基础上,及时进行合理的药物治疗。

(1)胆碱酯酶抑制剂:如多奈哌齐、卡巴拉汀、加兰他敏和他克林。①多奈哌齐:选择性乙酰胆碱酯酶抑制剂,临床循证医学证据最多。起始剂量5mg,1 次/天,4 周后可增至 10mg,建议睡前服,如患者有失眠可早餐前服;②卡巴拉汀:乙酰胆碱酯酶和丁酰胆碱酯酶双向抑制剂,起始剂量 1.5mg,2 次/天;至少 4 周后如耐受良好,可增至 3mg,2 次/天;再至少 4 周后可增量至 4.5mg,直至 6mg,2 次/天。此类药物较安全,仅少数患者服药中可出现恶心、食欲下降等胃肠道反应。

(2)非竞争性 N-甲基-D-天冬氨酸(NMDA)受体拮抗剂:美金刚治疗轻至中度 VaD 疗效和耐受性较好,对小血管疾病疗效更突出。起始剂量5mg 晨服,1 次/天;第 2 周增至 2 次/天;第 3 周早 10mg,下午服 5mg;第 4 周开始服用推荐的维持剂量 10mg,2 次/天,最大剂量为

20mg/d,可空腹服用,也可随食物同服。本药较安全,偶有幻觉、意识混沌、头晕、头痛和疲倦,以及焦虑、肌张力增高、呕吐、膀胱炎和性欲增加等。

（3）改善脑循环:可用丁苯肽、银杏酮酯、尼莫地平、都可喜/萝巴新、尼麦角林、双氢麦角碱、己酮可可碱等,降低脑血管阻力,增加血流量或降低血液黏滞度,提高氧利用率。他汀类可预防卒中,治疗 VaD 安全性好,并能改善患者认知功能,但证据级别较低。

（4）脑保护剂:VaD 与脑缺血关系密切,针对脑缺血的一系列病理生理机制,如缺血半暗带、细胞内钙超载、兴奋性氨基酸、自由基损伤等可选用相应的神经保护剂,如钙离子拮抗剂（尼莫地平）、兴奋性氨基酸受体拮抗剂（硫酸镁）、自由基清除剂（维生素 E、维生素 C）等,但缺乏循证医学证据。

（5）脑代谢增强药:促进脑细胞摄氧能力和脑细胞对氨基酸、磷脂及葡萄糖利用,改善脑功能,增强记忆力。可选用银杏叶制剂、奥拉西坦、吡拉西坦、胞磷胆碱等,以及脑活素、细胞色素 C、ATP、辅酶 A 等。

（6）精神行为症状治疗:VaD 易出现精神行为症状如抑郁、焦虑、幻觉、妄想、激越、睡眠倒错、冲动攻击行为等,程度可较重。首选非药物治疗,包括环境和社会-心理干预。药物治疗应充分进行临床评估,谨慎调整剂量;坚持个体化用药原则,首选口服药;自小剂量起始,缓慢增量,直至症状改善;首选非典型抗精神病药。①选择非典型抗精神病药,如利培酮、奥氮平和喹硫平等,不良反应较少,安全性好;②抗抑郁药:选用选择性5-羟色胺再摄取抑制剂（SSRIs）,如舍曲林、西酞普兰、帕罗西汀和氟伏沙明等,不良反应少,服用方便,较适合老年患者;③抗焦虑及镇静催眠药:主要是苯二氮䓬类,用于治疗焦虑、易激惹和睡眠障碍,如地西泮、氯硝西泮、阿普唑仑、劳拉西泮等。

（7）康复治疗:提高患者的生活能力及防治并发症,降低致残率和病死率。以护理和心理支持为主,在药物治疗前提下,制订个体化护理方案,鼓励患者多与外界接触,参加社交活动,加强语言、肢体功能训练,尽可能保留社会功能。采取措施防止患者走失。可建立家庭病房,医务人员定期指导训练和家庭护理。

第三节　帕金森病痴呆

帕金森病痴呆（Parkinson disease dementia,PDD）是临床确诊的帕金森病（PD）患者在病程中出现的痴呆。根据《精神疾病诊断与统计手册》（DSM-Ⅳ-TR）的诊断标准,PDD 必须是直接由 PD 的病理生理改变所致,但目前对此还很难确定,也可能与阿尔茨海默病（AD）或路易体痴呆（DLB）同时存在而形成共病,其中 PDD 与 DLB 最难区分。

一、危险因素

目前多数较一致的流行病学纵向研究发现,PDD 的发病危险因素主要与高龄、PD 运动障碍类型、病情严重程度、病程长短、发病前有精神症状,如幻听幻视症状或发病时伴有轻度认知障碍等有关。病情重即指 PD 统一评定量表（UPDRS）>25 分,临床表现为严重运动障碍,特别是强直、姿势不稳和步态异常者,而以震颤为主的患者较少发生痴呆。其他相关报道的但尚不确定的 PDD 发病危险因素包括起病时年龄、性别为男性、受教育水平、生活水平状况、抑郁及某些不典型的临床特征,如较早发生自主神经障碍,视幻觉和多巴胺类药物治疗反应等。有研究提出吸烟可抗 PD 发病,但亦证实有吸烟史者,尤其正在吸烟者可使 PD 发生痴呆的风险增加。

遗传因素作为 PDD 发病的危险因素主要与有家族遗传 PD 病史的患者有关。研究报道家族性 PD 出现痴呆者多呈 Park1 和 Park8 基因型突变,Park2、Park6 和 Park7 基因型突变较少见。载脂蛋白 E4 等位基因可能是散发性 PDD 发病的易感基因,但研究尚有争议。α-突触核蛋白基因(α-synuclein,SNCA)突变或异常表达可能与家族性和散发性 PDD 发病相关。

二、病因和发病机制

PDD 的病因和发病机制仍不清楚,目前研究认为,PDD 的发病机制是异质性的,与脑内形成路易小体(Lewy body)、神经元纤维缠结(neurofibrillary tangles,NFTs)、老年斑、小血管疾病,以及嗜银包涵体有关,路易小体可能是导致 PDD 最重要的因素。PDD 可能与多巴胺含量不断下降有关,去甲肾上腺素和 5-羟色胺通路损害导致 PD 的认知损害。有研究显示,当给予小剂量抗胆碱能药东莨菪碱,将导致不伴痴呆的 PD 患者记忆损害,但对正常对照组无影响,提示未发生痴呆的 PD 患者存在阈下的胆碱能缺乏。由此推测多巴胺神经元受损对执行障碍起作用,胆碱能神经元损害可致记忆力及额叶功能受损,去甲肾上腺素神经元损害可致注意力受损,5-羟色胺神经元受损可能导致抑郁。最近研究发现,黑质中铁沉积可能为 PDD 发病机制之一。

PDD 以基底核病变为主,基底核参与情感和认知功能,其主要组成是纹状体(尾状核和壳核)、苍白球、黑质、伏隔核,以及丘脑底核等。它们接收来自所有皮质区域的输入,并通过丘脑投射到额叶区域,如前额叶、运动前区和辅助运动区,它参与运动规划。参与决策和注意力的前额叶皮质发出投射到尾状核和壳核,因此这些环路调节大脑皮质,为运动反应提供信息,强化有用的行为和抑制无用的行为。因此,累及额叶纹状体连接的病变可能影响目标定向行为,导致许多行为改变,诸如精神功能迟钝、记忆损害、淡漠和抑郁等。因此,基底核、皮质和纹状体病变构成了 PDD 的病理学基础。

三、临床表现

PDD 患者临床主要表现为运动症状、波动性认知功能障碍及精神症状,认知障碍并无特征性症状。

1.运动症状　与 PD 患者比较,PDD 患者以姿势不稳、步态障碍等中轴性运动症状更常见;主要表现为震颤的 PD 患者发生痴呆相对较少;PDD 患者运动症状对多巴胺类药物治疗反应性较差,易出现幻觉等精神症状不良反应。

2.PDD 的认知障碍多以皮质下痴呆为特征,突出表现为执行功能、注意力及视空间能力减退,记忆力障碍及词汇表达流畅性下降,语言功能、定向力相对保留;而与 AD 的皮质性痴呆,即疾病早期出现明显的记忆储存、定向、语言障碍不同。认知障碍的波动性通常是诊断 PDD 的重要依据,主要是注意力和醒觉状态损害的波动性,尤其在紧张时明显。

PDD 认知障碍的主要表现如下。

(1)29% 的 PDD 患者存在注意力波动,路易体痴呆(DLB)患者更高达 42%。出现注意力减退及警觉性下降,不能专注于信息及加工过程,如数字顺背及倒背、完成两个连续指令测验等,较阿尔茨海默病(AD)患者速度慢和错误多。

(2)约 67% 的 PDD、94%DLB 及 100% 的 AD 患者出现记忆障碍,PDD 主要为检索性记忆障碍,患者可形成并储存信息,但难以回忆;而 AD 表现为记忆形成与储存困难,两者的记忆障碍类型不同。疾病早期 PDD 患者即刻记忆受损明显,表现为陈述性记忆检索和程序性记忆缺陷,视空间工作记忆、言语工作记忆障碍,长时记忆相对保存,但对回忆内容与时间联系发生分离现象,回忆中给予提示有助于准确回答。

（3）PDD 患者视空间能力明显受损,视觉信息处理障碍,即使在疾病早期智能正常时也可出现,表现为发现问题、长时视觉及图像记忆能力下降,缺乏预见性和计划性;PDD 患者执行能力下降,在词语流畅性(属于执行功能)、连线测验、伦敦塔测验、Wisconsin 卡片分类等测验中表现为执行功能启动、维持、转换能力及解决问题能力下降。早中期 PDD 患者发声障碍较多见。

（4）执行功能障碍表现为不能按要求完成较复杂的任务,如伦敦塔测验等。

（5）PDD 患者可表现为词汇流畅性构音异常,说话音调降低,语调单一,语速慢且有停顿;多以简单语法语句表达,对较长的复杂语句、语调性语句的理解能力降低。

3.精神症状行为异常和神经精神症状在 PDD 中常见。45% ~ 65% 的 PDD 患者可出现幻觉,25% ~ 40% 的 PD 患者出现视幻觉,低于 DLB(60% ~ 80%),高于 AD(4% ~ 10%)。出现幻觉是预测 PDD 的重要指征,幻觉表现复杂,色彩生动,动物或人物形象鲜明,与 DLB 相似。25% ~ 30% 的 PDD 患者出现错觉,多伴幻觉发生,多疑或有被害妄想,如感觉陌生人住在自己房间。PDD 患者可出现精神症状,包括抑郁(13%)、情感淡漠(25% ~ 54%)、快速眼动睡眠障碍(50%)、焦虑(30% ~ 49%)、易激惹和躁狂等。

四、辅助检查

迄今尚无特征性检查推荐用于 PDD 的诊断。

1.脑电图检查　PDD 患者通常正常。事件相关电位可出现 P300 潜伏期延长和波幅下降,潜伏期延长早于波幅降低,有助于评估患者认知功能。

2.影像学检查　早期 PDD 患者 CT 或 MRI 检查通常无明显异常,仅有年龄相关性脑萎缩或白质高信号征象。MRI 扩散张量成像(DTI)检测 PD 患者黑质部分各向异性(fractional anisotropy,FA)值明显降低,特别是黑质尾部尤为显著,对 PD 诊断有较高敏感性和特异性。新近研究发现,与没有痴呆的 PD 患者和健康人群相比,PDD 患者进展性出现内嗅皮质、中颞叶、海马、海马旁回、扣带回、杏仁核等结构萎缩。磁共振波谱成像(MRS)分析显示,PD 患者枕区 N-乙酰天冬氨酸水平降低,可能有助于预测 PDD。

3.其他辅助检查　PDD 患者 SPECT 检查显示,脑皮质血流灌注降低;PET 检查可发现枕叶视皮质葡萄糖代谢降低;但与 AD 患者相比均缺乏特异性。

五、诊断和鉴别诊断

1.诊断　国际运动障碍协会特别小组(the task force of the Movement Disorder Society,MDS-TF)2007 年制定了 PDD 的临床症状及临床诊断标准(表 7-8、表 7-9)。2011 年的一项研究对 290 例 PD 患者采用 MDS 制定的诊断标准和 DSM-Ⅳ 分别对 PDD 患者进行诊断,大部分诊断结果一致,但 DSM-Ⅳ 未诊断出其中 22 例符合 MDS 临床诊断标准的 PDD 患者。可见与 DSM-Ⅳ 相比,MDS 的 PDD 诊断标准更具有敏感性。

表 7-8　运动障碍协会(MDS)痴呆的临床症状

1.核心症状

①按照英国脑库标准确诊的原发性 PD

②在此基础上,出现隐匿起病、缓慢进展的认知障碍

　Ⅰ.至少一项认知功能障碍(注意力、记忆力、执行和视空间功能)

　Ⅱ.认知功能水平低于发病前

　Ⅲ.排除运动或自主神经症状后,认知障碍严重程度足以影响日常生活(如社交、工作和生活自理能力等)

2.相关的临床症状

①认知障碍

　Ⅰ.注意力:注意力波动、自发注意力及集中注意力功能障碍

　Ⅱ.执行能力:对目标任务的发动、计划、概念形成、线索寻找、定势转换障碍、思维迟钝

　Ⅲ.视空间功能:视觉空间的定位、感知、重构障碍

　Ⅳ.记忆力:自由回忆或近记忆力障碍、学习新知识能力下降,提供线索后记忆能力可改善。认知能力通常比自由回忆能力好

　Ⅴ.语言:核心功能保留;找词困难;复杂句子理解能力减退

②行为学特征

　Ⅰ.情感淡漠:丧失目标、缺乏积极性、缺少动力

　Ⅱ.性格和情绪改变:抑郁、焦虑

　Ⅲ.幻觉:视幻觉常见、复杂,幻像以人、动物、物体常见

　Ⅳ.错觉:常多疑,如不信任感或幻觉不受欢迎的客人寄宿在家中

　Ⅴ.日间过度睡眠

3.可疑症状

　Ⅰ.PD 患者运动症状与认知功能障碍间隔时间不明

　Ⅱ.合并其他可疑引起认知功能障碍的疾病,但经鉴别并非认知功能障碍的病因

4 不支持 PDD 的症状

　Ⅰ.存在脑卒中的神经系统局灶体征及神经影像学证据,且符合临床可能的血管性痴呆诊断

　Ⅱ.卒中后 3 个月内出现的认知障碍,或者认知障碍急剧恶化或呈阶梯样进展

　Ⅲ.认知障碍可由明确的内科(系统性疾病、药物中毒等)或神经系统其他疾病解释

　Ⅳ.主要临床表现为抑郁症

表 7-9　运动障碍协会(MDS)的帕金森病痴呆临床诊断标准(2007)

很可能的 PDD

　　A.核心症状:两项兼备

　　B.相关症状:存在至少两项认知功能障碍(注意力、记忆力、执行和视空间功能障碍。注意力障碍可呈波动性,回忆力治疗后可能有好转);存在至少一项行为学异常(淡漠、抑郁、焦虑、幻觉、错觉、日间过度睡眠)

　　C.无可疑症状

　　D.无不支持 PDD 症状

可能的 PDD

　　A.核心症状:两项兼备

　　B.相关症状:存在至少一项认知功能障碍;行为学异常可能出现,也可能不出现

　　C.存在一项或多项可疑症状

　　D.无不支持 PDD 症状

　　2.认知功能评估　准确评估 PD 患者的认知功能是正确诊断 PDD 的关键。由于 PDD 患者记忆力相对保存,采用评估 AD 认知功能的 MMSE 量表对评估 PD 患者认知功能可能不敏感,建议采用更敏感实用的 PD 认知量表(scales for outcomes of Parkinson's disease cognition,SCO-PA-COG)进行评估。帕金森病学组推荐应用蒙特利尔认知评价量表(MoCA),其评价的认知域包括注意力(数字广度顺背及倒背、警觉性、连续减7)、记忆力(即刻回忆、延迟回忆)、视空间能力(描摹立方体)及执行能力(连线测验、画钟表、词语流畅性)等方面,与 MMSE 比较可能更具有可行性和适用性。

　　3.PDD 鉴别诊断　研究发现,94%的 PDD 患者大脑皮质出现 AD 样神经病理改变。

　　(1)路易体痴呆(DLB):进行性痴呆合并波动性认知障碍、反复发作的视幻觉和自发性锥体外系功能障碍是 DLB 的临床三主征,由于 PDD 与 DLB 的临床和病理相似性,有学者认为是同一疾病的不同亚型。目前,多依据锥体外系症状后 1 年出现痴呆诊断为 PDD,而痴呆后 1 年出现锥体外系症状则诊断为 DLB,但"一年"鉴别原则在操作上仍有困难。DLB 患者用左旋多巴治疗运动症状效果不佳,也可作为鉴别的参考。

　　(2)阿尔茨海默病:AD 属于皮质痴呆,以记忆损害(信息储存障碍)为主要临床特征,以及高级皮质功能障碍如失语、失用、失读、失认等,注意力和执行功能损害较轻,晚期可见帕金森病样症状。PDD 属于皮质下痴呆,主要表现为注意力减退、视空间能力及执行能力下降,视空间能力及执行能力下降突出;PDD 的记忆障碍为回忆困难,而非信息存储困难,经提示常可准确回答。

　　(3)血管性痴呆:多发生于卒中后 3 个月内,认知障碍特点是急剧恶化或呈阶梯样进展。临床表现及影像学证据有助于鉴别。

　　(4)额颞叶痴呆:早期出现额叶功能障碍,如人格改变、记忆和执行功能退化,以及刻板和持续行为异常等精神症状,常伴进行性语言表达功能和行为改变,早期认知功能相对正常,一般无神经系统体征。随病情进展可出现运动不能、肌强直等帕金森综合征表现,一般对左旋多巴治疗反应差,甚至使症状加重。

六、治疗

目前对 PDD 治疗尚无特效药物,多采用对症治疗。

1.PDD 患者锥体外系症状治疗　与原发性 PD 相同,多巴胺受体激动剂类药物为一线药物,但 PDD 患者对多巴胺类治疗反应较差,不良反应多,易导致幻觉等精神症状。单胺氧化酶-B(monoamineoxidase,MAO-B)抑制剂及儿茶酚胺-O-甲基转移酶(catechol-O-Methyl transferase,COMT)抑制剂也可诱发精神症状,均应慎用。由于多巴胺疗法与抗精神病治疗相左,应尽可能用最低剂量的多巴胺类药物和抗精神病类药。抗胆碱能药和苯二氮䓬类药物常可引起 PDD 患者谵妄,并加重认知障碍,若出现此症状,应立即停用,并给予胆碱酯酶抑制剂。

2.认知障碍治疗

(1)针对 PDD 胆碱能神经元缺失的机制,首选胆碱酯酶抑制剂卡巴拉汀。卡巴拉汀(rivastigmine)是美国 FDA 唯一批准用于 PDD 治疗的胆碱酯酶抑制剂。2006 年一项针对 50 岁以上轻到中度痴呆(MMSE 评分 20~24 分)的 PDD 患者,进行为期两年的多中心随机双盲对照临床试验显示,卡巴拉汀 3~12mg/d,可显著改善 PDD 患者的注意力、执行功能和记忆力,远期疗效证实对患者日常生活活动能力(ADI)和神经精神症状均有不同程度改善;但因这一临床试验标本量小(PDD 患者治疗组=362,非治疗组=179),尚无重复的临床试验证实,目前对卡巴拉汀治疗 PDD 尚无肯定的结论。卡巴拉汀推荐治疗剂量为 6~12mg/d。

(2)PDD 使用多奈哌齐(donepezil)治疗后,患者的 MMSE 评分可有一定程度的改善,且无锥体外系症状加重的不良反应,但部分患者可出现明显的胃肠道不良反应。推荐治疗剂量为 5~10mg/d,强调从小剂量开始,逐渐加量至有效治疗剂量。

3.PDD 患者如出现幻视、错觉时,应依次考虑减量或停用金刚烷胺、多巴胺受体激动剂及单胺氧化酶-B 抑制剂等,如果症状仍没有改善,则逐渐减量左旋多巴;若仍有症状宜选择新型抗精神病药物如氯氮平、利培酮和奥氮平等,从最小的治疗剂量开始。临床试验显示,氯氮平能有效地改善 PDD 患者的精神症状,极少引起锥体外系不良反应。利培酮和奥氮平可能加重锥体外系不良反应,应用上受到限制。此外,PDD 患者出现抑郁时可酌情使用氟西汀、帕罗西汀、舍曲林等选择性 5-羟色胺再摄取抑制剂(SSRIs)。快速眼动期睡眠障碍可能导致夜间发生伤害性行为,宜每晚服用氯氮平治疗。

4.PDD 患者易于出现自主神经受损,通常为神经源性直立性低血压和跌倒,可酌情选用屈昔多巴治疗。

第八章　认知障碍

认知障碍(民间俗称"认知症"或痴呆,dementia)是一种以获得性认知功能缺损为核心,并导致患者日常生活、社会交往和工作能力明显减退的综合征。依据世界卫生组织(World Health Organization,WHO)发布的《国际疾病诊断分类》第 10 版(ICD-10),认知障碍是"一种脑部疾病综合征,病程常呈慢性或进展性,以两个或多个认知领域(如记忆、执行功能、注意力、语言、社会认知和判断、精神运动速度、视觉感知或视空间能力)受损为特征,没有意识障碍。情绪控制能力、社会行为或动机的减退常与认知功能损害相伴随,偶尔早于认知功能损害"。认知障碍包括多种类型,阿尔茨海默病(Alzheimer's disease,AD)是导致认知障碍最常见的原因,占所有认知障碍类型的 50%~70%。血管性认知障碍(vascular dementia,VaD)所占比例仅次于 AD,为 15%~20%,常与 AD 共同出现形成混合性认知障碍。路易体认知障碍(dementia with Lewy body,DLB)、额颞叶变性(frontotemporal dementia,FTD)和帕金森病认知障碍(Parkinson disease with dementia,PDD)是除 AD 外常见的神经系统退行性认知障碍类型,分别占认知障碍患者的 5%~10%、5%~10% 和 3.6%。此外,还有由正常压力性脑积水及其他疾病如感染、肿瘤等引起的较为少见的认知障碍类型。

WHO 报告显示,2015 年全球约有 5000 万认知障碍患者,每年新增病例 1000 万,其中 5%~8% 为 60 岁及以上老年人。预计到 2050 年,认知障碍患者总数将增加 3 倍,达到 1.52 亿人。全球约 60% 的认知障碍患者都居住在中低收入国家,认知障碍人数增长速度也以中低收入国家更快。我国的人口老龄化问题不断加重,截至 2017 年年底,60 岁及以上老年人口高达 2.41 亿,占总人口的 17.3%。我国的认知障碍患者约占全世界认知障碍患者人数的 25%,患者总数于 2015 年已居世界第一。一项纳入来自中国 31 个省份、共 32552 名受访者的横断面流行病学调查发现,我国 65 岁以上人群的认知障碍患病率为 5.6%;另一项纳入 96 个观察性研究的荟萃分析结果显示,我国 60 岁以上人群的认知障碍患病率为 5.3%。认知障碍是导致老年人失能及依赖的首要原因。研究数据显示,认知障碍所致残人数占全球因非传染性疾病致残人数的 11.9%,给患者及其家庭和社会带来巨大负担。2015 年全球认知障碍花费约占全球生产总值的 1.1%,2018 年全球认知障碍花费达 1 万亿美元,到 2030 年该数值将增至 2 万亿美元。认知障碍对我国社会经济造成的影响同样严峻。调查研究发现,2015 年我国认知障碍相关花费(包括直接花费与间接花费)占国内生产总值的 1.47%,高于全球 1.09% 的比例,每位患者的照护花费为 19144 美元/年。预计到 2030 年,我国认知障碍的相关花费将达到 5074.9 亿美元。因此,认知障碍这一全球重要的公共卫生问题已成为我国社会发展中面临的巨大挑战。

第一节　认知障碍常见病前状态

所谓病前状态,就是还没有发展到可以做出临床诊断的状态,往往是一些症状的"苗头""蛛丝马迹"。因为认知障碍的病理改变有几十年时间,所以,发现这些病前状态并给予精准检查证实为临床前认知障碍,实为早诊、早治、早防的关键。

值得注意的是,这些病前状态与认知障碍之间并没有一条泾渭分明的分界线,从病理上看是一个连续谱。如果单纯从临床表现进行严重度等级分割,不同医师之间的判断是有明显差异的,所以,完善的判断必须结合各层面的生物标志物,如血液指标与影像学指标等。

一、轻度认知损害

轻度认知损害(mild cognitive impairment,MCI)一词是 1982 年由 Reisberg 等在编制认知功能障碍分级量表时首次使用的,他们将认知功能和社会职业功能有轻度损害,但日常生活无明显影响的老年人归为 MCI。Petersen 等于 1999 年首先提出的 MCI 临床诊断标准,包括有记忆减退的主诉、有记忆减退的客观证据、总体认知功能未受影响、日常活动能力正常和非认知障碍五个方面。随着研究的深入,人们发现 MCI 可以涉及众多认知域而不仅仅有或一定有记忆损害。Jak/Bondi 于 2014 年提出新的实证性 MCI 诊断标准,采用评估语言、记忆和执行功能的神经心理测验进一步区分 MCI 的亚型,包括遗忘型、语言受损型、执行受损型及混合型 MCI。目前,较为统一的观点是 MCI 为正常衰老与认知障碍之间的过渡状态,其临床诊断有赖于客观的神经心理测验对多个认知域进行全面评估。

二、主观认知下降

认知正常到认知障碍这一连续病程中,除了要经历 MCI 阶段,之前还可能有主观认知下降(subjective cognitive decline,SCD)阶段。2014 年,Jessen 教授等提出 SCD 是指患者主观感觉自身认知水平较前有下降,但是客观的神经心理学检查却没有达到 MCI 或认知障碍的程度,并且这种认知下降是持续存在的,与急性事件无关,并非焦虑抑郁或其他神经、精神疾病、代谢性疾病、中毒、药物滥用、感染及系统性疾病等导致的。如果能够在 SCD 阶段正确识别认知障碍前期患者,对于认知障碍的早期防治意义重大。

三、轻度行为损害

除了认知症状,精神行为症状也可见于认知障碍的早期或尚未出现时,即轻度行为损害(mild behavioral impairment,MBI)。2008 年,Taragano 等建议使用 MBI 这一概念来指代以精神、行为症状为主,而没有严重认知症状的一种综合征。MBI 旨在描述那些需要引起注意,可能与认知损害或认知障碍相关,晚发、持续的神经、精神症状,提示出现认知损害及认知障碍的风险增加。MBI 的症状可以分为轻度、中度、重度,并主要可归为动机缺乏、情绪不稳定、冲动控制障碍、社交不适应、感知或思维异常共五个方面。根据定义,MBI 患者尚不能诊断认知障碍且已除外精神疾病的诊断。

第二节　认知障碍的常见症状

一、认知障碍的认知损害和常见症状

认知障碍对患者的影响主要包括认知功能损害、精神行为症状(behavioral and psychological symptoms of dementia,BPSD),以及日常生活活动能力下降三方面。随着病情的发展,患者的认知功能和自理能力不断衰退,出现吞咽功能障碍、大小便失禁、营养不良等并发问题,日常生活完全依赖他人照护。认知损害作为认知障碍的首要损害,通常存在于多个认知

领域,可涉及记忆、学习、定向、理解、判断、计算、语言、视空间功能、分析及解决问题的能力。常见的认知损害体现在以下方面。

1.近记忆障碍 患者对记忆的损害表现为特征性缓慢发作和进行性记忆丧失,尤其是在新知识的学习方面,具体表现为忘记约定、支付账单或服药,重复提问为最显著的表现。患者常忘记刚才放置物品的位置,整天找东西。

2.远期记忆障碍(伴失认) 患者表现为忘记熟悉的朋友或老同事,甚至(失认)认不出自己的子女、老伴,认不出自己的面容。

3.语义记忆障碍 患者通常表现为说不出常用东西的名称,如手表、钢笔等。在与他人的语言和沟通交流方面,AD 患者往往不能使用确切的语言表达自身意思,并且难以理解他人的回应等。

4.失用症 患者通常表现为不会刷牙、不会系鞋带等。

5.执行功能障碍 执行功能障碍是指患者计划和执行复杂任务能力的丧失,表现为患者不能独立完成购物和准备饭菜或招待客人等任务。

6.视空间障碍 视空间障碍表现为患者拿起衣服不能判断是上衣还是裤子,如将裤腿当成上衣的袖子。

7.计算功能障碍 计算功能障碍表现为患者买菜或购物不知道应该付多少钱,应该找回多少钱。

8.书写障碍 书写障碍表现为患者写错别字,或难以写出常用汉字,只能用图形代替;或不能画出简单的时钟。

以最常见的 AD 为例,在轻度认知损害阶段,患者已经出现典型的记忆和学习能力损害,但日常生活并未受到影响。随着大脑病变持续加重,患者的视觉构造、知觉运动和语言能力也逐渐受到影响,患者进入 AD 所致的认知障碍阶段。研究显示,65 岁以上的患者从诊断为 AD 到去世平均历时 10 年左右,部分患者伴随认知障碍状态生存长达 20 年。由于认知功能的损害和精神行为症状,AD 患者的日常生活能力受到影响,表现为社交、工作和自理能力的下降。在疾病初期,大多数患者仍可以独立完成工作、驾车等,但在生活方面可能需要他人的协助来确保一些独立活动的安全性。随着疾病进展,患者的自理能力下降,表现为较为复杂的日常生活活动能力,即工具性日常生活活动能力存在困难,可表现为不能完成支付账单、购物和搭乘公交等,同时出现躯体性日常生活活动能力的下降,如不能完成洗澡、穿衣和进食等。在认知障碍晚期,患者已经不能自理二便、不认识家庭成员,日常生活需要依赖他人照护,生活质量受到严重影响。由于患者大脑中与身体基本功能相关的神经元被破坏,个体的行走和吞咽功能受到影响,终末期的认知障碍患者只能卧床接受全天候的照护。最终,有超过一半的认知障碍患者死于呼吸系统疾病,如感染性肺炎等。

二、认知障碍的行为精神症状

根据国际老年精神病学会(International Psychogeriatric Association, IPA)的定义,BPSD 是指认知障碍患者常出现的,在感觉、思维、情绪或行为方面的障碍表现,可分为行为症状和精神症状。行为症状可以通过观察患者后确定,主要包括身体攻击、尖叫、不安、激越、徘徊、不当行为、脱抑制行为、囤积、诅咒和跟踪等;精神症状包括焦虑、抑郁情绪、幻觉和妄想等,这些症状主要是在对患者及其家属访谈的基础上进行评估。

1.BPSD 的主要症状

（1）情感淡漠：淡漠常见于疾病的早期并且贯穿疾病发展全程，具体表现为患者对周围发生的事件丧失兴趣。对引起正常人极大愉快或悲伤的事情无动于衷。具体可以表现为：①对日常活动甚至梳洗等基本个人照料缺乏兴趣；②社交活动降低；③面部表情贫乏；④语调变化降低；⑤情感反应减弱；⑥缺乏动机。

（2）视幻觉：最常见的视幻觉表现为患者看到房间里有陌生人，或者看到窗外有人在和他讲话。有 12%～49% 的患者会发生幻觉症状，其中视幻觉最为常见（可高达 30%），中度患者较轻度患者和重度患者更为常见，在路易体认知障碍患者中可高达 80%。

（3）妄想：妄想在疾病的中-重度阶段更为常见，患者可出现妄想所致的行为改变。患者可存在对周围人行为的假想，妄想的具体内容包括：①感觉邻居要害他、偷他的东西；②自己的房屋不是自己的家（也可以归为错认）；③怀疑老伴与邻居、保姆或其他异性有关系；④配偶（或其他照护者）是冒充的；⑤担心自己被遗弃。

（4）错认：最常见的错认表现为患者认为有外人在他们家里，除此之外，常见的错认表现还有：①患者认定周围的人不是原来的人；②患者对自己在镜中的影像讲话就如同对另外一个人一样；③患者错认电视中的人并难以意识到他们其实并不在房间里。

（5）激越症状：激越症状是病程中常见和持续出现的一组症状，随病情发展加重，包括身体的非攻击性行为和言语的非攻击性行为，如来回踱步、重复性行为、静坐不能、不配合照护等。身体的非攻击性行为包括：①重复动作；②翻找东西；③藏东西；④不当的穿衣、脱衣。言语的非攻击性行为包括：①不断提要求以引起他人注意；②言语跋扈；③投诉和抱怨；④重复问问题；⑤疑病。

（6）焦虑和抑郁情绪：焦虑和抑郁情绪是认知障碍早期常见的情感障碍。焦虑表现为担心家人走开，或坐立不安，患者可以表现为一天上上下下二十几次楼梯；而出现抑郁情绪的患者会表现为觉得自己活着没意思、流眼泪等。焦虑的具体症状包括：①反复询问即将发生的事件；②害怕单独在家；③坐立不安；④怕黑；⑤不敢一个人洗澡。抑郁的具体表现可包括：①存在广泛性的抑郁心境和快感缺失；②处于自我贬低状态并表达出想死的念头；③在发病前有抑郁症的家族史或个人史。

（7）睡眠障碍：患者可以表现为睡眠节律紊乱，具体体现是患者白天呼呼大睡，而半夜会起床清醒，出门乱跑。

（8）进食障碍：患者的进食障碍体现在进食没有节制，暴饮暴食，患者在吃饱后会持续进食，不知饥饱，在两餐间隙也不停地进食。

（9）异常行为：患者的行为障碍可以表现为一些不适宜的行为，如捡拾垃圾、藏喝过的牛奶盒等。徘徊症是常见的、较为严重的行为症状，患者会毫无目的地出门游荡，这可能与患者定向力变差或迷路有关。具体表现包括：①漫无目的地散步；②外出寻找；③反复尝试离开家；④迷路；⑤无聊和焦虑，这可能是徘徊行为的基础；⑥患者还可表现为对日常活动甚至梳洗等基本个人照料缺乏兴趣。

（10）攻击行为：攻击行为属于激越症状的一种，患者可以表现出具有攻击性的语言和行为，有骂人、打人的行为等。

（11）失禁：认知障碍患者可能出现大小便失禁的情况，患者往往只出现其中一种，失禁的原因有很多种，有些失禁可以治愈，具体的原因需要医师进行检查和评估。

（12）脱抑制行为：脱抑制行为是指个人行为的内部约束机制被解除的状态。可由使用精神活性物质导致，这一效应受文化、个人期望和环境的明显影响。在精神药理学中，脱抑制是指对神经元或神经回路抑制性影响的消除，而不是对神经元或神经回路的直接刺激。患者可以有以下表现：①对欲望、冲动缺乏控制，自制力和判断力很差，尤其表现在道德方面，如偷窃行为等；②行为冲动、不恰当；③注意力易分散；④情绪不稳定；⑤社交活动不能保持以前的水平。

2.BPSD 随病情进展的变化　病情处于不同阶段的患者的 BPSD 表现是不一样的，各类症状的发生率也是不一样的，越到后来，表现越是混杂，也就说，患者既有情绪问题，也有精神方面的问题。这是由于患者的 BPSD 受很多因素的影响，有心理方面的因素，也有生活环境当中的因素。在症状出现的初期，家属和朋友可能还未察觉患者的记忆问题，但患者可能已经感受到了，这导致患者不敢出门，担心自己闹笑话，所以会存在社交畏缩。在丹麦和芬兰等地，老年人在得到诊断之后，自杀倾向较高。所以在治疗的早期，患者可能会表现为很退缩，有时会出现情绪的爆发，情绪不稳定。在这种情况下，患者很可能被误诊为抑郁症治疗。

随着疾病进展到中期及患者认知功能下降，患者脑组织的神经元开始萎缩、坏死，会引起其大脑神经递质的紊乱，所以会有一些精神方面的症状，比如出现焦虑症状、昼夜节律紊乱、妄想、幻觉、易激惹等症状。这些行为精神症状和情绪的症状会混在一起，所以中期是BPSD 最复杂、最难控制的一个阶段，也是家属最头疼、最破坏家庭生态环境的一个阶段。

随着病情进展到后期，患者会存在一些幻觉的症状，这与大脑病理改变导致更广泛的神经递质失调有关。此外，还可能出现一些与家属之间的沟通问题，患者的表达能力越来越差，听不懂家属的话，也不能准确表达自己的意思，所以在患者遇到不开心的事情时，十分容易发脾气。在这种情况下也会出现打人等攻击性行为。所以越到后期，患者的行为越倾向于具有攻击性。在进展到终末期时，患者会发展为淡漠、植物化的状态。

由于认知障碍的出现往往很隐匿，不是一开始能发现的，在得到诊断的 10 多年之前，患者的大脑内已经出现病理改变。在确诊前几年，患者可仅表现为情绪问题或睡眠问题。在门诊确诊时，往往是认知障碍的症状已经比较明显了，而不仅仅是情绪方面的问题。总之，BPSD 是一个症状、治疗、管理都非常复杂的症状，对家庭造成的困扰也十分巨大。

第三节　认知障碍的危险因素与预防

诸多因素与认知障碍关系密切，各因素之间相互交叉、互为因果。这些因素大致可分为可修正因素和不可修正因素。发现并控制可修正的危险因素，对预防疾病的发生、延缓其进展及改善认知障碍的预后具有重大意义。

一、不可修正因素

1.年龄与性别　年龄是认知障碍最大的危险因素，大多数散发性认知障碍患者都是在65 岁以后起病。认知障碍的发病率和患病率随着年龄增长而升高。在 60 岁以后，认知障碍的发病率每 10 年会增高 1 倍。性别也是认知障碍发病的一个重要危险因素。男性比女性的认知症患病率低 19%～29%，造成这种差别的一个可能原因是女性的寿命比男性更长，而在高龄人群中认知障碍的发病率更高。

2.遗传因素　在最常见的认知障碍类型阿尔茨海默病中,发生风险中约有 70%可归因于遗传学。早发性阿尔茨海默病通常是由淀粉样前体蛋白(amyloid precursor protein,APP)、早老素 1(presenilin-1,PSEN1)和早老素 2(presenilin-2,PSEN2)基因突变引起的,携带有 APP 或 PSEN1 基因突变的人群 100%会发展为阿尔茨海默病,而携带有 PSEN2 基因突变的人群,其发展为阿尔茨海默病的概率为 95%。晚发性阿尔茨海默病主要与载脂蛋白 E(apolipoprotein E,APOE)基因多态性有关。APOE 基因有 $\varepsilon2$、$\varepsilon3$ 和 $\varepsilon4$ 三种不同的等位基因,$\varepsilon4$ 等位基因是晚发性阿尔茨海默病的主要危险因素。ApoE$\varepsilon4$ 杂合子携带者罹患认知障碍的风险约是正常人的 3.2 倍,而 ApoE$\varepsilon4$ 纯合子携带者罹患阿尔茨海默病的风险是正常人的 8~12 倍。同时携带 ApoE$\varepsilon4$ 等位基因者与未携带者相比,其从轻度认知障碍向阿尔茨海默病的转化速度也明显加快。除了 APOE 基因,基因组关联分析研究还发现了其他多个与阿尔茨海默病发病相关的风险基因,包括髓样细胞触发受体 2(triggeringreceptorexpressedonmyeloidcells2,TREM2)、分拣蛋白受体相关基因 1(sortilin-relatedreceptor1,SORL1)、血清簇集蛋白(clusterin,CLU,也称载脂蛋白 J(apolipoprotein J,apo J)。

3.家族史　并非所有的认知障碍患者都有家族史,然而如果一个个体的一级亲属(包括父母、兄弟姐妹)中有人罹患认知障碍,其最终发展为认知障碍的风险会增加 10%~30%。如果一个家庭中有 2 名或 2 名以上的同胞(兄弟姐妹)罹患认知障碍,其家庭成员发展为认知障碍的风险是普通人群的 3 倍。认知障碍的这种家族聚集性可能是遗传因素与环境因素共同作用的结果。

4.疾病因素

(1)心脑血管疾病:不同类型的脑血管疾病,包括脑出血、脑梗死、脑小血管等,均会增加认知障碍的患病风险。心血管疾病也是认知障碍发生、发展的主要危险因素。一方面,心血管疾病常伴随许多血管性危险因素,如高血压、高血脂等,这些都是认知障碍发病的危险因素;另一方面,心血管疾病本身,包括心房颤动、心力衰竭、动脉硬化性心脏病等也是认知障碍发病的危险因素。

(2)血压异常:高血压能够导致患认知障碍的风险增加,尤其是在中年期的高血压,会对以后的认知能力产生负面影响。但随着年龄增长,血压增高对认知障碍发病风险的作用逐渐降低,甚至发生反转,老年期低血压成为认知障碍发病的危险因素。

(3)血脂异常:中年期总胆固醇或低密度胆固醇的增高会增加认知障碍的发病风险,而老年期血脂水平与认知障碍发病风险的关系尚缺乏一致性结论。

(4)2 型糖尿病:2 型糖尿病会导致认知障碍的发病风险增加将近 1 倍,这种相关性多来自中年期血糖水平升高,老年期血糖水平与认知障碍发病风险的相关性仍不明确。

(5)体质量:体质量与认知障碍发病风险之间的关系在不同的年龄段有所不同。中年期(50 岁左右)的肥胖(主要是指腹型肥胖)会导致认知障碍的发病风险增加 59%。而老年期体质量过低则与此后 5~6 年认知障碍发病风险的增高相关,这种体质量减轻可能反映了认知功能减退对患者身体状况的影响。

(6)脑外伤:脑外伤史,特别是伴随意识丧失超过 30 分钟的严重脑外伤史,能够增加认知障碍的发病风险。在有脑外伤史的患者中,男性比女性的发病风险更高。

(7)睡眠障碍:睡眠障碍与认知障碍具有双向关系,睡眠障碍在认知障碍的早期阶段出现,并随着认知障碍的发作而恶化。同样,睡眠障碍会导致认知障碍的风险增加。

5.精神因素 40%~50%的认知障碍患者都会伴随有抑郁情绪,成人早期抑郁症是晚年认知障碍发展的危险因素。焦虑、谵妄与认知障碍和认知障碍风险增加有关。

慢性心理-社会压力和应激也被认为是认知障碍的危险因素。

6.其他因素 除了上述危险因素,人们还研究了其他因素对认知障碍发病风险的影响,比如感染可以增加认知障碍的发病风险。许多金属可能与认知障碍的发病也有关,铝、锌、汞、铜、锰、镉和镁暴露都被认为是认知障碍的危险因素。此外,其他人口统计学因素也有影响,比如婚姻状况、社会交往状况、社会经济地位等。丧偶与全因认知障碍的风险之间存在关联。与已婚或同居的人相比,丧偶的人罹患认知障碍的风险增加,并且这种效应在ApoEε4等位基因携带者中更为明显。社会经济地位对认知障碍发病的影响常与教育水平、血管性危险因素等交织在一起,所以目前尚无法证实确定社会经济地位是不是认知障碍发病的独立危险因素。

二、可修正因素

预防胜于治疗,所有疾病皆是如此。因此,学者们不断对可修正的认知障碍危险因素进行探索。研究发现,在上述危险因素中,可修正的潜在危险因素分布在患者生命历程的各个阶段,包括早年教育程度低、中年听力受损、肥胖、高血压、晚年抑郁症、糖尿病、缺乏锻炼、吸烟、社交孤立。在认知障碍的危险因素中,可修正潜在危险因素占35%的比重。

1.早年受教育程度 脑力活动的缺乏增加认知障碍的发病风险,增加脑力活动可以通过增加认知储备来降低认知障碍的发病风险。早年的低教育水平如小学学历或文盲,会增加认知障碍的发病风险,而受教育水平高则具有保护作用。研究显示,早年受教育程度低(如小学学历或文盲)的群体患认知障碍的风险是教育程度较高群体的1.59倍。这种保护作用的机制可能归于认知储备的增高。低下的教育水平往往意味着较低的认知储备,这使得大脑在病理情况下的维持功能较低,从而导致个体认知能力下降。但目前仍然缺少关于中学毕业后的受教育程度对认知功能是否具有保护作用的证据。

2.中年听力受损 听力受损在55岁以上人群中的发生率约为32%。在以往的研究中,研究者并未对失聪的影响进行计算,也没有将失聪作为一个可预防因素进行管理。近年来,国外有学者提出,失聪可能是认知障碍危险因素之一。在中年听力受损的群体中,听力受损与患认知障碍的风险存在中度关联。进入晚年,听力受损对认知障碍的风险仍持续增加。队列研究结果也显示,在认知完整但听力受损的人群中,即使轻微的听力损失也会有认知能力下降的风险及发生认知障碍的长期风险。在三项荟萃分析中发现,听力受损作为认知下降的危险因素,其相关性高于其他独立的危险因素。听力受损影响认知下降的机制尚不清楚,佩戴助听器等矫正手段是否能预防或延缓认知障碍的发病也尚不明确。听力丧失可能会通过增加大脑的认知负荷,导致大脑发生变化,或导致患者的社会脱离和抑郁,所有这些都可能导致认知能力加速下降。年龄增长和微血管病变同样也会增加认知障碍和周围性听力损失的风险。

3.吸烟 吸烟能够增加AD的发病风险,特别是在携带ApoEε4等位基因的人群中。大量饮酒本身就会导致酒精性认知障碍,而中年期的大量饮酒会将AD的发病风险增加3倍,这在携带ApoEε4等位基因的人群中更为明显。另外,少量至中等量的饮酒则表现出对AD

发病的保护作用。研究显示,吸烟者比不吸烟者患认知障碍的风险更高,但该研究也存在一定的不确定性,如吸烟者更有可能在认知障碍发病前因吸烟而死亡。据不完全估计,全世界有35%不吸烟成年人和40%的儿童暴露于二手烟中。相关研究发现,在控制了其他混杂因素后,在55~64岁的女性中,二手烟暴露与其记忆衰退存在显著关联,且该风险会随着暴露时间的延长而增加。

4.饮酒 相当多的研究证实了酗酒与大脑改变、认知障碍和认知障碍发病的相关性。一项纳入45项研究的系统评价显示,饮酒者患认知障碍的风险明显高于不饮酒者,而每周饮用少于21U的酒精(1U酒精=10mL或8g纯酒精)可能会降低患认知障碍的风险。但该研究未分析在这一相关性上是否有性别差异。法国的一项为期5年共纳入了3100多万住院患者的队列研究发现,酒精依赖或过度使用与认知障碍风险增加有关,且这一相关性不存在性别差异;在早发性认知障碍(年龄小于65岁)中,认知障碍与酒精使用障碍的相关性尤其明显,56.6%的早发性认知障碍患者有酒精使用障碍的病史。另一项纳入45项研究的系统评价显示,不饮酒的研究对象患认知障碍的风险比饮酒者更低。该研究并未独立计算饮酒对男性和女性的影响。进一步的亚组分析显示,每周饮用少于21U酒精可能会降低患认知障碍的风险。此外,英国一项对13 342名年龄在40~73岁的志愿者进行的为期5年的研究发现,每周饮酒超过12个单位的志愿者完成知觉匹配任务的反应时间明显长于饮酒少的志愿者。

5.体育锻炼 积极的活动锻炼可降低28%的认知障碍发病风险,即便是低强度的活动锻炼也显示出对认知功能减退的保护作用。一项纳入1~21年的队列研究荟萃分析发现,体育锻炼有助于预防阿尔茨海默病。研究发现了不同运动强度与延缓认知下降的关系。一项历时25年、纳入28 916名研究对象的队列研究发现,中年时期每周至少1次中等强度到剧烈的活动锻炼与认知障碍发生风险下降显著相关。瑞典的一项为期44年、纳入平均年龄50岁的191名女性的研究发现,32%的低水平运动强度者、25%的中等运动强度者和5%的高运动强度者最终患上了认知障碍。

由于性别、社会阶层和文化环境的差异,个体选择的体育活动模式也各不相同,因此有关体育锻炼与认知障碍发病风险间的关系较为复杂。例如,缺乏活动锻炼增加认知障碍的发病风险,而中年期规律的活动锻炼可降低认知障碍的发病风险。一项纳入平均年龄45.5岁的404 840名参与者、平均随访时间14.9年、共计19项观察性研究的荟萃分析结果显示,在认知障碍发病前10~15年,除心脏代谢疾病共病的患者外,运动对这些参与者认知障碍发病风险的影响无显著差异;一旦确诊认知障碍,这些不运动的参与者可能会因认知障碍的前驱表现而停止锻炼,且认知功能下降在心血管疾病患者中更为显著。因此,不运动与认知障碍可能互为因果,因此即使是在确诊认知障碍后,患者也需要坚持体育锻炼。

6.社交活动 社交活动是公认的预防认知障碍的因素。一些研究表明,社会接触较少会增加AD的发病风险,老年期的独居和社交活动降低会使AD的发病风险增加2倍。社交活动可能通过增加体力活动和脑力活动,改善情绪等多种机制降低认知障碍的发病风险。英国的一项对10 308人进行的28年队列研究结果显示,中年后期(60岁)经历较频繁的社会接触与认知障碍风险的降低存在一定的相关性。一项对纳入历时10年及以上研究的荟萃分析结果也显示,虽然个体的孤独感与认知障碍风险无关,但良好的社会参与对认知功能具有一定的保护作用。

7.婚姻状况　婚姻状况也是反映人们社会参与的重要因素。大多数人在结婚时年纪较轻,因此已婚者一般较单身者经历更多的人际交往活动。一项纳入了全世界 812 047 位参与者的系统回顾和荟萃分析发现,在不同的社会文化背景下,终生单身或丧偶人士患认知障碍的风险均显著高于已婚人士,且这种差异不受性别因素、教育水平和身体健康因素的影响。一项对 51 项历时 2~21 年的队列研究的系统评价与荟萃分析共纳入 102 035 名基线年龄在50 岁及以上参与者,分析了社交状态与认知功能相关性,结果发现,参与者的社会接触越高,近期的认知功能就越好,且这一相关性不受性别和随访时间的影响。日本一项对 13 984 名65 岁以上的成年人进行的平均 10 年的随访研究分别从婚姻状况、与家庭成员相互支持、与朋友接触、参与社区团体、从事有偿工作五个方面评价社会接触情况。该研究发现,社会接触程度越高,认知障碍患病风险越低,且社会接触程度最高的人患认知障碍的可能性要比社会接触程度最低的人低 46%。

8.饮食　饮食与认知障碍发病风险之间的关系一直受到人们的关注,但有关微量营养素在认知障碍中的作用仍存在争议。近年来,人们较为关注饮食结构,如地中海饮食(高摄入蔬菜、豆类、水果、坚果、谷类和橄榄油,低摄入饱和脂质和肉类)或类似的北欧饮食对延缓认知能力下降和认知障碍发生关系。研究表明,摄入过多的饱和脂肪酸会增加认知障碍的发病风险,而地中海饮食能够降低认知障碍的发病风险。一项针对年龄在 58~99 岁人群的队列研究结果显示,绿叶蔬菜摄入量高于平均值 30% 的人在 4.7 年内认知能力下降的程度显著低于摄入量最低的人,两者间认知功能的差异相当于前者比后者年轻 11 岁。但另一项荟萃分析发现,地中海饮食对轻度认知障碍或认知症的发病率并无影响,对整体认知的改善作用也有限。世界卫生组织的指南中建议人们可以采用地中海饮食以降低认知功能下降或患认知障碍的风险,毕竟这种饮食方式还是有益无害的。

目前,关于补充单一营养素的结论是,对认知障碍患者是否需要额外补充 B 族维生素和维生素 E、多不饱和脂肪酸和多种复合物等尚有争议。对相关保健品延缓 45 岁以上人群的认知功能下降的有益影响也尚缺乏足够证据支持。一项 Cochrane 综述关注了补充额外营养素对延缓认知功能下降的随机对照试验,这些营养素包括钙、锌、铜,以及 B 族维生素、维生素 A、维生素 C、维生素 D 和维生素 E 多种维生素,$\Omega-3$ 脂肪酸,抗氧化维生素和草药。研究结果发现,在轻度认知功能障碍患者中,补充维生素 B,或服用维生素 E 24 个月对于预防病情进展无显著益处。另一项纳入 311 例研究对象的随机对照试验结果发现,服用含有二十二碳六烯酸、维生素 B_2、维生素 B_6、叶酸和其他营养素的复合营养饮料 24 个月后,也未发现该营养饮料对预防阿尔茨海默病前驱期的认知下降有显著效果。

不过,目前也有积极的报道。一项随机、双盲、安慰剂对照的研究涉及 818 名年龄在 50~70 岁的参与者,证明每天补充 800 毫克叶酸显著改善了认知功能。临床试验(VITACOG)表明,在 70 岁及以上的 MCI 患者中,补充 B 族维生素(叶酸 0.8 毫克,维生素 B_1 20 毫克,维生素 B_2 0.5 毫克)2 年降低了平均脑萎缩率,改善了整体认知与记忆功能。此外,包括 16948 名参与者的新加坡华人健康研究表明,中国人在中年时的膳食中摄入较多的维生素 B_2 和叶酸,晚年认知障碍的风险较低。最近的一项荟萃分析证明,由于现有的试验在补充类型、抽样人群、研究质量和治疗时间方面存在很大的差异,在补充 B 族维生素的认知结果方面存在矛盾的结果。

9.抑郁症　抑郁症与认知障碍的发生可能涉及多种心理或生理机制。抑郁症可以是认知障碍前驱症状和早期阶段的一部分,抑郁症状可由认知障碍的神经病变引起,因认知障碍神经病变发生在临床发病数年前。一项纳入32项研究、共计62 598名参与者、随访时间在2~17年的荟萃分析结果显示,抑郁发作是认知障碍的危险因素,且效应量为中度;随着随访时间的延长,抑郁与认知障碍发病间的相关性并不呈现减弱的趋势。挪威的一项队列研究发现,心理困扰症状在一定程度上可预测25年后的认知障碍。英国的一项有关抑郁症状出现的时间与认知障碍风险的研究发现,早年发生的抑郁症状不会增加认知障碍的风险,但老年期出现的抑郁症状会增加患病风险。

选择性5-羟色胺再摄取抑制剂(SSRIs)如西酞普兰,可降低动物模型中淀粉样斑块的生成和斑块的形成。澳大利亚的一项纳入755名轻度认知障碍和抑郁史患者的研究发现,给予4年以上的抗抑郁药物治疗一定程度上可延缓阿尔茨海默病的进展。但另一项为期14年、纳入4922名认知功能正常、年龄在71~89岁的男性的队列研究发现,有抑郁症状的参与者认知障碍发病率是无抑郁症状的1.5倍,且使用抗抑郁药物并不能降低有抑郁症状者患认知障碍的风险。因此,抗抑郁治疗对降低认知障碍风险或延缓认知障碍的病程仍缺乏足够证据。

三、认知障碍的预防

曾经科学家相信成年人的神经系统已经定型,是无法改变的;但是随着近几十年神经和认知科学的飞速发展,一种新的理论出现了,这就是"神经可塑性"。科学家发现,即使在成年之后,在大脑已经完全发育成熟的情况下,人脑依然可以通过改变其功能和结构特性来适应不断变化的需求,从而使我们能够学习和掌握技能,这就是神经可塑性。神经可塑性的机制是:成年哺乳动物的大脑不断受环境刺激所影响,神经系统在感受到这些刺激的输入后,会释放神经递质,触发一系列神经化学事件,导致神经细胞新突触的形成或突触之间产生新的连接,最终引起神经元结构和大脑皮质发生变化。大脑是人类意识活动的物质基础,这使得预防认知减退得以成为可能。以此为基础,通过对大量的医学研究进行分析,科学家现在已经总结出了一些能够预防认知障碍的方法。

1.体育锻炼　多项人类和动物研究表明,体育锻炼有助于改善和强化某些大脑结构,从而改善认知功能。根据世界卫生组织的解释,体育活动是"任何由骨骼肌产生的、需要消耗能量的身体运动",而体育锻炼则是"有计划、有组织、有重复、有目的的体育活动的一个子类别,以改善或维持身体健康的一个或多个组成部分为目标"。

(1)锻炼强健大脑。欧洲Philipe de Souto-Barreto等学者于2016年发表的一项关于中老年人体育锻炼与认知功能的医学研究,共调查了超过10万名50岁以上的居民,在近10年的时间内对他们进行了多次随访。按照体育运动的频率和强度,这些参与调查的居民被分为四个档次:不活跃型、低活跃型、中等活跃型和高活跃型。在随访调查中,多次测试了他们的延迟回忆能力和语言流畅性。

研究结果发现:运动频率高的人,他们的各项认知能力测试结果都高于运动频率低的人;运动强度大的人,认知能力高于运动强度低的人。综合运动频率和运动强度,可以评价人的运动活跃度。那些处于较高运动活跃度的人,认知功能比较低运动活跃度的人要好。看到这里,有些读者也许会问:虽然都知道体育锻炼好,由于体质、工作性质或生活环境等诸多原因,有时候我们没有条件进行中等活跃度或高活跃度的体育锻炼,那么稍微运动一下能起到作用吗？答案是肯定的。这项研究的结果显示，即使是低运动活跃度的人，他们的认知表现也比完全不运动的人要好。当然，总体来看，运动活跃度越高，认知表现就越好，所以在有条件的情况下，还是应该考虑增加运动量。

体育锻炼对认知功能的改善不仅表现在当下。在随访中发现，那些保持高运动活跃度体育锻炼或增加体育锻炼活跃度的人，能够进一步改善认知功能。在接近 10 年的随访过程中，那些始终保持较高运动活跃度的人，其认知功能随着时间下降的速度显著比其他人更慢。

（2）有氧运动与力量训练。体育锻炼的类别很多，其中最为人们所熟知的是有氧运动。有氧运动是指在运动过程中，人体吸入的氧气与运动的需求相等，达到生理上的平衡状态。有氧运动大多强度适中，便于普通人维持足够的频率和时长，具有锻炼心肺功能、预防动脉硬化、调节情绪等很多益处。有学者针对有氧运动与认知功能的荟萃分析纳入了 29 项医学研究，共 2049 名参与者。这些参与者都参加了一定程度的有氧运动，并接受了认知功能检测。研究结果发现，参与有氧运动的人认知功能显著高于不参与运动的人。这些参加有氧运动的人，注意力和信息处理速度、执行功能、记忆力都比不运动的人更高。值得注意的是，在那些已经出现轻度认知功能减退的人中，有氧运动对于记忆力的改善比普通人更显著，他们的记忆力测试分数平均增加了 23.7%。由于纳入研究的人群中包括一部分已经确诊为轻度认知障碍患者，而且在他们中有很大的比率携带有认知障碍的高危基因，因此可以说他们在一定程度上正在改变自己的命运；而他们所做的就是坚持每周 3 次以上，每次超过 30 分钟的有氧运动。事实上，已经有多项研究证实，即使在老年人群中，坚持有氧运动也可以增加大脑内一个叫作"海马体"的区域的血流量，增加海马体的体积；而海马体是人体内与认知功能高度相关的区域。神经可塑性的理论在这些研究中得到了印证，说明有氧运动可以改变大脑的结构和功能。

在锻炼圈子里，有氧运动和力量训练两种体系的爱好者常认为自己喜好的运动形式是最好的。有氧运动爱好者认为力量训练只会增加"死肌肉"；力量训练者认为肌肉是"第二心脏"，而有氧运动对增加肌肉含量作用有限。其实两者相结合才是科学有效的锻炼方法。医学研究发现，有氧运动和力量训练联合干预比单独进行有氧运动更大程度地改善了工作记忆。原因是力量训练可以增加人体内胰岛素生长因子的分泌，而胰岛素生长因子是一种运动和神经认知关系的中介因子，因此力量训练可能通过增加胰岛素生长因子来改善神经认知功能。与单独进行有氧训练相比，有氧运动和力量训练并用的干预措施在降低脑血管危险因素（如高血压等）和改善有氧体能方面也更有效，这些心血管功能的改善可以防止脑白质退化和脑缺血的发生。因此，有氧运动和力量训练相结合比单独进行有氧训练能够更有效地预防认知障碍。

（3）中年运动，保护认知功能。英国一项大规模的队列研究发现，青年时期的体育锻炼对于认知能力的保护作用会随着中年停止运动而逐渐减弱，而中年时期开始的体育锻炼则能够起到保护认知功能的作用。结果表明，保持贯穿人生的体育锻炼习惯，可以很好地维持整个生命周期的认知能力。

在医学研究中，有这样一种现象，叫作"反向因果"。比如，在这项研究中，有可能是因为保持体育锻炼和更好的认知功能与一些因素有关，包括性别差异（比如某些地区可能男性坚持锻炼的比例更高）、教育程度（比如受教育程度更高的人，对于体育锻炼的重视程度更高)、社会阶层(比如中高收入的人有更多的体育锻炼条件)、本身的智商水平(智商高的人群能够得到更多的资源,包括体育锻炼的资源)、健康或精神状况(身体或精神健康欠佳的人不容易进行持续的体育锻炼等)。这些因素处于有利情况的人,存在相对更好的认知能力及社会资源,因而保持体育锻炼是结果而非原因。为了排除反向因果,需要对这些因素进行控制。

在研究中,控制了性别、教育程度、职业、社会阶层、15岁时的智商、反复出现的健康问题和严重的精神困扰等诸多因素后,结果仍然显示体育锻炼与记忆力下降速度明显放缓有关。也就是说,体育锻炼对于减缓认知下降的作用是不受性别、教育程度、职业、收入、智商、躯体和精神健康等诸多因素影响的,是真正的众生平等。

体育锻炼保护认知功能的一种可能原因是通过增加大脑的氧合,从而改善神经递质的代谢,达到神经重塑的作用。另一种原因是,锻炼可以降低损害认知功能疾病的发生风险,如高血压、糖尿病和心血管疾病,从而保护认知功能。但考虑到该研究中的人群年龄并不大,因此推断是第一个原因,即体育锻炼增强神经可塑性的作用占主导地位。

除了体育锻炼,这项研究同时调查了业余活动对于认知下降的影响。研究中纳入的业余活动主要包括:象棋、桥牌或类似游戏;参与当地政府、工会或政治活动、教堂或宗教活动;与他人一起玩乐器;去电影院、剧院或音乐会;自愿的社会福利工作;帮助组织俱乐部、戏剧团体或学校等。研究发现,在中年时期从事这类业余活动,同样起到了延缓记忆功能下降的作用。这些被纳入研究的业余活动,具有两个共性:都属于智力活动,而且都具有一定的社会互动性。因此这也提示我们,需要使用智力能力进行的且需要和他人互动的活动,可以被视为一种认知训练,能够保护认知功能。

2.认知储备 根据认知储备理论,认知储备水平较高的人在面对神经老化时,具有较大的大脑结构基础和较大的动态神经网络竞争性,因此在临床认知或功能障碍变得明显之前,能够更好地承受大脑损伤。形象地说,认知储备就像银行里的存款,足够多的存款能够让你更好地应对经济衰退。以往人们认为认知训练的主要对象是青少年,学习可以促进正处于发育期的大脑功能。但是科学家发现,神经元的可塑性和再发育绝不局限于青少年时期。因此,目前认为能够增加认知储备的活动,包括教育、工作、认知训练等,可防止老年期认知能力下降。

(1)青少年:教育增加认知储备。

教育对人生的影响是全方位并且持续一生的。从预防认知障碍的角度来说,较高的青少年时期教育水平可以明显增加认知储备,提升智商,降低认知障碍发生的风险。在之前,科学家并不非常清楚为什么受教育程度能够保护老年期的认知功能,美国学者的一项研究给出了答案。这项研究纳入了1099名56~66岁的双胞胎,对他们进行了认知水平的测定,并追溯了他们在20岁时的受教育水平及认知能力(在该论文中表述为智商)。

研究表明,教育程度对认知能力的保护直接体现在智商的提升上。这项研究的可贵之处在于,被纳入研究的对象在他们12岁时就进行了智商检测,这对于研究老年期智商起到了关键的参考作用。在12岁时,所有参与者的智商水平基本处于同一水平,但其后不同的受教育程度使得他们的智商水平产生了差距。研究者发现,参与者的智商随着教育程度的增加而增加,在青春期后期大脑达到最大可塑性之前达到平台期;20岁后随着教育的进一步增长,智商虽然也有提升,但相对较少,这表明认知刺激在早期生活中更重要。根据研究团队的统计分析,青少年时期如果完成了 12 年的教育(相当于高中),将会使智商提高 14.4 分,如果额外完成了大学及研究生教育,那么智商的提升将达到 24 分。同时研究还发现,20 岁时受教育程度越高,大脑皮质面积就越大,表明教育对大脑结构产生了有益的作用,这也是为什么受教育程度能够提升智商的重要原因。更发达的大脑皮质一直延续到他们进入老年期,在 60 岁以后,那些 20 岁时智商更高的人仍然保有比其他人更大的大脑皮质表面积。毫无疑问,在老年期拥有面积更大的大脑皮质,对于保持认知功能能够起到相当大的作用。

这项研究同时也发现,在成年期以后进行的教育培训,同样能够提升认知水平,只是提升的幅度不如青少年时期那么明显。与青少年时期不同,成年期及老年期,学习、工作等认知活动所起的作用主要不是提升认知功能,而是认知保持。

(2)中年:保持认知储备。正如存款会因为通货膨胀物价上涨而逐渐贬值,人们的认知功能也会随着年龄的增加出现储备下降的趋势。有一些活动可以帮助人们保持认知储备,这类活动被称为认知保持。认知衰退初期的进展比较缓慢而隐匿,因此最好在中年期就开始注意进行有助于认知保持的活动。

中国的一项大型研究对 15 000 多名 65 岁以上(平均年龄 74 岁)的社区老年人进行了调查。在他们第一次参与调查时(基线期),研究者收集了他们参与智力活动的情况,研究中所涉及的智力活动包括:阅读书籍、报纸或杂志;玩棋盘游戏、麻将或纸牌游戏;赌赛马(中国香港地区)。在研究开始时,这些老年人都有着正常的认知功能;但经过平均 5 年的随访,其中有 1300 余位老年人(占比 8.7%)不幸罹患了认知障碍。进行统计分析后,研究者发现,在基线期进行智力活动的老年人,他们罹患认知障碍的概率只有不进行智力活动者的 71%。也就是说,这些看似普普通通的对教育程度、工作性质、收入水平都没有要求的智力活动,在 5 年左右的时间里让老年人罹患认知障碍的风险下降了近三成。为了排除其他生活方式的影响,在统计分析时,研究者去除了诸如其他健康的生活方式,如定期体育锻炼、摄入足够的水果和蔬菜,以及不吸烟等因素,也去除了一些身体健康问题,如心血管风险因素、抑郁、感觉障碍和户外活动能力下降。等也就是说,即便是晚年,参加智力活动也能够独立地降低老年人罹患认知障碍的风险。当然,如果还能保持其他健康的生活方式,对认知的保护能力会更强。

另一项研究表明,在 205 名 30~64 岁的人中,随访到 66~88 岁,旅行、社交、郊游、演奏音乐、艺术、体育活动、阅读和说第二语言,与保持认知能力有关。一项类似的研究也证明,对于 498 名 1936 年出生的人来说,成年后从事智力活动,特别是解决问题,与认知能力的保持有关。

医学界有这样一个"要么使用它,要么失去它"的假说,认为使用认知功能有助于保护认知功能。除前述研究所涉及的娱乐性和学习性智力活动以外,科学家还发现,工作也能起到保护认知的作用。例如,伦敦领有执照的出租车司机,作为培训的一部分,他们需要对城市进行深入的导航研究,其海马体后部比对照组大得多,其大小与职业经验相关。另一个例子是口译员。经过强化语言训练的口译员需要学习并熟练掌握一种不同于母语的新语言,而对他们的大脑进行扫描,发现他们的海马体灰质体积更大,同时他们的左额中回、额下回和颞上回的皮质也比普通人更厚。训练后海马和颞上回中灰质体积的增加与口译员的语言能力呈正相关,也就是说,口译能力越强,这些脑区就越发达。

此外,退休的时机也与认知下降有关,因为退休会让人离开工作环境,失去工作带来的认知保持作用。一项研究发现,在3433名平均年龄为61岁的退休人群中,言语记忆力下降的速度比退休前快38%。一项对1658人进行的12年研究发现,年龄较大才退休的人与年龄较轻就选择退休的人相比,有着较低的认知障碍发生风险。此外,从事认知要求较高的工作的人以前往往表现出较少的认知恶化,有时在退休后表现出比那些要求不太高的工作的人更少的认知恶化。

(3)计算机化认知训练。工作和业余爱好的本质是为了维持生活和获得身心满足,维持认知功能可以算是一个不错的副产物。为了更大程度地预防认知障碍,还可以有意识地进行认知训练。这在以前是一件比较困难的事,因为认知训练需要因人而异地进行设计和实施,并且需要相对固定的场所和时间。随着计算机技术及设备的普及,尤其是移动计算设备(如平板电脑、智能手机等)的广泛使用,计算机化认知训练成为可能。计算机化认知训练可以针对单个或多个认知领域进行干预,也可以根据个人表现调整任务难度,同时具有安全、相对廉价和可扩展等多种优点,已经引起了相当多的关注。近年来,计算机化认知训练计划被越来越多地帮助人们使用基于计算机的练习和训练任务来代替最初的纸笔或其他传统形式的任务。

由于计算机化认知训练还属于比较新兴的技术手段,因此关于这方面的研究数量和研究所纳入的人数也相对较少,目前尚缺乏强有力的证据来证明计算机化认知训练的具体效果。从已有的几项荟萃分析研究来看,计算机化认知训练对于正常老年人和轻度认知损害的老年人都有一定的效果,在进行计算机化认知训练后,这些老年人的认知能力能够得到一定的提升。但目前还不清楚计算机认知训练的持续效果如何,也就是说,怎样安排计算机认知训练才能帮助老年人持续、长期地保持认知能力。但随着计算机硬件和软件的飞速发展,在互联网的帮助下,利用新的神经网络及大数据分析,相信计算机认知训练一定会迎来高速发展的黄金时期。

3.保持社会接触　社交活动可以增强认知储备,而缺乏社交则是认知障碍的危险因素。除婚姻以外,很多活动都属于社交活动,如与家人交流、与朋友接触、参加社区团体、从事有偿工作等。尤其是在中年以后,参加这些有益的社交活动能够明显地降低认知障碍发生风险。

4.保护听力,预防听力障碍　我们要远离可能导致认知障碍的危险因素。事实上,科学家已经发现有一些危险因素可能会增加认知障碍的发生风险,其中有些危险因素是可以预防的,针对这些危险因素采取有效的措施可以帮助我们预防认知障碍。

听力障碍是最常见的衰老障碍之一,2/3的70岁以上的老年人会受到听力下降的困扰。目前,全球共有3.6亿人有中度至重度听力损失。据估计,一半的听力损失情况是可以避免的。听力下降对于认知功能的影响很大,核磁共振发现,中年期听力损伤与更陡峭的颞叶体积损失相关,包括海马体和内嗅皮质的体积损失。因此,如果能够完全预防和治疗听力障碍,可使认知障碍的病例降低9.1%。

听力下降对于认知功能的损害可能在到达听力障碍的标准之前(亚临床听力下降阶段)就发生了,很多人在这个阶段还没有意识到自己的听力出现了减退,这种程度的听力损害并不影响工作和生活,但已经开始潜移默化地影响认知能力。一项针对6451名代表美国人口的横断面研究发现,听力和认知之间在整个听力范围内存在显著的负相关。研究者发现,在听力正常者中,听力下降带来的认知功能损失比在听力障碍者中更明显。在听力正常者中,听力每下降 10 分贝,数字符号替换测试(DSST)的分数会下降 2.28 分;而在听力障碍者中,听力每下降 10 分贝,数字符号替换测试的分数只下降 0.97 分。在听力正常者中,听力下降与认知下降独立相关。

这项研究提醒我们,尽管早期的听力下降可能不会带来明显的症状,但在这个阶段,认知功能已经出现损害。因此,在日常生活和工作中需要注意远离噪声源,注意控制使用耳机听音乐的时间和音量,尽可能地保护听力。2015 年,世界卫生组织指出,约有 11 亿青少年和青年因不安全使用智能手机等个人音频设备,以及在夜总会、酒吧和体育赛场等噪声很大的娱乐场所接触有损听力的声级,面临听力损害的风险。对中等收入和高收入国家研究数据进行的分析显示,在 12~35 岁青少年和青年中,近 50% 的人在使用个人音频设备时音量大到不安全程度,约 40% 的人在娱乐场所接触到很可能具有破坏性的声级。世界卫生组织建议工作场所每日接触噪声的最高限值为 85 分贝,持续时间最多 8 小时。夜总会、酒吧和体育赛事的许多顾客经常接触更高声级,因此应大幅降低接触时间。例如,这类场合的噪声通常会达到 100 分贝,如果接触时间超过 15 分钟,就会有损听力。

青少年和青年可以通过以下措施更好地保护听力:调低个人音频设备的音量,在嘈杂场所戴上耳塞,使用适配的入耳式或头戴式耳机,最好是降噪耳机。由于听力损失在多数情况下是不可逆的,因此一旦出现听力障碍,应该及时配备并使用助听器。助听器可以有效保护听力障碍者的认知功能。

5.避免颅脑创伤　颅脑损伤分为轻度和重度两类。轻度颅脑损伤指的是脑震荡,重度颅脑损伤则包括颅骨骨折、水肿、脑损伤或出血。在从事接触性体育活动(如拳击、足球、橄榄球和曲棍球等)的运动员中,以及参加过军事行动的退役士兵中,都观察到了颅脑损伤(包括脑震荡)与认知障碍发病率增加之间的关系。

为了明确颅脑损伤与认知障碍增加之间的确切关系,丹麦进行了一项全国范围内的大规模调查,共纳入了 279 万人,并进行了近 10 年的跟踪随访。研究发现,有过颅脑创伤的人,比普通人患上认知障碍的风险高出 24%;即便是比较轻微的脑震荡,也会使认知障碍的发病风险增加 17%。研究还发现,颅脑创伤导致认知障碍发生风险升高有着明显的时间相关性,在发生颅脑创伤的前 6 个月内,认知障碍的发生风险是普通人的 4 倍,然后随着时间的推移逐渐下降。此外,受到颅脑创伤的次数越多,患认知障碍的风险也越高。一次颅脑创伤会使认知障碍风险增加 22%,而 5 次以上的颅脑创伤会使认知障碍发生风险增加 183%。

研究同时还发现,颅脑创伤发生率在 10~20 岁最高,其后发生率缓慢降低,直到 60~70 岁达到最低,而后又呈上升趋势。青年时期活动量更大,参与体育活动的机会更多;而老年时期体力下降,平衡能力减退,因此这两个时期受到颅脑创伤的概率比较高。针对这两个年龄段,一定要重视运动时的安全防护。

6.控制心血管危险因素　很多因素会增加罹患心血管疾病的风险,被称为"心血管危险因素"。科学研究证明,这些因素不但会损伤人们的心血管,也会损伤认知功能。欧洲进行的一项研究对 1 万名英国公务员进行了长达 25 年的跟踪随访,详细调查了他们在 50 岁时的心血管危险因素,以及他们在随访期间是否罹患认知障碍。该研究所涉及的心血管健康评分包括四个行为因素指标(吸烟、饮食、体育锻炼和身体质量指数)和三个生物学因素指标(空腹血糖、胆固醇和血压),每项指标都采用三分制(0 分、1 分、2 分)的评分。心血管健康评分是七个指标的总和(得分范围为 0~14 分),按照心血管健康评分,所有被调查对象被划分为三档:不佳(得分为 0~6 分)、中级(得分为 7~11 分)和最佳(得分为 12~14 分)。结果发现,心血管健康评分为"不佳"的人,认知障碍的年发病率为 3.2/1000,比心血管健康中级的人高 1.5 倍,比心血管健康最佳的人高 1.9 倍。可见,心血管危险因素控制不佳的人,认知障碍的发病率比控制比较好的人高了 1 倍左右。

(1)行为因素:吸烟、饮食、体育锻炼和身体质量指数。由于烟中的尼古丁直接作用于大脑,同时烟草产生的大量有害物质会损害血管健康,因此吸烟也会增加罹患认知障碍的风险。有些研究曾经发现吸烟者的认知障碍发病率似乎与吸烟关系不大。随后的研究才发现,原因是吸烟者的平均寿命要显著短于非吸烟者。为了进一步阐明吸烟与认知障碍的关系,并研究戒烟能不能保护我们的大脑,韩国科学家做了另一项研究:对于戒烟者和非戒烟者的认知障碍发病风险做了对照。结果显示:与连续吸烟者相比,长期戒烟者(戒烟 4 年以上)整体认知障碍的风险降低了 14%,从不吸烟者的整体认知障碍风险降低了 19%。认知障碍的病因复杂,其中一个重要的原因是脑血管受损,被称为"血管性认知障碍",而吸烟造成的血管损伤已经众所周知。该研究发现,与持续吸烟者相比,长期戒烟者和从不吸烟者的血管性认知障碍发病风险均降低了约 30%。这项研究除增加了反对吸烟者的信息,也同样告诉吸烟者亡羊补牢,为时未晚,戒烟可以大大降低由吸烟导致的认知障碍发生风险。需要注意的是,被动地吸入二手烟也会增加认知障碍的发病风险,在二手烟中暴露的时间越长,患认知障碍的风险就越大。

尼古丁可以更快地降低酒精的浓度,使饮酒者摄入的酒精更多,同时也导致酒精分解产生的乙醛更多,而乙醛对大脑有着显著的毒性。研究发现,有酒精使用障碍(过度饮酒或酒精依赖)的人,其认知障碍发生风险是普通人的 3 倍多;更可怕的是,认知障碍与酒精使用障碍的关系在更低的年龄段(<65 岁)中尤为明显,其中 56.6% 的人有酒精使用障碍的记录。

除了过度饮酒,常见的不健康饮食习惯主要是高盐、高糖、高脂、高热量。简单来说,高盐饮食使我们易得高血压,高糖饮食使我们易得糖尿病,高脂饮食则与高胆固醇血症(高血脂的一种)有关。而高热量则显而易见地与肥胖有关。除了对体形的影响,肥胖也会增加认知障碍的发病风险。

在医学上,常用身体质量指数(body mass index,BMI)来评价胖瘦程度,BMI 计算方便:BMI=体重(千克)/身高(米)的平方。BMI 超过 25 属于超重,超过 30 属于肥胖。根据荟萃分析结果,相对于 BMI 正常的人,超重或肥胖者的 BMI 每升高 5,认知障碍的发病风险就会增加 16%。前文已经介绍过体育锻炼在保护认知功能上的重要作用。事实上,体育锻炼结合健康饮食,还可以通过减轻体重达到保护认知的目的。BMI 处于超重的人群,减轻 2 千克以上的体重,就能改善注意力和记忆能力。

过去主要认为某些营养要素,如叶酸、B 族维生素、维生素 C、维生素 D、维生素 E 和硒等,能够保护认知功能。但随着饮食与认知功能的研究逐渐深入,目前的证据表明,相比于补充单种的营养要素,饮食的整体健康程度更加重要。现在,科学家普遍认为地中海饮食能够延缓认知功能减退的速度。地中海饮食是很受现代营养学推荐的一种饮食模式,源自 20 世纪四五十年代环地中海地区及国家(希腊、意大利南部及西班牙)的传统饮食模式。其以大量橄榄油、豆科植物、天然谷物、水果和蔬菜,适量鱼、乳制品(芝士和乳酪)及红酒、少量肉制品为重要特色。地中海饮食之所以能够预防认知障碍,可能主要是因为这种饮食体系能够改善心血管健康,因为在存在心血管危险因素的人群中,地中海饮食对于认知功能的保护能力比较明显。

（2）生物学因素：血压、血糖、胆固醇。随着生活节奏逐渐加快，高血压不再是老年人的专属，越来越多的中年人也开始出现血压升高。美国哈佛大学医学院的一项研究纳入了1440位患有高血压的中年人，并接受了平均8年的跟踪随访。结果发现，在这8年中，中年期高血压患者的认知障碍发病风险比普通人高57%；收缩压每升高10mmHg，认知障碍的发病风险就升高17%。假如血压迟迟得不到控制，中老年期均处于持续的收缩压升高状态，那么认知障碍的发病风险比普通人升高96%。因此，控制血压不仅能降低心脑血管疾病的风险，对于预防认知障碍也有着重要的作用。荟萃分析显示，使用降压药物能够将认知障碍的发病风险降低10%；如果使用强化降压方案（将收缩压降低至120mmHg），认知障碍的发病风险能够降低20%。

糖尿病也是认知障碍的危险因素。科学家对16个大规模队列研究进行了荟萃分析，这些研究共纳入了230万人。结果发现，患有2型糖尿病的人发生认知障碍的风险比普通人高60%，而且风险与糖尿病的患病时间和严重程度成正比。与高血压不同的是，过于严格地控制血糖（将血糖降至正常水平以下）并不能更多地降低认知障碍的发病风险，反而低血糖的发生会增加认知障碍的风险。因此，在降糖治疗的过程中必须严格监测血糖，防止过犹不及。

中年期的高胆固醇血症与老年期的认知障碍密切相关。根据一项荟萃分析的结果，中年高胆固醇血症会使认知障碍的发病风险增加114%。目前，临床上主要依靠他汀类药物治疗高胆固醇血症，但目前已有的研究关于他汀类药物是否能够降低老年期的认知障碍发生风险仍没有定论。因此，就预防认知障碍的目的来看，加强健康的生活方式、预防高胆固醇血症可能更为直接有效。

第四节　认知障碍的常见类型

一、阿尔茨海默病

在导致认知障碍的常见原因中，阿尔茨海默病（AD）占60%～80%。AD作为一种神经系统的退行性病变，β-淀粉样蛋白（amyloid beta，Aβ）沉积形成的老年斑（senile plaque，SP）、tau蛋白过度磷酸化形成的神经纤维缠结（neurofibrillary tangles，NFT）、脑萎缩、突触降低及神经元变性死亡是其主要的病理改变。这些改变主要发生在与认知功能相关的脑区，包括与记忆形成相关的海马区，与语言、情感和注意力等相关的顶叶和额叶。在AD的临床前阶段，轻度的病理改变并未使患者出现明显的临床症状，但可以从患者的大脑、脑脊液及血液中检测到生物标志物的改变，如脑脊液总tau蛋白（T-tau）、脑脊液磷酸化tau蛋白（P-taus）、脑脊液Aβ多肽（$Aβ_{1-42}$）。

二、血管性认知障碍

血管性认知障碍是最常见的非变性病引起的认知障碍，占所有认知障碍患者的15%～20%，已成为仅次于阿尔茨海默病导致认知障碍的第二大病因。血管性认知障碍病因包括导致卒中后的大血管疾病、小血管疾病如脑白质疏松症等。卒中发生后，高达64%的患者存在不同程度的认知功能损害，1/3会发展为明显的认知障碍。症状的发生、病情的进展均与病变血管灌注部位的神经细胞坏死有关。如果没有积极治疗和预防,患者多发性梗阻的风险会增加,病程多呈阶梯式加重。患者认知功能损害程度常有波动,症状时好时坏,这种波动的方式使得患者容易出现抑郁和情绪不稳。高血压、糖尿病、高胆固醇血症、动脉粥样硬化、冠心病、吸烟、肥胖是最常见的危险因素。控制这些危险因素是预防的重点,预防卒中的复发是最关键的措施,积极治疗高血压、高脂血症和糖尿病有助于防止认知障碍的恶化。

三、路易体认知障碍和帕金森病认知障碍

在变性病所致的认知障碍中,路易体认知障碍(DLB)发病仅次于阿尔茨海默病,占认知障碍的5%~10%;帕金森病认知障碍约占认知障碍的3.6%。路易体认知障碍和帕金森病认知障碍的典型症状很相似,包括波动性认知变化并伴有显著的注意和觉醒异常、反复发作的典型的详细成形的视幻觉、有类似帕金森综合征的临床表现(如肌肉震颤)。早期50%的路易体认知障碍患者可出现帕金森症状。

路易体认知障碍的BPSD以幻觉为核心症状,以幻视觉多见,该症状的发生比例显著高于AD、VaD、FTD。幻视往往具有形象鲜明、生动、细节清晰的特点,可以区别AD。抑郁(71.4%)、淡漠(61.9%)、焦虑(52.4%)的发病比例也比较高,但和AD、VD无显著差异。帕金森认知障碍(PDD)伴发的BPSD中,抑郁、易怒、情绪不稳同样发病比例较高,但是幻视是最常见的症状之一。据报道,6%~40%的帕金森病患者会出现幻视,且幻视是帕金森病认知障碍的预测因子。

四、额颞叶变性认知障碍

额颞叶变性认知障碍占认知障碍的5%~10%,发病年龄集中在45~65岁,是早发性认知障碍的主要病因。额颞叶变性有许多亚型(不同的研究分类有差别),常见的有:①额颞叶认知障碍。以人格改变和行为异常为核心症状,在疾病早期可出现人格改变,记忆功能相对保存;②慢性进行性失语症。以进行性语言功能障碍为主,根据语义、语法、复述,又可以区分为不同亚型,随着病情加重,影响日常生活和沟通能力。额颞叶认知障碍最突出的BPSD是淡漠、脱抑制和易激惹,显著高于AD、路易体认知障碍。

第五节　认知障碍的诊断

认知障碍的诊断需要临床医师进行病史采集、体格检查、实验室检查、神经心理评估、头颅影像学检查,必要时进行脑脊液检测、基因检测等综合判断。其中,病史采集、体格检查和实验室检查主要用于排除非退行性疾病所致的认知功能障碍,如脑血管疾病、炎症、感染、外伤、药物中毒或其他系统性全身疾病导致的认知功能障碍。

一、认知障碍的评估和检查

1.神经心理评估　临床神经心理评估包括认知评估、功能评估、行为评估。总体认知功能的筛查包括简明精神状态量表(MMSE)、蒙特利尔认知评估基础量表(MoCA-B)或 Addenbrooke 认知功能检查量表第3版(ACE-Ⅲ)。常用的认知评估包括听觉词语学习测验、动物流畅性测验、Boston 命名测验、画钟测验、连线测验 A 与 B、线条方向判断、Stroop 色词测验。非认知评估包括主观认知下降评估量表、日常生活活动能力评估量表(ADL)、日常认知

评估量表(ECog)、老年抑郁评估量表和神经精神评估量表等。

2.影像学检查 磁共振成像(MRI)包括结构 MRI、功能 MRI、弥散张量成像 DTI 等序列。内侧颞叶结构特别是海马体的萎缩在 AD 型认知障碍中具有代表性,并且颞顶叶和前额叶某些脑区的萎缩对转化为 AD 型认知障碍有预测价值。且有研究发现主观认知下降(SCD)患者的 DTI 显示轴索完整性的破坏先于皮质萎缩,提示 DTI 具有成为预测 AD 疾病进展的独立生物标志物的潜能。在功能 MRI 检查中,SCD 与 MCI 患者表现为默认网络(default mode network)静息状态下功能活动降低,且活动程度在健康人群、SCD 患者、MCI 患者之间加重;同时发现默认网络功能改变先于大脑结构萎缩,提示静息态功能 MRI 可以为 AD 的临床前期识别提供新信息。一部分患者对 MRI 检查有禁忌证(如有金属支架等),可以进行头颅 CT 检查初步判断脑萎缩程度,鉴别退行性、血管性与占位病变。

3.正电子发射型计算机断层显像(PET) 在认知障碍的发展过程中,在大脑结构萎缩之前即可发现大脑代谢率减低,且两者起始于不同部位,后者主要在后顶颞区,尽管内侧颞叶萎缩在认知障碍前期最为突出,但在预测认知正常老年人是否进展为 MCI 或 AD 时,使用 18 氟标记脱氧葡萄糖-PET(^{18}F-FDG PET)辅助判断颞顶叶低代谢率的预测性更好。

脑淀粉样蛋白沉积是 AD 型认知障碍患者的重要生物标志物,相较于脑脊液检测,脑淀粉样蛋白沉积 PET(amyloid-PET)可以无创地检测认知障碍患者脑内淀粉样蛋白的沉积部位和沉积程度。健康人群、SCD 及 MCI 患者均有一定比例的大脑中 Aβ 沉积增加,是认知障碍最重要的早期诊断手段。

4.脑脊液标志物 脑脊液的改变先于磁共振成像(MRI),且远远早于临床症状的出现。tau 和 P-tau 蛋白、β-淀粉样蛋白 42(Aβ42)是目前较为公认的 AD 生物标志物。

5.基因检测 遗传因素在多种认知障碍相关疾病中扮演重要角色。基因检测也是诊断患者认知障碍的依据之一,主要包括早老素 1(PS1)、早老素 2(PS2)、淀粉样前体蛋白(APP)、颗粒体蛋白基因(GRN)、微管相关蛋白 tau 基因、C9ORF72、载脂蛋白(APOE)。中国痴呆诊治指南推荐,有明确认知障碍家庭史的认知障碍患者应进行基因检测以帮助判断(A 级推荐)。推荐对有明确认知障碍家族史的个体尽早进行基因检测以明确是否携带致病基因,利于早期干预(表 8-1)。

表 8-1 各种认知障碍检查方法的优点和缺点

类别	指标	优点	缺点
认知测验	情景记忆如词语延迟回忆、故事延迟回忆、联想学习;语义记忆如语义流畅性、名人面孔识别;执行功能如心理加工速度	易接受、易普及	比较耗时、需要患者配合
结构影像学检查	MRI 容积测量;颞叶内侧视觉评估量表;脑萎缩程度;弥散加权 MRI	易接受、灵敏度较高	特异度偏低

（续表）

类别	指标	优点	缺点
功能影像学检查	SPECT 扣带回和左额叶区血流量、PET 颞顶叶区葡萄糖代谢、fMRI、功能网络分析	易接受、灵敏度较高	特异度偏低
分子影像学检查	Aβ-PET 与 tau-PET 等	灵敏度和特异度高	费用高，设备依赖
电生理学检查	EEG 反映的 θ、α、β 活动、事件相关电位	易接受、易获得	灵敏度和特异度偏低
脑脊液检查	Aβ 与 tau 蛋白（总 tau、ptau）检测	灵敏度和特异度高	有创伤，不容易接受
血液检查	血液 Aβ 与 tau 蛋白（ptau181、ptau217）	灵敏度和特异度中等	容易接受，费用中等

二、认知障碍的诊断

1.阿尔茨海默病（AD）的诊断　　阿尔茨海默病（AD）的诊断标准有一个演变过程，从单纯的临床表现判断发展到可以单纯根据生物学指标诊断，就像血糖指标诊断糖尿病一样，根据血液或脑脊液或 PET 扫描的 Ap 与 tau 蛋白检测结果，就可以诊断 AD。

阿尔茨海默病诊断的基本步骤如下。

第一，采集详细的病史，如起病过程、病程演变、临床表现、体检、常规的实验室检查。笔者曾经遇到一个病例，突发记忆下降 2 个月就诊，当地给予各种检查包括 MRI 扫描都是正常的，考虑阿尔茨海默病可能性大，但其急性起病与 AD 的隐匿起病不符合，笔者给予复查头颅 MRI，发现典型的脑梗死病灶，进一步行血管造影发现相应的血管堵塞。

第二，神经心理评估，作为记忆门诊、认知障碍门诊或认知单元的一个组成部分，神经心理检查室与评估师是标准配置，这也是认知障碍诊断不同于脑卒中、癫痫等其他神经系统疾病的地方。主观认知下降、轻度认知损害、轻度行为损害的诊断依赖神经心理评估，认知障碍的严重度判断、鉴别诊断、治疗效果的评价，系统的、及时的神经心理评估都发挥不可替代的作用。评估师应该掌握对总体认知、记忆、语言、运用、注意、空间、执行、计算、社会认知、情绪、精神症状的量化评估技巧。

第三，有助于鉴别诊断各种常规的检查，导致认知障碍的病因有几十种，常见的中枢神经系统情况（如脑血管疾病、帕金森病、路易体认知障碍、亨廷顿病、正常颅压脑积水、脑瘤、脑外伤、脑炎等）、系统性躯体疾病（如甲状腺功能减退，维生素 B_1、维生素 B_2 缺乏，叶酸缺乏，低血钙）、感染性疾病（如神经梅毒、HIV 感染、克-雅病）、物质依赖或中毒（如酒精中毒、海洛因中毒、煤气中毒、农药中毒等）、精神疾病（如抑郁症、精神分裂症等）。根据患者的各种表现选择相应的检查，如怀疑自身免疫性脑炎所致认知障碍，给予血和脑脊液的自身免疫性脑炎抗体检测。

第四，依据生物标志物的精准诊断，这是目前有关认知障碍科研与新药临床试验要求的。有条件的单位，应该尽可能进行精准诊断，因为阿尔茨海默病的不同亚型（典型阿尔茨海默病、额叶变异型阿尔茨海默病、少词性进行性失语症、后部皮质萎缩等）、不同严重度（主观认知下降、轻度认知损害、轻度认知障碍、中度认知障碍、重度认知障碍），其处理与预后不同。

阿尔茨海默病的生物标志物分两大类：一类是脑淀粉样蛋白沉积相关的生物标志物，如脑脊液 $A\beta_2$ 水平降低和 PET 淀粉样蛋白影像学；另一类是下游神经变性和损伤相关的生物标志物，如脑脊液 tau 蛋白水平（包括总 tau 和磷酸化 tau 蛋白）增高，PET 检查颞叶皮质葡萄糖代谢下降和结构 MRI 显示内侧颞叶、基底和外侧颞叶、内侧顶叶皮质不成比例地萎缩。

2.血管性认知障碍（VaD）　VaD 的诊断需要具备以下三个核心要素。

（1）认知损害：主诉或知情者报告有认知损害，而且客观检查也有认知损害的证据；客观检查证实认知功能较以往减退。

（2）血管因素：包括血管危险因素、卒中病史、神经系统局灶体征、影像学显示的脑血管疾病证据，以上血管因素不一定同时具备。

（3）认知障碍与血管因素有因果关系。

第六节　认知障碍的药物治疗及常见问题

一、认知障碍的药物治疗

认知障碍的治疗分为病因治疗、对症治疗和辅助治疗，具体的治疗包括胆碱酯酶抑制剂、兴奋性氨基酸受体拮抗剂、其他药物等。认知障碍的分类不同、同一类型认知障碍的分期不同，同一类型、同一时期认知障碍患者的身体情况、症状变化、治疗效果也可能不一样，针对每位患者的不同情况，建议咨询专科医师，确定最佳的治疗方案。

1.常见的治疗药物　认知障碍的经典治疗药物包括胆碱酯酶抑制剂、兴奋性氨基酸受体拮抗剂两大类，属于一线治疗药物，大量的药物临床试验证实这两类药物在改善患者认知水平、日常生活活动能力等方面有效，目前在临床中广泛应用。

（1）胆碱酯酶抑制剂：在《中国痴呆与认知障碍》诊疗指南中，推荐诊断为 AD 的患者可以选用胆碱酯酶抑制剂治疗，属于指南中的 A 级推荐。记忆与脑内的乙酰胆碱含量有关。因脑细胞的变性，认知障碍患者的乙酰胆碱降低。胆碱能缺失学说认为乙酰胆碱缺失使 AD 患者认知功能下降，记忆能力丧失。胆碱酯酶（ChE）会降解乙酰胆碱，导致乙酰胆碱的缺失、神经信号传递失败。

现有 4 种胆碱酯酶抑制剂包括多奈哌齐（安理申）、卡巴拉汀（艾斯能）、加兰他敏和石杉碱甲。多奈哌齐为选择性脑内乙酰胆碱酯酶抑制剂，对外周乙酰胆碱酯酶的作用少；卡巴拉汀为乙酰胆碱酯酶和丁酰胆碱酯酶双向抑制剂；加兰他敏有抑制胆碱酯酶和调节突触前隙烟碱受体发生变构的作用，降低乙酰胆碱重摄取，增加突触间隙内乙酰胆碱含量；石杉碱甲为选择性胆碱酯酶抑制剂。4 种胆碱酯酶药物的活性存在差异，因此使用胆碱酯酶抑制剂治疗 AD 时，如使用一种药物治疗无效或因不能耐受药物不良反应停药时，可以换用其他胆碱酯酶抑制剂治疗，仍能获得一定疗效。

关于血管性认知障碍的治疗，胆碱酯酶抑制剂同样可用于治疗血管性认知障碍和 AD 伴血管性认知障碍的治疗，属于指南中的 A 级推荐。对于患有帕金森病认知障碍和路易体认知障碍的患者,可以选用多奈哌齐、卡巴拉汀进行认知功能的治疗,也可以改善部分帕金森病认知障碍的行为精神症状,属于指南中的 B 级推荐。

不同的胆碱酯酶抑制剂间可转换治疗,已有临床研究报道,多奈哌齐治疗无效或不能耐受不良反应停药的患者,换用卡巴拉汀继续治疗仍有效。

卡巴拉汀(利斯的明)透皮贴剂为一种胆碱酯酶抑制剂,其治疗阿尔茨海默病在改善认知功能、总体印象和日常生活能力的疗效确切(I 级证据),且对精神行为异常也有改善作用。

贴剂治疗的起始剂量为 4.6mg/24h,每日 1 贴。至少治疗 4 周后,如果耐受性良好,剂量应由 4.6mg/24h、增加至 9.5mg/24h,每日 1 次(每日推荐有效剂量)。9.5mg/24h 贴剂治疗可获得最佳维持效果,其认知和总体获益与 12mg/d 的卡巴拉汀口服胶囊相当,但胃肠道不良反应发生率仅为胶囊的 1/3。使用方法为每日 1 次贴于上背或下背、上臂或胸部的清洁、干燥、无毛、无破损的皮肤处。

大多数患者具有较好的耐受性,部分患者可能出现皮疹、恶心、呕吐、腹泻等不良反应,但胃肠道反应发生率总体比口服药物更少。

该类药物治疗存在明显的量效关系,剂量增高,疗效亦增加。透皮贴剂因其独特的剂型,使其比口服药物具有更好的耐受性和依从性,更易达到治疗剂量,因此可实现更好的治疗效果。适合不便口服和口服不依从的患者,或者有消化道病史的患者,其不经过肝脏代谢,更适合合并疾病较多的老年人。

(2)兴奋性氨基酸受体拮抗剂:N-甲基-D-天冬氨酸受体(N-methyl-D-aspartic acid receptor,NMDA),在神经系统发育过程中发挥重要的生理作用,如调节神经元的存活,调节神经元的树突、轴突结构发育及参与突触可塑性的形成等。在 AD 患者的大脑内,兴奋性氨基酸的含量降低,N-甲基-D-天冬氨酸(N-methyl-D-aspartic acid,NMDA)处于持续的激活状态,使认知功能受损,引发钙超载等,导致神经元的结构破坏和死亡。

盐酸美金刚是 N-甲基-D-天冬氨酸受体拮抗剂的代表,该药是一类对中、重度阿尔茨海默病疗效确切的药物,可有效改善患者的认知功能、整体能力、日常生活能力,对中-重度 AD 患者表现的妄想、激越等精神行为异常有一定治疗作用。目前,指南中推荐明确诊断为中、重度 AD 患者可以选用美金刚或美金刚与多奈哌齐、卡巴拉汀联合治疗,对出现明显行为精神症状的重度 AD 患者,尤其推荐胆碱酯酶抑制剂与美金刚联合使用,属于 A 级推荐。在血管性认知障碍的治疗中,中-重度患者也可以选用美金刚进行治疗,在指南中属于 B 级推荐,需要医师根据患者的具体情况选择。患有帕金森病认知障碍和路易体认知障碍的患者也可以选用美金刚治疗,在指南中属于 B 级推荐。

(3)联合用药:上文提到,胆碱酯酶抑制剂和美金刚的作用机制不同,那么如果这两种药物联合使用,是不是可以得到更好的治疗效果呢?研究证实,胆碱酯酶抑制剂(如多奈哌齐)与美金刚联合用药治疗中-重度阿尔茨海默病的临床获益优于单用胆碱酯酶抑制剂。两药合用可以有效改善患者认知功能及日常生活活动能力,且与单独使用胆碱酯酶抑制剂相比,并不增加不良反应发生率。因此,在患者的认知障碍进展到中-重度阶段,可以同时服用胆碱酯酶抑制剂和美金刚以达到更好的治疗效果。

(4)甘露特钠胶囊:甘露特钠胶囊的商品名是九期一,是全新的寡糖类药物,其作用机制是通过重塑肠道菌群,降低外周的代谢产物苯丙氨酸/异亮氨酸的积累,进而降低外周促炎性辅助性 T 淋巴细胞(Th1)的分化和增生及脑内外周免疫细胞的浸润及小胶质细胞的活化,从而抑制脑内神经炎症,同时可降低 Aβ 的沉积和 tau 蛋白的磷酸化,改善认知障碍,达到治疗认知障碍的目的。此外,甘露特钠可以通过葡萄糖转运蛋白的转运透过血-脑屏障,进入脑内。分子实验证明甘露特钠可以在分子水平与 $Aβ_1 \sim Aβ_{42}$ 三大功能区的 13 个氨基酸位点结合,从而可以靶向 Aβ 的多个位点、多个片段与多个状态(单体、寡聚体、纤丝),有效抑制 Aβ 聚集,也可以使已经聚集的 Aβ 发生解聚。动物体内实验显示甘露特钠可以明显降低转基因动物脑内 Aβ 沉积。在中国进行的一项评估甘露特钠治疗轻、中度阿尔茨海默病的有效性和安全性的Ⅲ期临床研究表明,在 36 周的观察期内,甘露特钠可持续稳健地改善患者的认知功能,在服用 12 周后改善更明显,在第 36 周时患者的改善达到最大,阿尔茨海默病认知评估量表(ADAS-Cog12)在治疗组与对照组之间的差值达到 2.54 分(有非常明显的显著性差异)。

(5)其他药物:除了上述治疗药物,国内外学者还在积极探索认知障碍的其他药物治疗手段,如中药、吡拉西坦、茴拉西坦、奥拉西坦等。认知障碍治疗指南中提到,银杏叶制剂、脑活素、西坦类药物等也可作为上述胆碱酯酶抑制剂或兴奋性氨基酸受体拮抗剂治疗 AD 患者的协同治疗药物,但必须和患者及家属照护者解释治疗的可能益处和可能风险。

传统中药是中华民族的国之瑰宝,中药的有效成分较多,往往可以作用于多个药物靶点,作用机制较为广泛。因此,许多学者将认知障碍治疗寄希望于中药疗法,不断探索中药对于改善认知功能的作用,认知障碍患者的家人也会关注保健品和中药的辅助治疗作用(如银杏叶提取物、丹红、红花、丹参、细辛汤等)。有较多研究开展了对银杏叶提取物的药物临床研究。研究显示,银杏叶提取物对改善认知障碍、多发梗死性认知障碍和轻度认知障碍患者的认知功能、日常生活活动能力有效,对于改善患者的行为精神症状也有一定的疗效,总之,银杏叶提取物对延缓患者的病情发展起到一定辅助作用。此外,还有研究报道了中药尾草提取物、何首乌磷脂前体等中药对改善轻度认知障碍的作用,但这些研究设计存在样本量小、验证报道少等问题。目前,中药提取物用于认知障碍还缺少循证医学的证据,相关结论需要通过多中心、大样本的研究进行进一步验证。

2.认知障碍治疗药物的选择　药物的选择和更换一定要到正规医院,由医师开具处方后,患者按照处方规律服用治疗药物,切忌自行根据他人或网络上建议选择治疗药物,或随意停药、换药。

例如,部分血管性认知障碍患者可能会服用活血化瘀中成药或改善微循环的药物(如丁苯酞等)进行辅助治疗。但这并不意味需要停用多奈哌齐等胆碱酯酶抑制剂。胆碱酯酶抑制剂(如多奈哌齐等)可用于治疗血管性认知障碍,是改善患者认知功能和日常生活活动能力的药物。认知障碍的类型除常见的阿尔茨海默病、血管性认知障碍以外,还包括帕金森病认知障碍、路易体认知障碍等。不同类型认知障碍的治疗药物存在一定的差异,比如卡拉巴汀是治疗帕金森病认知障碍的最佳选择。而额颞叶变性认知障碍不推荐使用胆碱酯酶抑制剂。所以,应建议患者遵照医嘱服用药物,切忌随意更换治疗药物。

除了阿尔茨海默病、血管性认知障碍、帕金森病认知障碍、路易体认知障碍等需要药物治疗,其他治疗手段也用于某些特殊的认知障碍。例如,正常颅压脑积水导致的认知障碍可行脑室脑脊液分流术治疗,但风险收益比需要对患者进行个体化评估。亨廷顿病性认知障碍、克-雅病性认知障碍、皮质基底核综合征尚无有效的治疗方法,临床主要是对症治疗。其他代谢或感染类疾病导致的认知障碍主要是对原发病的治疗。如代谢性障碍认知障碍中补充维生素 B_1、烟酸、维生素 B_2、叶酸等所缺物质。肝豆状核变性的驱铜治疗。梅毒晚期麻痹性认知障碍的青霉素抗梅毒治疗。高效抗反转录病毒疗法可降低 HIV 性认知障碍并发症的发生率。

3.认知障碍药物的用法与疗程　认知障碍药物一般需要严格按照医师的处方服用,但由于个体对药物的耐受和反应存在差异,在用药过程中可能需要根据具体情况与医师沟通,及时调整用药。由于患者认知功能的改变可能影响服药行为,因此监督患者服药的工作就落在了家属身上。在协助、监督患者进行药物管理的过程中,家属也会遇到一些疑问,本节汇总了一些常见问题。

（1）服药方式:关于服药具体方式的问题,如是嚼服还是用水送服,是饭前服用还是饭后服用。由于药物的制剂存在一定差异,此类问题需要根据情况具体分析。例如,多哌奈齐是白色薄膜衣片,可以嚼碎。建议家属帮助患者服药前先看药物说明书,如果说明书上说该药属于肠溶制剂、缓释制剂,就不能让患者嚼碎,也不能帮患者掰开或研碎服用。关于药物应该在饭前服用还是在饭后服用,家属也需要根据药物的具体情况选择服用方式。

（2）服药疗程:例如,患者服用多奈哌齐片剂的初始剂量为5mg,每日1次,睡前服。1个月后,根据病情可增至10mg,3～6个月为1个疗程。服用胆碱酯酶抑制剂1～5年内有延缓认知障碍进程的作用,且延缓进程的作用和疗效成正比。因此,建议服用多奈哌齐3～6个月后去医院评估治疗效果,如果有效,建议长期服用。卡巴拉汀服用的初始剂量为每次1.5mg,2次/日,如果患者服用4周后,对此剂量耐受性好,可加量至每次3mg,2次/日,与早、晚餐同服。最大剂量每日12mg。盐酸美金刚服用的最大剂量为20mg,在治疗的前3周应按每周递增5mg剂量的方法逐渐达到维持剂量。

规律用药是疗效的保障。但是在实际生活中,难免会出现一些计划之外的变动可能影响患者的用药。例如,服用卡巴拉汀常见胃肠道、疲乏、头晕等不良反应,且不良反应的发生与剂量的多少关系密切。因此,为降低不良反应的发生,建议如果卡巴拉汀停药超过3天,应该以最低每日剂量重新开始治疗。

（3）药物更换:患者在遵照医嘱服药几个疗程后,症状仍然在加重,医师会考虑更换药物进行治疗。有时患者家属会对更换的药物有疑问。比如有患者服用多奈哌齐无效后,医师为其更换了卡巴拉汀治疗。虽然多奈哌齐和卡巴拉汀两种药物都属胆碱酯酶抑制剂,但两种药物治疗认知障碍的作用机制和药物活性存在差异。在使用多奈哌齐无效、换用卡巴拉汀继续治疗中,约56.2%的患者可获得较好的疗效。也有的患者用某一胆碱酯酶抑制剂治疗,出现不良反应且不能耐受时,可根据患者的病情和出现不良反应的程度,选择停药或换其他胆碱酯酶抑制剂治疗,并在治疗过程中指导家属观察患者可能出现的不良反应。

4.合并其他基础疾病的用药注意事项　认知障碍患者认知功能受损的表现虽然主要涉及认知减退、精神行为症状、日常生活活动能力受损三方面,但每个人的症状和病情变化各异,每个家庭的照护环境对患者的影响也不同。绝大多数认知障碍患者为老年人,除了认知障碍,患者很可能同时患有其他躯体疾病,存在多病共存的情况。认知障碍合并其他躯体疾病,使老年人的治疗和照护问题变得复杂。在面临这种情况时,就需要患者在就诊时向医师报告自己的疾病史和现患疾病,医师会根据个体情况为患者选择药物。以下为几类常见的并发症用药问题。

（1）合并糖尿病或高血压：老年患者常合并其他常见慢性病，如高血压、糖尿病等，需要同时服用一些常用的处方药，如抗糖尿病药物、氨氯地平、钙通道阻滞剂、抗心绞痛药物、镇痛药或地西泮等。相关资料显示，卡巴拉汀和这些常用处方药联用，未发生与临床相关的不良反应，可以放心服用。

（2）合并肝硬化：根据卡巴拉汀的说明书，轻、中度肝功能受损患者不必调整剂量，但需要根据患者的耐受情况调整剂量。严重肝功能受损的患者禁用卡巴拉汀。因此，需要根据患者的肝功能检查结果，确定是否可以服用卡巴拉汀。

（3）合并肾病：有些认知障碍患者存在肾功能问题，美金刚主要经肾脏代谢，给予美金刚治疗前应检查患者的肾功能指标，比如根据血肌酐的数值，计算患者的肌酐清除率水平。轻度肾功能损害[肌酐清除率为(50~80)mL/min]的患者无须调整剂量。中度肾功能损害[肌酐清除率为(30~49)mL/min]的患者，应从起始剂量 5mg/d 起，增至 10mg/d，用药 7 日后如可以耐受，可增至 20mg/d。但重度肾功能损害(肌酐清除率小于 30mL/min)时，推荐剂量为 10mg/d。

（4）合并心脏病：由于胆碱酯酶抑制剂可使心率减缓，如有认知障碍患者存在心动过缓、窦房或房室传导阻滞，患者应及时告知医师，谨慎选择用药。

（5）合并流行性感冒：流行性感冒在中国以冬春季多见，临床表现以高热、乏力、头痛、咳嗽、全身肌肉酸痛等全身中毒症状为主。流感病毒容易发生变异，传染性强，人群普遍易感，发病率高。对于认知障碍患者而言，值得注意的是，美金刚和含有安慰剂、金刚烷胺成分的感冒药同属 NMDA 受体拮抗剂，如果合用，会增加和加重药物的不良反应。白加黑、新康泰克、日夜百服宁等都含有氢溴酸右美沙芬，快克、仁和可立克等含有复方氨酚烷胺成分。因此，美金刚不可以和这类感冒药一起服用，建议患者用抗感冒药前应咨询专科医师。

（6）合并痛风：美金刚主要经肾脏代谢，尿液呈碱性时，美金刚的肾脏清除率会下降到正常水平的 1/9~1/7，这会增加美金刚的血药浓度。因此，如果患者在服用美金刚期间发生痛风，服用碱化尿液的药物如碳酸氢钠片时，应咨询专科医师，将美金刚的剂量减低，家属也应观察患者的情况并及时反馈。

5.认知障碍药物的不良反应　不同个体对认知障碍药物不良反应的耐受情况不同。可以通过调整用药的时间和剂量降低轻度的不良反应，但如果出现严重的不良反应，患者需要及时到医院就诊，向医师说明情况，以调整用药，避免耽误治疗。认知障碍常用治疗药物的不良反应如下。

（1）多奈哌齐最常见的不良反应是腹泻、头痛、肌肉痉挛（患者往往主诉疼痛）、乏力、恶心、呕吐和失眠，发生率超过 10%。其他常见的不良反应包括普通感冒、畏食、皮疹、瘙痒、幻觉、易激怒、攻击行为、眩晕等，发生率为 1%~10%。不良反应中癫痫发作、心动过缓、胃肠道出血、胃及十二指肠溃疡非常少见，发生率为 0.1%~1%。

（2）卡巴拉汀最常被报道的药物不良反应为胃肠道反应，包括恶心（发生率约为 38%）和呕吐（发生率约为 23%），特别是在加量期。在临床试验中发现，女性患者更易于出现胃肠道反应和体重下降。

（3）美金刚的常见不良反应（发生率低于 2%）包括幻觉、意识混沌、头晕、头痛和疲倦。少见的不良反应（发生率为 0.1%~1%）有焦虑、肌张力增高、呕吐、膀胱炎和性欲增加。

在遇到上述不良反应时，需要进行及时的评估和妥善的处理。一方面，患者可以通过合理安排用药,避免部分不良反应,比如将服药时间从每晚睡前改为早餐前,可能会避免由服用多哌奈齐引起的失眠症状。由于认知障碍患者也可伴有失眠症状,因此对有失眠的患者,需仔细分析引起患者失眠的原因。另一方面,可以通过调整服药的剂量,帮助患者建立耐受。比如患者服用多奈哌齐加量至10mg/d1周左右,出现头痛难以忍受、恶心的症状,这时可以建议患者先改为5mg/d,如果还耐受不了,可以考虑换药。除了胃肠道反应和失眠,部分情况下,患者行为症状的加重也可能与服用药物的不良反应有关。比如患者服用多奈哌齐1周后,脾气变得急躁,骂人或打人。这种情况下,可以建议患者先减量或停药观察,如经专科医师评估可能与服用多奈哌齐有关,建议减量或停药,可考虑换其他胆碱酯酶抑制剂如卡巴拉汀或加兰他敏治疗。

6.认知障碍患者行为精神症状的药物治疗　在认知障碍患者中,行为精神症状(BPSD)的患病率较高,高达97%。在出现BPSD之后,患者的日常生活活动能力和生活质量会逐渐受到损害,同时BPSD也会增加家属照护者的照护难度,严重的BPSD甚至会危及患者自身和他人的生命安全。因此,控制认知障碍患者的BPSD是十分关键的。值得注意的是,目前非药物治疗仍然为BPSD的治疗首选,美国食品药品管理局(Food and Drug Administration,FDA)尚未推荐任何一种BPSD的治疗药物。对于非药物干预治疗效果不佳的症状,应谨慎选择药物治疗。国际老年精神医学会指出,BPSD的药物治疗目标应包括:延缓症状的出现;缓解症状的强度和频率;降低抗精神病药物的使用;减轻照护者的负担。本节对常见的BPSD治疗药物进行了介绍。

2017年发表的《神经认知障碍精神行为症状群临床诊疗专家共识》中汇总了在临床实践中常见的几类BPSD治疗药物,包括抗认知障碍药物、抗精神病药物、抗抑郁药物及心境稳定药物,下文对上述药物逐一进行介绍。

(1)常见的治疗药物

1)抗认知障碍药物:抗认知障碍药物主要包括胆碱酯酶抑制剂和美金刚两大类。临床实践显示,抗认知障碍药物不仅可以改善认知障碍患者的认知功能或延缓认知功能衰退,而且对部分行为精神症状也具有一定的改善作用。胆碱酯酶抑制剂,如多奈哌齐、卡巴拉汀、加兰他敏对认知障碍患者出现的幻觉、淡漠、抑郁等行为症状具有一定的疗效。但研究显示,这种改善作用可能较为有限。荟萃分析显示,使用胆碱酯酶抑制剂治疗6个月,干预组认知障碍患者的行为精神症状比安慰剂组患者有轻微但显著的改善,但这种改善十分轻微,可能不具有临床意义。另外一项随访4年的大型随机对照试验结果显示,服用多奈哌齐12周以上,干预组的激越行为没有得到显著改善。

N-甲基-D-天冬氨酸受体拮抗剂,如美金刚对重度认知障碍患者的激越和攻击行为具有一定改善作用。尽管目前随机对照试验数据表明美金刚对中-重度认知障碍患者的BPSD可能存在一定益处,但也有研究结果持不同观点。

2)抗精神病药物:抗精神病药物分为非典型抗精神病药物(利培酮、奥氮平、喹硫平)和典型抗精神病药物,其中典型抗精神病药物的不良反应较大,目前使用较少。研究显示,非典型抗精神病药物对行为精神症状部分有效,其疗效证据相对较强。尽管美国FDA提示,应当对抗精神病药物用于BPSD的治疗持谨慎态度,但对于中-重度认知障碍患者BPSD严重而又缺乏其他有效治疗手段时,仍可选用非典型抗精神病药物进行治疗。出现以下情况时可以考虑选用抗精神病药物:①重性抑郁发作伴或不伴自杀观念;②造成伤害或有极大伤害可能的精神病性症状;③对自身和他人安全造成风险的攻击行为。采用抗精神病药物治疗时应持续进行监测,推荐规律地每隔一段时间(如每3个月)考虑是否可减小剂量或停用药物。

由于抗精神病药物的不良反应较大,因此在选择药物时,患者家属需要听取临床医师的意见,由临床医师衡量抗精神病药物治疗的获益与不良事件风险,并且应遵循小剂量开始服用,根据治疗反应及不良反应缓慢逐渐增量的原则使用。

3)抗抑郁药物。抗抑郁药物包括盐酸曲唑酮(三唑酮)、5-羟色胺再摄取抑制剂(帕罗西汀、舍曲林、西酞普兰使用最多,其次为氟伏沙明、氟西汀和艾司西酞普兰)、安非他酮(乐孚亭)、米氮平(瑞美隆)。其中,5-羟色胺再摄取抑制剂(selective serotonin reuptake inhibitor,SSRI$_s$)类药物不良反应少、服用方便、疗效肯定、安全及耐受性好,较适合认知障碍老年患者的治疗,属于指南中的Ⅰ级证据。帕罗西汀和氟伏沙明有一定镇静作用,可在一定程度上改善睡眠;氟西汀易引起失眠、激越,故较适用于淡漠、思睡的患者。舍曲林、西酞普兰对肝脏P450酶的影响较其他SSRI$_s$类药小,安全性相对较好。

其中,焦虑、抑郁的情感障碍是路易体认知障碍患者的常见表现,且常可在未出现认知障碍前就表现出情感障碍。在发现认知障碍患者存在抑郁症状时,可先选择环境、心理行为干预措施。照护者对患者进行社会-心理干预,可在一定程度上改善患者的行为精神症状,同时积极服用胆碱酯酶抑制剂治疗。如经过治疗后,患者仍然有明显的幻觉妄想、兴奋躁动、谵妄等精神症状和抑郁、强迫症状的帕金森病认知障碍和路易体认知障碍,可考虑应用非典型抗精神病药物(利培酮和奥氮平)和选择性5-羟色胺再吸收抑制剂抗抑郁治疗。

(2)服药的注意事项:需要注意的是,使用抗精神病药物可能存在一些风险和不良反应,包括:①代谢综合征,有体重增加、糖尿病(血糖升高);②帕金森综合征;③迟发性运动障碍(TD),因传统抗精神病药物易引起TD,且用药时间越长,TD风险越高,建议抗精神病药物用药时间以8~12周为宜;④嗜睡;⑤脑血管事件;⑥年龄大的患者较易发生不良反应(如过度镇静、认知障碍、中枢抗胆碱能不良反应,或锥体外系症状等)。

不同类型的认知障碍患者在用药时可能会面临不同的风险和不良反应。例如,患有路易体认知障碍的患者,在给予患者酒石酸唑吡坦口服后,有的患者可能会出现连续睡眠30小时的情况。这是由于神经安定剂可导致路易体认知障碍的认知能力减退,诱发严重的运动障碍。应慎用镇静催眠类药物,路易体认知障碍患者对镇静类和抗精神病药物特别敏感,因此家属不能自行给患者服用这些药物,对医师开具的镇静药物也不要轻易加药或停药。

另外一种情况是,患有额颞叶变性认知障碍的患者会存在夜间反复吵闹的情况,在按照医嘱服用奥氮平(早、晚各1片,每片2.5mg)后,患者可能会出现锥体外系反应,具体表现为患者出现行走缓慢的症状。建议家属在患者服用奥氮平后注意观察其症状变化,在发现严重不良反应后,应及时向医师汇报,医师会根据患者的症状逐渐减量至停用,或改为可以稳定情绪的丙戊酸钠。对额颞叶变性认知障碍目前尚无有效的治疗药物,用药主要是针对行为、运动和认知障碍等的对症治疗。患者的非药物治疗(如联用行为、物理和环境改善策略)和药物治疗同等重要。患者服用抗精神病药物如奥氮平,应力求单一、短程(6~8周)、从小剂量开始慢慢加量,并定期评估,不能长期用药,也不可突然停药、换药,这会造成患者症状的反复发作。

二、关于认知障碍的新药研究

已经上市的治疗阿尔茨海默病(AD)的药物包括胆碱酯酶抑制剂多奈哌齐、加兰他敏、石杉碱甲、卡巴拉汀(利斯的明)、NMDA 受体拮抗剂美金刚及甘露特钠胶囊。

目前还没有根治阿尔茨海默病的药物,但有几百种治疗阿尔茨海默病的新药在研究中。阿杜卡奴抗体(Aducanumab)的三期临床研究中,高剂量组患者在治疗第 78 周时总体严重度量表(CDR-SB)评分较安慰剂恶化减缓,患者在认知和功能(如记忆、定向力和语言等)方面具有显著获益。患者在日常生活活动能力方面,如管理个人财务、做家务(如打扫、购物、洗衣服等)和独立出门旅行方面也有获益。淀粉样蛋白 PET 和脑脊液 tau 蛋白病理结果证实,高剂量组较安慰剂组的生物标志物表达水平呈现剂量依赖性降低。最常见的不良事件是淀粉样蛋白相关的影像学异常水肿和头痛。2021 年 6 月 7 日,FDA 加速批准阿杜卡奴抗体上市,成为 FDA 加速批准的全球首个及唯一针对阿尔茨海默病明确病理机制的治疗方法。国内还没有上市。

甘特内鲁抗体(Gantenerumab),BAN2401,Semaglutide 已经在做国际多中心的 III 期临床试验,他们的共同特点是靶向 β-淀粉样蛋白肽抗体,治疗对象是前驱期认知障碍,也就是轻度认知损害阶段的患者。

第七节 认知障碍非药物治疗及常见问题

一、非药物治疗和常见的错误认知

非药物治疗是指不涉及药物的治疗手段。非药物治疗在延缓认知障碍患者病情进展和预防或减缓认知衰退的疗效已经得到了研究的证实。非药物治疗强调以人为本,可用于降低行为症状,比如抑郁、冷漠、徘徊、睡眠障碍、躁动和攻击性。非药物治疗的目的通常包括维持或改善认知功能,改善患者的日常生活活动能力或整体生活质量。非药物治疗干预方法包括环境治疗、感官刺激治疗、行为干预、音乐治疗、舒缓治疗、香氛治疗、认可疗法、认知刺激治疗等多种形式,制定和实施非药物干预技术时尤其应注意个体化特点。此外,在 2017 年版指南中也强调了面向照护者的支持性干预同等重要。

关于认知障碍的非药物治疗及其疗效,有些家属往往有以下的想法,还有些家属会就听到的各种说法或信息问医师。家属常提及的问题都反映了大家对于非药物治疗存在一定的误区,同时也反映了家属关注的三个问题:①有没有其他非药物治疗方式可以取代药物治疗? ②非药物治疗包括哪些有效的治疗方式? ③除了药物治疗,还可以通过哪些非药物的干预方式来延缓患者的病情?

一篇发表在《柳叶刀》杂志的研究,对过去 10 年约 100 个随机对照试验的结果分析后发现,认知障碍的治疗没有"魔法盒"。也就是说,仅采用一种治疗方式如药物治疗或非药物治疗,就可以有效改善患者所有症状是不现实的。因此,有效的治疗包含了药物治疗和与之相结合的非药物治疗措施。国外的研究发现,最有效的非药物治疗通常是多模式、个体化的治疗,且包含了以下几个部分:①对患者症状和病情的准确评估;②对患者情绪(抑郁或激惹)的有效干预措施;③有效的个体化的照护策略;④为照护者提供多方位支持,包括知识宣教、交流沟通技巧的优化、改善各类应激的应对策略、环境适应等。

因此,在确定非药物治疗方案前,医师首先会根据患者的检查评估结果,结合患者的认知、精神症状表现,是否有焦虑、抑郁情绪、睡眠问题等需求,和家人讨论心理、社会、环境、躯体症状的非药物治疗措施,并随病程变化调整这些措施。由于认知障碍的非药物治疗方案是基于对患者症状和病情的准确评估,因此需要家属照护者具备一定的评估能力,对患者进行风险评估。风险评估主要是评估患者的决策能力,同时也需要评估患者的家人对降低患者风险的意愿。这些风险评估内容往往涉及不同的非药物治疗的内容。

1.药物依从性　是否有服药方面的问题(如需要提醒、抗拒行为、吞咽问题等)。

2.维护患者日常生活能力

(1)是否需要进行饮食管理,如有无进食方面的问题(多食、少食、偏食、酗酒等)及营养不良的风险等。

(2)是否有睡眠问题:白天嗜睡,夜间吵闹。

(3)是否有失禁的问题。

(4)是否有管理个人财务的风险。

(5)是否有预防徘徊症的干预,比如是否有走失、骑车撞人或乱穿马路所致的交通意外的风险。

3.环境干预

(1)是否有跌倒风险,比如房间中经常使用的物品摆放是否会绊倒患者、是否在患者容易拿到的位置、有没有人协助患者移动等。

(2)是否有烧伤、烫伤、锋利物品割伤,误饮液体中毒,比如患者对自己行为的安全性有没有判断力,是否降低热水器的水温设置,卫生间这些伤害的高发区是否做了改建,比如通往卫生间的过道和卫生间内是否设置了夜灯、扶手和防滑垫、洗发水等物品是否应放置在有锁的橱内。

(3)是否有因记忆和执行能力受损所致水龙头没关、燃气泄漏、着火的风险,比如患者是否有人陪伴,以免使其独处于不安全的环境,家中是否设置热、烟、气自动报警装置。

二、非药物治疗的主要类型介绍

非药物治疗的类型可分为:①认知功能干预;②社会-心理治疗;③环境干预。研究证据表明,社会-心理治疗可作为帕金森病认知障碍、路易体认知障碍的非药物治疗首选。

1.认知功能的非药物治疗　认知功能的非药物治疗旨在改善或减缓个体认知功能的衰退,过去通常用作认知障碍患者的辅助治疗手段,如今大量研究表明认知干预对健康长者及轻度认知障碍人群的认知功能改善均有积极疗效。认知干预通常分为三种类型,即认知刺激(cognitive stimulation,CS)、认知训练(cognitive training,CT)和认知康复(cognitive rehabilitation,CR)。认知刺激,旨在鼓励和引导被干预者参与一系列精心设计的认知活动,让个体在活动过程中参与学习、促进表达、强化社交等,从而提升一般认知能力;认知训练是基于心理学与认知神经科学的理论研究及实验范式提炼的一套标准化任务,通过针对个体某项特定认知功能的重复训练,提升该项认知能力水平并带动整体认知功能的提升,可借助书籍、电脑及移动设备进行;认知康复是一种个体化的方法,即确定个人相关目标,治疗师与患者及其家人一起设计策略来解决这些问题。重点是提高患者在日常生活中的表现,而不是仅提升认知测试结果。在实践中也经常出现整合应用的模式,比如认知刺激与认知训练的结合模式(MCTS)等。

(1)认知刺激:认知刺激的干预形式及内容较为广泛而丰富,在应用过程中通常以小组为单位,由受训的治疗师或助教基于认知练习、社交促进、感知运动激活、现实导向、怀旧疗法等要素和理念来设计活动主题、内容及活动形式。

在对健康群体或轻度认知障碍群体进行认知刺激干预时,通常强调社交互动的氛围感,以兴趣爱好为出发点,通过多元的载体(艺术、园艺、歌舞)激发被干预者的参与热情与主动性,引导被干预者可以坚持一定周期内相对高频次的活动(建议至少一周2次,每次45~75分钟,至少8周),并在过程中加强其对自身认知能力水平的了解与关注,提升风险防范和风险对抗的意识。

对于认知障碍患者,在认知刺激疗法实施过程中通常会强化怀旧疗法及现实导向的应用,并加强多感官的刺激。据统计,在65~74岁人群中,有1/3的人伴有不同程度的听力损失,而部分认知障碍患者会出现嗅觉衰退的情况,因而,以听、视、嗅、味、触为主的多感官刺激(比如听音乐、做手工、烹饪等),对轻中度的患者有积极效果;通过回忆往昔(比如借助老照片、音乐、老物件、过往大事件等)可以引导患者提取加工长期记忆、强化细节回忆及描述、促进患者的言语表达,对于疾病中后期的患者,也有利于进一步加强患者的自我身份认知;通过强化现实信息(比如环境布置突显日历及钟表的位置、阅读及交流时事新闻热点与邻里趣事、讨论本周吃过的美味的饮食等),可促进过去与现实的链接,锻炼现实定向能力。

国际顶级学术刊物《柳叶刀》杂志发表的一篇文章归纳了高质量的认知刺激干预方案。干预项目就包括了简单的认知练习与回忆、多感官刺激、小组的社交活动。干预内容有:①通过垒球运动和唱歌来进行热身活动;②采用个人信息和方向信息的提示板来促进社交;③通过组织主题活动来进行小组活动,具体主题包括童年、食物、脸部与表情识别、时事、花钱、特定场景、文字游戏等。干预时长为每周举行2次主题活动,每次约45分钟。结果显示,采用这种干预方案对老人的认知功能有一定程度的改善作用,老人的生活质量明显改善。这篇研究还发现,以小组为单位的认知刺激疗法可改善轻、中度认知障碍患者的认知功能,而一对一的认知刺激疗法则未发现对这类患者有临床意义的改善。

(2)认知康复:世界卫生组织将"康复"定义为:在疾病或伤害引起的特定损伤的背景下,实现或保持患者的"身体、心理和社会功能的最佳水平",从而使患者可以参与活动并维持自身的社会角色。认知康复是指对有认知障碍的人开展的康复训练,最初主要适用于较年轻的脑损伤患者,现在同样适用于进展性的认知功能减退患者。认知康复通常是针对认知损伤患者制定的个体化方案,通过制定方案,患者及其家人与医疗保健专业人员共同确定个人相关目标,并制定解决这些问题的策略。认知康复训练的重点不是提高认知任务本身的表现,而是提高患者在日常环境中的功能。认知康复干预的目标是在强化维持已有能力的基础上,提升最为困扰认知障碍患者及其家人的功能,并训练患者在现实生活的应用,因此认知康复方法倾向于在现实环境中实施。

认知康复的实施过程需要特别注意相关认知练习的实施方法与引导策略,这对于患者自信心、积极情绪的建立、康复的可持续性及进步表现等方面起到了尤为关键的作用。针对有记忆障碍性的患者,推荐采用无错误性学习法来实施训练,即通过正确的引导、阶段性的线索递减,帮助患者在付出一定努力的情况下,借助每次获得的提示信息正确完成任务,直至最终记住完整的正确的信息。大部分认知障碍患者在疾病初期,通常表现为陈述性记忆表现下降明显,比如新事物学习困难、命名出现障碍、近事遗忘表现突出等,但对于程序性记忆的保持相对完好,比如骑车、游泳、演唱、演奏乐器等。因而,在做认知康复的过程中,如若反复提问相同的问题,或引导患者做了错误的猜测或假设,往往会导致患者只记住问题而不记得答案,抑或是由于主动猜测而只受到了错误答案的刺激,只记得错误答案。无错误性学习可以降低患者在学习过程中的挫败感,同时排除错误信息的干扰,强化重要信息的记忆。

一项个体化的认知康复训练通常包括以下步骤:①经专业人员评估后为患者制定个体化的干预方案,内容包括特定的认知功能,比如记忆、注意力、语言或执行功能等;②实施过程,根据患者的情况不断调整干预方案,且在启动与实施的全过程还需要家属照护者的参与和反馈;③干预疗程,干预阶段通常为每周 1 次,每次 90 分钟,维持 3 个月;在维持阶段,每 6 周 1 次,维持 21 个月;④效果评价,研究发现认知康复训练对轻至中度认知障碍患者特定认知功能有明显疗效,也可以改善患者的生活质量,但对患者的行为症状无明显的疗效。

(3)认知训练:认知训练的假设是认知功能或某一特定认知领域的功能可以通过训练得到改善或保持,通常包括一系列标准化任务的练习,这些任务旨在反映患者特定的认知功能,比如记忆、注意力或解决问题的能力等,训练者可以反复学习、巩固、强化,从而提升某项认知能力的水平,并预期该能力的提升可以有效应用在未训练的任务事件中。

认知训练主要面向 65 岁以上的健康老人或有轻度认知障碍的人群,在实际推广应用中,已扩展到了 55 岁以上人群。在国内一、二线城市,相当一部分高知人群对于认知障碍相关疾病的关注程度较高,早期预防的意识较强,而认知训练是被验证有效的预防认知功能衰退的干预手段。在一项国际多中心研究中,通过对 2853 位 65 岁以上健康老人为期 10 年的追踪发现,在 10~14 周有计划的认知训练结束后(围绕记忆、逻辑推理、执行速度),干预组的认知能力水平及工具性日常生活活动能力在 10 年后依旧高于控制组。可见认知训练对于健康者也有积极作用及较好的效果持续性。

对认知障碍患者而言,通常在轻度阶段可接受适度认知训练,对于中–重度患者则不推荐。对于认知障碍患者的研究结果发现,每天 30 分钟、持续 8 周的认知训练可改善轻度认知障碍的语言记忆和一般认知功能,但对一些高质量研究的荟萃分析结果则发现,认知训练对认知障碍患者的总体认知功能(MMSE 总分)和日常生活活动能力的改善效果不明显。一些研究对认知训练联合使用乙酰胆碱酯酶抑制剂或其他药物的疗效进行了评价,研究显示,认知训练可能增强药物治疗效果。除此之外,在一些照护者的支持性干预中,也会涉及认知障碍患者认知训练的内容,一方面改善照护者因照护压力、焦虑及其他消极情绪导致的能力下降,另一方面也有助于照护者掌握基本训练技巧,以便在日常照护中可以给患者提供简单的训练。

在训练内容上,认知训练基于循证实践,因而比认知刺激更专业化、标准化,训练的难易梯度设计要求也更严格,需根据受训者的认知水平及训练表现有相应的难度适配。在受训形式上,认知训练比认知刺激更多元,可由专业的认知训练师或治疗师进行,也可以由家庭成员在治疗师的支持下进行,还可通过纸面书本、电脑或手机等移动设备进行。依托人工智能技术的发展,当前已有在移动端的在线智能训练可实现训练方案的智能算法推荐,以及多维度训练轨迹监控及效果实时反馈。在训练目标上,认知训练更聚焦于专项认知功能的提升,而认知刺激更强调受训者在活动中的一般认知能力提升。在如今的干预实践中,通常将认知激活与认知训练结合进行,在团体活动中融合个性化治疗,在训练师指导的干预课程之外辅佐移动端的居家在线训练,以达到最佳训练效果。

总体而言,上述三类认知干预方法在实施原理、应用人群、干预策略及目标上均有不同,但都秉持共同的原则:①以被干预者为核心,了解个体的特点偏好并关注个体的主观诉求及感受;②以提升被干预者的生活质量为首要目标,情绪、行为、认知功能的改善本质上均为了延长健康寿命、提升生活质量。

每种干预类型各有其适用性和局限性,需根据被干预者的主观诉求、病程阶段、文化背景、性格特点、干预治疗的可获得性、成本支出等多方面做综合考量,从而制定出最适合的干预方案。

体力活动指的是"由骨骼肌收缩产生的增加能量消耗的身体运动"。锻炼指的是"有计划的、有组织的、重复性的活动,以达到增强身体的一个或多个部位,或保持身体健康的目的"。运动可以通过降低血压、动脉硬化、氧化应激、全身炎症和增强内皮功能来改善血管健康,这些都与维持大脑灌注有关;运动可以提高胰岛素敏感性和血糖控制;运动还可以保护神经元结构,促进神经发生、突触发生和毛细血管形成。总之,活动锻炼的好处多多,包括有益于心脑血管健康,以及对糖尿病、肥胖、虚弱的保护作用。对认知障碍患者,迄今为止关于运动的最有说服力的证据是高强度有氧运动对轻度认知障碍患者认知功能有改善作用,但其作用机制尚不明确。最近的证据表明,在健康的老年人中,大脑营养的供需平衡与认知功能之间有很强的联系。此外,胰岛素抵抗或葡萄糖耐受不良与β-淀粉样斑块的形成有关。

针对居家患者的活动锻炼研究差别较大,研究过程也受诸多因素的影响,比如活动锻炼的形式、频率、持续时间和强度、天气、患者身体情况等。但国际上现有的高质量研究结果表明,轻至中度认知障碍患者对活动锻炼的耐受性良好,抑郁情绪也有明显改善,对老人的躯体功能和日常生活活动能力也有积极影响。一项研究对不同的活动锻炼组合进行了研究,包括:①快步走或小跑形式的有氧锻炼,运动频率是每周4次,每次至少30分钟,持续6个月;②有氧、力量与协调训练,有氧训练是散步或快步走,力量与协调运动包括深蹲和核心肌群训练,训练有3种(每2周5次、每次45分钟、持续3个月;每日10个动作和30分钟快走、持续4个月;每周2次、每次1小时、持续1年);③有氧、力量、协调与灵活性训练,即在上述有氧、力量与协调训练内容基础上,增加了灵活性训练,总训练频率是每周3次,每次75分钟,持续3个月。对这三类组合的运动方案的分析结果显示,这三类组合都显著改善了老人的日常生活活动能力。

2.BPSD管理　认知障碍患者的BPSD可以分为过度活跃行为(hyperactivity)、精神症状(psychosis)、情感障碍(affective disorders)和淡漠(apathy)四个症状群。研究发现,居住在社区的认知障碍患者BPSD发生率达56%~98%。与不存在BPSD的患者相比,有BPSD患者的身体残损和日常生活能力明显较低。患者认知功能的损害伴随着BPSD,如不予以治疗,会对患者的日常生活能力造成不良影响,增加照护者压力。调查发现,BPSD是照护负担加重的最重要因素,可导致家属不得不将患者过早送入养老机构,这往往会使家庭的经济负担加重。研究还发现,认知障碍患者的生活质量随时间显著下降,并且与疾病的严重程度、焦虑和抑郁情绪、BPSD等因素显著相关。

BPSD的非药物治疗形式多种多样,有芳香疗法、家庭录音、音乐和声音、一对一互动、体育活动等。大量高质量研究证据支持非药物治疗作为BPSD治疗的首选,比如芳香疗法、能力导向的职业教育、对喜爱音乐的患者进行的音乐治疗、肌肉松弛训练,这些治疗具有中度的效应值。研究还发现,指导照护者通过非药物治疗的方式应对患者 BPSD,其干预作用至少不低于药物治疗的疗效。

认知障碍的非药物治疗还包括针对 BPSD 的干预,国际老年精神病学会(IPA)《BPSD管理指南》2015 版中指出,非药物治疗应作为 BPSD 干预的首选策略。其中,心理-社会干预适合所有认知障碍的 BPSD 治疗,且即使 BPSD 是由患者的躯体不适、抑郁或精神疾病因素引起的,心理-社会干预结合对应的药物治疗仍然是有益的。IPA《BPSD 管理指南》2015 版中进一步指出,当心理-社会干预措施与患者的背景、兴趣爱好和能力相匹配,这些措施都能起到最佳的治疗作用。

因此,有关 BPSD 治疗的国内外指南或共识均包含以下基本治疗原则:①遵循个体化原则,即根据每位患者的症状和病因学特点制订综合的治疗计划;②非药物治疗应作为首选干预形式,即先进行非药物治疗,再考虑用药,药物治疗通常应结合非药物治疗运用;③药物治疗主要用于非药物治疗疗效差或中至重度 BPSD,特别是有激惹、攻击行为或精神病性症状患者,或症状已影响到患者本人和他人的安全,并损害患者及其家属照护者的生活质量;④用药时应综合考虑年龄和疾病相关药物动力学药效学、患者营养状态和肝肾功能情况。

在 IPA2017 版 BPSD 诊疗指南中,除了 BPSD 药物及非药物治疗手段,指南还强调了对专业照护及家属照护者支持的重要性。指南推荐将照护者教育和支持列入 BPSD 管理常规工作,内容包括为其提供减压或认知重塑技术的培训,指导管理行为症状的解决问题特殊技能,加强与认知障碍患者的交流,改善家庭照护环境等。由于 BPSD 与疾病、环境、照护者等因素相关,要想有效地控制 BPSD,应遵循上述治疗原则,结合药物及非药物治疗的手段,还需要对患者的环境进行干预,对家属照护者进行有效支持,进行 BPSD 的综合管理。

(1)BPSD 非药物治疗的理论基础:BPSD 非药物治疗包含以下主要的理论基础。

1)学习理论:如果行为被给予过多的关注,那么人们会增加这种行为。照护者的反馈会影响患者的行为,假如患者觉得越是发脾气,越能吸引照护者的关注,那么照护者该怎么应对这样的情况?

2)未满足的需要理论:患有认知障碍的人不能总是表达某些需求,或采取行动来解决问题,需要照护者主动识别这些未满足的需求,比如患者发脾气是因为有什么需求他(她)未得到满足。

3)压力阈值模型:认知障碍导致患者承受压力(或称应激)的阈值不断下降,进而较低的压力也能触发其情绪反应和不当的应对行为。例如,基于上述学习理论、未满足的需要理论和压力阈值模型这三个理论设计的音乐疗法,可以满足非药物治疗的目的和需求:①适合喜爱乐器演奏或唱歌的患者;②鼓励正常的社交行为、创造吸引照护者和他人的积极关注;③满足老人对有创造性的、令人愉快的活动的需求;④给予老人可承受的最佳刺激。

(2)BPSD 非药物治疗的形式及疗效:IPA 发布的《BPSD 管理指南》(2015 版)中推荐了几类针对患者最常见的激越、攻击和焦虑症状的非药物治疗措施,下文将进行详细介绍。

1)音乐疗法:音乐疗法是由经过培训的音乐治疗师应用音乐和(或)其元素(旋律、节奏、和声、声音),达到支持和刺激患者认知、情感、社会和身体各方面的需要,满足患者表达、交流、学习和建立关系的需求。音乐疗法可以在家中进行,也可以在养老院进行,可以是一对一的,也可以是集体的。治疗可分为主动参与(演奏乐器或唱歌)或被动参与(倾听),参与者可以被动地听音乐,也可以通过唱歌、演奏乐器来积极地参与。常见形式包括:①歌曲演唱,患者根据给定的旋律和歌词唱歌;②音乐欣赏,根据患者的喜好设置个性化的疗程,为患者播放音乐;③歌词讨论,以小组为基础组织,患者们在音乐治疗师的指导下讨论歌曲的歌词;④音乐和放松训练结合,患者可随着音乐的节律拉伸放松;⑤伴随着音乐运动;⑥歌曲写作,通常在音乐治疗师的指导下以小组会议的形式开展,患者根据旋律写歌词;患者随着音乐运动或跳舞;⑦音乐录制,患者参与制作音乐录音或视频;⑧音乐课程,根据患者的自身情况进行课程设置,在指导下参与乐器演奏。

关于音乐疗法对 BPSD 的作用已经得到了研究证实。两项对音乐演唱的研究显示,通过神经精神量表(NPI)评估的 BPSD 显著降低。另外两项使用联合音乐疗法的随机对照试验也报告了整体 BPSD 降低。但是,音乐欣赏和乐器演奏对 BPSD 的影响尚不明确。

2)芳香疗法:芳香疗法是植物疗法(使用整株或部分植物作为药用目的)的一种形式。芳香疗法已经作为一种特殊的干预,用于一些使用传统医学治疗无效的情况。例如,芳香疗法可由护士和其他医疗保健专业人员在医院、临终关怀院和社区中实施的一种补充疗法。治疗一般使用来自芳香植物的纯精油(比如薰衣草、柠檬香膏、薄荷等)。精油被定义为"从植物中通过蒸馏提取、易挥发的高香味精油",它们可以直接涂在皮肤上,也可以蒸发,仅通过吸入给药。熏蒸疗法中使用的精油通常通过电动扩散器和喷雾器传递,或者按摩到皮肤上。精油种类繁多,可能有不同的潜在效果。

精油的香气会刺激嗅觉,让人感到愉悦,因此芳香疗法的即时效果可能是一种积极的情绪反应。研究显示,精油具有促进放松和睡眠,减轻疼痛,降低躁动和抑郁症状的效果。目前,芳香疗法已被用于解决认知障碍的行为精神症状,比如用于降低患者的紊乱行为、促进睡眠等。也有人认为嗅觉可能是刺激内隐记忆的有效手段,有证据表明,内隐记忆可能包括一种基于人的过去经验的情绪反应。一些研究还提出了精油可能通过药理性质发挥作用,比如具有抑制乙酰胆碱酯酶的作用。用于芳香疗法的精油往往具有非常低的毒性,如果由有资质的专业人员使用,芳香疗法的安全性比传统药物更高。一项纳入了 13 项研究、708 名参与者的系统评价汇总了芳香疗法对于改善 BPSD 的疗效。结果显示,芳香疗法对于改善患者的激越行为具有一定的效果,对患者总体 BPSD 情况具有一定的改善作用。在纳入的多数研究中,几乎没有关于不良反应的报道。

3)体育锻炼:体育锻炼被定义为有计划的、结构化的、重复的、有目的的体育活动,是治疗 BPSD 的一种潜在有效的非药物治疗,特别是抑郁。一项系统评价的结果显示,运动并没有显著降低患者 BPSD 的整体水平,但显著降低了患者的抑郁。体育锻炼治疗 BPSD 的作用机制可能与帮助改善患者睡眠、促进照顾者和患者的积极互动、增加患者日常生活中有意义的活动等有关。从神经生物学机制角度来看,体育锻炼会促进患者血清素和多巴胺的增加。其中,血清素在调节情绪和行为方面发挥着重要作用。虽然体育锻炼对 5-羟色胺的影响不如药物治疗明显,但是与药物治疗相比,体育锻炼的不良反应极小,可以作为轻症 BPSD 患者药物治疗的替代选择。

4)光照疗法:对认知障碍患者的光照疗法可以通过多种方式进行。例如,可以通过使用灯箱,放置在离参与者大约 1 米远。此外,另外一种自然主义的光疗法,通过模拟室外暮光的过渡开展治疗,即"黎明-黄昏模拟"治疗。光照疗法可以在一天中不同的时间进行。最近的研究结果表明,刺激黑视素细胞昼夜节律改变的波长可能在短波长范围(450~500nm),即光谱中的蓝绿范围。

与镇静催眠药、苯二氮䓬类药物、抗精神病药物和抗抑郁药物等精神药物治疗相比,光照疗法是一种不良反应极小的替代疗法。当用于治疗抑郁症、情感障碍或认知障碍时,光照疗法的不良反应发生频率通常极低,显著低于药物治疗。认知障碍患者通常感觉输入降低,暴露在明亮环境光线下的次数降低,对光线的敏感性降低。光照疗法则可以通过提供额外的光源,通过刺激特殊神经元来促进内部昼夜节律与环境光暗循环的同步。

一项系统评价的结果显示,光照疗法对认知障碍患者的躁动、精神行为症状没有显著影响。在单个研究中结果发现光照疗法对 ADL 存在有益的影响,因此应谨慎看待结果。

(3)BPSD 管理中家属照护者的作用及其支持

在 BPSD 的管理中除应遵循个体化原则、首选非药物治疗、药物治疗与非药物联合治疗原则外,治疗过程离不开家属照护者的参与。如家属协助医护人员分析患者临床表现,分析症状起源、持续时间、触发因素或减轻的因素,以及反馈治疗效果。在 BPSD 管理中应对家属给予以下支持。

1)健康宣教:了解认知障碍的症状、用药等基本知识,患者的 BPSD 治疗与照护计划。家属越了解这些知识,越有可能尝试有建设性的应对方式,避免触发老人的 BPSD。

2)个体化咨询:家属需要参加至少 1 次与医护人员的一对一的访谈,提供患者发生 BPSD 的前因后果等信息。个体化咨询时,家属一般需要对以下访谈中可能会涉及的问题有所准备,访谈前最好先梳理这些信息,做好相应准备。①老人整体健康状况:老人有没有生病? 有没有日常生活活动能力改变? 有没有诉说过有情绪问题、身体不适或沮丧? ②老人生活环境:生活、活动方面有没有给老人选择的自由? 是否对老人流露出语言和行为上的不满? ③您观察到老人在活动与社交方面有哪些改变? ④权衡治疗照护计划的风险与收益:居家适老环境改造、社区养老服务等的费用。

3)给予家属心理与同伴支持:心理疏导可使家属在照护过程中积累的负性情绪得到宣泄,有助于减轻其照护负担。支持小组活动可以为家属提供同伴支持和与同伴交流照护经验的机会。

第九章　帕金森病

帕金森病(PD)是神经内科疾病中发病率仅次于阿尔茨海默病的第二大常见神经系统退行性疾病,预计2030年全球PD患者人数将达900万人,PD发病率为(8~18)/10万。通常在50岁以后发病,发病高峰期在60岁以后。既往研究显示,男性PD发病率高于女性。目前,针对症状的治疗措施主要为多巴胺替代治疗以改善运动症状,早期治疗的关键在于对PD患者的健康教育、支持治疗、用药指导及非药物干预等。近10年研究表明,只有早期识别PD,才有可能更好地对PD进行干预,生物标志物研究将有助于PD的早期诊断,尤其是在运动症状出现的前期。可能的临床标志物包括嗅觉损害和快动眼睡眠行为障碍:影像学标志物包括正电子发射计算机体层成像(PET)和单光子发射计算机体层成像(SPECT),两者可用于评估投射到纹状体的黑质致密带多巴胺能神经元的丢失情况。2015年10月初,国际运动障碍协会公布了PD的最新诊断标准,新标准与英国脑库标准相比,增加了非运动症状在诊断中的作用,并且对诊断的确定性进行了分类(确诊PD和很可能PD)。在新标准中,诊断的首要核心标准是明确帕金森综合征:出现运动迟缓,并且至少存在静止性震颤或强直这两项主征中的一项。对所有核心主征的检查必须按照运动障碍协会统一帕金森病评估量表(Movement Disorder Society sponsored revision of the unified Parkinson's disease rating scale,MDS-UPDRS)中所描述的方法进行;同时,新标准进一步强调了PD的非运动症状、路易(Lewy)体病理特征、遗传学改变以及生物标志物的研究对PD早期诊断的价值。

与其他神经退行性疾病类似,已有的PD治疗方案亦均是对症治疗,而PD研究的重点之一是开发可以延缓疾病进程的疾病修饰治疗药物。可能的疾病修饰治疗药物靶点包括神经炎症、线粒体功能障碍和氧化应激、钙通道活性、LRRK2激酶活性、α突触核蛋白聚集以及在细胞内的传播。潜在的外科治疗包括基因治疗、细胞移植以及丘脑底核的脑深部电刺激治疗。由于PD尚不可治愈,因此使患者得到长期的临床获益是治疗的根本目标。

帕金森病疼痛是帕金森病常见的非运动症状之一,其发生率占PD患者临床症状的40%~80%,表现形式多样,但就诊率、治疗率相当低。帕金森病疼痛的类型包括肌肉骨骼性疼痛、神经根性疼痛、肌张力障碍相关性疼痛、中枢性疼痛、静坐不能性疼痛等。在PD早期,镇痛、抗惊厥或抗抑郁药物,肉毒毒素等治疗通常有一定效果;但临床上常以中晚期PD患者疼痛发生率高而且程度重,因此脑深部刺激术、经颅磁刺激术等可能更适用。

PD晚期的非运动症状(包括认知功能障碍、精神行为异常、睡眠障碍、自主神经功能障碍等)会更突出,甚至成为照护者评价效果欠佳的主要原因。

PD患者的长期临床获益是治疗的根本目标。为此,除给予药物和手术治疗之外,可充分利用康复、营养、护理等多种手段进行多元化治疗。经颅重复磁刺激(rTMS)作为一种安全、无创的治疗技术,已经初步显现出对帕金森病运动症状、运动并发症以及非运动症状的治疗价值。相信随着对PD患者脑网络的深入研究,rTMS对神经环路的调节有望为PD的治疗掀开新的篇章。

第一节　帕金森病的病因学

一、病因

到目前为止,现代医学对帕金森病(PD)的病因认识还不明确。从大的方面来讲,多数学者比较关注的因素主要有三方面。

1.环境因素　20世纪70年代末,美国一名大学生在合成毒品1-甲基-4-苯基-4-哌啶丙酸酯(MPPP)时发现,MPPP的副产物1-甲基-4-苯基-1,2,3,6-四氢吡啶(MPTP)是导致出现帕金森样症状的原因。PD环境发病学说主要是根据MPTP可使人类和动物发生PD而提出的。然而迄今为止,尚未在PD患者中鉴定出MPTP样因子。MPTP是哌替啶同类物,最初是海洛因吸毒者服用的。MPTP需氧化为MPP+才有神经毒性。因此有人认为,外界某些MPTP类毒素如抑制电子传递链的鱼藤酮、氰化剂、CO、H_2S、联二苯杀虫剂、有机氯杀虫剂、某些除草剂及杀真菌剂,有可能引起人类PD。生态学研究发现,经常接触工农业毒物的人群,PD患病率高。大多数病例对照研究发现,暴露于杀虫剂的乡村人群,工作在铜、锰、铁、铅矿的工人,PD患病率明显增高,但也有与之相反的报道。

2.遗传因素　现代医学在流行病学、病例对照、孪生子等方面的研究,提示PD可能存在某些遗传倾向。遗传因素在PD发生机制的重要性已得到越来越多的认识。美国杜克大学医学中心报道,对870个家族成员进行了分析,378个成员患PD,他们发现5个染色体区域变化,分别在6q25.2-27(parkin)、17q、5q、9q、8q染色体部位,研究人员证明这些改变与迟发型PD相关。荷兰Erasmus医学中心报道,于1号染色体1p35-36发现*PARK6*基因,于1p36发现第二个基因*PARK7*。这些基因与早发型PD相关。还有报道2p13、4p13-15和12p112-q13.1等染色体部位发现了与PD发病有关的基因。据《神经科学》杂志报道,Boston大学医学院的科学家对203对PD患者的父母和同胞兄妹进行了调查,发现患者有血缘关系的亲属中发病风险高于配偶中发病率2~3倍。因此,提示遗传因素比环境因素对PD具有更重要的影响。

也有持不同观点者,如孪生子最能说明遗传现象,美国通过19 842名在国立科学院/国家研究委员会第二次世界大战退伍军人孪生子登记处登记的白种人男性孪生子进行了PD筛选;研究单卵(MZ)和双卵(DZ)孪生子评估PD的遗传性。结果:在268名可疑帕金森综合征的孪生子及250名推测未患病的孪生兄弟中,193人患PD(一致性校正的患病率为8.67/1000)。在诊断资料完整的71对MZ和90对DZ中,配对方(pairwise)一致性相似(总体一致性为0.129,MZ为0.155,DZ为0.111;相对危险度为1.39;95%可信区间为0.63~3.1)。孪生兄弟中至少有1人诊断年龄小于50岁的16对孪生子,MZ的一致性为1.0(4对),DZ为0.167(相对危险度为6.0;95%可信区间为1.69~21.26)。结论:总体一致性相似提示遗传因素对典型PD的发病不起主要作用;50岁以后发病的PD没有遗传学作用的证据。

就遗传作为一种发病原因来说,从群体水平看,在群体中不同的人具有遗传及非遗传风险和保护性因子,发病与否是由遗传风险因子和非遗传性保护性因子的不同组合来决定的。大多数学者同意这样一种观点:中老年PD患者大多数属于散发性,可能与遗传的关系不大;青年PD患者可能与遗传有关;单纯遗传性PD十分罕见。

3.年龄因素 PD 主要好发于中老年,据资料统计,60 岁以上发病率为 2%,40 岁以前发病甚少,约为 0.35%。所以,不少研究资料提示,与年龄相关的神经系统老化可能是 PD 发病原因之一。有学者调查了法国纪龙德湾处 65~95 岁的人群,结果显示 PD 患者随年龄增长呈反指数形式增加。另有资料表明,大于 80 岁的老龄人群 PD 患病率已经降低。

如果老化作为 PD 的一种发病原因,这种危险性应随年龄的持续增加而加大,但是到一定年龄后 PD 发病率开始降低目前尚无定论,不过与年龄相关的神经变性理论显然是支持前者的。集体衰老和发病与否是一个非常复杂的问题,从个体水平上看,因集体衰老造成的功能失调而发病可能是多因素的,与个体整个生命中的多个风险因子和多个保护因子相互作用有关。

二、病理及生化病理

1.病理 病理变化主要位于黑质、纹状体内,该处神经细胞严重缺失和变性,色素明显降低,细胞质内可见嗜酸性同心圆形玻璃样的包涵体,神经胶质细胞呈反应性增生。黑质致密部所含色素神经元尤其显著,有临床症状时此处神经元丢失 50% 以上,症状明显时丢失更严重。脑干网状结构、迷走神经背运动核等也可有类似变化,苍白球、壳核、大脑皮质等处神经细胞也明显降低,并可有老年性斑及 Alzheimer 神经缠结。

2.生化病理 DA 和乙酰胆碱(ACh)作为纹状体中两种重要的神经递质系统,在正常人的纹状体内二者是一对主要的拮抗递质,处于动态平衡状态。PD 患者由于黑质 DA 能神经元变性丢失、黑质-纹状体 DA 通路变性,纹状体 DA 含量显著降低(>80%),造成 ACh 系统功能相对亢进,是导致肌张力增高、动作降低等临床表现。近年来发现,中脑-边缘系统和中脑-皮质系统 DA 含量亦显著降低,可能与智能减退、行为情感异常、言语错乱等高级神经活动障碍有关。

第二节 帕金森病的诊断

PD 的诊断到目前为止仍缺乏灵敏度和特异度很好的生物学指标,主要还是依靠患者的临床表现和医师的临床经验。中西医学在 PD 的诊断方面都在不断地努力,相关的专业学会积极组织专家做了大量的工作,制定了相关的诊断标准,并通过临床验证的不断改进,逐步规范化、科学化。

一、国内的诊断标准

(一)西医诊断标准

1984 年 10 月全国锥体外系疾病会议制定。

1.原发性帕金森病的诊断

(1)至少要具备下列四个典型的症状和体征(静止性震颤、少动、僵直、姿势反射障碍)中的两个。

(2)是否存在不支持诊断原发性帕金森病(idiopathic Parkinson's disease,IPD)的不典型症状和体征,如锥体束征、失用性步态障碍、小脑症状、意向性震颤、凝视麻痹、严重的自主神经功能障碍、明显的痴呆伴有轻度锥体外系症状。

（3）脊髓液中高香草酸降低，对确诊早期 PD 和支持特发性震颤（ET）、药物性帕金森综合征与 PD 是有帮助的。

（4）一般而言，原发性震颤有时与早期 IPD 很难鉴别，ET 多表现为手和头部未执行和动作震颤，而无肌张力增高和少动。

2.继发性帕金森综合征的诊断

（1）药物性帕金森综合征：药物性帕金森综合征与 IPD 在临床上很难区别，重要的是依靠是否病史上有无服用抗精神病药物史。另外，药物性帕金森综合征的症状两侧对称，有时可伴有多动症则会先出现症状。若临床鉴别困难时，可暂停应用抗精神病药物，假若是药物性，一般在数周至 6 个月帕金森综合征症状即可消失。

（2）血管性帕金森综合征：特点为多无震颤，常伴有局灶性神经系统体征（如锥体束征、假性延髓性麻痹、情绪不稳等），病程多呈阶梯样进展，L-多巴制剂治疗一般无效。

（二）中华医学会神经病学分会运动障碍及帕金森病学组 2006 年制定的诊断标准

1.符合帕金森病的诊断

（1）运动降低：启动随意运动的速度缓慢。疾病进展后，重复性动作的运动速度及幅度均降低。

（2）至少存在下列一项特征：①肌肉僵直；②静止性震颤 4~6Hz；③姿势不稳（非原发性视觉、前庭、小脑及本体感受功能障碍造成）。

2.支持诊断帕金森病　必须具备下列三项或三项以上的特征：①单侧起病；②静止性震颤；③逐渐进展；④发病后多为持续性的不对称性受累；⑤对左旋多巴的治疗反应良好（70%~100%）；⑥左旋多巴导致的严重的异动症；⑦左旋多巴的治疗效果持续 5 年或 5 年以上；⑧临床病程 10 年或 10 年以上。

3.必须排除非帕金森病　下述症状和体征不支持 PD，可能为帕金森叠加症或继发性帕金森综合征。

（1）反复的脑卒中发作史，伴 PD 特征的阶梯状进展。

（2）反复的脑损伤史。

（3）明确的脑炎史和（或）非药物所致动眼危象。

（4）在症状出现时，应用抗精神病药物和（或）多巴胺耗竭药。

（5）有一个以上的亲属患病。

（6）CT 扫描可见颅内肿瘤或交通性脑积水。

（7）接触已知的神经毒素药物。

（8）病情持续缓解或发展迅速。

（9）用大剂量左旋多巴治疗无效（除外吸收障碍）。

（10）发病 3 年后，仍是严格的单侧受累。

（11）出现其他神经系统症状和体征，如垂直凝视麻痹、共济失调，早期即有严重的自主神经受累和痴呆，伴有记忆力、言语和执行功能障碍，锥体束征阳性等。

二、临床表现

PD 多于 60 岁以后发病，男性稍多于女性。起病隐匿且进展缓慢，进行性加重。主要症状包括震颤、步行障碍、肌强直及运动迟缓。患者初发症状常是震颤或肢体行动强直不便，检查时均可发现运动降低。症状常自一侧上肢开始,逐渐波及同侧下肢、对侧上肢及下肢,常呈"N"字形进展(65%～70%),有的病例症状先从一侧下肢开始(25%～30%)。患者最早的感受可能是肢体震颤和僵硬。

1.静止性震颤 常为首发症状,多由一侧上肢远端(手指)开始,呈规律性手指屈曲和拇指对掌运动,似"搓丸样"动作,静止时出现,情绪激动时加剧,随意动作时减轻,睡眠时消失;可逐渐扩展到同侧及对侧上下肢,下颌、口唇、舌及头部一般最后受累。上、下肢有震颤时,上肢震颤的幅度比下肢大。部分患者无震颤,尤其发病年龄在70岁以上者。

2.肌强直 PD的肌强直系锥体外系性肌张力增高,即伸肌和屈肌的张力同时增高,致被动伸屈其关节时呈均匀一致的阻抗而称为铅管样强直,如伴有震颤则其阻抗有断续的停顿感,称齿轮样强直。肌强直与锥体束受损时肌张力增高或痉挛不同,后者表现被动运动开始时阻力明显,随后迅速减弱,如同打开水果刀的折刀样感觉(折刀样强直),常伴腱反射亢进和病理征。吞咽肌及构音肌的强直致吞咽不利、流涎以及语音低沉单调。

3.运动迟缓 表现多种动作的缓慢,随意运动降低,尤以开始时为甚,难以完成精细动作。面部表情肌少动,常面无表情、不眨眼、双眼凝视,形成"面具脸"。由于肌张力增高、姿势反射障碍使起床、翻身、步行、变换方向等运动缓慢;四肢协调运动差,手指精细动作如系纽扣或穿、脱袜子或裤子、洗脸等都有困难;书写时字行不齐,越写越小,呈现"写字过小征"。

4.姿势步态异常 由于四肢、躯干和颈部肌强直使患者站立时呈屈曲体态,头前倾,躯干俯屈,肘关节屈曲,腕关节伸直,前臂内收,髋和膝关节略弯曲。行走时上肢无前后摆动,早期走路拖步,起步困难,步伐小,越走越快,呈慌张步态,随病情进展呈小步态,躯干与颈部僵硬使转弯时用连续小步,迈步后以极小的步伐前冲,不能即时停步或转弯,下坡时更明显。由于姿势平衡障碍导致重心不稳,晚期有坐位、卧位起立困难。

5.其他症状 反复叩击眉弓上缘产生持续眨眼反应(Myerson征),正常人反应不持续。可有眼睑阵挛(闭合的眼睑轻度颤动)或眼睑痉挛(眼睑不自主闭合)。口、咽和腭肌运动障碍使讲话缓慢、音量低(发音过弱)、流涎,严重时吞咽困难。自主神经功能障碍,常见顽固性便秘、夜间大量出汗、直立性低血压等。皮脂腺、汗腺分泌过多引起脂颜。精神症状发生率亦较高,最常见为抑郁症,还有思维迟钝、视幻觉等。晚期可出现智力衰退。

本病不导致瘫痪或感觉麻木,晚期患者卧床不起是因重度肌强直及运动降低引起。深、浅反射亦无异常。

三、辅助检查

本病的辅助检查无特异性。

1.生化检测 采用高效液相色谱(HPLC)可检出脑脊液HVA含量降低。

2.基因检测 采用DNA印迹技术(southern blot)、PCR、DNA序列分析等可能发现基因突变。

3.功能影像学检测 采用PET或SPECT特定的放射性核素检测,疾病早期可显示脑内DAT功能显著降低,D2型DA受体(D2R)活性在早期超敏,后期低敏,DA递质合成降低;对PD早期诊断、鉴别诊断及监测病情进展有一定价值。

4.脑电图 部分患者脑电图见有异常,多呈弥散性波活动的广泛性轻至中度异常。

5.脑CT 颅脑CT除脑沟增宽、脑室扩大外,无其他特征性改变。

6.脑脊液检查在少数患者中可有轻微蛋白升高。

四、诊断及鉴别诊断

1.诊断　①中老年发病,慢性进行性病程;②四项主征(静止性震颤、肌强直、运动迟缓、姿势步态障碍)中至少具备两项,前两项至少具备其中之一;症状不对称;③左旋多巴治疗有效;④患者无眼外肌麻痹、小脑体征、直立性低血压、锥体束损害和肌萎缩等。PD 临床诊断与死后病理证实符合率为 75%~80%。在早期的患者,诊断有时比较困难。凡是中年以后出现原因不明、动作逐渐缓慢、表情淡漠、肌张力增高及行走时上肢的前后摆动降低或消失者,则需考虑本病的可能。

2.鉴别诊断　本病需与类似的疾病相鉴别。

(1)特发性震颤:约 1/3 的患者有家族史,起病年龄轻,震颤与体位和动作有关,常影响头部引起点头或摇晃,无肌强直和少动。饮酒或服用普萘洛尔震颤可显著减轻,而帕金森病典型影响面部和口唇。

(2)抑郁症:可伴表情贫乏、言语单调、自主运动降低,可类似 PD,且二者常在同一患者并存。但抑郁症无肌强直和震颤,抗抑郁药物治疗有效。

(3)(继发性)帕金森综合征:有明确病因可寻,如脑外伤、脑卒中、病毒性脑炎、药物、金属及一氧化碳中毒等。①药物或中毒性:一氧化碳和锰较为多见。神经安定剂(吩噻嗪类及丁酰苯类)、利舍平、甲氧氯普胺、α-甲基多巴、锂、氟桂利嗪等可导致可逆性帕金森综合征,发生于治疗后或停药后数月;②血管性:多有动脉硬化或高血压病史,CT 可见多发性腔隙性梗死,临床表现以步态障碍为突出,可有锥体束征、假性延髓性麻痹和痴呆,震颤和运动降低则少见;③脑炎:继发于甲型脑炎的帕金森综合征,目前已罕见。乙脑、病脑恢复期中,偶见帕金森综合征的表现,但一般症状轻微,无进行性加重。

(4)变性(遗传)性帕金森综合征

1)弥散性 Lewy 体病(diffuse Lewy body disease,DLBD):多见于 60~80 岁,以痴呆、幻觉、帕金森综合征运动障碍为临床特征,痴呆最早出现,进展迅速,可有肌阵挛,对左旋多巴反应不佳,但对其不良反应极敏感。

2)肝豆状核变性可引起帕金森综合征:青少年期发病,可有一侧或两侧上肢粗大震颤,随意运动时加重,静止时减轻;以及肌强直、动作缓慢或不自主运动等。但患者有肝损害和角膜 K-F 环,血清铜、铜蓝蛋白、铜氧化酶活性降低,尿铜增加等。

3)亨廷顿(Huntington)病:如患者运动障碍以肌强直、运动降低为主,易被误认为 PD,根据家族史或伴痴呆可资鉴别,遗传学检查可以确诊。

(5)帕金森叠加综合征

1)多系统萎缩(MSA):病变累及基底核、脑桥、橄榄、小脑及自主神经系统,可有帕金森病样症状,多数患者对左旋多巴不敏感。包括:a.纹状体黑质变性(SND):中老年发病,表现运动迟缓和肌强直,震颤不明显,可有锥体系、小脑和自主神经症状,b.Shy-Drager 综合征(SDS):自主神经症状突出,表现直立性低血压、无汗、排尿障碍和阳痿等,以及锥体束、下运动神经元和小脑功能缺陷体征等,左旋多巴无效;c.橄榄体-脑桥-小脑萎缩(OPCA):小脑及锥体系症状突出,MRI 显示小脑和脑干萎缩。

2)进行性核上性麻痹(PSP):表现步态不稳、平衡障碍、构音障碍、核上性眼肌麻痹、运动迟缓和肌强直,震颤不明显;常伴额颞痴呆、假性延髓性麻痹、构音障碍及锥体束征,对左旋多巴反应差。

3)皮质基底核变性(CBD):除表现肌强直、运动迟缓、姿势不稳、肌张力障碍和肌阵挛等,尚可有皮质复合感觉缺失、一侧肢体失用、失语和痴呆等皮质损害症状,左旋多巴治疗无效。

第三节　帕金森病的药物治疗

一、帕金森病的用药原则

疾病的运动症状和非运动症状都会影响患者的工作和日常生活能力,因此用药的原则以达到有效改善症状、避免或降低不良反应、提高工作能力和生活质量为目标。提倡早期诊断、早期治疗,不仅可以更好地改善症状,而且可能达到延缓疾病的进展。应坚持"剂量滴定"以避免产生药物急性不良反应,力求实现"尽可能以小剂量达到满意临床效果"的用药原则,可避免或降低运动并发症尤其是异动症的发生率。事实证明,我国帕金森病患者的异动症发生率明显低于国外的帕金森病患者。治疗应遵循循证医学证据,也应强调个体化特点,不同患者的用药选择需要综合考虑患者的疾病特点(是以震颤为主,还是以强直少动为主)和疾病严重度、发病年龄、就业状况、有无认知障碍、有无共病、药物可能的不良反应、患者的意愿、经济承受能力等因素。尽可能避免、推迟或降低药物的不良反应和运动并发症。抗帕金森病药物治疗时不能突然停药,特别是使用左旋多巴及大剂量多巴胺受体激动剂时,以免发生撤药恶性综合征。

二、早期帕金森病的药物治疗

根据临床症状严重程度的不同,将 Hoehn-Yahr 分级 1.0~2.5 级定义为早期。疾病一旦发生将随时间推移而渐进性加重,有证据提示在疾病早期阶段的病程进展较后期阶段进展快。因此一旦早期诊断,即应开始早期治疗,争取掌握疾病修饰时机,对于疾病治疗的长程管理有重要作用。早期治疗可以分为非药物治疗(包括认识和了解疾病,补充营养、加强运动康复、坚定战胜疾病的信心,以及社会和家人对患者的理解、关心与支持)和药物治疗。一般开始多以单药治疗,但也可采用两种不同作用机制(针对多靶点)的药物小剂量联合应用,力求疗效最佳,维持时间更长,而急性不良反应和运动并发症发生率更低。

1.早期帕金森病的疾病修饰疗法　疾病修饰治疗药物除有可能的疾病修饰作用外,也具有改善症状的作用;症状性治疗药物除能够明显改善症状外,其中部分也可能兼有一定的疾病修饰作用。疾病修饰治疗的目的是既能延缓疾病的进展,又能改善患者的症状。目前,临床上尚缺乏具有循证医学证据的疾病修饰作用的药物,可能有疾病修饰作用的药物主要包括单胺氧化酶 B 型抑制剂(monoamine oxidase type B inhibitor,MAO-BI)和多巴胺受体激动剂(dopamine receptor agonists,DAs)。MAO-BI 中的雷沙吉兰和司来吉兰可能具有疾病修饰的作用;REAL-PET 研究提示 DAs 中的罗匹尼罗可能有疾病修饰作用。非药物运动疗法证据不足,有待进一步研究。

2.早期帕金森病的症状治疗　目前临床上有多种可以有效改善帕金森病的药物。每一类药物都有各自的优势和劣势,在临床选择药物时应充分考虑到以患者为中心,根据患者的个人情况,如年龄、症状表现、疾病严重程度、共患病、工作和生活环境等进行药物选择和调整。

(1)复方左旋多巴(多巴丝肼、卡比双多巴):左旋多巴是治疗帕金森病的标准疗法,是帕金森病药物治疗中最有效的对症治疗药物。然而,在大多数患者中,随着疾病进展和左旋多巴长期使用会产生运动并发症,包括症状波动和异动症。需要指出的是,现有证据提示早期应用小剂量左旋多巴(400mg/d 以内)并不增加异动症的产生;与左旋多巴的治疗时间相比,高剂量的左旋多巴和长病程对异动症的发生风险影响更大。因此,早期并不建议刻意推迟使用左旋多巴,特别是对于晚发型帕金森病患者或者运动功能改善需求高的较年轻患者,复方左旋多巴可以作为首选,但应维持满足症状控制前提下尽可能低的有效剂量。复方左旋多巴常释剂具有起效快之特点,而缓释片具有维持时间相对长,但起效慢、生物利用度低,在使用时,尤其是两种不同剂型转换时需加以注意。

(2)多巴胺受体激动剂:麦角类 DAs 和非麦角类 DAs 两种类型,其中麦角类由于可能引起瓣膜病变的严重不良反应,临床已不主张使用,而主要推崇采用非麦角类,并作为早发型患者病程初期的首选药物,包括普拉克索(pramipexole)、罗匹尼罗(ropinirole)、吡贝地尔(piribedil)、罗替高汀(rotigotine)和阿扑吗啡(apomorphine)[前 4 种药物被 2018 年国际运动障碍协会(MDS)循证评估为有效,临床有用]。需要指出的是多巴胺受体激动剂大多有嗜睡和精神不良反应发生的风险,需从小剂量滴定逐渐递增剂量。在疾病早期左旋多巴和多巴胺受体激动剂均小剂量联合使用,充分利用两种药物的协同效应和延迟剂量依赖性不良反应,临床上现很常用,早期添加 DAs 可能推迟异动症的发生。上述 5 种非麦角类药物之间的剂量转换为:普拉克索:罗匹尼罗:罗替高汀:吡贝地尔:阿扑吗啡=1:5:3.3:100:10,因个体差异仅作参考。

(3)MAO-BI:包括第一代 MAO-BI 司来吉兰常释片和口崩片(国内未上市)及第二代 MAO-BI 雷沙吉兰,以及国内尚未上市的双通道阻滞剂沙芬酰胺、唑尼沙胺。对于帕金森病患者的运动症状有改善作用,同时在目前所有抗帕金森病药物中可能相对有疾病修饰作用的证据,主要推荐用于治疗早期帕金森病患者,特别是早发型或者初治的帕金森病患者,也可用于进展期的帕金森病患者的添加治疗。在改善运动并发症方面,雷沙吉兰相对于司来吉兰证据更充分。使用司来吉兰时勿在傍晚或晚上应用,以免引起失眠。

(4)儿茶酚-O-甲基转移酶抑制剂(catechol-O-methyltransferase inhibitor,COMTI):主要有恩他卡朋(entacapone)、托卡朋(tolcapone)、奥匹卡朋(opicapone)以及与复方左旋多巴组合的恩他卡朋双多巴片(为恩他卡朋/左旋多巴/卡比多巴复合制剂,按左旋多巴剂量不同分成 4 种剂型)。在疾病早期首选恩他卡朋双多巴片治疗可以改善症状,但是否能预防或延迟运动并发症的发生,目前尚存争议,在疾病中晚期添加 COMTI 治疗可以进一步改善症状。需指出的是恩他卡朋须与复方左旋多巴同服,单用无效,托卡朋每日首剂与复方左旋多巴同服,此后可以单用,一般每间隔 6 小时服用,但需严密监测肝功能。

(5)抗胆碱能药:国内有苯海索(benzhexol),主要适用于有震颤的患者,而对无震颤的患者不推荐应用。对 60 岁以下的患者,需告知长期应用可能会导致认知功能下降,所以要定期筛查认知功能,一旦发现认知功能下降则应停用;对 60 岁以上的患者尽可能不用或少用;若必须应用则应控制剂量。

(6)金刚烷胺:常释片和缓释片两种剂型,国内目前仅有前者,对少动、强直、震颤均有改善作用,对改善异动症有效(MDS循证:有效,临床有用)。

早发型帕金森病患者,不伴智能减退,可有如下选择:①非麦角类DAs;②MAO-BI;③复方左旋多巴;④恩他卡朋双多巴片;⑤金刚烷胺;⑥抗胆碱能药。伴智能减退,应选择复方左旋多巴。首选药物并非按照以上顺序,需根据不同患者的具体情况,而选择不同方案。若顺应欧美治疗指南首选①方案,也可首选②方案,或可首选③方案;若因特殊工作之需,力求显著改善运动症状,则可首选③或④方案;也可小剂量应用①或②方案时,同时小剂量合用③方案;若考虑药物经济因素,对强直少动型患者可首选⑤方案,对震颤型患者也可首选⑥方案。

晚发型帕金森病患者,或伴智能减退的早发型患者:一般首选复方左旋多巴治疗。随症状加重、疗效减退时可添加DAs、MAO-BI或COMTI治疗。抗胆碱能药尽可能不用,尤其老年男性患者,因有较多不良反应。

三、中晚期帕金森病的药物治疗

根据临床症状严重程度的不同,将Hoehn-Yahr分3~5级定义为中晚期帕金森病,尤其是晚期帕金森病的临床表现极其复杂,其中有疾病本身的进展,也有药物不良反应或运动并发症的因素参与。对中晚期帕金森病患者的治疗,既要继续力求改善运动症状,又要妥善处理一些运动并发症和非运动症状。

1.运动症状及姿势平衡障碍的治疗　疾病进入中晚期阶段,运动症状进一步加重,行动迟缓更加严重,日常生活能力明显降低,出现姿势平衡障碍、冻结步态,容易跌倒。力求改善上述症状则需增加在用药物的剂量或添加尚未使用的不同作用机制的抗帕金森病药物,可以根据临床症状学(震颤还是强直少动为突出),以及对在用多种药物中哪一药物剂量相对偏低或治疗反应相对更敏感的药物而增加剂量或添加药物。冻结步态是帕金森病患者摔跤最常见的原因,易在变换体位如起身、开步和转身时发生,目前尚缺乏有效的治疗措施,调整药物剂量或添加药物偶尔奏效,部分患者对增加复方左旋多巴剂量或添加MAO-BI和金刚烷胺可能奏效。此外,适应性运动康复、暗示治疗,如步态和平衡训练、主动调整身体重心、踏步走、大步走、视觉提示(地面线条,规则图案或激光束)、听口令、听音乐或拍拍子行走或跨越物体(真实的或假想的)等可能有益。必要时使用助行器甚至轮椅,做好防护。随着人工智能技术的发展,智能穿戴设备以及虚拟现实技术在改善姿势平衡障碍、冻结步态方面带来益处。

2.运动并发症的治疗　运动并发症(症状波动和异动症)是帕金森病中晚期阶段的常见症状,严重影响患者的生活质量,给临床治疗带来较棘手的难题。通过提供持续性多巴胺能刺激(continuous dopaminergic stimulation,CDS)的药物或手段可以对运动并发症起到延缓和治疗的作用,调整服药次数、剂量或添加药物可能改善症状,以及手术治疗如脑深部电刺激(deep brain stimulation,DBS)亦有效。

(1)症状波动的治疗:症状波动主要有剂末恶化、开-关现象等。对剂末恶化的处理方法有:

1)避免饮食(含蛋白质)对左旋多巴吸收及通过血-脑屏障的影响,需在餐前1小时或餐后1.5小时服用复方左旋多巴,调整蛋白饮食可能有效。

2)不增加服用复方左旋多巴的每日总剂量,而适当增加每日服药次数,降低每次服药剂量(以仍能有效改善运动症状为前提)。

3)复方左旋多巴由常释剂换用缓释片以延长作用时间,更适宜在早期出现的剂末恶化,尤其发生在夜间时为较佳选择,但剂量需增加 20%~30%[美国指南不认为能缩短"关"期,是 C 级证据,而英国 NICE(National Institute for Health and Care Excellence)指南推荐可在晚期患者中应用,但不作为首选,是 B 级证据]。新型的左旋多巴/卡比多巴缓释胶囊(Rytary)可以快速到达并较长维持血药多巴浓度,降低给药次数,缩短"关"期,降低症状波动,因此左旋多巴/卡比多巴缓释胶囊对症状波动的治疗被评估为有效、临床有用。

4)加用对纹状体产生 CDS 的长半衰期 DAs(美国指南中普拉克索、罗匹尼罗为 B 级证据;NICE 指南中为 A 级证据;普拉克索和罗匹尼罗的常释片及缓释片、罗替高汀贴片及阿扑吗啡间断皮下输注对症状波动的治疗均被 MDS 循证评估为有效,临床有用,阿扑吗啡持续输注对症状波动的治疗被评估为可能有效,临床可能有用)。若已用 DAs 中的一种而出现不良反应或疗效减退可试换用另一种。另外,2017 年 NICE 指南指出 DAs 在降低"关"期时间相对于 MAO-BI 和 COMTI 更多,但是幻觉的风险相对更高。

5)加用对纹状体产生 CDS 的 COMTI(美国指南中恩他卡朋为 A 级证据,托卡朋为 B 级证据;英国 NICE 指南为 A 级,恩他卡朋作为首选;恩他卡朋和奥匹卡朋对症状波动的治疗被评估为有效,临床有用,托卡朋被评估为有效,临床可能有用)。

6)加用 MAO-BI(美国指南中雷沙吉兰为 A 级证据,司来吉兰为 C 级证据;NICE 指南中是 A 级;雷沙吉兰、沙芬酰胺和唑尼沙胺对症状波动的治疗被评估为有效,临床有用)。

7)腺苷 A_2 受体拮抗剂伊曲茶碱对症状波动的治疗被评估为可能有效,临床可能有用。

8)双侧丘脑底核-DBS 和苍白球内侧部(globus pallidus internus,GPi)-DBS 对症状波动的治疗均被评估为有效,临床有用。单侧苍白球损毁术相对于单侧丘脑和丘脑底核损毁术以及单侧丘脑刺激术,对于改善症状波动的证据更为充分,因此单侧苍白球损毁术对症状波动的治疗被评估为有效,临床有用。

对开-关现象的处理较为困难,方法有:①选用长半衰期的非麦角类 DAs,其中普拉克索、罗匹尼罗、罗替高汀证据较为充分,吡贝地尔证据不充分。每日 1 次的 DAs 缓释片较常释片的血药浓度更平稳,可能改善"开-关"现象的作用更满意,以及依从性更高。如罗匹尼罗的 PREPARED 研究表明缓释片相对于常释片能够带来更长"关"期时间的降低;②对于口服药物无法改善的严重"关"期患者,可考虑采用持续皮下注射阿扑吗啡或左旋多巴肠凝胶灌注;③手术治疗(丘脑底核-DBS 或 GPi-DBS)。

(2)异动症的治疗:异动症包括剂峰异动症、双相异动症和肌张力障碍。

对剂峰异动症的处理方法:①降低每次复方左旋多巴的剂量,若伴有剂末现象可增加每日次数;②若患者是单用复方左旋多巴,可适当降低剂量,同时加用 DAs,或加用 COMTI;③加用金刚烷胺或金刚烷胺缓释片(MDS 循证:"有效""临床有用"),后一剂型是目前唯一获批用于治疗左旋多巴相关的异动症口服药物;④加用非经典型抗精神病药如氯氮平(MDS 循证:有效,临床有用);⑤若在使用复方左旋多巴缓释片,则应换用常释剂,避免缓释片的累积效应。

对双相异动症(包括剂初异动症和剂末异动症)的处理方法:①若在使用复方左旋多巴缓释片应换用常释剂,最好换用水溶剂,可以有效缓解剂初异动症;②加用长半衰期的 DAs 或延长左旋多巴血浆清除半衰期、增加曲线下面积(AUC)的 COMTI,可以缓解剂末异动症,也可能有助于改善剂初异动症。目前,的 MDS 循证提示普拉克索被评估为证据不足,待进一步研究。肌张力障碍包括清晨肌张力障碍、"关"期肌张力障碍和"开"期肌张力障碍。

对清晨肌张力障碍的处理方法:①睡前加用复方左旋多巴缓释片或 DAs;②也可在起床前服用复方左旋多巴水溶剂或常释剂。

对"关"期肌张力障碍的处理方法:①增加复方左旋多巴的剂量或次数;②加用 DAs、COMTI 或 MAO-BI。

对"开"期肌张力障碍的处理方法:①与剂峰异动症的处理方法基本相同;②若调整药物治疗无效时,可在肌电图引导下行肉毒毒素注射治疗。对于某些药物难治性异动症的处理方法:可以使用左旋多巴/卡比多巴肠凝胶制剂、丘脑底核-DBS 和 GPi-DBS 手术治疗可获裨益(MDS 循证有效,临床有用),也可使用阿扑吗啡皮下注射。其他正在进行临床研究的治疗异动症的药物主要是作用于 5-羟色胺能、谷氨酸能、γ-氨基丁酸能和去甲肾上腺素能等非多巴胺通路途径。

四、非运动症状的治疗

帕金森病的非运动症状涉及许多类型,主要包括睡眠障碍、感觉障碍、自主神经功能障碍和精神及认知障碍。非运动症状在整个帕金森病的各个阶段都可能出现,某些非运动症状,如嗅觉减退、快速眼球运动期睡眠行为异常(rapid eye movement sleep behavior disorder,RBD)、便秘和抑郁可以比运动症状出现得更早。非运动症状也可以随着运动波动而波动。非运动症状严重影响患者的生活质量,因此在管理帕金森病患者的运动症状的同时也需要管理患者的非运动症状。

1.睡眠障碍的治疗　60%～90%的患者伴有睡眠障碍,睡眠障碍是最常见的非运动症状,也是常见的帕金森病夜间症状之一。睡眠障碍主要包括失眠、RBD、白天过度嗜睡(excessive daytime sleepiness,EDS)和不宁腿综合征(restless legs syndrome,RLS);其中约 50%或以上的患者伴有 RBD,伴 RBD 患者的处理首先是防护,发作频繁可在睡前给予氯硝西泮或褪黑素,氯硝西泮有增加跌倒的风险,一般不作为首选。失眠和睡眠片段化是最常见的睡眠障碍,首先要排除可能影响夜间睡眠的抗帕金森病药物,如司来吉兰和金刚烷胺都可能导致失眠,尤其在傍晚服用者,首先需纠正服药时间,司来吉兰需在早、中午服用,金刚烷胺需在下午 4 时前服用,若无改善,则需减量甚至停药。若与药物无关则多数与帕金森病夜间运动症状有关,也可能是原发性疾病所致。若与患者的夜间运动症状有关,主要是多巴胺能药物的夜间血药浓度过低,因此加用 DAs(尤其是缓释片)、复方左旋多巴缓释片、COMTI 能够改善患者的睡眠质量。若是 EDS 要考虑是否存在夜间的睡眠障碍,RBD、失眠患者常合并 EDS,此外也与抗帕金森病药物 DAs 或左旋多巴应用有关。如果患者在每次服药后出现嗜睡,提示药物过量,适当减小剂量有助于改善 EDS;如果不能改善,可以换用另一种 DAs 或者可将左旋多巴缓释片替代常释剂,可能得到改善;也可尝试使用司来吉兰。对顽固性 EDS 患者可以使用精神兴奋剂莫达非尼。帕金森病患者也常伴有 RLS,治疗优先推荐 DAs,在入睡前 2h 内选用 DAs 如普拉克索、罗匹尼罗和罗替高汀治疗十分有效,或用复方左旋多巴也可奏效。

2.感觉障碍的治疗　最常见的感觉障碍主要包括嗅觉减退、疼痛或麻木。90%以上的患者存在嗅觉减退,且多发生在运动症状之前多年,可是目前尚缺乏有效措施能够改善嗅觉障碍。40%~85%的帕金森病患者伴随疼痛,疼痛的临床表现和潜在病因各不相同,其中肌肉骨骼疼痛被认为是最常见的,疼痛可以是疾病本身引起,也可以是伴随骨关节病变所致。疼痛治疗的第一步是优化多巴胺能药物。特别是症状波动性的疼痛,如果抗帕金森病药物治疗"开"期疼痛或麻木减轻或消失,"关"期复现,则提示由帕金森病所致,可以调整多巴胺能药物治疗以延长"开"期,约30%患者经多巴胺能药物治疗后可缓解疼痛。反之则由其他共病或原因引起,可以予以相应的治疗,如非阿片类(多乙酰氨基酚和非甾体类抗炎药)和阿片类镇痛剂(羟考酮)、抗惊厥药(普瑞巴林和加巴喷丁)和抗抑郁药(度洛西汀)。通常采用非阿片类和阿片类镇痛剂治疗肌肉骨骼疼痛,抗惊厥药和抗抑郁药治疗神经痛。

3.自主神经功能障碍的治疗 最常见的自主神经功能障碍包括便秘、泌尿障碍和位置性低血压等。对于便秘,摄入足够的液体、水果、蔬菜、纤维素或其他温和的导泻药,如乳果糖(lactulose)、龙荟丸、大黄片等能改善便秘;也可加用胃蠕动药,如多潘立酮、莫沙必利等;以及增加运动。需要停用抗胆碱能药。对泌尿障碍中的尿频、尿急和急迫性尿失禁的治疗,可采用外周抗胆碱能药,如奥昔布宁(oxybutynin)、溴丙胺太林(propantheline)、托特罗定(tolterodine)和莨菪碱(hyoscyamine)等;而对逼尿肌无反射者则给予胆碱能制剂(但需慎用,因会加重帕金森病的运动症状);若出现尿潴留,应采取间歇性清洁导尿,若由前列腺增生肥大引起,严重者必要时可行手术治疗。位置性低血压患者应增加盐和水的摄入量;睡眠时抬高头位,不要平卧;可穿弹力裤;不要快速地从卧位或坐位起立;首选α-肾上腺素能激动剂米多君(midodrine)治疗,且最有效;也可使用屈昔多巴和选择性外周多巴胺受体拮抗剂多潘立酮。

4.精神及认知障碍的治疗 最常见的精神及认知障碍包括抑郁和(或)焦虑、幻觉和妄想、冲动强迫行为和认知减退及痴呆。首先需要甄别可能是由抗帕金森病药物诱发,还是由疾病本身导致。若是前者因素则需根据最易诱发的概率而依次逐减或停用如下抗帕金森病药物:抗胆碱能药、金刚烷胺、MAO-BI、DAs;若仍有必要,最后降低复方左旋多巴剂量,但要警惕可能带来加重帕金森病运动症状的后果。如果药物调整效果不理想,则提示可能是后者因素,就要考虑对症用药。

(1)抑郁、焦虑和淡漠:约35%的患者伴随抑郁,31%的患者伴随焦虑,其中抑郁伴焦虑的类型居多。抑郁可以表现为"关"期抑郁,也可与运动症状无明确相关性,治疗策略包括心理咨询、药物干预和重复经颅磁刺激(repetitive transcranial magnetic stimulation,rTMS)。当抑郁影响生活质量和日常生活时,可加用DAs、抗抑郁药物包括5-羟色胺再摄取抑制剂(selective serotonin reuptake inhibitors,SSRIs)、5-羟色胺去甲肾上腺素再摄取抑制剂(serotonin and noradrenaline reuptake inhibitors,SNRIs)或三环类抗抑郁药(tricyclic antidepressants,TCAs)。中国抑郁障碍防治指南中,SSRIs和SNRIs可有效治疗抑郁(A级)。目前,DAs类中的普拉克索和SNRIs药物文拉法辛证据较充分(MDS指南:证据有效,临床有用);TCAs药物中的去甲替林和地昔帕明改善抑郁症状证据其次(MDS指南:证据可能有效,临床可能有用),但需要注意的是TCAs药物存在胆碱能不良反应和心律失常的不良反应,不建议用于认知受损的老年患者;其他SSRIs和SNRIs类药物如西酞普兰、帕罗西汀、舍曲林、氟西汀和TCAs药物阿米替尼临床疗效结果不一(MDS循证:证据不充分,临床可能有用)。但需注意,SSRIs在某些患者中偶尔会加重运动症状;西酞普兰日剂量20mg以上可能在老年人中引起长QT间歇,需谨慎使用。目前,关于帕金森病伴焦虑的研究较少,常见的治疗方式包括抗抑郁药物、心理治疗等;对于帕金森病伴淡漠的治疗也缺乏证据充分的药物,DAs 类药物吡贝地尔、胆碱酯酶抑制剂利伐斯的明可能有用。

(2)幻觉和妄想:帕金森病患者的精神症状,如幻觉和妄想等发生率为 13%～60%,其中视幻觉是最常见症状。首先要排除可能诱发精神症状的抗帕金森病药物,尤其是抗胆碱能药、金刚烷胺和 DAs。若排除了药物诱发因素后,可能是疾病本身导致,则可给予对症治疗,多推荐选用氯氮平或喹硫平,前者的作用稍强于后者,证据更加充分,但是氯氮平会有 1%～2%的概率导致粒细胞缺乏症,故需监测血细胞计数,因此临床常用喹硫平。另外,选择性 5-羟色胺 2A 反向激动剂匹莫范色林(MDS 循证:证据有效,临床有用)的临床证据也较充分,由于不加重运动症状在国外被批准用于治疗帕金森病相关的精神症状。其他抗精神病药由于可加重运动症状,不建议使用;对于易激惹状态,劳拉西泮(lorazepam)和地西泮很有效。所有的精神类药物都不推荐用于伴随痴呆的帕金森病患者。

(3)冲动强迫行为(impulse compulsive behaviors,ICBs):是困扰帕金森病患者的精神性非运动症状之一,主要包括:冲动控制障碍(impulse control disorders,ICDs)、多巴胺失调综合征(dopamine dysregulation syndrome,DDS)和刻板行为,后两种也称为 ICDs 的相关疾病。3 种类型在帕金森病中的发生率分别为 13.7%、0.6%～7.7% 和 0.34%～14.00%。亚洲人群较西方人群低,可能与使用抗帕金森病药物剂量偏低有关。ICDs 包括病理性赌博、强迫性购物、性欲亢进、强迫性进食等;DDS 是一种与多巴胺能药物滥用或成瘾有关的神经精神障碍,患者出现严重的但可耐受的异动症、"关"期的焦虑以及与多巴胺药物成瘾性相关的周期性情绪改变;刻板行为是一种重复、无目的、无意义的类似于强迫症的刻板运动行为,如漫无目的地开车或走路、反复打扫卫生或清理东西等,并且这种刻板行为通常与先前所从事的职业或爱好有关。ICBs 发病机制尚不明确,认为 ICDs 可能与多巴胺能神经元缺失和多巴胺能药物的使用有关,尤其是 DAs,多巴胺能药物异常激活突触后 D_3 受体,引起异常兴奋;DDS 可能与左旋多巴或者短效的 DAs(如阿扑吗啡)滥用有关;刻板行为通常与长期过量服用左旋多巴或 DAs 有关,且常伴随严重异动症,同时与睡眠障碍、ICDs 及 DDS 有关。对 ICDs 的治疗可降低 DAs 的用量或停用,若 DAs 必须使用,则可尝试换用缓释剂型;托吡酯、唑尼沙胺、抗精神病药物(喹硫平、氯氮平),以及金刚烷胺治疗可能有效(MDS 循证:证据不充分,待进一步研究);阿片类拮抗剂(纳曲酮和纳美芬)治疗可能有用,但尚需进一步研究。认知行为疗法(cognitive-behavioral therapy,CBT)也可以尝试(MDS 循证:可能有效,临床可能有用)。对DDS 的治疗可降低或停用多巴胺能药物从而改善症状,短期小剂量氯氮平和喹硫平可能对某些病例有帮助,持续的左旋多巴灌注和丘脑底核-DBS 可以改善某些患者的症状。严重的异动症和"关"期情绪问题可以通过皮下注射阿扑吗啡得到改善。

对刻板行为的治疗,降低或停用多巴胺能药物也许有效,但需要平衡刻板行为的控制和运动症状的恶化;氯氮平和喹硫平、金刚烷胺以及 rTMS 可能改善症状,但需进一步验证。以上 3 种 ICBs 的治疗尚缺乏有效的循证干预手段,临床处理比较棘手,因此重在预防。

(4)认知障碍和痴呆:25%～30%的帕金森病患者伴有痴呆或认知障碍。临床上首先需排除可能影响认知的抗帕金森病药物,如抗胆碱能药物苯海索。若排除了药物诱发因素后可应用胆碱酯酶抑制剂,其中利伐斯的明(rivastigmine)证据充分,临床有用;多奈哌齐(donepezil)和加兰他敏(galantamine)由于证据有限,被认为临床可能有用(MDS 循证),目前还没有充分的证据证明美金刚有效。除此之外,对于帕金森病伴轻度认知障碍的患者也缺乏有效的药物证据,可以应用胆碱酯酶抑制剂治疗。

第四节　帕金森病的重复经颅磁刺激治疗

帕金森病(PD)是一种慢性、进展性的神经系统变性性疾病。现有的治疗手段主要包括药物治疗和手术治疗,旨在改善患者的症状,使其生活质量得到长期改善。最新的治疗指南强调应对 PD 患者进行全面的综合性治疗,包括运动康复、心理、照料等。作为康复治疗的一部分,重复经颅磁刺激(rTMS)的作用近年来逐渐被人们所认识。

一、rTMS 的基本原理和参数

rTMS 诞生于 20 世纪 80 年代末期,是在单脉冲经颅磁刺激(single-pulse transcranial magnetic stimulation,sTMS)基础上衍生出来的一种无创性技术手段。rTMS 是利用通电线圈在颅骨表面对大脑皮质某些区域进行一定频率的磁脉冲刺激,使刺激部位的皮层神经元内产生感应电流,进而在刺激局部和功能相关区域引起细胞生理和功能改变的一种方法。sTMS 和 rTMS 的最大区别在于,前者主要用于诊断和评估运动皮层的兴奋性,后者因具有相对持久的效应,故对某些神经系统疾病及精神类疾病有潜在的治疗价值。

虽然称为磁刺激,但是效应的产生实际上经历了"电-磁"和"磁-电"两次转换:第 1 次转换使刺激线圈内产生磁场,第 2 次转换使在线圈下的皮层产生感应电场,从而引起皮层神经元轴突的去极化。一般线圈内的电流强度可达 160A/μs,经历两次转换后,电流的强度大大降低,皮层内诱导电流的强度为 15~20mA/μs,故较电刺激具有更好的安全性。

rTMS 的参数很多,重要的基本参数包括频率、强度、时间间隔和刺激总量。通常认为,频率≤1Hz 为低频刺激,对皮层具有短暂的抑制作用;频率>1Hz 为高频刺激,频率>5Hz 对皮层具有兴奋作用。强度的评价一般以静息运动阈值(resting motor threshold,rMT)为参照。rMT 是指能在连续 10 次单脉冲磁刺激中引出至少 5 次波幅≥10Hz 的运动诱发电位波形的最小刺激强度。此外,也有使用易化状态下的活动运动阈值(active motor threshold,AMT)作为评价指标。高于 rMT 的为阈上刺激,反之,则为阈下刺激。rTMS 对皮层的兴奋或抑制作用不仅取决于频率,而且与刺激部位和刺激部位所处的状态、是否有自主活动以及活动的类型(周期性活动或强直性活动)有关。另外,评价的时间(刺激当时或之后)对实际的评估效果亦有影响。

二、rTMS 治疗 PD 的机制

目前,rTMS 治疗 PD 的机制尚不清楚,多数机制研究涉及两种理论:重塑和环路。神经重塑是指神经元在受到一定刺激后,自身结构和功能发生可持续性调整效应的一种能力。在神经生理方面,这种重塑效应表现为长程抑制(long-term depression,LTD)和长程易化(long-term potentiation,LTP)。LTD 和 LTP 与大脑的学习功能密切相关。总的来说,低频刺激将导致局部运动阈值升高,兴奋性降低,产生 LTD 样效应;而高频刺激将导致阈值降低,兴奋性增高,产生 LTP 样效应。Francesca 等曾对 16 例病情严重程度为中度的 PD 患者和健康对照进行配对组合刺激(paired associative stimulation,PAS),结果发现"关"期的 PD 患者运动皮层明显缺乏 LTP 样的可塑性。因此,理论上 rTMS 可以根据病理状态下某处脑区兴奋性的改变进行相应的调整,使之恢复平衡。

大脑内存在默认网络,经典的网络是纹状体-丘脑-皮层(striato-Lhalamo-cortical,STC)环路和小脑-丘脑-皮层(cerebello-thalamo-cortical,CTC)环路。研究表明,PD患者脑内的这些网络发生了病理生理改变。PD组患者的运动皮层活动较对照组增多,脑部刺激技术可能作用于额叶脑区与丘脑底核之间的超直接通路而发挥抑制作用。初级运动皮层(primary motor cortex,PMC)和辅助运动区(supplementary motor area,SMA)与运动症状的改善有关。事实上,成功的脑深部刺激或药物治疗都伴随着功能性脑区活动的改变。

此外,动物实验及人类影像学研究还提示,rTMS可能通过促进内源性多巴胺释放、影响多巴胺载体、改变信号通路、诱导神经再生、影响基因表达等方式发挥作用。值得注意的是,大脑功能的复杂性既体现在脑区之间解剖和功能的复杂连接,也体现在它们都会受到疾病状态和药物的影响。因此,对病理生理状态下的机制研究还有待深入。

三、rTMS 治疗 PD

1.运动症状　1994年,Pascual-Leone等首先报道了用5Hz阈下rTMS治疗6例PD患者和10例正常对照的研究,结果发现PD组的行为学指标得到明显改善,首次提示了rTMS对PD的治疗价值,在其后10多年里,其他团队陆续开展了多项研究,发现rTMS能够改善PD患者运动迟缓的症状,包括上肢的插孔试验、下肢的步行速度等,而对于震颤的改善少有报道。此外,帕金森病评估量表的运动评分和日常生活活动能力也经常被用作评估的指标。遗憾的是,从这些研究中尚不能得出一致性的结论,主要原因在于试验方案的差异过大,特别是在频率、刺激部位的选择以及刺激量等方面。另外,研究的样本量普遍偏小也影响了结果的说服力。

在已有的rTMS治疗PD的研究中,人们在参数设计方面做了许多尝试。在结论为有效的研究中,多数采用高频(5~50Hz),少数选择低频(0.2~1Hz),但后者不能排除安慰剂效应;强度一般采用90%~110%RMT;M1和SMA是最常用的刺激部位。2009年,Behzad Elahi等发表了关于rTMS治疗PD的荟萃分析,共纳入10项随机对照试验(random control test,RCT),结果发现高频刺激(5~25Hz)对于PD的运动症状有效,而低频刺激无效。在最近的一项纳入20项RCT研究共计470例患者的荟萃分析中,随机效应分析提示,rTMS对运动症状的改善优于假性刺激,效应强度为中等[标准化均方差(standardized mean difference,SMD)为0.46,95%CI为0.29~0.64]。亚组分析提示,M1区的高频刺激(频率≥5 Hz)和其他额叶区域的低频刺激对运动症状的改善效果最为肯定,而M1区的低频刺激和其他额叶区域的高频刺激则效果不明显。

刺激量或疗程上的设计不均一性最为明显,时程1~8周,有的是每日刺激,有的是每周刺激,刺激量差异也较大。虽然可比性不佳,但是似乎提示了足够的刺激时程对于取得临床疗效的必要性。但最新的荟萃分析提示,单程或全程脉冲数量与效应的大小直接相关,而短程刺激(≤1周)与长程刺激(>1周)的效果并无显著差异,"开"期或"关"期评价对于效应亦没有显著影响。

2.运动并发症　2005年,Koch等首次尝试用rTMS干预左旋多巴诱发异动症(levodopa-induced dyskinesia,LID)。在这项仅纳入8例PD患者的研究中,他们发现SMA区1Hz的单程刺激能够使LID改善达30分钟,而5Hz并未观察到类似结果。此后类似的研究不多,但几乎比较一致地提示低频刺激(1Hz 或 0.9Hz)对于剂峰 LID 具有改善作用。在刺激部位的选择上,M1 区和 SMA 区仍然是常用的靶点。此外,有研究发现,双侧小脑 rTMS 刺激可以改善剂峰 LID 长达 4 周,既提示 CTC 环路在 LID 的发病机制中发挥了一定作用,同时也预示小脑可能成为 rTMS 治疗 LID 的候选靶点。

3.非运动症状　晚期 PD 合并的非运动症状对患者的生活质量影响极大,且缺乏有效的治疗手段。值得欣慰的是,rTMS 在抑郁、认知、构音、排尿障碍等方面都曾有过成功的尝试。总体而言,多数研究选择了高频刺激左侧背外侧前额叶皮层(dorsolateral prefrontal cortex,DLPFC)的方案,但机制尚不详。

在改善抑郁障碍方面,rTMS 治疗重症抑郁的经验在 PD 伴发抑郁的患者中得到了验证。2004 年,研究者对 42 例 PD 伴发抑郁患者进行了 RCT 研究,两组患者分别接受左侧 DLPFC 区 rTMS 刺激(15Hz)合并安慰剂与假性刺激合并氟西汀,结果发现两组抑郁的改善程度相当。另外一项交叉设计的 RCT 研究发现,持续 10d 的同一部位 5Hz 刺激可以使 PD 伴随的轻中度抑郁症状改善长达 30d。

在 rTMS 治疗认知功能障碍的研究中,多数使用的也是左侧 DLPFC 的高频刺激(5~25Hz)。结果发现,患者简易精神状态检查量表(mini-mental state examination,MMSE)、斯楚普测验、威斯康星卡片分类测试(Wisconsin card sorting test,WCST)评分等均有改善。由于评价的标准差异较大,因此尚不足以对结果做出结论性的解读。而少数几项高频 rTMS 研究提示构音障碍有望因此获得改善。

四、rTMS 治疗 PD 的安全性问题

rTMS 总体上是安全无创的,仅有少数报道患者发生不良反应。有文献回顾了 77 项共纳入 1137 例 PD 患者的 rTMS 研究,发现无论哪种设计方案,不良反应的发生风险都较低(人均风险为 0.040,95%CI 为 0.029~0.053)。这些不良反应包括一过性头痛(7 例)、头皮疼痛(17 例)、耳鸣、恶心(1 例)、肌肉抽搐等,无癫痫发作报道。最近的荟萃分析中有 13 项研究涉及安全性评估,无一报道有严重的不良反应发生。更有 122 例接受丘脑底核深部刺激手术的患者,给予 TMS 或 rTMS 干预后没有发生不良反应。尽管如此,在 PD 患者中进行 rTMS 治疗时,仍然需要遵守 TMS 安全性指南,并注意在施行 rTMS 前筛查患者的用药史和既往史(特别是心脏病和癫痫)。

总之,现有研究表明,rTMS 对于 PD 的运动症状、运动并发症、非运动症状均有一定的应用价值,表现出乐观的治疗前景。其安全、无创、操作简单的特点更为其临床应用的开展提供了有利条件。虽然目前尚无公认的治疗方案,但 M1 区高频刺激改善运动症状、SMA 区或小脑低频刺激改善 LID、DLPFC 区高频刺激改善非运动症状的趋势已初见端倪。由于人脑的复杂性和病理生理状态对脑功能的影响,因此研究健康人的结论还不能照搬到临床。未来人们需要开展大规模多中心的 RCT 研究,以进一步形成一致性的治疗方案,并发掘其应用价值。

第五节　进展期帕金森病的脑深部刺激治疗

帕金森病(PD)是发生于中老年人群的进展性神经系统疾病。其主要病理改变为黑质

部位为主的多巴胺能神经元的进行性丢失以及残存神经元内路易氏包涵体的形成。主要临床特征为静止性震颤、肌强直、运动迟缓和姿势反射障碍。Hoehn-Yahr 分期的 4 期和 5 期常被定义为进展期 PD，但更多学者认为，在持续的药物和行为治疗基础上出现运动并发症是疾病进展的标志。

在我国，年龄≥65 岁老年人中 PD 的发病率达 1.7%。PD 诊断后早期应进行有效的药物治疗，但病程 5 年后约有 40% 的患者和病程 10 年后约有 80% 的患者出现运动并发症，主要包括以"开-关"现象和剂末衰竭为主的运动波动以及异动症等，此时应考虑进行大脑深部刺激（deep brain stimulation，DBS）治疗。DBS 手术的适应证包括：①原发性 PD；②服用复方左旋多巴曾经有良好的效果；③疗效已明显下降或出现严重的运动波动或异动症以及难以控制的震颤；④排除痴呆和严重的精神疾病。

一、DBS 治疗 PD 的疗效

DBS 是指将电极置入脑深部的特定区域，起搏器根据设定的参数发放连续电脉冲，通过置入电极刺激脑内相关神经核团，控制引起疾病症状的异常脑活动，从而达到治疗疾病的目的。DBS 自 1987 年发展至今，已成为功能神经外科领域中的重要手术方法之一，其对 PD、肌张力障碍、特发性震颤等运动障碍性疾病治疗的有效性和长期稳定性已得到世界公认，具有选择性好、靶点明确、微创、可调、可逆等优点。截至 2014 年，全球已有超过 10 万例患者接受 DBS 治疗，但仍有数以百万计的患者正在等待接受该项治疗。

在我国，PD 已成为 DBS 技术应用最多的病种，其可以全面改善 PD 三大主要症状：静止性震颤、肌僵直、运动降低。丘脑底核（subthalami nucleus，STN）是目前 DBS 治疗 PD 的首选靶点，其次为苍白球内侧部（globus pallidus interior，GPi）和脚桥核，治疗靶点不同，PD 症状改善程度亦有所不同。近年来，有三项随机对照临床研究对比 GPi-DBS、STN-DBS 与最佳药物治疗进展型 PD 患者的效果，认为 DBS 优于药物治疗，并且显著改善患者生活质量，术后 6 个月手术组患者可以达到每天 4~6 小时的无症状"开"期，而药物治疗组为 0；术后 1 年手术组患者代表生活质量的 PDQ-39 评分为 5.0 分，而药物组为 0.3 分，差异均具有统计学意义（$P<0.001$）。

NSTAPS 随机对照试验对比了 65 例 CPi-DBS 和 63 例 STN-DBS 的治疗效果，结果显示从改善症状的角度，GPi-DBS 与 STN-DBS 具有同样的效果，两个靶点在不良反应方面没有差别，但 STN-DBS 在改善"关"期症状方面优于 GPi-DBS，同时 STN-DBS 和 GPi-DBS 均可以减轻运动波动和左旋多巴诱发异动症（LID）；STN-DBS 术后患者能够降低抗 PD 药物的用量，从而减轻 LID；而 CPi-DBS 术后并未发现药量降低，其作用是直接的。虽然两个靶点效果相同，但考虑到核团大小以及耗电量的问题，进展期 PD 患者应当优先选择 STN-DBS。也有学者认为，STN-DBS 适用于术前药物剂量较大而认知功能基本正常的患者，GPi-DBS 适用于运动障碍及术前已经存在认知功能问题的患者，同时应考虑患者临床表现的亚型，并采取针对性的个体化治疗方案。PD 晚期患者可出现姿势异常步态障碍（postural instability gait difficulty，PIGD），也称中线症状。DBS 手术可在短期内缓解此症状，但长期效果并不理想，远远低于改善震颤症状的程度。脚桥核 DBS 对姿势不稳和步态障碍有特异性的治疗作用，但还有待进一步的验证。

PD 的非运动症状涉及多个系统：神经精神症状有抑郁、焦虑、记忆力下降；睡眠障碍有失眠、嗜睡、不安腿综合征;自主神经功能障碍有直立性低血压、便秘、尿急尿频、多汗;胃肠道症状有流涎、吞咽困难;此外,还有疼痛、嗅觉减退等。值得注意的是,DBS术后部分患者的非运动障碍症状得到减轻,其原因可能与运动障碍症状改善或者抗PD药物剂量降低有关。DBS对于非运动障碍症状尤其是认知和精神症状的改善作用仍缺乏证据支持,但其可以明显改善PD相关疼痛以及睡眠症状。

总体来讲,DBS手术是安全和有效的,手术相关的并发症主要是谵妄与意识错乱,且往往是一过性的,而STN-DBS术较GPi-DBS术在术后更易出现与手术相关的并发症。颅内出血的发生率为1%~2%,手术或设备相关的感染发生率约为10%。此外,可能出现的并发症还包括幻想、幻觉、抑郁、焦虑、淡漠、体重增加以及轻度的视野缺损等。

二、DBS靶点定位技术

在DBS的临床应用中,电极置入靶点的精确定位是直接决定疗效的关键因素。而脑深部神经核团结构复杂,许多核团的几何结构仅为数毫米至10余毫米,电极置入的微小偏差将会导致治疗效果的显著降低,同时有可能刺激非治疗靶点而引起构音障碍、癫痫、异动症、认知功能障碍、情绪改变等不良反应。在电极置入有误时,临床上往往通过加大电刺激强度以达到预期治疗效果,但这将缩短植入装置电池的使用寿命,而且大范围刺激将进一步带来更多潜在的不良反应。对于手术而言,电极置入到预定脑功能区靶点的精确度与准确性是手术治疗效果的决定性因素,同时也是降低并发症、降低不良反应的关键因素。需要说明的是,即使是在最好的中心接受治疗,DBS电极也有可能被植入到不满意的位置,而需要通过再次手术在一个更加满意的位置植入电极。

电极置入靶点的精确定位是临床迫切需要解决的难题。目前,临床上DBS电极置入定位方法主要分为以下两大类:一类是基于解剖学的影像学定位,另一类是基于电生理学的微电极记录。

影像学定位主要是利用手术前脑室造影、CT影像、磁共振影像等方法与标准图谱进行比对,分辨神经核团的结构,标出靶点并计算靶点位置坐标,换算成立体定向系统上的三维坐标;然后安装立体定向仪,利用立体定位脑支架系统预先设定植入位置的坐标,在术中以微推进器导入至靶点,针道的角度和方向依赖于立体定向仪上的三维坐标值。此外,也有医院利用术中磁共振对电极置入位置进行确认。尽管术前磁共振能够提供高空间分辨率的图像,但是磁场不均匀、磁场强度非线性梯度、框架类型不同等所致的图像失真,以及在术中开颅后会有脑移位等原因,会导致预先设定的靶点位置与术中DBS电极置入位置有偏差,误差可达到2.5~3.2mm。术中磁共振可以克服脑组织移位的问题,但其缺点为使用1.5T核磁成像会导致图像分辨率较低;此外,磁共振图像中电极周围因金属触点形成椭圆形的阴影,影响了周围神经核团结构的识别。限于手术室设备复杂和成本较高等,我同仅有个别医院开展了DBS置入术中磁共振成像技术。此外,基于影像的定位分析也存在个体差异大的问题,并且在一定程度上会受到所用坐标系统或者图谱的影响。

电极置入靶点的精确定位是临床迫切需要解决的难题。微电极记录是将尖端约几微米的针插入脑中来记录单神经元放电特征,根据微电极记录的神经元放电的特征,对靶点及其周围结构的电生理特性进行监测,在术中对靶点进行功能定位。

通过植入到脑深部的DI3S电极系统可直接记录神经电活动,这些脑深部场电位神经活动信号具有较高的时间和空间分辨率,它反映了神经核团的集群同步化或去同步化神经波动,蕴涵了丰富的与生理和病理功能相关的信息。脑深部局部场电位具有神经波动特性,由多个频率成分组成,不同的频率具有不同的临床意义,如 3~8Hz 与 PD 震颤症状相关,10~30Hz 的 Beta 成分与运动、PD 的行动迟缓相关,并且与药物、DBS 的治疗效果相关。在多巴胺受体激动剂的作用下,STN 的 Beta 成分明显降低,其降低幅度与症状的改善程度相关。此外,DBS 作用于 STN,也可显著抑制场电位的 Beta 成分,且降低程度与症状的改善密切相关。

三、影响手术效果的重要因素

在行 DBS 治疗前,应对 PD 的诊断及手术适应证进行再次确认,并确定 DBS 手术治疗的最佳时机。由于 PD 是一种进行性的疾病,而 DBS 手术治疗也仅是一种对症治疗的手段,因此过早进行手术并不可取,但盲目延迟手术时机同样是不明智的。早期手术患者无论在生活质量的改善方面,还是在运动功能的提高方面均明显好于晚期手术者;与手术前相比,早期手术组术后 8 年生活能力下降28.7%,而晚期手术组下降43.8%。这从另一个侧面说明,DBS 手术对 PD 病程的发展具有一定的延缓作用。年龄和病程是影响患者 DBS 手术效果的重要因素。年龄较轻的患者有更多提高生活质量和改善运动障碍症状的机会,以及更少的认知功能障碍并发症和更为缓慢的中轴症状的恶化。病程>5 年,特别是出现药物疗效已明显下降或严重的运动波动或异动症,均考虑接受 DBS 植入。

四、PD 患者的全程管理

神经内科、神经外科、精神科、心理科以及康复科医师的密切配合与合作对于 DBS 治疗的顺利实施十分重要。术前要对患者的病情进行正确诊断,判断患者是否适合手术、是否合并认知及精神障碍。手术风险与近远期疗效的评估、最佳手术靶点的确定、手术后 DBS 刺激参数的程控、抗 PD 药物的调整、心理治疗、功能康复训练、随访等一系列工作均需要神经外科、神经内科、精神科、心理科医师来共同完成。有一些专业的中心成立了多科联合门诊,为 PD 患者提供综合的治疗方案。术前由神经内科和精神科、心理科医师进行病情评估,康复科医师在手术前着手制订有针对性的康复计划,手术中由神经内科医师配合神经外科医师进行手术效果的评定。手术后神经内科医师进行药物调整,大多数患者手术后可以降低抗PD 药物的用量,并且药物的调整和刺激器参数的程控需要相互配合。同时,术后需要通过多次随访来调整 DBS 刺激参数(需要 3~6 个月),直到刺激参数达到最佳,并且仍然需要6~12 个月进行随访和参数调整(具体情况与患者治疗模式密切相关)。当神经刺激器的电池快要耗尽时,应及时进行更换,但电极和导线无须更换。加强团队协作,建立一支由神经外科、神经内科、精神科、心理科、康复科医师组成的 DBS 团队,对患者实施术前及术后的全程管理,是确保患者接受 DBS 治疗后取得满意疗效的关键。

五、设备研发与发展

随着 DBS 的发展,脑深部电刺激器的性能和实用性等方面也不断取得进步。三维多触点电极也已经在研发过程中,它可以实现更精确的、不良反应更小的刺激模式。它可兼容高场强磁共振的脉冲发生器,相信在不久的将来就会面世,刺激器也向小型化发展。目前,非充电式刺激器电池的寿命可达 9 年,充电式刺激器电池的寿命可达 10 年以上。在原有"开环刺激"的模式上,开发"闭环刺激"的刺激方式,依据大脑功能变化情况形成反馈刺激治疗,这将有效降低电池能耗,更适用于一些特殊病种的治疗。此外,术后远程程控已经成为现实。随着人类脑计划的开展,DBS 技术有望成为了解大脑功能和神经网络结构的一个有力工具。

第十章 癫痫

第一节 基本概念

1.癫痫发作　癫痫发作是由于大脑中异常的、过度的或同步化的神经元活动引起的短暂发作的体征和(或)症状。特指一次发作的全过程,包括三个方面要素。

(1)临床表现:癫痫发作的诊断,需要有临床表现[症状和(或)体征]。癫痫发作的临床表现,依据累及的脑区不同,表现各异,如感觉、运动、自主神经、意识、情感、记忆、认知及行为障碍等。

(2)起始和终止形式:癫痫发作一般具有突发突止、短暂性、自限性的共同特点。通常,可以根据临床表现和脑电图改变,判断癫痫发作的起始和终止。癫痫持续状态是一种症状持续或反复发作的特殊情况。

(3)脑部异常过度同步化放电:需要通过脑电图监测证实,这是癫痫发作区别于其他临床发作性症状的本质特征。

癫痫发作出现的时期,称为发作期。癫痫发作过程中,能够识别到的最早现象,称为先兆。先兆可能是患者唯一能够记住的内容,也可以作为一种临床警示。紧随癫痫发作之后的时期,称为发作后期。癫痫发作之间的时期,称为发作间期。

2.癫痫　癫痫是一种多病因引起的慢性脑部疾病。以脑部神经元过度、同步化、异常放电,导致的反复性、发作性、刻板性和短暂性的中枢神经系统功能失常为特征。同时在相应的神经生物学、心理学、认知及社会学等方面产生影响,临床呈现长期、反复、痫性发作的疾病过程。

3.痫性发作　痫性发作是指具体的一次疾病发作状态,颅神经元短暂地异常放电,由此引起的脑功能障碍,导致暂时性的临床表现。痫性发作有许多不同的病因,可在癫痫疾病出现,也可在非癫痫疾病出现。例如,健康人由于严重疾病的急性期、感冒发热、电解质紊乱、药物过量、长期饮酒的戒断等,有时也会引起单次痫性发作,这些情况都不能诊断为癫痫。8%～10%的人一生中会出现一次痫性发作,其中2%～3%的患者将发展为癫痫。

4.癫痫综合征　癫痫综合征是指在特定的年龄阶段,在不同病因或诱因条件下,由一组特定的临床表现和脑电图改变组成的癫痫疾病(脑电-临床综合征)。虽然导致癫痫综合征的原因不尽相同,但同一组癫痫综合征的预后相似。临床上,常结合患者遗传背景、发病年龄、发作类型、病因学、解剖基础、发作规律、诱发因素、严重程度及其他伴随症状、脑电图及影像学结果、既往史、家族史、对药物的反应及转归等资料,做出某种癫痫综合征的诊断。不同癫痫综合征应用的治疗方法、治疗效果和预后也是不相同的。因此,诊断癫痫综合征,对于治疗选择、判断预后等方面具有重要的指导意义。

5.癫痫性脑病　癫痫性脑病是指由频繁癫痫发作和(或)癫痫样放电造成的进行性神经精神功能障碍或退化,患者表现为认知、语言、感觉、运动及行为等方面的障碍。这种损害可能超过其潜在病因,并随着癫痫的持续存在而不断加重,随着癫痫的控制可出现一定程度的恢复。损伤可为全面性或选择性,且可表现出不同严重程度。它是一组癫痫疾病的总称。在潜在病因所致的脑损伤之外,癫痫性脑病强调的是由于癫痫性活动本身造成的进行性脑病,而非病因本身所致损伤。儿童癫痫性脑病可见于从新生儿到学龄儿各个阶段,而且大多具有年龄依赖性。脑电图明显异常,药物治疗效果差,临床总体表现为慢性进行性神经功能衰退。

癫痫性脑病的概念充分表明,癫痫发作和异常脑电活动本身可能造成或加重癫痫患者的脑功能障碍。对于处在发育期的大脑,则可能干扰脑发育成熟的过程。因此,无论潜在病因的严重程度如何,如果明确癫痫活动本身可能干扰脑功能,则应采取措施,控制癫痫发作或癫痫样放电,尽可能改善癫痫患者的认知功能和生活质量。

6.活动性癫痫　在流行病学调查中发现,无论是否接受抗癫痫发作药物(anti-seizure medications,ASMs)治疗,在 1 年内活动性癫痫至少有 2 次癫痫发作。

7.发作症状学　发作症状学是对于癫痫发作的描述,包括发作之前、发作期间、发作之后的症状和体征。

8.无诱因的单次癫痫发作　无诱因的单次癫痫发作用于描述 24 小时内的单次或成组的癫痫发作,没有特定或潜在的条件和诱因。

9.急性症状性癫痫发作　急性症状性癫痫发作也称为诱发性癫痫发作,发生于系统性损伤或与记录到的脑损伤有密切的时间关联。

10.晚发性癫痫　晚发性癫痫是指成年期起病的癫痫,多以 20 岁或 25 岁作为晚发性癫痫的年龄起点。60 岁以后发生的癫痫,称为老年晚发性癫痫。

11.癫痫与癫痫发作的区别　癫痫是指一种脑部疾病或综合征。癫痫发作是癫痫的临床表现。符合癫痫发作的电生理特征及临床特征的发作性事件,可以诊断为癫痫发作,但并不意味着能够诊断为癫痫。

12.癫痫诊断解除　已经超过了某种年龄依赖癫痫综合征的患病年龄。或 10 年内无癫痫发作,并且过去 5 年没有使用抗癫痫发作药物。也可理解为痊愈。

第二节　癫痫诊断原则和方法

一、概述

癫痫的诊断是基于癫痫发作明确病史的临床诊断。早期癫痫很难识别,尤其是缺少目击者的情况下,再加上患者智力发育落后,很难分辨是癫痫发作还是刻板行为,导致癫痫的误诊率较高。因此,癫痫的诊断有必要经专科医师做出。专科医师可根据病史、发作症状的描述和神经系统检查明确诊断。脑电图和影像学检查,往往作为进一步验证或明确早期诊断的方法。但即使缺乏这些技术条件,仍然可以明确诊断。应该避免患者已经多次癫痫发作,却因脑电图正常而未能诊断癫痫出现延误治疗的情况。

二、癫痫诊断步骤

癫痫的诊断分为 5 个步骤。

第一步:确定发作性事件是否为癫痫发作。

涉及发作性事件的鉴别,包括诱发性癫痫发作和非诱发性癫痫发作的鉴别。临床出现两次间隔至少 24 小时的非诱发性癫痫发作时,可以诊断癫痫。

第二步:确定癫痫发作的类型。

按照 ILAE 癫痫发作分类确定。如有可能,尽可能明确脑区定位;如为反射性发作,需指明特殊的刺激因素。

第三步:确定癫痫及癫痫综合征的类型。

临床上明确诊断癫痫及发作类型后,应结合发病年龄、发作类型、发作时间、发作规律和诱发因素、脑电图特征、脑影像学特征、家族史、既往史、对药物治疗的反应性和病情转归等资料,参照 ILAE 癫痫综合征列表,尽可能做出癫痫综合征类型的诊断,对于治疗选择和判断预后等方面具有重要意义。有些病例可能无法归类于某种特定的癫痫综合征。

第四步:确定病因。根据癫痫或癫痫综合征的分类,确定病因,如遗传缺陷或症状性癫痫的病理改变。

第五步:确定残障(disability)和共患疾病。非强制性的,但有利于确定癫痫造成损伤的程度及共患疾病。有利于提高治疗效果。

三、癫痫诊断方法

(一)癫痫诊断基本方法

病史需要完整而准确,包括母亲妊娠的整个过程有无异常,出生发育是否正常,上学、就业过程是否顺利,家人有无癫痫发作情况,出生后有无受伤、感染、卒中等脑损伤病史(表 10-1)。

表 10-1　癫痫诊断中的重要病史资料

现病史

　初次发病的年龄(小儿要精确到出生后几时、几天)

　发作前状态或促发因素(觉醒、清醒、睡眠、饮酒、饥饿、缺睡、疲劳、心理压力、精神刺激、发热、运动、前驱症状及与月经的关系等)

　发作最初时的症状/体征(心慌、胃气上窜、头晕、其他先兆、运动性表现等)

　发作时表现(面部/口唇颜色、尖叫、睁眼、闭眼、姿势、肌张力、运动症状、自主神经症状、自动症、意识状态、舌咬伤、尿失禁等)

　发作演变过程按时间顺序开始—进展—终止。包括有无受伤等

　发作持续时间精确到秒或分钟

　发作后表现清醒、烦躁、嗜睡、朦胧状态、Todd 麻痹、恶心、呕吐、失语、遗忘、头痛、肌肉酸痛、精神异常等

　发作频率和严重程度,每天、每月或每年发作多少次。有无持续状态史

　脑电图监测情况

　其他辅助检查如血压、血糖、电解质、心电图、头部影像学等

　其他发作形式如有,应按上述要点询问发作细节

　抗癫痫发作药物使用情况如种类、剂量、疗程、疗效、不良反应、依从性等

　发作间期状态如精神症状、记忆力、焦虑、抑郁等

　发病后精神运动发育情况如疲劳、疼痛及精神状况等

既往史
早产、难产、缺氧窒息、产伤、颅内出血等
中枢神经系统如其他病史感染、创伤、卒中、遗传代谢疾病等
生长发育史(精神运动发育迟滞、倒退)
有无新生儿惊厥及热惊厥史(简单型、复杂型)
家族史:父母双方近亲属中有无癫痫、热惊厥、偏头痛、睡眠障碍、遗传代谢疾病等
疾病影响:求学困难、失业、不能驾车、被过度保护、活动受限、心理压力等

(二)体格检查

体格检查包括一般状况检查及详细神经系统检查。

(三)辅助检查

1.脑电图(EEG) 能直观反映脑电活动,是癫痫诊断、鉴别诊断、治疗评估、预后判断的重要工具。

2.神经影像学 包括结构影像学如计算机体层成像(CT)和磁共振成像(MRI);功能影像学如功能磁共振成像(fMRI)、磁共振波谱成像(MRS)、单光子发射计算机体层成像(SPECT)、正电子发射体层成像(PET)等。

3.实验室检查 应根据患者具体情况选择性地进行检查。

(1)血液检查:如血常规、血糖、电解质、肝肾功能、血气、丙酮酸、血氨、乳酸、乳酸脱氢酶等方面的检查,以利于查找病因。定期检查血常规和肝肾功能等可辅助监测药物的不良反应。临床怀疑中毒时,应进行毒物筛查(一般需要在公安部门进行)。已经服用抗癫痫发作药物者,可酌情进行药物浓度监测。

(2)尿液检查:包括尿常规及遗传代谢病的筛查。

(3)脑脊液检查:主要为排除颅内感染性、免疫性疾病及某些遗传代谢病。

(4)心电图:一方面有助于发现容易误诊为癫痫发作的某些心源性发作,如心律失常所致的昏厥发作。另一方面,心电图检查可避免因使用某些抗癫痫发作药物而可能导致心搏停止的严重后果。

(5)基因检测:包括一代测序技术、二代测序技术及微阵列比较基因组杂交技术(array-based comparative genomic hybridization,ACGH)。一代测序技术,可逐一检测已知的癫痫致病基因,仅适用于临床高度怀疑的某一种癫痫综合征,二代测序技术和ACGH可一次性检测所有已知癫痫相关致病基因,是一种快速、高效、相对成本低廉的临床遗传学诊断技术。ACGH技术能高效地检测出癫痫患者相关的致病性拷贝数改变(copy number variation,CNV)。

第三节 癫痫发作的分类

一、概述

癫痫是一种脑部疾病，其病因不同，临床表现多种多样，预后各不相同。对癫痫进行分类，有利于合理地选择药物、治疗方案及判断预后。

癫痫分类方法有多种，如临床分类、脑电图分类、病因分类、解剖学分类等。也有从治疗和预后角度进行分类；还有以发病年龄进行分类的。目前，主要采用的是根据临床和脑电图进行分类的国际分类法，即 2010 年 ILAE 分类法，是指在癫痫诊断明确后，根据临床症状和脑电图确定的癫痫类型。2017 年 ILAE 提出了新的癫痫分类法，将癫痫分为四大类：局灶性、全面性、全面性合并局灶性以及不明分类的癫痫。其中全面性合并局灶性癫痫是新提出的类型，临床表现为全面性起源和局灶性起源的癫痫发作，且脑电图提示全面性和局灶性痫样放电，如 Dravet 综合征和 Lennox-Gastaut 综合征。

二、癫痫发作的分类

早期，世界范围内普遍应用 ILAE 在 1981 年推出的癫痫发作分类。2010 年 ILAE 分类工作报告对癫痫发作的概念和分类进行了部分修订。国际抗癫痫联盟 2010 年将癫痫发作分为以下三类。

(一)全面性(癫痫)发作

全面性(癫痫)发作是指发作同时起源于两个半球的大脑皮质及皮质下结构所构成的致痫网络中的某一点，并快速波及整个网络。发作开始时即有双侧半球受累，即两个半球的同时参与，往往伴有意识障碍，运动性症状是双侧性的，发作期脑电图最初为双侧半球广泛性放电(图 10-1，图 10-3)。每次发作起源点在网络中的位置均不固定。全面性发作时整个皮质未必均受累及，发作表现可以不对称。尽管个别发作的起始可以表现为局灶性特征，但每次发作的定位和定量可以是不固定的。在儿童患者中，全面性发作较为常见；成人则以局灶性发作为多。全面性发作的起源较局灶性发作更为刻板，主要与遗传特征相关。

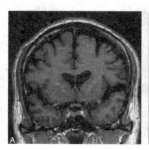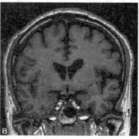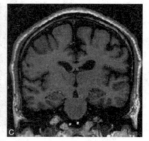

图 10-1 全面性发作脑部异常放电示意

(二)局灶性(癫痫)发作

局灶性(癫痫)发作是指发作恒定地起源于一侧大脑半球内的、呈局灶性或更广泛分布的致痫网络，并有着放电的优势传导途径，有时继发累及对侧半球。也可以起源于皮质下结构(图10-2,图10-3)。某些患者可以有多个致痫网络和多种发作类型,但每种发作类型的起始部位是恒定的。通常意识清楚,但无法控制抽搐。痫样放电不像全面性发作那样累及全脑,而是局限于脑的某一区域。临床症状取决于异常放电累及的脑区。局灶性发作多由大脑器质性病变引起,包括简单部分性发作(发作时患者是清醒的)、复杂部分性发作(发作时患者有不同程度的意识障碍、不清醒,多有自动症状)、继发性全面性发作(由简单部分性发作或复杂部分性发作继发而来,但其本质上还是局灶性发作)。

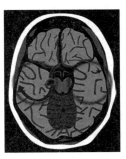

图10-2 局灶性发作脑部异常放电示意

有泛化的局灶性发作

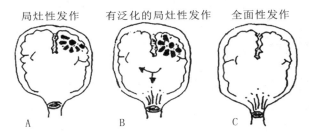

图10-3 癫痫发作异常放电示意

(三)难以分类的发作

难以分类的发作包括因资料不全而不能分类的发作,以及所描述的类型,迄今尚无法归类者。随着临床资料和检查手段的进一步完善,难以分类的发作将越来越少。

三、常见癫痫发作类型和诊断要点

(一)全面性发作

1.全面性强直-阵挛发作(generalized tonic-clonic seizure,GTCS)可发生在几乎所有的年龄阶段,是一种表现最明显的发作形式,是癫痫发作的严重类型。主要临床特征是双眼上翻、意识丧失、双侧肢体强直后紧跟有阵挛的序列活动。起病时既可表现为全面强直阵挛发作,也可由局灶性发作演变而来。早期可以出现意识丧失、跌倒。随后的发作分为三期。

(1)强直期:短暂的阵发性抽搐或某些肌肉阵挛性抽搐后迅速出现强直期。表现为骨骼肌持续性收缩;眼肌收缩出现眼睑上牵、眼球上翻或凝视;咀嚼肌收缩出现张口,随后猛烈闭合,可咬伤舌头;喉肌和呼吸肌强直性收缩,致患者尖叫一声或产生喉音;颈部和躯干肌肉的强直性收缩,使颈部和躯干先屈曲,后呈角弓反张;上肢由上举后旋,转为内收前旋,使肘部弯曲;下肢先屈曲后猛烈伸直,持续 10~20 秒后进入阵挛期。

(2)阵挛期:肢体反复抽搐标志着进入了阵挛期。患者从强直转成阵挛,每次阵挛后都有一段短暂间歇期,阵挛频率逐渐变慢,间歇期逐渐延长,在一次剧烈阵挛后,发作停止,进入发作后期。通常持续 30~60 秒。

以上两期均伴有呼吸停止,导致面部或全面苍白发绀、血压升高、瞳孔扩大、唾液和其他分泌物增多。

(3)发作后期:尚有短暂阵挛,可引起牙关紧闭,膀胱或直肠失禁,之后会有短暂意识丧失。伴随一次深呼吸后,呼吸首先恢复,随后瞳孔、血压、心率渐至正常。肌张力逐渐下降,肢体松弛,意识逐渐恢复。从癫痫发作到意识恢复,历时 5~15 分钟。醒后患者常感头痛,有时呈现剧烈头痛,全面酸痛,随后出现嗜睡,部分患者出现意识模糊,此时若强行约束患者,可能发生伤人和自伤。

2.失神发作

(1)典型失神发作:发作突发突止,开始和结束非常明显。表现为面容表情突然改变,行为动作变慢或停顿,出现凝视,同时出现短暂意识丧失(可能为脑电图全面性阵发性棘慢复合波放电引发的唯一症状),不伴或伴有轻微的运动症状,如眼、面部及身体的细微阵挛、肌阵挛、强直、自动症等。发作通常持续 10 秒。发作时脑电图呈现双侧对称同步,3Hz(2.5~4Hz)的棘慢复合波暴发。约 90% 的典型失神发作可因过度换气诱发。常首发于 5~12 岁,青少年期自动终止。很少发生在 2 岁以前或十几岁以后,罕见于成人。无发作后疲劳,属于癫痫类型中治疗效果最好的,很少影响患者智力。

(2)不典型失神发作:相比典型失神发作,不典型失神发作有不太明显的开始和结束,持续时间更长,可能超过 20 秒。意识障碍程度较轻,伴随的运动症状(如自动症等)也较复杂,肌张力通常降低。发作时脑电图表现为(小于或等于 2.5Hz)慢棘慢复合波节律。典型临床表现发生在癫痫性脑病,多数有智力发育障碍,如 Lennox-Gastaut 综合征或其他儿童癫痫综合征。

(3)肌阵挛失神发作:是一种罕见的、有特征性的失神发作变形。虽然称为肌阵挛失神发作,实际上突然开始于双侧上肢强直,随之出现短暂节律性 2.5~4.5Hz 的阵挛性动作,并伴有强直成分。伴随着每次的抽搐动作,身体失去张力的同时,手臂可能会继续上抬。发作时脑电图与典型失神发作类似,可呈现 2.5~4Hz 全面性阵发性棘慢复合波暴发。

(4)失神伴眼睑肌阵挛:表现为失神发作的同时,出现显著的快速眼睑和(或)前额部肌肉 5~6Hz 颤动,形成了眼睑肌阵挛表现。这类发作的一个特殊性表现是脑电图异常放电通常发生在缓慢闭目后,会产生一个明确特征的电生理临床综合征。发作时脑电图显示全面性 3~6Hz 多棘慢复合波,并发生在缓慢闭目后 1 秒内,持续数秒,迅速恢复,可能会有意识改变。每天发作多次,合眼诱发,具有光敏性。主要见于眼睑肌阵挛失神综合征(Jeavons 综合征)、婴儿严重肌阵挛性癫痫(Dravet 综合征)等。

注:失神发作相关癫痫综合征包括 Dravet 综合征、非进展性疾病中的肌阵挛持续状态、肌阵挛失张力癫痫(Doose 综合征)、Lennox-Gastaut 综合征、癫痫伴慢波睡眠期持续棘慢复合波(CSWS)、获得性癫痫性失语(Landau-Kleffner 综合征,LKS)、儿童良性癫痫伴中央颞区棘波(BECTS)变异型。

3.强直发作　婴幼儿期以外很少见到。临床表现为:在没有任何明确的局灶性发作的情况下,躯体中轴肌(包括颜面部和脊旁肌)、双侧肢体近端或全身肌肉持续性收缩。整个身体僵直,很少或没有阵挛成分。发作时易跌倒,通常持续2~10秒,偶尔可达数分钟。发作时脑电图显示,呈双侧性波幅渐增的棘波节律或低波幅约10Hz的节律性放电活动。强直发作主要见于弥漫性器质性脑损伤患者,如强直发作是Lennox-Gastaut综合征的最常见发作类型。

4.阵挛发作　几乎都发生在低龄儿童,主要是新生儿期和婴儿期,易被忽略。表现为双侧肢体主动肌间歇性收缩,导致肢体节律性的抽动,伴或不伴意识障碍,多持续数分钟。发作时脑电图显示为全面性(多)棘波或(多)棘慢复合波。

5.肌阵挛发作　是儿童及青少年期较为常见的癫痫发作类型。表现为不自主性突发、快速、短暂、电击或闪电样肌肉抽动,每次抽动持续10~50毫秒,很少超过100毫秒。可累及全身也可局限于某些局部肌肉或肌群,可以非节律性反复出现。发作期典型的脑电图,表现为暴发性出现的、全面性多棘慢复合波。

肌阵挛发作包括生理性肌阵挛和病理性肌阵挛。并不是所有的肌阵挛都是癫痫发作,只有同时伴随脑电图癫痫样放电的肌阵挛才称为癫痫发作。肌阵挛发作既可见于一些预后较好的特发性癫痫患者,如青少年肌阵挛性癫痫;也可见于一些预后较差的、有弥漫性脑损害的癫痫性脑病,如Dravet综合征、Lennox-Gastaut综合征等。

肌阵挛发作多发生于入睡后或睡醒前数小时,发作频繁会影响睡眠,甚至有误诊为失眠症的。需要注意的是,肌阵挛发作并非仅见于癫痫患者,在其他一些疾病中也可以见到,如某些儿童夜间肌阵挛,但这并不是癫痫发作。

6.失张力发作　多发生在儿童。表现为头部、躯干或肢体肌肉张力突然丧失或降低,导致肢体或躯体无力,不能维持原有姿势。出现头部突然下垂、点头、跌倒、肢体下坠等表现,发作之前没有明显的肌阵挛或强直成分。持续数秒至10余秒。临床表现程度不一,轻者可仅有点头动作,重者可导致站立时突然跌倒。发作持续时间短者,多不伴有明显的意识障碍。脑电图显示为短暂、全面性暴发的多棘慢复合波节律、低波幅电活动或者电抑制。双侧三角肌肌电图(EMG)记录到肌张力丧失,对于支持诊断非常有用。失张力发作可见于Lennox-Gastaut综合征、Doose综合征(肌阵挛-站立不能性癫痫)等癫痫性脑病。但是,也有些患者仅有失张力发作,且病因不明。这种发作类型,还可见于一些非癫痫性疾病,如脑干缺血、猝死综合征、发作性睡病等。

(二)局灶性癫痫发作或局灶性发作

1.局灶起源不伴意识障碍性发作　即简单部分性发作(simple partial seizure,SPS)。发作时无意识丧失,只会单纯改变患者对事物的外在感受,引起患者警觉。患者对外在事物的形状、味道、感觉、声音产生异样的感受,导致肢体的不自主抽搐,以及自主神经功能异常等症状(如刺痛、眩晕和频闪等)。根据异常放电起源和累及部位不同,简单局灶性发作可表现为运动性、感觉性、自主神经性和精神性发作四类,后两者较少单独出现,常发展为复杂局灶性发作。

(1)运动性发作:一般累及身体的某一部位,相对局限或伴有不同程度的扩展。症状如强直性或阵挛性、语言中断等。主要发作类型如下。

1)仅为局灶性运动发作:指局限于身体某一部位的发作,其性质多为阵挛性,即常见的局灶性抽搐。身体任何部位都可出现局灶性抽搐,因面部或手在皮质相应的投射区面积较大,临床常见。肢体的局灶性抽搐,提示放电起源于对侧大脑半球相应的运动皮质区;眼睑或其周围肌肉的阵挛性抽搐,可由枕叶放电所致;口周或舌喉的阵挛性抽搐,可由外侧裂附近的放电引起。

2)杰克逊发作:开始为身体某一部位抽搐,按一定顺序逐渐向周围扩展,其扩展顺序与大脑皮质运动区所支配的部位相关。如异常放电在运动区皮质由上至下传播,临床上可见到抽搐先出现在拇指,然后传导至同侧口角。在扩展的过程中,给予受累部位强烈的刺激可使其终止,如拇指抽搐时用力背屈拇指可能终止发作。

3)偏转性发作:眼、头甚至躯干向一侧偏转,有时身体可旋转一圈或伴有一侧上肢屈曲和另一侧上肢伸直。其发作多数起源于额叶。

4)姿势性发作:偏转性发作有时也可发展为某种特殊姿势,如击剑样姿势,表现为一侧上肢外展、半屈、握拳,另一侧上肢伸直,眼、头向一侧偏视,注视抬起的拳头,并可伴有肢体节律性的抽搐和重复语言。其发作多数起源于额叶内侧辅助运动区。

5)发音性发作:可表现为重复语言、发出声音或语言中断。其发作起源一般在额叶内侧辅助运动区。

6)抑制性运动发作:发作时动作停止,语言中断,意识和肌张力不丧失,面色无改变。其发作起源多为优势半球的 Broca 区,偶尔为任何一侧的辅助运动区。

7)失语性发作:常表现为运动性失语,可为完全性失语,也可表现为说话不完整,重复语言或用词不当等局灶性失语,发作时意识不丧失。有时需在脑电图监测下才能发现。其发作起源均在优势半球语言中枢相关区域。

局灶性发作后,可能出现受累中枢部位支配的局灶性瘫痪,称为 Todd 瘫痪,持续数分钟至数小时。

(2)感觉性发作:其异常放电的部位为相应的脑部感觉皮质,可为躯体感觉性发作,也可为特殊感觉性发作。

1)躯体感觉性发作:其性质为体表感觉异常,如麻木感、针刺感、电流感、电击感、烧灼感等。发作部位可局限于身体某一部位,也可逐渐向周围部位扩展,也称为感觉性杰克逊发作。异常放电起源于对侧中央后回皮质。

2)视觉性发作:表现为暗点、黑矇、闪光、无结构性视幻觉。异常放电起源于枕叶皮质。

3)听觉性发作:幻听多为一些噪声或单调声音,如发动机的隆隆声,蝉鸣或喷气的咝咝声等。年龄较小的患者,表现为突然双手捂住耳朵哭闹。放电起源于颞上回。

4)嗅觉性发作:表现为难闻、不愉快的嗅幻觉,如烧橡胶的气味、臭鸡蛋味等。放电起源于沟回前上部。

5)味觉性发作:以苦味或金属味较常见。单纯的味觉性发作很少见。放电起源于岛叶或其周边区域。

6)眩晕性发作:常表现为坠入空间或在空间漂浮的感觉。放电起源于颞叶皮质。

(3)自主神经性发作:症状复杂多样,常表现为面色、口唇苍白或潮红、出汗、竖毛(起"鸡皮疙瘩")、口角流涎、上腹部不适感、"胃气上窜"的感觉,以及呕吐、肠鸣、尿失禁等。临床上单纯表现为自主神经症状的癫痫发作少见,常是继发或其他局灶性发作一部分。其放电起源于岛叶、间脑、边缘系统等,很容易扩散而影响意识状态。

（4）精神性发作：表现为大脑高级神经功能障碍。很少单独出现，常是继发或作为其他局灶性发作一部分。

1）情感性发作：表现为极度愉快或不愉快的感觉，如愉快感、欣快感、恐惧感、愤怒感、忧郁伴自卑感等。恐惧感是最常见的症状，常突然发生，无任何原因。患者突然表情惊恐，甚至因恐惧而突然逃跑，儿童表现为突然扑到亲人怀中，紧紧抱住。发作时常伴有自主神经症状，如瞳孔散大、面色苍白或潮红、竖毛等，持续数分钟缓解。放电多起源于颞叶前下部。发作性情感障碍需与精神科常见的情感障碍鉴别，癫痫发作一般无相应的背景经历，持续时间数分钟，发作时常伴有自主神经症状。

2）记忆障碍性发作：主要表现为似曾相识感，对生疏的人或环境，觉得曾经见过或经历过；陌生感，对曾经经历过的事情，感觉从来没有经历过；记忆性幻觉，对过去的事件，出现非常精细的回忆和重现等。放电起源于颞叶、海马、杏仁核附近。

3）认知障碍性发作：常表现为梦样状态、时间失真感、非真实感等，有的患者描述"发作时我觉得我不是我自己"。

4）发作性错觉：是指因知觉歪曲而使客观事物变形。例如，视物变大或变小，变远或变近，物体形状改变；声音变大或变小，变远或变近；身体某些部位变大或变小等。放电多起源于颞叶或颞顶、颞枕叶交界处。

5）结构幻觉性发作：表现为一定程度整合的知觉经历。幻觉可以是躯体感觉性、视觉性、听觉性、嗅觉性或味觉性。与单纯感觉性发作相比，其发作内容更加复杂，如风景、人物、音乐等。

2.局灶起源伴意识障碍性发作　即复杂部分性发作（complex partial seizure，CPS）。这类癫痫发作，包括意识状态的缺失或改变，不一定是意识丧失。癫痫发作期间，患者甚至会瞪着眼直接进入另一个空间，而不会对周围环境做出正确的反应，或者是不断地重复着固定的动作，如搓手、吸吮、吞咽或绕圈行走。同时有多种简单部分性发作（局灶性发作）的内容，往往有自主神经症状和精神症状发作。脑电图可记录到单侧或双侧不同步的异常放电，通常位于颞区或额区。发作间期可见单侧或双侧颞区，或额颞区癫痫样放电。

复杂部分性发作多起源于颞叶内侧或者边缘系统，也可起源于其他部位，如额叶等。根据放电起源不同、扩散途径和速度不同，主要表现为以下一些类型。

（1）仅表现为意识障碍：突然动作停止，两眼发直，呼之不应，不跌倒，面色无改变，发作后可继续原来的活动。其临床表现酷似失神发作，成人的"失神"发作表现，几乎都是部分性发作。但是，儿童临床表现应与失神发作鉴别，脑电图监测可以识别。放电常起源于颞叶，也可起源于额叶、枕叶等其他部位。

（2）表现为意识障碍和自动症：自动症是指在癫痫发作过程中或发作后，意识模糊状态下出现的具有一定协调性和适应性的无意识活动。自动症均在意识障碍的基础上发生，伴有遗忘。自动症可以是发作前动作的继续，也可以是发作中新出现的动作，一般持续数分钟。需注意的是，自动症虽在复杂部分性发作中最常见，但并不是其所特有。在其他发作中，特别是失神发作或发作后意识障碍中（特别是强直阵挛发作后的情况下）也可出现。

1）常见的癫痫自动症

口咽自动症：最常见，表现为口部重复动作，如吹口哨、不自主舔唇、咂嘴、咀嚼、吞咽或吐痰，有时伴有流涎、清喉等动作。复杂部分性发作的口咽自动症，多见于颞叶癫痫。

姿势自动症:无意识地重复某种简单姿态,如表现为躯体和四肢的大幅度扭动,常伴有恐惧面容和喊叫,容易出现于睡眠期。多见于额叶癫痫。

手部自动症:无意识地重复某种简单的手部动作,如摸索、擦脸、擦鼻、搓手、绞手、解衣扣、翻口袋、开关抽屉或水龙头等。

行走自动症:多发生在白天(如果发生在夜间,又称梦游症)。此时患者对周围环境有部分感知,可做出相应反应,可在较长时间内进行复杂而协调的活动,如无目的走动、奔跑、坐车、不辨方向,有时还可避开障碍物,简单交谈、购买物品等,一般持续数分钟。若不注意,常难以发现。

言语自动症:表现为自言自语,多为重复简单词语或不完整句子,内容有时难以理解。如可能说"我在哪里""我害怕",有时出现语言变调等。病灶多位于非优势半球。

其他:还有生殖器及性自动症、发作性竖毛等。

自动症在复杂部分性发作中比较常见,其定位意义尚不完全清楚,脑电图在定位方面具有重要价值。

2)简单部分性发作演变为复杂部分性发作:发作开始时,为上述简单部分性发作的任何形式,然后出现意识障碍,或伴有各种自动症。经典的复杂部分性发作都有这样的过程。

3.继发性全面性发作(secondarily generalized seizure,SGS) 简单或复杂部分性发作,均可继发全面性发作,最常见继发全面性强直阵挛发作。发作时的脑电图可见局灶性异常放电,迅速泛化为两侧半球全面性放电。发作间期脑电图显示为局灶性异常。局灶性发作继发全面性发作,仍属于局灶性发作的范畴。其与全面性发作在病因、治疗方法及预后等方面明显不同,两者的鉴别在临床上尤为重要。

局灶性发作的症状,很容易与其他神经系统疾病混淆,如发作性睡病、偏头痛及精神科疾病。因此,对于局灶性发作来说,完整的医学检查和相关的实验室检查是相当重要的。

4.癫痫放电的传导、扩散及终止 复杂部分性发作,多数患者可能先有自我感觉,然后出现抽搐,最后出现意识障碍。患者异常的自我感觉,其实是发作的先兆,即癫痫放电的起源。之后发生的一系列表现,就是癫痫放电传导所导致的。

(1)癫痫样放电可通过脑内各种传导通路,向邻近或远隔的脑区传播,包括横行纤维、纵行纤维和投射纤维。而且,通过一定的兴奋性神经环路再返回放电区,反复多次重复循环,使开始似乎随机的放电逐渐形成反复节律性放电,并维持一定的时间。

局部脑损伤时,可通过神经网络重组形成局部异常环路。如果抑制性机制不能完全抑制神经元的异常兴奋性活动,最终会形成持续并逐渐增强的电活动,突破周围的抑制,向其他阻力较小的方向扩散,包括局部或远处的脑组织。

(2)癫痫样放电的扩散路径并无固定的模式,脑内有些区域生理性或病理性兴奋阈值较低,有利于放电的扩散。有些部位的局部环路,对传入的电活动有放大的作用,可增强电活动的传播能力。有些结构对癫痫样放电的扩散,起到"闸门"的作用。来自不同区域的癫痫样放电,最后通过脑干共同通路,达到效应器官,引起相应的发作症状。

若异常放电出现于大脑皮质的某一区域时,表现为局灶性发作;若异常放电在局部反复、长期传导,表现为局灶性发作持续状态;若异常放电通过电场效应,向同侧其他区域,甚至同侧半球扩散,表现为 Jackson 发作;若异常放电波及同侧半球同时扩散到对侧大脑半球,表现为症状性全面性发作;若异常放电起始部分在丘脑和上位脑干,仅扩及脑干网状结构上行激活系统,表现为失神发作;若异常放电广泛投射至双侧大脑皮质,网状脊髓束受累,则表现为全面强直-阵挛性发作。

(3)癫痫样放电的终止:发作后全面脑电抑制(postictal generalized electroencephalography suppression,PGES)。即发作后 30 秒内出现的全脑脑电波幅≤10mV,且持续时间>2 秒,排除肌肉活动、呼吸及电极伪迹干扰的脑电现象。它代表了癫痫发作后严重的中枢电活动抑制状态,患者通常会昏迷较长时间。其机制是,癫痫发作时,癫痫灶内产生巨大突触后电位,后者激活负反馈机制,使细胞膜长时间处于过度去极化状态,抑制异常放电扩散,促使发作放电的终止。

(4)局灶性癫痫扩散途径:①经过半球内纤维;②到达对侧半球相应部位;③到达皮质下中枢;④经过向丘脑投射进行二次扩散;再经丘脑皮质投射广泛扩散(图 10-4)。

全面性癫痫扩散途径:主要通过丘脑皮质纤维束扩散(图 10-4)。

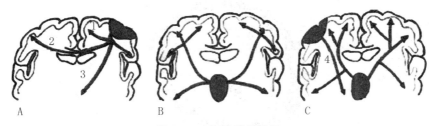

图 10-4　癫痫扩散途径

A、B.局灶性癫痫扩散途径;C.全面性癫痫扩散途径

(三)癫痫性痉挛

1.概念癫痫性痉挛　是一个用来广泛覆盖所有不同类型、不同年龄痉挛的专业术语。可以是全面性起源、局灶性起源或起源部位不明。表现为突然、主要累及躯干中轴和双侧肢体近端肌肉的强直性收缩,历时 0.2~2 秒,突发突止。临床可分为屈曲型痉挛或伸展型痉挛,以前者多见。表现为发作性点头动作,常在觉醒后成串发作。发作间期脑电图表现为高度失律或类高度失律,发作期脑电图表现多样化(电压低减、高幅双相慢波或棘慢复合波等)。癫痫性痉挛可能会在各种癫痫性脑病的早期阶段看到,多见于婴幼儿,包括大田原综合征(Ohtahara syndrome)、婴儿痉挛症(infantile spasm,IS)等,也可见于其他年龄段。

痉挛(spasm)这个名称,在 1981 年 ILAE 分类中没有得到明确公认。由于痉挛可以持续到婴儿期以后,甚至在婴儿期以后新发,故癫痫性痉挛这一术语的应用更加普遍。目前,认为,癫痫性痉挛是一个独立的发作类型,由于认识所限,不能明确其是局灶性发作、全面性发作,还是这两种类型兼有,属于不确定的发作类型。

根据起病年龄分为:早发型,出生 3 个月以内发病;婴儿期,3~12 月龄发病;晚发型,12~24 月龄发病。

2.病因　围生期脑损伤;先天性皮质发育不良;皮质发育畸形(MCD);局灶性皮质发育不良(FCD);染色体病;基因突变(早发性癫痫性脑病),如 *ARX*、*CDKL5*、*FOXG*1、*KCNQ*2、*EEFIA*2、*KCNH*5、*CLCN*4、*ARHGEF*15、*MUNC*18、*PLCB*1、*SLC25A22*、*STXBP*1、*ST3Gal*-Ⅲ、*CACNA2D*2、*SPTAN*1……;先天性遗传代谢性疾病,如枫糖尿病、门克斯病、非酮症高甘氨酸血症等;其他各种可能导致癫痫的病因。

3.发病机制　目前尚不清楚。可能是局部皮质异常放电,投射到脑干中缝核,再传导到大脑皮质广泛区域,产生广泛性高度失律脑电图和全面性痉挛(图10-5)。

4.临床表现　典型癫痫性痉挛的电-临床特征。

(1)躯干肌肉突然而短暂地屈曲、伸展或混合性强直性收缩,持续1~2秒。

(2)每次的持续时间比肌阵挛发作长,比强直发作短。

(3)通常间隔数秒钟至数十秒,成串出现,也可以孤立性出现。

(4)觉醒后容易发作。

(5)发作间期脑电图高度失律。

(6)发作期脑电图高波幅多位相慢波、叠加低波幅快波。

(7)发作期EMG呈现快速增强、快速减弱的菱形肌电暴发,持续1~2秒。

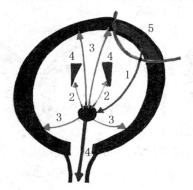

图10-5　癫痫性痉挛的发病机制示意

箭头1~5代表癫痫异常放电的传导方向

5.癫痫性痉挛与病变部位的相关性

(1)部位不相关:任何部位的病变,均可引起成串痉挛的电-临床特征。多见于低龄儿童;痉挛表现为双侧对称或轻度不对称。

(2)部位相关:与病变部位一致的局灶性或一侧性痉挛;多见于低龄儿-年长儿;常合并局灶性发作。

6.癫痫性痉挛的诊断(图10-6)

7.癫痫性痉挛的治疗

(1)抗癫痫发作药物治疗:促肾上腺皮质激素(ACTH)、抗癫痫发作药物(ASMs)、生酮饮食。

(2)外科治疗:致痫区切除、姑息性手术。

8.预后　发病机制和致痫网络不清楚,治疗困难,多数为难治性癫痫。

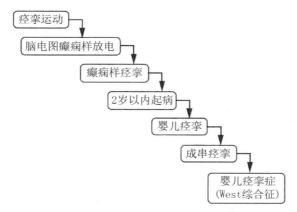

图 10-6　癫痫性痉挛的诊断程序

(四)反射性癫痫

反射性癫痫是由特异性或非特异性刺激,通过丘脑-皮质系统的激活,反射性地引起无发作史的患者出现的癫痫发作。分为两种:一种是由视觉刺激、思考、行为和语言任务诱发的全面性反射性癫痫;另一种是由惊吓、进食、音乐、热水、局部的感觉刺激和性兴奋等诱发的局灶性反射性癫痫。其实嗅觉、听觉、味觉、躯体感觉、内脏感觉和精神刺激等均可为诱发因素。反射性癫痫发病率占癫痫的1%。在临床工作中常见以下反射性癫痫发作类型。

1.光敏感性癫痫　是由于光源强刺激、闪光刺激等视觉刺激引起的癫痫发作。多数患者的光敏感性癫痫持续至成年,25%~30%光敏感性癫痫患者在30年内光敏感性反应降低,直至终止发作。属于常染色体显性遗传倾向,与先天性全面性癫痫(IGE)关系密切,其中40%~90%的青少年肌阵挛癫痫(JME)患者有光敏感性发作。某些癫痫综合征也有较高的光敏感性因素,如 Dravet 综合征、Lafora 病和 Unverricht-Lundborg 病等。

反复闪光的电子屏幕、绚丽多彩的画面、树下闪烁的阳光、建筑物上的各种彩灯、折射光等的闪光刺激等都是光敏感性癫痫最常见的触发因素。有效预防措施是避免突然移开光线、电视机旁最好开盏灯,以缓冲光线刺激。距离电视至少 2.5m、尽量使用遥控器,在比较安全的距离转换频道。其他由视觉诱发的反射性癫痫,如图形敏感性癫痫,可由环境中的条纹状物体诱发。这类患者多由间断光刺激诱发,最常见的诱发图形为条状物,放电起源定位于枕叶,治疗方法同上。眼睑闭合敏感性癫痫,多与眼睑肌阵挛发作相关。眼睑闭合 2~4 秒,脑电图出现变化。图形敏感性癫痫,也可出现在某些特发性或症状性癫痫综合征中,如儿童失神癫痫、青少年肌阵挛癫痫、进行性肌阵挛癫痫、进行性家族性小脑共济失调肌阵挛、严重婴儿肌阵挛癫痫等。

光敏感性癫痫,更容易发生在全面强直阵挛发作、肌阵挛发作、失神发作的患者中。少数发生在局灶性发作(如复杂部分性发作)的患者中。一线用药为丙戊酸钠和左乙拉西坦。注视-消失性(失对焦光敏感性)癫痫,主要是视觉注意由某点离开而诱发,多与枕叶的过度敏感性相关,首选药物是丙戊酸钠、氯硝西泮。

2.阅读性癫痫　是指患者在阅读、讲话、书写等做与语言相关的活动时,出现下颌肌阵挛发作或其他发作形式,继续阅读可促使症状更加剧烈。肌阵挛发作可以扩散至躯干或肢体肌肉,导致全面性强直阵挛发作。若及时中断阅读,症状可随之消失。临床上分为特发性和症状性阅读性癫痫。特发性患者仅在读书中出现,其他因素不能诱发其发作;症状性患者除读书诱发外,还可由图形、光、计算等其他思维活动所诱发。80%患者发作间隙期的脑电图正常。大声阅读较默读更易诱发发作,执行与言语相关的任务,越是困难的越容易诱发发作。

阅读性癫痫发作时,脑电图和 fMRI 可显示左侧运动区、运动前区、侧纹状体和颞叶内侧皮质激活。症状性阅读性癫痫患者,可发现其脑部损伤病灶。发作期棘波主要位于前额区背外侧皮质。调整阅读习惯和药物治疗均有效,主要药物是氯硝西泮或丙戊酸钠。

口周反射性肌阵挛发作(perioral reflex myo-clonia,PORM)主要表现为口周肌阵挛发作,多以一侧为主的非对称性发作。可见于多种癫痫综合征,尤其是青少年肌阵挛癫痫。有研究认为,PORM 为局灶性癫痫,是相应感觉运动区部分皮质激活导致肌阵挛发作,药物治疗同青少年肌阵挛癫痫。

3.乐源性癫痫　多由某种乐器或听音乐引起。仅 13% 的乐源性癫痫患者为诱发性发作,其余表现为诱发性和非诱发性发作两种形式。多数在非诱发性发作 1 年后,出现音乐诱发性发作。诱发性发作的音乐对每位患者很独特而刻板,需要数秒至数分钟诱发时间。也有患者睡眠期听到音乐或者回想音乐而诱发。起源于颞叶者多见,表现为单一或者复杂的局灶性发作,很少继发成全面性发作。

脑电图可提示颞叶起源,常见于右侧。发作机制尚不清楚,初级听觉皮质对单一音调敏感,周围皮质对复杂音乐刺激敏感。乐源性癫痫患者应该避免音乐刺激,药物控制及手术都是有效的治疗方法。

4.触觉性癫痫　是由外界突如其来的抚摸、身体接触或打击、刷牙或者刺激外耳道等,诱发的局灶性或全面性癫痫发作。刺激诱发的位点特异性高,多位于头部、背部,表现为局灶性发作,常伴有感觉先兆,也有感觉性 Jackson 样发作。若伴有肢体的僵直等运动性发作表现,提示辅助运动区受累。发作过程中意识常存在,可继发为全面性发作。也有突发的疼痛及自主神经紊乱。多为儿童发育延迟,不自主的自我皮肤刺激诱发。常有中央后回病灶或皮质发育畸形,治疗原则同局灶性癫痫。

5.进食性癫痫　是在进食时或进食后不久发生的癫痫,是内脏活动诱发的癫痫。可分为特发性或症状性。可能与皮质发育畸形、缺氧性脑损伤、脑膜脑炎或脑病相关。发病机制可能与嗅觉、视觉、味觉、本体感觉、内脏觉、胃肠道扩张、进食时的精神活动等相关。可出现多种发作形式,但每个患者的发作诱因都非常刻板。几乎都是症状性癫痫,经常有非诱发性发作。一般不会在一顿饭中重复发作,单一或复杂的局灶性发作多见。

发作常起源于颞叶-边缘系统或颞叶外侧裂周围皮质,可继发为全面性发作。进食可在局灶性癫痫患者中诱发抽搐,与额盖激活引起脑干或者皮质运动通路的激活相关。家族性进食性癫痫患者中,进食大量肉类和糖类可能是诱发因素。改变进食方式或食物的性状可能对进食性癫痫有一定的预防作用,如用吸管代替杯子进食液体,把食物切成小片等。饭前服氯巴占能有效控制进食性癫痫的发作,药物无效时应考虑手术治疗。

6.热水性癫痫　是指浸泡或接触热水后诱发的癫痫。少见,多数患者有热性惊厥病史。例如,热水淋浴时出现自动症等。表现为复杂部分性发作,认为是一种温度和对环境依赖的良性癫痫。基因突变、体温调节系统异常和对温度升高的敏感,可能是其发病原因。治疗上主要是降低水温,洗澡前服用氯巴占。不推荐持续服药,但对非诱发性发作的患者除外。

7.惊吓性癫痫　突然的意外感觉刺激诱发的强直性发作,常伴有自主神经症状。多在童年期和青春期早期发病,患者感觉区和运动区可能有病灶。病因包括低氧产伤导致的大脑皮质发育不良、大脑半球炎症、代谢性疾病和唐氏综合征。也有无病灶的报道。惊吓反应短暂,持续时间小于30秒,以轴性强直和半强直姿势等为主,伴有跌倒,并发自主神经系统症状。常有适应现象,即几分钟的重复刺激后会出现对刺激因素的敏感性降低。

发作期脑电图呈现脑顶区异常放电,随后出现弥漫的10Hz左右的低幅快节律。颅内电极提示,异常放电由运动区或运动前区起源传递到同侧的额叶内侧及顶叶。脑电图和脑磁图研究表明,扣带回和辅助运动区与之相关。虽然目前发病机制尚不清楚,但是一般认为起源于运动区、运动前区皮质,包括辅助运动区。属于药物难治性癫痫,氯硝西泮、拉莫三嗪和左乙拉西坦可能有一定效果,部分患者可手术治疗。

8.精神反射性癫痫　如计算性癫痫、下棋性癫痫、麻将性癫痫等,仅发生在长时间进行这些高级神经活动,导致过度疲劳、睡眠不足的患者。平时不发作,重复上述活动可复发。青少年时期起病者多。发作类型为强直阵挛发作(96%)、肌阵挛发作(76%)、失神发作(60%)。76%的患者可同时出现三种类型发作。脑电图显示,约68%的患者表现为全面性发作。局灶性放电多位于右侧额顶区。与肢体运动相关的思索,在思考性癫痫中有重要意义,即躯体运动倾向性思索较无运动倾向的单纯思索更易使之发作。有证据表明,执行复杂的空间任务有更高的致痫性,如复杂的乘除比加减运算更易诱发发作。

精确计算发现,与优势半球的言语功能区额下回和角回相关。模糊计算和复杂计算发现,与双侧顶叶视觉空间网络相关。单侧额颞通路和双侧顶叶激活,极有可能是诱发癫痫发作的必要条件。与光敏感性癫痫不同,避免诱发刺激因素的效果欠佳。药物首选丙戊酸钠和对青少年肌阵挛癫痫有效的药物。

9.性兴奋癫痫　罕见,可在性高潮后几分钟或者几小时后发作。女性患者较多,可能与性激素水平相关。致痫灶多位于右侧大脑。癫痫样放电起源于中央后回上部、顶叶矢状窦旁皮质、额叶及颞叶内侧基底部。多数学者认为,性兴奋癫痫与颞叶边缘系统相关。因为有的患者是性高潮后数小时后才出现发作,故认为过度通气并不是重要的诱发因素,治疗手段同局灶性癫痫。

10.其他的反射性发作　如排尿性癫痫、排便性癫痫、咳嗽性癫痫等类型。

总之,各种感觉刺激都可能诱发癫痫,遇到这种情况,应尽可能到癫痫专科医师处就诊,做脑电图等相关检查。全面性反射性癫痫是局灶性癫痫通过皮质网状通路和皮质-皮质通路激发的全面性发作,如特发性全面性癫痫(IGE)患者中存在单个兴奋性高的局灶区域,或者多个兴奋性高的局灶区域,这些区域兴奋后快速传播,引起全面性发作。对全面性反射性癫痫,推荐首先使用丙戊酸钠,其次是拉莫三嗪、左乙拉西坦或托吡酯等。局灶性反射性癫痫推荐使用卡马西平、奥卡西平、苯妥英钠等。一般情况下,降低或避免相关刺激,可使癫痫发作得到控制,不需要服抗癫痫发作药物。对于发作比较频繁的患者,需要用抗癫痫发作药物治疗。

四、ILAE-2017最新癫痫发作和癫痫分类系统(图10-7)

在新的系统中有以下改变。

1.将意识状态存在与否作为局灶性癫痫发作的分类要点。

2.明确知觉或意识障碍的概念,将癫痫表现中的意识(consciousness)障碍改为知觉(awareness)障碍,这样更贴切地描述了发作时"意识部分丧失"的状况。

3.删除了难以理解的术语。

4.允许有些发作表现存在局灶和全面性发作。在原来"局灶性发作、全面性发作、不明类型的发作"的基础上新增了"全面性合并局灶性发作"这一类型。这一发作类型患者同时存在全面性发作和局灶性发作。脑电图显示为全面性放电与局灶性起源同时存在,主要见于 Dravet 综合征及 Lennox-Gastaut 综合征患者。

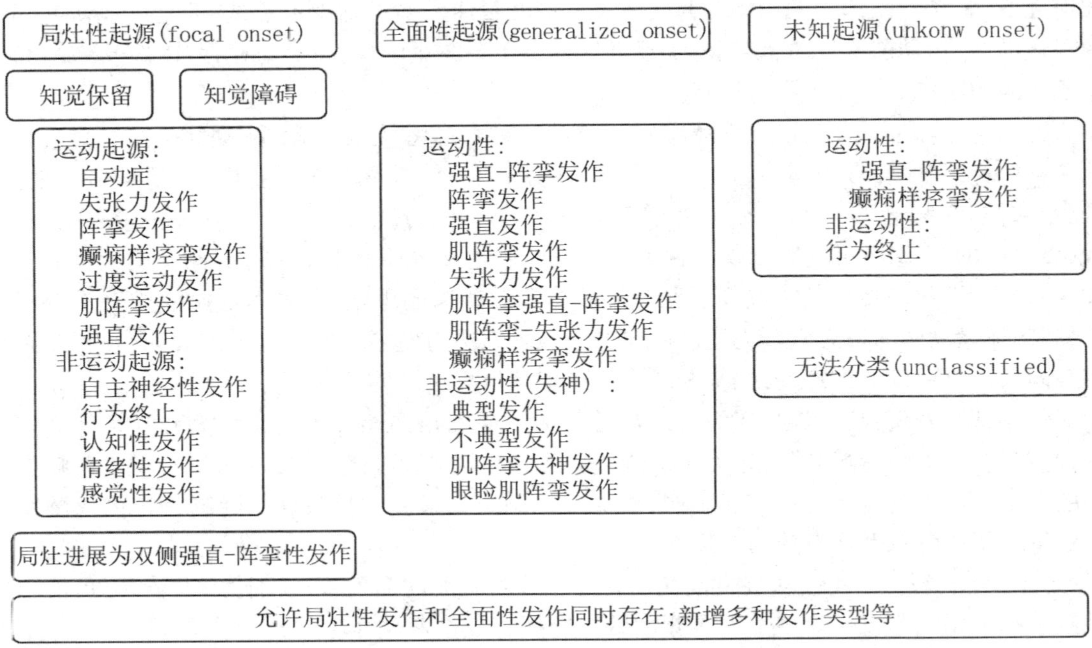

图 10-7　ILAE-2017 癫痫发作分类的拓展框架

5.用起始症状进行起源分类,不管是局灶性起源、全面性起源还是未知起源的发作,都可以分成运动症状起始、非运动症状起始,其中局灶性起源发作又分为知觉保留、知觉障碍两类,这一改变让癫痫诊断变得更为直观,也为致痫灶的定位奠定了初步症状学基础。

6.加入未知起源的癫痫发作类型。

7.术语调整为

局灶性发作→局灶性起源

复杂性发作→伴知觉障碍

单纯性发作→知觉保留

精神性发作→认知性发作

部分继发性全面性发作→局灶性进展为双侧强直阵挛性发作

8.命名的调整将原来综合征命名中的"良性"调整为"自限性"或"药物应答性",如用"中央颞区棘波自限性癫痫"替代原来的"伴有中央颞区棘波的儿童良性癫痫";用"基因相关性"替代原来的"遗传性",以降低对基因相关癫痫的误解。

9.仍然强调癫痫的病因诊断和共患病诊断,对癫痫专科医师提出了更高的全面诊断要求。

这一新的分类完成主要基于临床观察性的结果,部分参考了脑电图或其他检查,并非基于脑网络传播进行分类(可能原因是人们对脑网络认识还不够深入)。新分类的诞生,有利于专业人士更精确地进行描述和学术交流。

第四节　癫痫及癫痫综合征的分类

一、分类

癫痫及癫痫综合征是一组疾病及综合征的总称。目前,国际抗癫痫协会根据病因不同,把癫痫及癫痫综合征分为三种主要类型。

1.特发性癫痫及综合征　起源于广泛双侧神经元网络,除了癫痫发作外,没有发现脑部及其他神经系统病变,通常有年龄依赖性,多数在青春期前发病,预后良好。主要病因可能是中枢神经系统的离子通道异常。如儿童失神性癫痫、青少年肌阵挛癫痫,其病因主要与遗传相关。既往称特发性癫痫。

2.症状性癫痫及综合征　与特发性不同,这类癫痫由一处或多处可辨认的脑部结构性病变引起,如卒中、感染、海马硬化等引起的癫痫,其病因明确。

3.隐源性癫痫及综合征　可能与病史不详、检查受限、医疗水平不够等因素相关。随着高分辨率的脑部检查技术及遗传病因学的发展,这类癫痫可能会越来越少。

二、诊断线索

病史中有几条线索指向遗传性全面性癫痫。患者报告在癫痫发作前没有预兆,通常涉及三种发作类型中的一种或多种:强直阵挛发作;肌阵挛发作;失神发作。

某些特征提示遗传性全面性癫痫。

1.儿童或青少年发病。

2.睡眠剥夺和酒精可引发的癫痫发作。

3.清晨强直阵挛性发作或肌阵挛发作。

4.短暂失神发作。

5.脑电图有闪光刺激反应。

6.脑电图全面性每秒 3 次的棘波或多棘波。

三、常见癫痫及癫痫综合征类型与诊断

(一)良性家族性新生儿癫痫

良性家族性新生儿癫痫(benign familial neonatal epilepsy,BFNE)为常染色体显性遗传性疾病。表现为正常足月新生儿出生后不久,出现频繁和短暂性强直、阵挛性惊厥发作,多合并运动性自动症和自主神经症状。发作间期患者一般状态良好,脑电图发作间期大多正常,部分病例有全面性或局灶性异常。家族中有类似发作史和脑电图非特异性改变,其他病史和检查均正常。惊厥发作多于 2~4 周消失。预后良好。

(二)良性婴儿癫痫

良性婴儿癫痫(benign infantile epilepsy, BIE)又称为良性婴儿惊厥,是一种相对常见的婴儿癫痫综合征,首发年龄3~20个月。表现为无诱因的局灶性或继发性全面性发作起病,发作期短暂。起病前后精神运动发育及神经系统发育正常,头颅影像学正常。根据有无家族史,将良性婴儿癫痫分为非家族性良性婴儿癫痫(benign non-familial infantile epilepsy, BN-FIE)和家族性良性婴儿癫痫(benign familial infantile epilepsy, BFIE)。二者临床表现、脑电图特点和预后无明显区别,家族史为唯一鉴别要点。

BIE患者多数于1岁以内起病,2岁以后不再发作。这样的特性意味着患者在相对短暂的时间内(3个月),发作常呈丛集性,持续时间通常在数分钟内,无癫痫持续状态。BIE发作形式多为局灶性发作,并可继发全面性发作。发作时临床表现各异,但反应性减低。双眼向一侧偏转凝视及口唇发绀是主要的癫痫发作表现,几乎出现在70%以上的病例。其余差异性表现包括发作初始的哭闹、动作停止或口唇自动症等。

BIE患者发作间期脑电图多数为正常或轻度异常,异常可表现为双侧枕后颞区尖波、棘慢复合波以及额中央区小棘波。丛集性发作间期背景慢波活动也可增多。BIE发作期脑电图多为局灶起始的低波幅棘波或快波节律,发作起始区域各异,其中以颞区起始最为多见,枕区、额区、中央区、顶区、多灶起始亦不罕见。另一种发作期脑电图改变,为枕区起始的慢波节律逐渐扩散,直至出现广泛性慢波节律。

BFIE在家族中具有常染色体显性遗传特征,其致病因素主要来源于 *PPRT*2、*SCN2A*、*KCNQ2*、*KCNQ3* 四种基因的变异。其中,*PPRT*2 的变异出现在大部分 BFIE 家族病例中,与以后阵发性手足徐动症的发生有着特异性的联系。

确诊后的 BIE 患者,对抗癫痫发作药物治疗的反应总体较好。多数患者服药后只出现过1次或未再出现发作,再发丛集性发作罕见。鉴于 BIE 的良好预后,对于是否有必要给予疑似 BIE 患者抗癫痫发作药物治疗,以及治疗后停药时机尚存在诸多争论。争论的焦点在于,现阶段仍无法在患者初次出现丛集性发作时确诊 BIE,尤其是非家族性 BIE。如果不对疑似 BIE 患者进行早期干预,也许病程进展,最终指向其他疾病,贻误治疗时机,将会对患者预后产生不良后果。

BIE 需与下列疾病相鉴别。

1.发作性运动诱发性肌张力障碍(PKD)　起病年龄在1~20岁。诱发因素:常出现在突然的体位变动时,突然的惊吓、过度换气也可诱发。发作持续时间多在1分钟之内。发作期:表现为姿势性肌张力不全或手足徐动症,持续数秒至1分钟,一般不超过5分钟。每天可出现多次发作,发作时意识清楚。每次发作后有短暂的恢复期。在此期间,不能诱发第二次发作,不伴意识丧失。神经系统检查正常。发作间期及发作期脑电图正常。头颅 MRI 无异常。可为散发病例,65%~72%的患者有家族史。部分患者本人或家系成员,可出现婴儿良性癫痫病史。主要致病基因是 *PRRT*2。钠通道阻滞剂的抗癫痫发作药物治疗有效,常用小剂量卡马西平。

2.婴儿惊厥伴阵发性手足徐动症(ICCA 或 PKD/IC)　是一种存在良性家族性婴儿惊厥(BFIS)及发作性运动诱发性肌张力障碍共病现象的良性癫痫综合征(现代文献中更多使用 PKD/IC)。首发年龄3~20个月,出现典型良性婴儿癫痫的临床表现,2岁左右自愈。但在儿童期或青少年期,会出现发作性运动障碍表现,以 PKD 最为常见。也有 BFIS 合并 PNKD 或 PED 的报道。

（1）PNKD,即发作性非运动诱发性运动障碍。不被突然的运动引起,可自发或由饮酒、饮咖啡、饮茶、疲劳、饥饿、精神刺激等诱发。发作时症状与 PKD 相似,发作持续时间较 PKD 长。发作频率较低,每天仅有 1~3 次,并可出现数月的间隔期。可出现感觉异常"先兆",发作时语言功能也受累,但意识不受损害。随年龄增长,发作降低的时间规律和 PKD 相似,但发病的年龄要早于 PKD。可出现家族史,也可为散发病例。已经发现的致病基因,包括 *PRRT*2、*MR*-1 和 *KCNMA*1。

（2）PED,即发作性持续运动诱发的运动障碍;通常在持续运动,特别是行走和跑步后,出现发作性的肌张力障碍,多持续 5~30 分钟,停止诱发活动后数分钟可缓解。可出现家族史,但也可为散发病例。已经发现 PED 的病因为葡萄糖转运子 1 缺陷,致病基因为 *SLC2A*1。神经系统检查正常,智力运动发育正常。钠通道阻滞剂的抗癫痫发作药物治疗能有效控制,常用小剂量卡马西平。

3.PRRT2 相关性发作性疾病（PRRT2 related paroxysmal diseases,PRPDs）　是一组以 PRRT2 作为共同的致病基因,临床表现具有一定同质性的神经系统发作性疾病。其临床特点:主要表现为发作性肌张力障碍,每次发作持续数秒钟至数分钟,每天数次到上百次发作。多数患者为婴儿期、儿童期发病。发作间期:神经系统检查无阳性体征。一般无血生化、CT/MRI 等客观检查的阳性发现,脑电图可出现异常。多数病情具有一定的自限性,呈良性病程。对钠通道阻滞剂的抗癫痫发作药物有良好的反应性（常用小剂量卡马西平）。

总之,临床上发现丛集性发作的婴儿癫痫,不一定是难治性的。在做基因检测时,*PRRT*2 可先筛查热点突变 c.649dupC。如为阴性,可继续筛查 2 号或 3 号外显子。*PRRT*2 同一基因突变可导致不同临床表型的现象,提示 *PRRT*2 基因突变以外,很可能存在其他基因或环境等因素引起 PRPDs 高度的遗传异质性。PRPDs 应视为一个整体,致力阐明同一突变,如何导致一个家系,甚至一个患者完全不同的临床症状。

（三）早期肌阵挛脑病

早期肌阵挛脑病（early myoclonic encephalopathy,EME）临床表现为游走性肌阵挛、难治性局灶性发作和神经系统功能异常,有严重的精神运动发育停滞和肌张力减退。特征为生后第 1 天至前几周出现节段性、游走性肌阵挛,如颜面、四肢、手指、眼睑的局部肌阵挛,发作频繁,有时呈持续状态,清醒期和睡眠期均可发生。以后有频繁的局灶性发作,部分患者有明显的肌阵挛和强直痉挛性发作。脑电图显示为典型的暴发-抑制。目前,常见病因为遗传性代谢障碍,包括非酮症性高甘氨酸血症、有机酸血症、钼辅酶缺陷症等。属于癫痫性脑病,治疗困难,通常需要 ASMs 联合使用,包括传统 ASMs、托吡酯、左乙拉西坦、氯硝西泮、氯巴占、维生素组合,如维生素 B_6、吡哆醛磷酸盐等。有患者在尝试生酮饮食,效果不一,但对 GLUTI 缺陷综合征患者特别有效。该病病情严重,死亡率高,存活者常有精神运动发育迟滞,预后差。

（四）大田原综合征

大田原综合征（Ohtahara 综合征）又称婴儿早期癫痫性脑病（early infantile epileptic encephalopathy,EIEE）,是年龄依赖性癫痫性脑病的最早发病形式。主要特征为婴儿早期（10

天以内30%,1个月以内70%)出现强直痉挛性发作,伴脑电图暴发-抑制图形,醒睡均为暴发抑制,以及严重的精神运动障碍,部分病例有脑部结构性病变。病因多种,结构性病变较多,如皮质萎缩、额叶低密度影、中线结构偏移、脑室扩张等。可出现癫痫家族史。可推测的病因除癫痫家族史外,有母亲妊娠晚期严重妊娠中毒综合征、母亲妊娠早期手术麻醉史、患者的生后窒息史等。清醒期和睡眠期均可发生。

根据脑电图的特点及演变,本综合征可分为Ⅰ型和Ⅱ型。Ⅰ型脑电图可从连续暴发-抑制演变,呈高峰节律紊乱,然后转变成广泛的棘慢复合波;Ⅱ型是从暴发-抑制波演变成病灶性棘波。首先是病因治疗。其次是采用ASMs联合应用,如托吡酯、左乙拉西坦和苯巴比妥,经常辅以肌内注射ACTH,口服泼尼松和(或)维生素B_6。亚叶酸对STXBP1基因缺失的患者有帮助。生物素应用于生物素酶缺陷的患者。生酮饮食也有一定疗效。本病发作多难以控制,预后差,1/3的患儿在2岁内死亡。存活约75%演变为West综合征,随后约12%转变为Lennox-Gastaut综合征,几乎都伴有严重的精神发育障碍等。尽管难治,癫痫发作到学龄期时,约50%的患者控制良好。大田原综合征不是一种独立的疾病,可能是由多种病因引起的有相同临床表现及脑电图特点的癫痫综合征。部分患儿可以找到病因,如新生儿窒息、基因变异等。

(五)良性婴儿肌阵挛性癫痫

良性婴儿肌阵挛性癫痫(benign myoclonic epilepsy in infancy,EMEI)主要特征是1~2岁时出现全面性肌阵挛发作,且不伴其他发作类型。发作期脑电图显示为全面性(多)棘慢复合波。是一种临床少见的癫痫综合征。发作易于控制,生长发育正常,预后良好。

(六)Dravet综合征

Dravet综合征又称婴儿严重肌阵挛癫痫(severe myoclonic epilepsy in infancy,SMEI)。起病年龄2~9个月,占3岁以下儿童癫痫的7%。早期发作形式多样,很少表现为肌阵挛发作。2岁以后才逐渐看到多种形式的肌阵挛发作。发作时常摔倒,常有局灶运动性发作持续状态或不典型失神持续状态。大多于出生后1年内以热性惊厥发病(复杂型),多在出生后6个月左右出现,表现为发热诱发的持续时间较长的全面性或半侧阵挛抽搐。1岁后逐渐出现多种形式的无热惊厥,包括全面性或半侧阵挛或强直阵挛发作、肌阵挛发作、不典型失神、局灶性发作。发作常具有热敏感性,且易出现癫痫持续状态。

早期发育正常,1岁后逐渐出现智力运动发育落后或倒退,可出现共济失调和锥体束征。临床发作多,脑电图异常放电少。多无明确的脑损伤史,30%~50%的患者有热性惊厥或家族史。头颅影像学多正常。脑电图第1年多数正常,第2年后出现弥漫性棘波、棘慢复合波。自惊厥发作开始后,智力发育逐渐落后,出现共济失调。15%死于癫痫持续状态。70%~80%的患者发现钠离子通道SCN1A基因致病突变,多数是新发变异;少数SCN1A基因突变筛查阴性的女性患者发现PCDH19基因突变。

诊断建议:以下6点,总评分≥6分时,诊断Dravet的灵敏度98%,特异度94%;确诊需要SCNA1基因检测。

1.半侧惊厥(3分)。

2.≥5次热性惊厥(3分)。

3.每次惊厥持续时间≥10分钟(3分)。

4.起病≤7个月(2分)。

5.热水洗澡诱发发作(2分)。

6.局灶性或肌阵挛性癫痫(1分)。

及时终止惊厥发作,尽量避免癫痫持续状态,对远期预后很重要。一线药物为丙戊酸钠、氯巴占;二线药物为司替戊醇、托吡酯。左乙拉西坦部分有效;司替戊醇、丙戊酸钠、氯巴占联合使用,效果更好。生酮饮食、迷走神经刺激术效果有待继续观察。奥卡西平、拉莫三嗪、卡马西平、苯妥英钠可以加重发作或引发持续状态,预后不良,死亡率高。

(七)婴儿痉挛症

婴儿痉挛症(infantile spasm,IS)又称 West 综合征,是早期癫痫性脑病中最常见的类型。通常起病于出生后 3~12 个月,高峰为 4~7 个月,特征性表现为癫痫性痉挛发作、脑电图高度失律和精神运动发育障碍三联征。痉挛开始于头部、四肢、躯干或整个身体的抽动。一般是颈部先弯曲,之后躯干弯曲,最后手臂伸直。就像行额手礼,电击—点头—敬礼。多数为丛集性成串发作,多于入睡时或刚醒时发生,也可出现在睡眠期。痉挛发作由不同的痉挛集群组成,有 5~10 秒的时间间隔。虽然不同集群之间会有变化,但痉挛发作的间距相当规律,整个集群本身可持续数分钟。双眼上翻或上斜视有时不是最为精确,但是最早的特点。脑电图呈高峰节律紊乱,为持续高波幅、不同步、不对称的慢波,杂以多灶性尖波和棘波;发作期脑电图可出现数秒的平坦快波;少数可为一侧性婴儿痉挛发作,伴脑电图一侧性高峰节律紊乱,见于严重的一侧半球损伤患者。

主要病因是脑部器质性病变或遗传性、代谢性疾病,是脑损伤的年龄依赖性反应。可出现早期发育障碍,脑发育畸形、神经皮肤综合征(如结节性硬化等)及感染、缺血缺氧性脑病等围生期因素。影像学检查中,80%以上可见脑萎缩、脑发育畸形等异常;10%~20%为特发性,无可寻病因。

(八)Lennox-Gastaut 综合征

Lennox-Gastaut 综合征(LGS)是一种与年龄相关的隐源性或症状性全面性癫痫综合征,也是一种临床常见的癫痫性脑病。表现为多种形式的难治性癫痫发作,强直、失张力及不典型失神发作为主,认知和行为异常,脑电图显示棘波节律和广泛性、慢的棘慢复合波暴发。起病年龄为 1~8 岁,3~5 岁为高峰年龄。强直发作对本病最具特征性,发作频繁,约2/3有癫痫持续状态。肌阵挛发作及局灶性发作也可出现,但不作为诊断或排除诊断所必备的条件。

发病率仅次于 West 综合征。病因复杂多样,发病机制不清,部分病例由 West 综合征演变而来。本综合征可由先天发育障碍、代谢异常、围生期缺氧、神经系统感染或癫痫持续状态所致的脑缺氧等引起,常导致大脑双侧半球病变,但痫性发作常因大脑局部异常引起。

最常见的发作类型为强直发作、不典型失神发作和失张力发作,也可见到肌阵挛发作、全面强直阵挛发作和局灶性发作。约 1/4 的 LGS 患者脑电图有持续的局部异常或不对称的棘慢复合波放电。

本综合征的治疗非常困难,抗癫痫发作药物的疗效不满意,80%~90%患者的发作得不到良好控制。如能降低 50%的发作,可能是理想的治疗结果。药物疗效差的患者,也可以考虑外科手术治疗。本综合征预后不良,生活质量很差,少数 LGS 呈静止性病程。如能控制发作,认知功能可能有好转。LGS 的病死率为 4%~7%,多由癫痫持续状态所致。通常认为,由婴儿痉挛演变而来者,预后最差。

(九)肌阵挛失张力癫痫

肌阵挛失张力癫痫又称为 Doose 综合征。多发生于 2~5 岁的患者。惊厥开始表现为明显的肌阵挛或肌阵挛-站立不能性发作。特征为肌阵挛和猝倒发作,后者主要是失张力发作所致。可以出现非惊厥性癫痫持续状态。发作期脑电图显示为广泛不规则的 2.5~3Hz(多)棘慢复合波,同期肌电图可呈现短暂电静息期。病因不明,50% 以上患者发作,最终可以缓解,预后良好。

(十)儿童良性癫痫伴中央颞区棘波

儿童良性癫痫伴中央颞区棘波(benign childhood epilepsy with centrotemporal spike,BECTS)又称 Rolandic 癫痫,是特发性局灶性癫痫,是儿童期最常见的癫痫综合征,发病人数约占儿童癫痫患者总人数的 16%。对患者的认知和行为可能有一定的损害,有明显的年龄依赖性。多数患者 3~13 岁发病,以 5~10 岁为多,3 岁以前及 12 岁以后少见。

主要特点是面部和口咽部局灶性、运动性和感觉性发作,偶有继发性全面性发作。多数病例仅在睡眠期发作(10%~20% 白天发作),多为刚入睡时或晨醒前出现发作。通常发作不频繁,预后良好。癫痫发作一般在 10~12 岁之前消失,Rolandic 放电在 15~16 岁之前消失。脑电图特征为双侧游走性的中央颞区棘波,睡眠期放电明显增多。如果放电明显地固定于一处,要注意局部病变,可能不是良性预后了。

另外,因其起病于脑生长发育的关键时期(3~13 岁),频繁的临床发作和异常放电可能会影响患者的脑发育进程,表现在语言能力、学习能力、行为问题等方面受损,因此控制癫痫发作及 EEG 异常放电对保护 BECTS 患者的认知等功能至关重要。还有少数 BECTS 可以向预后不良的 Landau-Kleffner 综合征或 CSWS 方向发展。因此,现在不能再像以前那样认为 BECTS 普遍预后良好了。

(十一)儿童失神癫痫

儿童失神癫痫(childhood absence epilepsy,CAE)是儿童期常见的特发全面性癫痫综合征。多数发病与遗传因素相关。一般起病于 4~10 岁,发病高峰期在 5 岁左右。临床表现为突然的动作停止、眼神呆滞,持续数秒至 1 分钟,骤然结束,患者一般不会跌倒。发作停止后,会继续发作之前的动作,但对发作不能回忆。发作后无嗜睡或神志恍惚,一日可发作数十次,甚至数百次不等。

脑电图背景正常。发作期表现为双侧广泛、同步、对称性 3Hz 棘慢复合波。过度换气、情感因素可以诱发发作。患者体格、智能发育正常,常在 12 岁前缓解,预后良好。失神发作如未能及时控制或停药过早,可合并全面性强直阵挛发作。与一般的愣神、发呆不同,儿童失神癫痫发作不会因为他人的拍打或呼唤,迅速做出反应。

(十二)枕区放电的良性儿童癫痫

早发性儿童良性枕叶癫痫(Panayiotopoulos 型),儿童早中期发病,表现为以呕吐为主的自主神经症状性发作及发作持续状态。脑电图显示枕区和其他脑区多灶性棘波放电,也可以其他脑区单独出现棘波放电。多数与遗传相关,预后良好。

晚发性儿童枕叶癫痫(Gastaut 型),3~16 岁发病,是以视觉异常等枕叶癫痫发作为主要表现的儿童枕叶癫痫。视幻觉是最常见、最具特征性的发作期症状,也是患者最初的和唯一的临床症状。70%患者有非视觉症状、眼睛偏斜伴头部转向同侧、不自主眨眼、双眼盲、头痛、眼眶痛等症状。脑电图显示枕区放电。此病多与遗传相关,总体预后不确定。若 2~3 年无发作,药物可以缓慢减量。如果视觉症状出现,再次给予抗癫痫发作药物治疗。如果不使用抗癫痫发作药物,全面性强直阵挛发作不可避免。值得注意的是,这类癫痫患者在癫痫发作后,30%的患者表现为偏头痛,17%的患者合并恶心呕吐。清醒和睡眠期都可以出现发作,发作频率不等。其原因可能是这类癫痫和偏头痛都是离子通道疾病,有共同的遗传学基础,二者可以同时发生在同一患者身上,临床上有时难以区分。治疗时可选择对这两种疾病均有效的药物,如奥卡西平、托吡酯、丙戊酸等。

(十三)Landau-Kleffner 综合征

Landau-Kleffner 综合征(Landau-Kleffner syndrome,LKS)又称获得性癫痫性失语,起病多在 2~8 岁。

75%的患者可出现癫痫发作,但一般发作频率低。发作形式主要有全面强直阵挛发作及局灶性发作。癫痫发作可出现于失语之前、之后或同时发生。本病少见,是儿童期特有的癫痫综合征,目前病因不清,多数没有明确的家族史。起病前神经影像学和发育正常,没有获得已知的病因。

GRIN2A 基因可见于 20%的 LKS 患者。语言功能受损越严重者,越易存在该基因的突变。临床主要表现为获得性失语、癫痫发作、脑电图异常和行为心理障碍。发病前患者语言功能正常。失语表现为能听到别人说话的声音,但不能理解语言的意义。听力检查正常。随着疾病的发展,患者逐渐表现为不能用语言进行交流,甚至完全不能表达。过去已有的书写或阅读能力也逐渐丧失。

发作间期脑电图背景为局灶性或弥漫性变慢,清醒期无异常放电或为局灶性异常放电,波幅最高位于额颞区或颞区;睡眠期接近持续棘慢复合波发放,常达到睡眠期癫痫性电持续状态(ESES),颞区波幅最高。发作期脑电图与其他局灶性发作没有区别。癫痫发作和脑电图改变呈现年龄依赖性,常在 15 岁后缓解,但失语状态恢复较慢。50%以上患者持续存在语言、心理和行为障碍。脑电图以慢波睡眠期连续出现的棘慢复合波为特征,多为双侧性,颞区占优势。

(十四)癫痫性脑病伴慢波睡眠期持续棘慢复合波

癫痫性脑病伴慢波睡眠期持续棘慢复合波(epileptic encephalopathy with continuous spike and waves during slow wave sleep,CSWS),病因不明,遗传学、代谢性或结构性异常均可存在。为年龄依赖性综合征,起病年龄 2 个月至 12 岁,高峰为 4~5 岁。癫痫发作主要出现在睡眠期,可出现多种发作类型,以局灶性发作为主。

临床特征为脑电图慢波睡眠期电持续状态(ESES)、多种类型癫痫发作、神经心理和运动行为障碍。脑电图表现的 ESES 是本病的实质和标志。CSWS 与 LKS 有重叠,两者是否为各自独立的综合征尚有争议,多数认为属于同一疾病实体中的两种表现形式。CSWS 的神经心理障碍,多数表现为全面性智力倒退,发作间期脑电图异常主要位于双侧额叶;LKS 的神经心理障碍,主要表现为获得性失语,可能不伴有癫痫发作,脑电图异常主要位于双侧颞叶。

CSWS 的病程分为 3 个阶段:ESES 出现前期、ESES 出现期及 ESES 缓解期。患者的癫痫发作及癫痫样放电,15 岁左右开始自发缓解,行为和神经心理状态也趋于稳定或改善。遗留行为、认知和语言功能缺陷的严重程度与起病年龄、ESES 的持续时间和严重程度密切相关。

持续而频繁出现的发作间期痫样放电(IEDs),可以导致大脑皮质萎缩及皮质功能障碍,给患者的认知、运动发育带来潜在负面影响,且增加癫痫临床发作风险。目前,比较公认的治疗原则是尽早治疗,这样可以有效阻止可能出现的认知行为障碍、抑制 ESES/CSWS 放电。治疗方法主要包括药物(抗癫痫发作药物、糖皮质激素、免疫球蛋白)治疗、生酮饮食、手术治疗、迷走神经刺激术(VNS)等。

(十五)青少年失神癫痫

青少年失神癫痫(juvenile absence epilepsy,JAE)是常见的特发性全面性癫痫综合征之一。发病年龄多在 7~16 岁,高峰为 10~12 岁。主要临床特征为典型失神发作,80%的病例伴有全面性强直阵挛发作,15%的病例伴有肌阵挛发作。发作期脑电图显示为双侧广泛同步、对称性 3~4Hz 棘慢复合波,多数病例治疗后缓解,预后良好。青少年失神发作可演变为青少年肌阵挛,常需终身治疗。

(十六)青少年肌阵挛癫痫

青少年肌阵挛癫痫(juvenile myoclonic epilepsy,JME)是由遗传决定的,与大脑发育相关的全面性癫痫综合征,也是常见的特发性全面性癫痫综合征。通常起病于 12~18 岁,平均发病年龄为 15 岁。8 岁以下和 22 岁以上发病者罕见。生长发育及神经系统检查正常,头部影像学检查正常。

临床主要表现为觉醒后不久出现肌阵挛发作。80%的病例出现全面强直阵挛发作,约30%的病例出现失神发作。发作间期脑电图特征为双侧 4~6Hz 多棘慢复合波。本病很少自发缓解,多在 40 岁以后发作改善。80%的患者对药物治疗反应好,但停药后容易复发。多数患者需长期治疗,少数患者甚至需要终身服药控制(小剂量终身服药)。

(十七)仅有全面强直阵挛发作性癫痫

仅有全面强直阵挛发作性癫痫发病年龄 5~50 岁,高峰年龄为 9~20 岁。病因不清,属于特发全面性癫痫。全部患者均有 GTCS,可发生于任何时间段(睡眠、清醒或觉醒时),基本无其他发作类型。本综合征包含觉醒期强直阵挛发作性癫痫,预后良好。发作间期脑电图显示为广泛性 4~5Hz 多棘慢复合波或多棘波发放。

(十八)遗传性癫痫伴热性惊厥附加症

遗传性癫痫伴热性惊厥附加症(generalized epilepsy with febrile seizures plus,GEFS+)又称为全面性癫痫伴热性惊厥附加症,为家族性遗传性癫痫综合征,发病年龄主要在儿童期和青少年期。家系成员的临床表型具有异质性,最常见的表型为热性惊厥(FS)和热性惊厥附加症(FS+),其次为 FS/FS+伴肌阵挛发作、FS/FS+伴失神发作、FS/FS+伴失张力发作、FS/FS+伴局灶性发作,其他少见的表型为局灶性癫痫、特发性全面性癫痫(如 CAE、JAE、JME),个别患者表现为 Dravet 综合征或肌阵挛失张力癫痫。家族成员中有 FS 和 FS+病史是 GEFS+家系诊断的重要依据。GEFS+家系成员的具体表型诊断,根据其发作类型和脑电图特点确定。GEFS+家系成员总体预后良好,青春期后不再发作。但是,如果是 Dravet 综合征,则多数预后不良。

(十九)肌阵挛失神癫痫

肌阵挛失神癫痫可为症状性、特发性或病因不明。12岁以内起病。表现为频繁肌阵挛-失神性发作、全面强直阵挛发作或失张力发作。发作期脑电图显示为广泛性3Hz棘慢复合波。药物治疗反应欠佳,总体预后不如儿童和青少年失神癫痫好。

(二十)颞叶癫痫

颞叶癫痫(temporal lobe epilepsy,TLE)是指癫痫发作起源于包括海马、杏仁核、海马旁回和外侧颞叶新皮质在内的颞叶,是临床最常见的癫痫类型。在成年人癫痫中,约50%以上的病例为TLE。TLE可以分为内侧颞叶癫痫(MTLE)和外侧颞叶癫痫(LTLE),多数病例为前者。MTLE是青少年和成人中最常见的难治性癫痫类型。多数TLE为症状性或隐源性,极少数为特发性(家族性TLE)。

TLE多数癫痫发作由局灶性发作和意识障碍组成。可能因困意和浅睡期非快速眼动期睡眠所诱发,具有传播广泛的半球起源。放电不仅在颞叶内传播,也可传播到颞叶外,甚至向对侧半球传播(双侧半球过度兴奋或放电多处起源,此种情况下,手术可能有一定困难)。

1.颞叶癫痫分型

(1)TLE的亚型(发作起始部位)

1)内侧型(MTLE)(图10-8)。

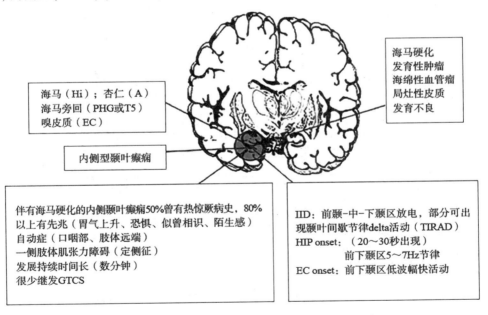

图10-8 颞叶癫痫内侧型表现

2)外侧型(LTLE):由肿瘤、皮质发育异常、脑外伤、颅内感染引起。与内侧型相比,起源更广泛,症状更复杂。先兆多样,包括听觉性、视觉性、前庭性及体验性等。同一患者可出现多种先兆,优势侧可出现语言障碍,可演变为类似于内侧型的发作伴有更多的简单运动症状,如偏转、阵挛、强直、肌张力障碍等继发全面化发作更常见(图10-9)。

3）内侧–外侧型（图 10–10）。

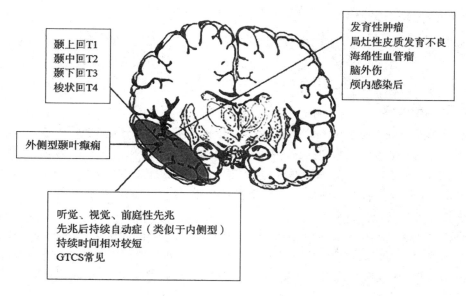

图 10–9　颞叶癫痫外侧型表现

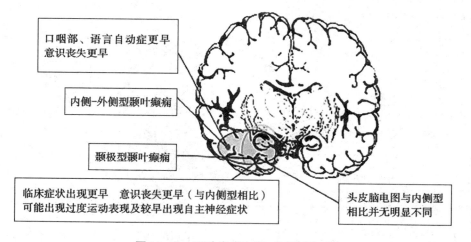

图 10–10　颞叶癫痫内侧–外侧型表现

4）颞极型。

5）颞叶附加症。

（2）颞叶癫痫临床表现：主要表现为简单部分性发作、复杂部分性发作伴自动症和继发性全面性发作，或这些发作形式的混合，常于儿童期或成年早期发病。发作间隔的一段时间中，或不确定时间呈丛集性发作。情感障碍、认知障碍和自主神经症状是颞叶癫痫的三大主症：简单部分性发作的典型特点是具有自主神经和（或）精神症状，以及某些特殊的感觉现象（如嗅觉、听觉或错觉等），最常见的是上腹部胃气上升的感觉。

复杂部分性发作往往以运动停止开始，随后出现典型的口–消化道自动症，也经常随之发生其他自动症；典型时程大于 1 分钟；经常发生发作后意识混乱，发作后有遗忘症，恢复也是逐渐的。

MTLE 起病年龄相对较早,患者大多有海马病变等病因。临床发作以内脏感觉异常、恐惧、静止性凝视、自动症为主;脑电图痫样放电部位大多在前颞区,痫样波形主要以尖波和棘波为主,并多有颞区慢波增多;α 波背景活动降低和阵发性 θ、δ 波;头颅 MRI 通常有颞叶内侧异常及海马硬化、萎缩等表现;容易发展成为难治性 TLE。

LTLE 起病年龄较晚,主要与头颅外伤、脑血管病等症状性病因相关,临床发作以幻觉、面肌抽动、语言障碍为主,更易泛化为全面强直阵挛性发作;脑电图痫样放电部位大多在颞叶中后区,大多不伴颞区慢波增多、α 波背景活动降低和阵发性 θ、δ 波,头颅 MRI 可出现颞叶外侧异常表现,如颞叶软化灶、皮质发育不良、胶质增生、血管畸形等。

患者起病年龄越小,病程越长,对认知功能损害越重。事实上,由于痫样放电往往不局限于一个部位,内侧与外侧的放电常向对方部位处蔓延,而内侧和外侧又会共同向其他脑叶蔓延,导致 MTLE 与 LTLE 的临床表现相互交错,并不能单单以其各自特有的临床特征来判断类型。

(3)颞叶癫痫病理:包括海马硬化、肿瘤、血管畸形、皮质发育不良等。

1)颞叶癫痫的发生和发展过程(图 10-11)。

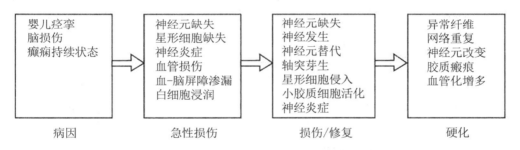

图 10-11 颞叶癫痫的发生和发展过程

2)海马硬化(hippocampal sclerosis,HS):是 TLE 最常见的病因和病理改变。是耐药性颞叶癫痫最常见的原因,可累及单侧或双侧海马,也是癫痫手术的最佳适应证,2/3 的患者术后达到无发作。HS 可能与以下因素相关:基因表达模式改变,在各种遗传家系中,不同临床表现的家系可出现相同的基因变化,一种基因突变不会在同一个家系中的所有成员中发现。目前,认为 TLE 是由多种基因与多种环境因素共同作用产生的结果;神经传递和信号传导异常,虽然海马硬化是 TLE 的发病原因还是作用结果,在学术界仍然存在争议。但是,作为局灶性颞叶癫痫的特征性病理改变,已经得到多数学者的认可;兴奋性和抑制性受体功能紊乱,在中枢神经系统中,谷氨酸与 γ-氨基丁酸(CABA)的生成、释放、灭活及其受体的异常,均可引起神经元异常过度的放电。

(4)颞叶癫痫脑电图:约 1/3 的患者发作间期脑电图可见颞区的癫痫样放电。发放时间早于其他脑叶,且强度更高。

(5)颞叶癫痫影像学检查:头颅 MRI 可清晰显示海马的解剖结构及信号变化。T_2 加权像上海马结构信号增高、FLAIR 影像抑制海马周围脑脊液信号、海马结构体积测量等手段,均可准确判断海马硬化萎缩的程度。平扫和加强扫描可判断与 TLE 密切相关的颞叶病灶。

是诊断的重要影像学手段。头颅 CT 可以显示颞叶、海马部位的钙化、出血等特征性表现。

（6）治疗：海马硬化是一种进展性疾病，大部分海马硬化性癫痫属于难治性癫痫。特点是开始用药反应良好，随着年龄增长，疾病本身进展，最终药物难以控制。所以，可以先用抗癫痫发作药物规范治疗，部分患者对于药物的反应性欠佳，成为药物难治性癫痫。其中，一些经严格选择的病例，手术治疗可获得良好效果。手术方式主要包括前颞叶切除术和选择性海马-杏仁核切除术。可早期手术治疗。

2.颞叶癫痫附加症　是指发作起源于颞叶及其周边结构（额眶皮质、岛叶、岛盖、顶部、颞-顶-枕交界区）并有复杂致痫网络的多脑叶癫痫的一种特殊类型癫痫。此病并不少见，只是其确诊依赖于颅内电极的记录，所以诊断困难。

如果患者具有听觉、味觉或前庭感觉的先兆，并有头眼向对侧偏转、汗毛竖立、同侧运动阵挛症状，发作后多有烦躁状态；颅内电极同时监测到起源于颞叶、颞叶外皮质的放电，或颞叶及颞叶外各自独立起源的放电，而头部磁共振发现一侧海马硬化或病灶不明显时，考虑有颞叶癫痫附加症可能（图 10-12）。

如果临床考虑颞叶癫痫，而头部磁共振无明显异常、临床症状与头皮脑电图的结果相矛盾，此时应放置颅内电极，确定有无颞叶癫痫附加症。局灶性癫痫通常并不是局灶性的，而恰恰累及更广泛的脑区，包括皮质下脑区和对侧大脑结构，颞叶癫痫尤其如此。目前，癫痫外科认为，颞叶癫痫附加症是颞叶癫痫手术失败的主要原因。在这些患者中，通过侵袭性脑电图显示，致痫病灶不仅包括颞叶，还有许多颞叶外脑区，包括岛叶和岛盖部皮质。

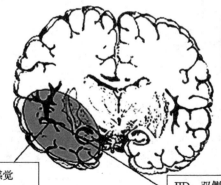

颞叶附加症的存在证实确实某些患者具有更广泛的致痫网络，即使有海马硬化

先兆：味幻觉、听幻觉、前庭感觉
头眼向对侧偏转、竖毛
同侧强直运动
发作后构音障碍

IID：双侧和前中央区的异常（F4-C4/F3-C3）或颞-顶-枕交界区更常见
ID：更多指向前额-中-下额区放电、颞-顶-枕交界区和前中央区起始

图 10-12　颞叶癫痫附加症表现

3.特发性颞叶癫痫　又称为家族性颞叶癫痫。

4.双侧颞叶癫痫　是指通过双侧立体定向脑电图（SEEG）、神经影像学（MRI、MRS、图像后处理）、PET（PET 与 MRI 融合）、神经心理学等，确定发作为双侧颞叶起源的癫痫。

TLE 中有 40%～80% 的患者有双侧颞叶发作间期癫痫样放电或双侧颞叶内侧硬化。现在发现，两侧颞叶有双向的联系：一侧颞叶发作活动可抑制对侧发作间期活动，一侧发作性活动终止可诱发对侧发作，切除一侧颞叶内侧可以诱发对侧休眠的发作间期及发作期活动。双侧颞叶癫痫的发生可能与双侧颞间的间接或直接联系通路有关。如额叶眶额区，皮质下结构乳头体或中脑网状结构间的途径为间接途径,通过海马前后联合、发作间期放电从一侧快速扩布到对侧、镜像病灶等为直接途径。

与单侧颞叶癫痫相比,双侧颞叶癫痫起病晚,发作频繁,多表现为听觉先兆,而凝视、头偏转、口咽消化道症状少,有双侧肌张力增高等运动症状,发作后记忆力受损。

头皮脑电图很难反映出发作时的动态和空间变化,难以确定发作的起始部位,颅内电极(特别是 SEEG)具有较高的诊断价值,如果双侧深部电极或 SEEG 记录至少 5 次发作,为双侧同时起源,或分别起源于左侧或右侧颞叶则可以确诊。

头部 MRI 可表现为双侧海马硬化、一侧颞叶内侧信号异常对侧颞叶萎缩、一侧海马硬化对侧杏仁核增大、一侧海马硬化对侧局限性皮质发育异常,而双侧严重海马硬化罕见。双侧颞叶癫痫多为药物难治性癫痫,随着科技的发展,目前手术治疗取得了很好的疗效,手术侧别的选择需要通过规范的术前评估,在侧别判定正确的基础上切除一侧颞叶有效率达30%~50%。但双侧颞叶切除或海马杏仁核损毁是严格禁止的。

5.眶额区癫痫　眶额皮质(occipital frontal cortex,OFC)位于双侧额叶下方前颅凹中,嗅束将直回与其他脑回分开。眶额区本身在各脑回间,以及与额叶凸面和内侧面、颞叶有广泛的神经纤维联系。

通过钩束腹侧与杏仁核、海马,钩束背侧与额及中央区相互联系;同时与边缘系统联系紧密;与皮质下边缘系统如膈区、中脑盖部腹内侧、脚间核、杏仁核复合体相互联系;与双侧下丘脑嗅区及外侧前视区有直接联系。因此 OFC 病变的临床症状非常复杂。

(1)眶额皮质生理功能

调控情绪:自主神经反应调控;

记忆形成:认知策略;

社会协调:自我控制;

刺激的奖赏及处罚:嗅觉。

电刺激 OFC 可引起呼吸抑制,吸氧幅度下降,频率降低;食管收缩;心跳变慢。

(2)眶额区癫痫的临床表现

1)发作起始:动作停止或茫然,无反应(根据异常放电扩布的区域不同,产生下列相关症状。OFC 发作电发放始于 OFC,但不保留在 OFC。很难证明,患者症状与始于 OFC 发放间的关系。癫痫症状均为异常放电扩布的结果)。

2)早期即出现突然的复杂运动性自动症,伴随发声,常有口咽部自动症。

3)嗅觉异常:幻嗅或错嗅(直回)。

4)复杂运动症状:过度运动自动症如手拍打动作,蹬自行车样运动,无目的的挣扎、摇摆,猛蹬踢,双上肢近端动作如画圈,跑步样动作及头眼偏向同侧或对侧,以及充满激情放肆的表现。

由于放电扩布至前额叶皮质或 OFC 发放,使边缘叶或皮质下结构失去抑制,产生原始动作,或扩布至杏仁核产生激越。

5)自主神经症状:心血管(心率过快、过慢,心律不齐,心脏停搏);呼吸系统(呼吸困难,窒息,喘鸣);胃肠道(上腹先兆,呕吐,排便,吐唾液)。腹部感觉伴随恐惧,随之出现意识丧失和无目的活动;泌尿生殖系统(强烈排尿感,性/情欲先兆,生殖器先兆,性生殖器自动症);皮肤(苍白,红,立毛);瞳孔(变大或缩小)。这些症状与岛盖或岛叶发作相似,为异常放电扩布的结果。

6)其他症状:难以确定的感觉或躯干感觉;视幻觉(由钩束扩布);失神样发作;发笑(扩布至梭状回、海马旁回);怪异表情;手口综合症。

临床上,OFC起始的放电扩布到额叶,主要表现为额叶症状;扩布到颞叶,主要表现为颞叶症状;扩布到额叶及颞叶,则具有额叶及颞叶两者的症状。

(3)眶额区癫痫的脑电图表现:因位置较深,头皮脑电图很难提供有定位价值的异常,常为额颞叶甚至双侧额颞叶异常。深部电极尤其是立体定向脑电图(电发放开始4~60秒才出现临床症状)有定侧定位价值。

(4)眶额区癫痫的影像学:头部MRI很难有阳性发现。PET及SPET或图像融合有帮助。

(5)眶额区癫痫的治疗:几乎均为药物难治性癫痫,以外科治疗为主。

6.扣带回癫痫

(1)扣带回结构与功能:扣带回属于古老结构,是边缘系统的主要部分。深藏于大脑半球内侧下方,位于大脑侧面,扣带沟与胼胝体之间为一新月形结构(图10-13)。它是Papez环路中的重要部位。前扣带回为情感区和认知区:情感区与杏仁核、前岛叶、伏核、导水管周围灰质及脑干自主神经核有相互联系,属于多模式感觉网络;认知区与外侧前额皮质、顶叶、额叶前运动区及SMA辅助运动区有相互联系,为注意网络的一部分。后扣带回及胼胝体压后皮质与视听感觉区、顶下小叶、顶内沟、颞上回有相互联系,并投射纤维到前额皮质背侧、眶额区前部、顶颞叶皮质、海马旁回、压后区及前下托。扣带回主要起调控功能,其对下级功能(如情绪、认知及反应的选择、对有害刺激做出反应、母性行为、记忆及社会相互作用等)具有放大器和滤过器的作用。

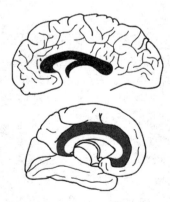

图10-13 扣带回位置结构示意

(2)扣带回癫痫临床表现:具有额叶癫痫的特点,如表现为入睡时发作、刻板、短暂、频繁。

1)前扣带回癫痫临床表现:因其与其他脑区有广泛的相互联系,所以发作症状复杂,很难测定。

清醒时发作一般表现为:呆滞→意识水平下降→情绪异常和(或)自主神经系统症状→各种运动症状;睡眠时发作一般表现为:转醒后各种运动伴有情绪异常和(或)自主神经系统

症状;发作间期异常:攻击行为、行为异常、人格改变、强迫观念、人格分裂倾向、自残。

2)中扣带回癫痫的临床表现:头转向对侧,伴有对侧上肢上举;对侧或双侧肢体强直或痉挛;痉挛;皮质性肌阵挛。

3)后扣带回癫痫的临床表现:症状因扩布形式而异。扩布至中央后回、腹外侧前运动区,眶额皮质,可引起过度运动;扩布至 ACC 前扣带回及 SMA 辅助运动区,可引起双侧不对称强直;扩布至内侧颞叶,可引起呆滞及自动症;扩布至23a区及压后皮质,可引起顺行性及逆行性记忆受损。

(3)扣带回癫痫的病因和病理:胚胎发育异常;FCDⅡ型;胶质增生;海绵状血管瘤;动脉瘤;脑膜瘤;脑萎缩星形细胞瘤;外伤性蛛网膜下腔出血;大脑前动脉血栓。

(4)扣带回癫痫的电生理表现

1)头皮电极:扣带回癫痫的症状复杂,头皮脑电图难以发现癫痫发作的开始,难以定位定侧。发作时:发作间期异常消失数秒,而后表现为双侧额区尖波或不规则慢波。或为一侧额前颞区异常迅速扩布至对侧,或为双侧对称性活动,或无异常。发作间期:双侧矢状旁额、中央区 1~4Hz 棘慢复合波,有时为一侧。

2)深部电极:SEEG 可进行三维检测,能到达大脑深部、内侧面及底部。可以记录到局部异常放电。发作时发作间期异常消失,低电压,波幅逐渐增高,频率降低。可在数秒或数十秒扩布到对侧额极及额叶凸面。对扣带回癫痫的诊断及定位有决定性作用。

(5)扣带回癫痫的治疗:可选择适当的抗癫痫发作药物治疗,但多数患者表现为药物难治性癫痫,需要癫痫外科手术治疗。功能外科治疗效果较好。

(二十一)岛叶癫痫

1.岛叶的位置 位于外侧裂裂隙的深处,呈三角形岛状,包埋在外侧裂中,是脑叶中唯一被其他脑叶覆盖在脑组织深部的、高度发达的皮质结构。与额叶、顶叶、颞叶皮质相连,并被中央沟分为前岛叶和后岛叶两部分。主要由大脑中动脉供血。以环岛沟与周围脑叶分界。

2.岛叶的功能

(1)主要负责躯体和内脏感觉,包括味觉、痛觉和其他情感、内脏运动和自主神经,以及心血管功能(血压和心率的调控)的控制。

(2)联系着额叶和下丘脑之间的食欲信息交流,调控食欲、对思维和情感进行整合,在处理疼痛感觉中起到关键作用,还参与学习记忆、成瘾形成、厌恶情绪形成、语言计划及移情作用等。

(3)岛叶在情感大脑和思维大脑之间,以及在语言和情感的表达和接收之间,起到了一个桥梁作用。岛叶接收人体生理信号,整合人体生理条件下的感觉,产生主观感受,使人体做出相应反应,从而维持人体内平衡。

(4)岛叶通过上纵束、钩状束、额枕束、前联合等与额、颞、顶区及边缘、旁边缘系统等构成密集的联系网络。岛叶联系额叶(包括 Broca 区、扣带回)、颞叶(包括 Wernicke 区、海马和杏仁核)、顶叶和躯体感觉皮质、基底核、丘脑、导水管周围、脑桥和延髓及孤束核。

在大脑的主要结构中,岛叶仅与枕叶、垂体和小脑无直接联系;在功能上,岛叶调控着与之联系的结构中上亿神经元之间的交流和沟通,可以认为是大脑的"中心区域";在电传导上,岛叶也是各种传导网络的节点。因此,岛叶的功能及其在癫痫发作中所起的作用不能简单地看成如其名称所示的一个孤立的"岛"。

3.岛叶癫痫的临床表现　在岛叶癫痫致痫网络中,岛叶与颞叶、额眶,特别是海马、杏仁核组成灶性复合体。海马、杏仁核可作为岛叶癫痫的中继效应器,而岛叶也常是颞叶癫痫传播通路的一个中转结构。

岛叶癫痫发作形式不同于临床常见癫痫,临床表现和脑电图表现都有多种多样的特点。由于起源部位及传导途径的不同,可以表现出多种其他部位癫痫的临床和脑电图表现,可类似于颞叶癫痫(颞叶型)或额叶起源夜间发作性癫痫(额叶型),也可表现为某种特定症状,其临床表现可总结为:

(1)意识:发作起始时患者意识未完全丧失,可与周围环境沟通。

(2)躯体感觉症状:发作前可出现阵发性感觉异常,多为局限于口周或范围很大(脸-肩-手和躯干,上肢-躯干-下肢)的电流感或热灼感,单侧出现常提示对侧岛叶放电,双侧出现则提示放电靠近中线。

(3)内脏运动和内脏感觉症状:发作前或发作时可能会有胸骨后疼痛、腹部坠胀感、恶心呕吐、呼吸困难等感觉异常,咽喉部常有趋向于致哑的发音困难、构音障碍或咽喉部紧缩感,唾液大量分泌,严重者感到短暂的呼吸困难甚至勒颈窒息感,并且伴随着放电区对侧的手或者是双手伸向颈部的抓、挠等动作;呼吸节律/心率的改变。

(4)非愉悦性异样感觉,疼痛或厌恶情绪。

1)发作过程中言语感觉的演化。

2)先有局灶性感觉异常,之后呈现过度运动症状。

3)发作过程中局灶性运动症状的演化。

(5)此外,还可出现构音障碍,发作时出现这些症状,高度提示发作起始于岛叶而不是颞叶。

总之,起源于岛叶的癫痫发作通常以喉部紧缩感、呼吸困难或不愉快的体感症状开始。累及前岛叶的癫痫可能无症状起病,往往快速传播到运动区,引起运动症状或运动过度症状。累及后岛叶的癫痫发作主要引起躯体感觉症状,通常是发作的对侧。在阻塞性睡眠呼吸暂停的鉴别诊断中,如果患者缺乏打鼾、肥胖、显著的白天嗜睡等睡眠呼吸暂停的临床特点,发作症状又具有刻板性、重复性的特点时,考虑有岛叶癫痫的可能性。

提醒:岛叶癫痫发作症状100%的患者都有SPS;100%的患者有感觉异常;83%的患者有咽喉部不适;50%的患者有发音和语言障碍;50%的患者以感觉运动症状结束发作。

4.神经电生理　岛叶位置深,头皮脑电无法记录到岛叶皮质的放电,其与额、顶、颞皮质存在广泛的网络联系,而扩散后脑电表现同额、颞、顶叶癫痫无法鉴别。对于结构影像学无明确病灶,怀疑岛叶癫痫的患者,其诊断和传导分析往往需要借助立体定向脑电图技术。岛叶深部电极脑电监测是明确诊断唯一有效的方法。

5.功能神经影像　岛叶是临床上各种脑炎、脑出血和缺血、肿瘤及皮质发育不良的好发部位。功能影像学为岛叶癫痫的定位诊断提供了有力依据。非创伤性检查在岛叶癫痫定位诊断中的重要性排序为 MRI、MEG、SPECT、PET。脑磁图和 PET 能更准确地定位岛叶致痫灶。

6.手术治疗　岛叶手术风险很大。对于结构影像学无明确病灶而怀疑岛叶癫痫者,必须使用深部电极(在 SEEG 脑电图引导下准确定位)确认痫灶。根据痫灶情况进行单纯岛叶切除、颞叶+岛叶切除、岛盖+岛叶切除。

对于岛叶癫痫致痫灶明确者,可考虑立体定向引导下的射频消融治疗,但只能作为姑息性或补充性治疗,不能代替传统切除手术。

(二十二)额叶癫痫

1.概述　额叶癫痫(frontal lobe epilepsy,FLE)是一组起源于额叶内任何部位的具有特征性表现的癫痫综合征。发生率和手术病例,均仅次于 TLE,是癫痫手术治疗的第二大常见部位。额叶癫痫通常具有短暂的、奇异的、四肢自动症,多为夜间发作,倾向于急性反复发作及癫痫持续状态。多数 FLE 为症状性或隐源性,极少数为特发性。儿童及成年人都可发病。大多迁延不愈而发展为难治性癫痫,由于额叶癫痫的临床表现复杂多样,头皮脑电图监测阳性率偏低且定位比较困难。脑电图表现不典型,常漏诊和误诊。手术效果不及颞叶癫痫。

2.额叶癫痫的一般特点

(1)临床表现复杂多样,不同个体间差异很大。额叶占大脑半球表面的 1/3,其解剖和功能复杂。

(2)多见于睡眠期发作,发作频繁,持续时间短暂。

(3)部分病例临床表现怪异,有时需与非癫痫性发作相鉴别。

(4)起于额叶的复杂部分性发作,通常伴有轻微的发作后意识混乱。

(5)全面性强直阵挛性发作后,即刻有意识丧失。

(6)发作后很快引起症状性全面性发作(额叶癫痫比颞叶癫痫更常见),强直性或运动性症状比较明显。

(7)发作时常见复杂的手势性自动症。

(8)癫痫发作可出现发作期或发作后的自动症,类似于颞叶癫痫。

(9)常表现为无表情感,或有短暂的动作停顿、思维紊乱、凝视,继而全面性惊厥发作。

(10)初期头和眼转向病变对侧,意识清楚和逐渐意识不清,继而意识完全丧失及全面性惊厥发作,提示致痫灶起源于额叶凸面的中间部位。

(11)表现为全面的、某部位的姿势运动,如对侧手臂强直高举,同侧手臂向下伸展,以及头转向病变对侧,提示致痫灶位于额叶中间部位的内侧面。

(12)癫痫发作初期,头和眼转向对侧,继而全面性抽搐,发作后意识丧失,常提示致痫灶位于额叶前 1/3 部分。

(13)当癫痫放电为两侧性时常跌倒。

(14)常规脑电图监测的阳性率较低。

3.不同区域发作的临床表现

(1)辅助运动区发作:为姿势性的局灶性强直,伴有发声、言语暂停及击剑姿势。患者的头部和眼球转向致痫灶起源的对侧,致痫灶对侧的上肢外展、肩部外旋、肘部屈曲,其姿势好似患者在注视自己的手臂;同侧的上下肢强直性外展,上肢远端的动作比下肢远端的动作更明显。这种同侧上肢向癫痫起源侧伸展的临床症状,描述为"击剑姿势"。

(2)扣带回发作:为复杂部分性发作,多为复杂的运动手势自动症,常伴有自主神经症状及心境和情感的改变。

（3）前额极区发作：发作形式包括强迫性思维以及头和眼的转向运动，可能伴有演变，包括反向运动、轴性痉挛性发作、跌倒及自主神经功能症状。

（4）眶额区发作：表现为复杂的局灶性发作，伴有起始的运动和手势性自动症、嗅幻觉和错觉及自主神经症状。

（5）背外侧部发作：发作形式可能是强直性的，或者较少见的阵挛，伴有眼和头的转动及言语停止。

（6）岛盖发作：多数表现为咀嚼、流涎、吞咽等口咽自动症等症状，言语停止，上腹部发作先兆，恐惧，自主神经症状等，有时伴有面肌阵挛或手部麻木等；单纯部分发作，特别是部分阵挛性面肌发作是很常见的。

（7）运动皮质区发作：运动皮质癫痫主要特点是单纯局灶性发作，发作后可出现 Todd 麻痹。定位依据受累一侧及受累区的解剖结构，在较低的前 Rolando 区受累可能有言语停止、发声或言语障碍，对侧面部强直阵挛运动或吞咽运动、全面性发作经常发生。

4.脑电图表现　大部分额叶区域不能为头皮电极充分覆盖，发作性头皮脑电图记录到的额叶癫痫非常局限，多数不能分左右侧。约 30% 额叶癫痫患者无法看到发作间期癫痫样放电。常规脑电图监测阳性率低。颅内电极脑电图（如 SEEG 脑电图等）有助于区别单侧或双侧放电。

5.影像学检查　CT、MRI 等结构性影像学检查，可发现导致癫痫发作的脑部结构性病因，如大脑皮质发育不良、低级别的胶质瘤、动静脉畸形、海绵状血管瘤等，有利于致痫灶定位。SPECT、PET 和 fMRI 等功能性检查方法有助于发现代谢异常。

6.额叶癫痫的治疗

（1）药物治疗：额叶癫痫常规的抗癫痫发作药物治疗效果相对比较理想，局灶性癫痫发作时首选卡马西平、奥卡西平，也可选用拉莫三嗪、左乙拉西坦等抗癫痫发作药物。

（2）手术治疗：药物治疗欠佳时，可采用手术治疗。在精确定位致痫灶的情况下可手术切除。额叶致痫灶能明确定位，又能切除而不会造成过多的神经功能丧失时，应当考虑行致痫灶切除术。若患者额叶有明确的病灶（如肿瘤、血管畸形和脑皮质发育异常等），应当同时切除病灶，并将致痫皮质切除，癫痫的治疗效果会更好。两侧额叶致痫灶或一侧额叶致痫灶，又不能行皮质切除时，也可以采用胼胝体切开术，阻断癫痫放电的传播。额叶致痫灶位于运动区、语言区时，为了避免直接切除导致的严重功能障碍，可以采用多处软膜下横纤维切断术。

7.常染色体显性遗传夜间额叶癫痫（autosomaldominant nocturnal frontal lobe epilepsy，AD-NFLE）　是一种常染色体显性遗传的额叶癫痫，常表现为不全外显率（70%）。通常儿童期起病，发病年龄多变，男性为主，以夜间成串、短暂发生的复杂运动性发作为临床特征。局部病灶所致或隐源性。大部分发作出现在非快速眼动睡眠Ⅱ期。夜间额叶癫痫可为衰竭性疾病，因癫痫发作扰乱了夜间睡眠，导致日间过度嗜睡（excessive day time sleepiness，EDS）的出现。

患者生长发育及神经系统检查大多正常。结构影像学检查基本正常，脑电图监测通常也无特异性表现。临床上有 3 种不同类型。

（1）发作性觉醒，夜间发作性肌张力障碍和发作性夜间游走。发作性觉醒，典型的起自非快速眼动睡眠Ⅱ期，以睡眠时突发觉醒伴刻板样活动为特征，通常持续不超过 20 秒。这是最常见的癫痫发作类型,见于约 75% 的夜间额叶癫痫。

（2）夜间发作性肌张力障碍,通常持续不超过 2 分钟,发作以肌张力障碍/过度运动为特征。

（3）发作性夜间游走,可持续长达 3 分钟,在这段时间里,患者下床四处走动。心动过速和呼吸急促常为伴随症状。

同一患者可能出现不同的癫痫发作类型,但癫痫发作起始的症状通常是刻板的。

夜间额叶癫痫的最佳诊断方法,是应用视频脑电图（V-EEG）记录发作性事件的临床特征,有助于区分夜间额叶癫痫和睡眠异常。多数病例中,头皮脑电图不能监测到发作间期甚至发作期异常,因为额叶致痫灶位置比较深而难以捕捉。

夜间额叶癫痫的鉴别诊断,包括非快速眼动睡眠异常。非快速眼动睡眠异常包括觉醒混淆、睡行症（梦游）和睡惊症。夜间额叶癫痫和非快速眼动睡眠异常,多于儿童起病。夜间额叶癫痫发作频率,通常比较固定或随病程延长而增加,非快速眼动睡眠异常在青春期或成人时降低或消失。夜间额叶癫痫每月发作次数（平均 36 次）较非快速眼动睡眠异常发作次数明显要多。发作时的运动形式同样提供了诊断线索,肌张力障碍样或强直姿势仅见于夜间额叶癫痫。刻板样动作支持夜间额叶癫痫。夜间额叶癫痫发作时长通常小于 1 分钟,非快速眼动睡眠异常可持续数分钟。与外界环境的高度互动在癫痫中不常见。能回忆起发作过程提示夜间额叶癫痫,但无法回忆在夜间额叶癫痫和非快速眼动睡眠异常中均可出现。相比非快速眼动睡眠异常,夜间额叶癫痫通常在一次事件后能完全觉醒。夜间额叶癫痫中,超过 50% 的发作均在非快速眼动睡眠 II 期出现,而非快速眼动睡眠异常一般见于非快速眼动睡眠 III 期。因此,非快速眼动睡眠异常,通常出现在夜间前 1/3 时段,夜间额叶癫痫可见于夜间任何时期。

癫痫发作多终身存在,但通常在 50~60 岁以后减轻。多需要长期抗癫痫发作药物治疗。卡马西平为治疗的首选药物,其药理作用为阻止钠通道、异聚体乙酰胆碱受体通道,对神经元烟碱受体产生非竞争性通道抑制作用。但因代谢产物有不良反应,近年来采用奥卡西平治疗。

8.过度运动性癫痫发作　也称为过度运动发作,是一种癫痫发作类型。表现为累及近端肢体的、与环境不相宜的大幅度的、重复性肩关节和髋关节复杂动作。包括投掷样、蹬踏样、挥打、颠髋等动作,有的伴有恐惧、发声、意识不清。也可见涉及对侧肢体的非特异性的和本体感觉的症状,先兆症状也常见。

发生在癫痫发作开始后 10 秒以内,见于 15% 的额叶癫痫患者。过度运动发作的典型症状来自额叶,以内侧额叶和眶额区为著。额叶外脑区扩散至额叶的发作（如颞叶、岛叶及顶叶的癫痫发作也可出现）,同样可能出现过度运动的症状。过度运动发作分为两种类型:I 型是向前或向后方的轴向运动,表现为反复坐起、躺下及身体的翻滚等轴向运动;II 型是水平或旋转的轴向运动,症状包括水平轴向躯干激越的翻滚运动,而卧位时经常伴有肢体的投掷和踢打动作。

SEEG 记录显示 I 型运动是和致痫灶相关的,以腹内侧额叶皮质为中心（前扣带回背侧、腹侧扣带回嘴部、内侧额叶）。II 型过度运动是更多地和前运动区内侧皮质相关的,涉及发作起始及中间传导区域（前扣带回背侧、腹侧扣带回嘴部、内侧额叶、前额区皮质）。

过度运动发作具有定位价值唯一的症状学特征是:非偏转性的头和身体的转动侧别和

癫痫发作的起始侧别一致。由于发作时的戏剧性特点及发作时的运动伪迹,掩盖异常放电等,过度运动发作常被误诊为梦魇、夜惊或非癫痫性的精神运动性发作等。

9.后头部皮质起源的运动性发作 大脑后头部皮质包括枕叶、顶叶、颞叶后部,无明确的解剖学界限。参与视觉、躯体感觉等信息加工整合,尤其是后头部多模式联合皮质在感觉运动转化过程中起重要作用。

后头部皮质起源的癫痫发作(posterior cortex epilepsy,PCE)特点:存在广泛的纤维连接,放电可快速传播、累及多个脑叶,出现多种形式的运动症状,易出现假性定位,缺乏特异的发作性症状。头皮脑电图定侧、定位意义差。病理改变常为皮质发育不良,病灶范围定位困难。头眼症状在后头部癫痫发作中常见,但定位价值有限,需结合脑电图、神经影像学等其他信息综合判断。

癫痫发作中的眼动症,包括以下 3 个方面。

(1)头(眼)斜/头(眼)偏转:在基线头眼位置基础上,头眼偏斜角度达到至少 30°,持续至少 2 秒,才能用于判定侧向性。

根据脑电图发作起始部位,与头眼偏方向的关系,定义同侧或对侧。

根据转头时头位和注视方向变化的顺序,将眼头运动分成 5 组:

双眼向对侧转,随后头向同一方向转:对侧眼转领先;

头向对侧转,随后眼向同一方向转:对侧头转领先;

双眼向同侧转,随后头向同一方向转:同侧眼转领先;

头向同侧转,随后双眼向同一方向转:同侧头转领先;

仅有眼或头部斜/偏。

(2)眼睑眨/扑动或眼睑肌阵挛:眨眼是指双侧同步、时程小于 1 秒的眼睑下垂,不伴眉毛的降低,是眼部的自动动作,对头/眼偏斜可能有提示意义。单侧眨眼少见,常有定侧价值。反复的眼睑眨动称为眼睑扑动。可见于全面性或局灶性癫痫发作。局灶性癫痫中,常是早期症状。50%以上的枕叶发作患者出现眼睑扑动。也常见于额叶或颞叶癫痫发作中。快速的强迫性闭眼,见于枕叶受累的发作中。

眼睑肌阵挛是一和快速、强迫性的眼睑跳动,有时累及眉毛。

双侧眨眼较常见,定位价值不大。应与眼睑肌阵挛相鉴别。

(3)癫痫性眼震:少见。发生率远低于强直性眼斜,也可伴随头眼偏斜症状出现,多数是局灶性发作的起始,因扫视或平滑追踪皮质控制中枢损伤引起。前额背外侧皮质可抑制上丘和癫痫性眼震。眼震由快速水平性快相和慢相组成,多数眼震快相向致痫侧对侧。出现眼震的发作,多数起于后头部,对后头部癫痫有定位和定侧价值。

眼球运动区中,颞上回/颞中回后部(MT/MST)具有平稳跟踪功能,PEF 顶叶眼区具有与扫视相关的功能,其他眼球运动区参与跟踪和扫视功能。眼球运动作为发作期症状学早期成分,在分析眼球活动方向与癫痫发作起源定侧的关系时,需要考虑癫痫网络累及眼球运动区的不同眼球运动功能。

10.偏转发作 是指强迫性、非自动的头眼偏斜,伴阵挛或强直,引起持续的非自然的头眼姿势。可见于额、颞、顶、枕、岛叶癫痫发作中。偏转发作的定侧价值非常高,阳性预测值高达 94%。出现在全面性发作之前的,预测值可达 100%。当头/眼偏斜在症状性 GTCS 的发作演变为全面性时,仍持续或在全面性发作前 10 秒出现时,90%的头/眼偏斜与致痫侧相反；当头/眼偏斜在演变为全面性发作前 10 秒结束，90%的头/眼偏斜与致痫侧相同；头/眼偏斜在发作起始 10 秒后出现者，无定侧价值，特别是非强迫者；强迫性头/眼偏斜，89%提示对侧。

(二十三)枕叶癫痫

1.枕叶癫痫(occipital lobe epilepsy,OLE)　发病率为 2%~13%，其发作以视觉先兆为特点，如形象幻觉、黑矇、盲点、彩色光点、视野缺损、视物模糊等，但仅有约 1/2 的 OLE 患者存在视觉先兆，其他如恶心呕吐、困倦感等可能因异常放电扩布至其他脑叶，缺乏特异性。另外，枕叶内侧面及底面位置较深，MRI、去氧葡萄糖正电子断层造影(FDG-PET)、SPECT、VEEG 等无创检查也可能无法准确定位脑内异常放电起源，导致诊断困难。

2.主要表现

(1)各种视觉异常：眼前似有闪光、彩球、光栅、不存在的人或物、视物变大或变小或变远或变近。

(2)惊厥发作，多为症状性全面性发作，其中偏转发作对于枕叶癫痫定侧具有明确的意义，即病变多位于偏转对侧，有的患者偏转发作在幻视之后，有的开始就表现为偏转发作，部分患者偏转发作之后继发全面性泛化。枕叶癫痫偏转发作的神经机制目前仍不清楚，可能是通过视通路扩散到额叶的凝视中枢所致。

(3)癫痫放电扩散到颞叶、额叶而出现相应表现。过去认为枕叶癫痫中以枕区放电的良性儿童癫痫多见，随着 MRI、PET 等先进的神经影像学检查及病理生理学检查的临床应用，研究人员发现 80%以上的枕叶癫痫患者脑部结构有异常，如枕叶皮质发育不良、出生时缺血缺氧性脑损伤、枕叶钙化等。脑电图显示为一侧或双侧枕叶高波幅棘波或棘慢复合波及双向尖波。额叶或颞叶癫痫患者中很少在枕叶出现棘波，故额叶或颞叶癫痫患者中如果出现枕叶棘波，可能同时存在枕叶致痫灶。枕叶癫痫可按局灶性癫痫进行治疗，枕叶癫痫的手术需要慎重，儿童枕叶癫痫多数是良性癫痫，药物治疗效果好。对有枕叶结构异常的难治性癫痫，手术治疗可较好地控制枕叶癫痫发作。手术过程中要注意对视力、视野等脑重要功能区的保护。

(4)枕叶先兆及发作后头痛：头痛与癫痫发作都是由兴奋性神经递质与抑制性神经递质失衡所致，都涉及皮质和皮质下结构的参与，虽然二者间的关系尚未明确，但常以共患病的形式出现，并有时具有时间相关性，即癫痫诱发的头痛。现在认为枕叶先兆及发作后头痛对 OLE 具有特异性，可作为支持 OLE 诊断的依据。

(二十四)顶叶癫痫

临床少见。可为简单部分性发作和症状性发作。发作时主要表现为各种感觉异常，如局部肢体的麻木、无力、漂浮感、紧缩感、针刺感、痒感、异物感、疼痛感、烧灼感、电击感、视物变形、失用或忽视现象等主观感觉异常的表现，以肢体末梢和面部较为典型。最常受累的部位在大脑皮质代表区，可能出现舌蠕动、舌发凉、发僵，面部感觉异常现象可出现于两侧。偶然可发生腹腔下沉感、阻塞感、恶心、疼痛。主侧顶叶发作可引起各种感觉性或传导性语言障碍，非主侧顶叶发作可引起视物扭曲、变长、变短等视幻觉。在顶叶癫痫中，眼斜和头偏是最常见的征象，与异常放电扩散路径不同，相关的发作症状也有差异。脑电图表现顶叶区局限性棘波、尖波。因顶叶与其他脑叶接近，放电易扩散而引起其他脑叶或区域的临床表现。

(二十五)Rasmussen 综合征

1.概述　Rasmussen 综合征又称 Rasmussen 脑炎,是一种起病于儿童期,病因和发病机制不明的慢性神经系统疾病。病理特征为一侧大脑半球慢性局限性炎症(皮质神经元缺失到皮质全层空泡样改变),可能与自身免疫性脑损伤相关。临床表现为药物难治性部分运动性癫痫发作,常发展成局灶性癫痫发作持续状态(EPC)、进行性偏身力弱和智力倒退。

2.临床表现　典型 Rasmussen 脑炎临床表现可分 3 期。

(1)前驱期:以偏侧抽搐及轻偏瘫为特点,偏瘫持续时间平均 7 个月(数月至 8 年不等,有 1/3 的患者不经过前驱期直接进入急性期)。

(2)急性期:频繁的癫痫发作、进行性偏瘫、偏盲、认知功能障碍。急性期平均持续 8 个月。

(3)后遗症期:以进行性智力减退为特点,癫痫发作频率可有所降低,随着病情进展可有精神症状和智力减退,渐进性的精神和神经心理损害,大脑半球进行性萎缩。此期脑部影像学检查可出现明显的、常为一侧性的脑部病变和萎缩。轻偏瘫是最有价值的指标,因为轻偏瘫连贯地存在于全病程。

3.脑电图　无特异性改变,多数表现为广泛性异常。脑结构影像学显示一侧脑皮质进行性萎缩。

4.治疗　本病对药物治疗反应差,病变侧大脑半球切除术是目前唯一有效的治疗方法。手术可有效控制癫痫发作,阻止病程进展。

5.预后　本病预后不良,多留有神经系统后遗症。

(二十六)进行性肌阵挛癫痫

进行性肌阵挛癫痫临床特点为癫痫性或非癫痫性的肌阵挛发作、其他形式的癫痫发作和进行性神经功能及精神智力衰退。病因与遗传性或代谢性病因有关,病情呈进展性,进展情况与病因相关,多数预后不良。常见的具体疾病包括 Lafora 病、神经元蜡样脂褐质沉积症、肌阵挛性癫痫伴破碎红纤维病及 Unverricht-Lundborg 病等。

第五节　癫痫的病因和癫痫发作的诱因

一、病因

目前,ILAE 分类工作组建议将癫痫病因分为六大类:基因性(genetic)、结构性(structural)、代谢性(metabolic)、免疫性(immune)、感染性(infectious)及未知性病因(unknown)。但这种分类仅是对癫痫病因的大致分类,在临床工作中应尽可能查找具体的病因。调查癫痫的原因对于早期发现和管理相关病因至关重要,也有助于实施旨在降低大部分可预防性癫痫的干预措施。但 50% 以上的癫痫发作没有明确的病因。

(一)基因性病因

已知或推断的基因突变导致的癫痫,且癫痫发作是该疾病的核心症状。

基因影响主要有 4 种表现形式:单基因遗传性癫痫、多基因遗传性癫痫、遗传性多系统疾病中的癫痫、细胞遗传异常所致的癫痫。遗传因素是导致癫痫,尤其是经典的特发性癫痫的重要病因。分子遗传学研究发现,大部分遗传性癫痫的分子机制为离子通道或相关分子的结构或功能改变。随着基因检测技术的进步如二代测序技术的普及,很多癫痫的致病/易感基因被发现。遗传性癫痫的认识,对于癫痫病因的诊断、治疗药物的选择、遗传咨询等方面均具有重要的作用。但遗传并不排除环境因素影响的可能性。

(二)结构性病因

结构性病因是指结构性神经影像学有可见的异常,并且脑电图、临床评估与影像学结果结合,从而可以合理地推测该影像学异常很可能就是患者癫痫发作的原因。结构性病因可以是获得性的(如来自卒中、创伤和感染的癫痫等),也可以是遗传性的(如来自大脑皮质发育畸形的癫痫)。

(三)代谢性病因

代谢性病因或称为先天性代谢异常,是指明确的代谢缺陷伴随全身的生化改变,由于基因缺陷导致生化代谢通路中的某些环节代谢障碍,导致某些异常代谢产物蓄积或正常代谢产物缺乏,最终影响细胞正常功能(包括脑功能)。由代谢因素导致的癫痫,如氨基酸代谢疾病、维生素 B_6 依赖性癫痫等。这种代谢性病变必须使发展为癫痫的风险有实质性的增加。

1.代谢障碍　儿童中有苯丙酮尿症、肾上腺脑白质营养不良、糖原贮积病、线粒体脑肌病等,在成人中有糖尿病、甲状腺功能亢进(甲亢)、甲状腺功能减退(甲减)、维生素 B_6 缺乏等。

提示可能是遗传代谢病导致癫痫的线索。

(1)惊厥:肌阵挛发作、一些癫痫性脑病(婴儿痉挛症、大田原综合征、婴儿早期肌阵挛脑病)等。多数治疗困难。

(2)起病时间:新生儿期或婴儿期起病,尤其是出生数日后出现发作。

(3)伴随症状多,系统受累:智力运动发育落后/倒退;肝脾大、心肌病;皮肤病变;特殊气味等。

(4)实验室检查:大细胞性贫血(甲基丙二酸尿症),外周血淋巴细胞空泡(溶酶体病,包括晚发性婴儿型及少年型神经元蜡样脂褐质沉积症);代谢危象(严重的代谢性酸中毒、低血糖等),与表面上的疾病不相符的代谢紊乱或发作性代谢紊乱;阵发性代谢紊乱,尤其是在大餐之后。

(5)脑电图:背景慢波、多灶性棘慢波、暴发-抑制表现。

(6)家族史:有同胞不明原因死亡,或近亲结婚。

2.提示　①每种遗传代谢病的发病率极低,但因为病种繁多,因此总的发生率并不像想象中低;②临床医师应提高警觉及早诊断,或通过普遍性新生儿筛查来发现疾病并给予适当治疗;③通常会在出生后有一段无症状的时间,之后会出现急性症状,如呕吐、昏迷、肝衰竭或其他症状;④新生儿期需要注意的症状包括嗜睡、昏迷、呼吸暂停、打嗝、抽搐、角弓反张、低张力、呼吸窘迫、吸吮力差等。

3.代谢性病因　痫性发作作为潜在的代谢性疾病的一种常见的神经系统并发症出现。在重症监护病房有超过 1/3 的患者可出现痫性发作,多器官功能衰竭是其常见原因,包括心脏、肺、肝和肾衰竭等,都是代谢性痫性发作的病因。痫性发作可表现为全面强直-阵挛性、复杂部分性、单纯运动性(此发作类型不常见)。对代谢紊乱的初步筛查应包括电解质紊乱、低氧血症、尿毒症、高氨血症等,还需排除酒精戒断、使用毒品(如可卡因和苯丙胺等)。

(1)血糖异常:评价痛性发作时的血糖水平、回顾用药及评估潜在的糖尿病。

(2)低钠血症(hyponatremia):①肾脏性病因,利尿剂、肾小管性酸中毒、部分梗阻、耗盐性肾炎、抗利尿激素分泌异常综合征(SIADH);②非肾性丢失,肾上腺功能不全、水中毒、甲减、剧吐、腹泻。

(3)低钙血症(hypocalcemia):常见原因包括高磷血症(肾衰竭、横纹肌溶解症)、维生素D缺乏症、假性甲状旁腺功能减退、药物或毒物(苯巴比妥、苯妥英钠、鱼精蛋白、秋水仙碱、顺铂、庆大霉素)、大量输血,应及时纠正低血清白蛋白,检查循环性甲状旁腺激素。

(4)低镁血症(hypomagnesemia):①摄入降低,蛋白营养不良,长期静脉治疗;②吸收不足,口炎性腹泻、短肠综合征;③丢失过多(通过体液),腹泻、肠炎、胃肠减压、胃肠瘘;④丢失过多(通过尿液),利尿剂、肾小管性酸中毒、肾衰竭、慢性酒精中毒、原发性醛固酮增多症、高钙血症、甲亢、缓解中的糖尿病酮症酸中毒。

(5)肝衰竭、甲状腺危象:检查 T_3、游离 T_4、促甲状腺激素(TSH)。

(6)肾衰竭、尿毒症:可导致电解质紊乱和尿毒症。

(7)缺血缺氧性脑病:卒中、心肺功能衰竭、一氧化碳中毒。

(8)药物/毒物:可卡因、苯丙胺、酒精相关性、重金属(罕见)。

(9)药物引起:青霉素、环孢素、FK506;罕见的有卡马西平、氯丙嗪、氟哌啶醇。

(10)先天性代谢异常:卟啉病、精神病、便秘;维生素 B_6 缺乏。

(四)免疫性病因

由自身免疫介导的中枢神经系统炎症导致的癫痫,如自身免疫性脑炎中抗 N-甲基-D-天冬氨酸(NMDA)受体脑炎、边缘叶脑炎,这种免疫性病变必须使发展为癫痫的风险有实质性增加,且癫痫发作是核心症状。

1.越来越多的证据表明自身免疫性因素也是癫痫的重要原因。ILAE 新分类中的病因已列入免疫性。

2.在临床工作中并不是所有不明原因局灶性癫痫都需要做抗体检测,但对于那些急性起病的重症或难治性颞叶癫痫,特别是成人近期发作的隐源性癫痫伴频繁发作,或新发难治性癫痫持续状态和(或)抗癫痫发作药物耐药,以及自身免疫性脑炎相关临床综合征样表现的癫痫均要考虑做相关抗体检测。

3.早期识别、早期治疗不仅能够改善急性期预后,而且也能降低远期慢性癫痫的发生。

(五)感染性病因

已知感染,且癫痫发作是核心症状,如结核性脑膜炎、病毒性脑炎、脑囊虫等。研究发现,脑炎或脑膜炎患者发生癫痫的风险是普通人群的 7 倍,患癫痫风险在感染后 5 年内最高,并且在 15 年内持续存在。病毒性脑炎较细菌性脑膜炎患病风险高,治疗困难。

(六)未知性病因

潜在病因尚不明确。但随着头部影像学、深部电极、基因技术及癫痫外科学的发展,原因不明癫痫会逐渐降低。

明确癫痫的病因有利于医师制订正确的治疗方案,病因不同,治疗方法、选用的药物、治疗周期及预后都不一样。癫痫的发生是内在遗传因素和外界环境因素在个体内相互作用的结果,每个癫痫患者的病因学均包含这两种因素,只不过各自所占比例不同。一般认为癫痫发作需要具备3个要素:遗传性、脑部病理性损伤、诱发性因素。前2个要素更为重要,在惊厥阈值偏高的情况下,即使致痫的脑损伤及导致癫痫发作的诱发因素都存在,也不一定发病;相反,在惊厥阈值偏低的情况下,单独的致痫性脑损伤或诱发因素就可引发癫痫。遗传基因的变异既可以是家族遗传性的,又可以是新生的。致病基因检测、遗传代谢病筛查及高质量的脑部影像学等工具的使用,能够为癫痫病因学的诊断提供重要信息。但值得注意的是,同一癫痫患者的病因可以同时分属几个不同的病因学组。不同年龄组病因也不同(表10-2)。

表 10-2　癫痫患者不同年龄组常见病因

年龄组	病因
新生儿及婴儿期(1~6月龄)	先天性发育障碍、围生期因素(缺氧、窒息、头颅产伤)、遗传代谢性疾病(低血糖、低血钙、维生素 B_6 缺乏、苯丙酮尿症等)、皮质发育畸形、婴儿痉挛症
幼童时期(6月龄至3岁)	婴儿痉挛症、热性惊厥、缺氧、窒息、头颅产伤、感染、创伤、皮质发育不全、代谢紊乱、意外的药物中毒
儿童及青春期	特发性(与遗传因素有关)、先天性及围生期因素(缺氧、窒息、头颅产伤)、中枢神经系统感染、脑发育异常等
成人期	海马硬化、头颅外伤、脑肿瘤、中枢神经系统感染性疾病等
老年期	脑血管意外、脑肿瘤、代谢性疾病、变性病、创伤等

二、癫痫发作的诱因

当中枢神经受到足够强的刺激时,都有引起惊厥发作的可能性。同样的外界刺激强度作用于不同的人体,惊厥阈值低的可能发生癫痫发作,惊厥阈值高的发生癫痫的可能性就小;人在不同时期遭受相同强度的外界刺激,在惊厥阈值低的时候癫痫发作的可能性就大,而在惊厥阈值高的时候发生癫痫的可能性就小。每个人的癫痫阈值是不同的,阈值的变化受内外环境因素的影响,脑的结构或代谢发生的异常改变为内在因素,睡眠缺乏、饮酒、头部外伤等为外部因素。对于癫痫患者来说,发作的内在因素很难改变,但外部因素多且复杂。下面这些因素可能是癫痫发作的诱因。

1.应激状态　应激引起自主神经系统和下丘脑-腺垂体-肾上腺皮质功能紊乱,降低癫痫发作阈值。一般情况下急性应激可导致癫痫发作,而慢性应激增加癫痫发作的次数。此外,应激状态引起的失眠、焦虑及情绪改变也是癫痫发作的常见诱因。

2.精神心理压力　精神心理压力可促使神经系统分泌相关激素,并作用于大脑,诱发癫痫发作;在某些特定类型的癫痫,如部分性癫痫发作与大脑的特定区域联系较大,而这些区域与大脑参加情绪反应和应对压力的大脑区域是一致的,两者相互作用导致癫痫发作;长期的压力大会引起焦虑、抑郁和失眠,反过来,焦虑、抑郁又会使压力进一步增大,这种恶性循环会引起更多的情绪和睡眠问题,从而诱发癫痫。

3.睡眠紊乱　睡眠中,随着睡眠周期的变化,大脑的电活动和激素分泌活动也会发生变化。一方面,睡眠不足可能引起患者癫痫发作,或使癫痫恶化。另一方面,脑干网状结构中上行激活系统的功能在睡眠时低下,使大脑皮质和边缘系统脱离了激活系统(大脑)控制,造成隐匿的异常放电释放。如有些患者只在睡觉时发作,并以刚入睡或刚醒转时癫痫发作多见。当然,有些患者的癫痫发作与睡眠的关联性并不强。此外,睡眠不足与过度疲劳都可以使大脑皮质功能紊乱,降低原有的发作阈值,诱发癫痫发作。

4.过度疲劳 癫痫患者常有明显的疲劳感。疲劳可能引起下丘脑-垂体-肾上腺轴(HPA)功能紊乱、免疫功能异常,产生大量抗胆碱能受体的自身抗体,继而影响自主神经功能。

5.酒精、咖啡、茶、可乐等 这些物质可阻断肾上腺素 α1 和 α2 受体的中枢兴奋作用,但肾上腺素有促进癫痫终止的作用,使得神经元被反复点燃,肢体肌张力发生改变,引起癫痫发作。饮酒后又易漏服药物,造成癫痫发作,甚至引起癫痫持续状态,长期饮酒的人在戒酒时可能会因酒精戒断诱发惊厥。因此,癫痫患者不能饮酒,包括白酒、啤酒,甚至含有酒精的黄酒、饮料及点心等。即使癫痫已被治愈或已有多年不发作,酗酒后可降低发作阈值,使本已控制的癫痫病灶死灰复燃而诱发癫痫复发。同酒精一样,咖啡、浓茶、可乐等都可能含有不同程度兴奋大脑皮质的物质,大量饮用可诱发癫痫发作。巧克力含糖量高,过多食用也可诱发癫痫发作。

6.不规范用药 不规范用药包括滥用或突然减量、加量及漏服药物。无论在国内还是国外,不规范用药可能是临床最常见的癫痫发作诱因,也是癫痫治疗失败的常见原因,发生率高,纠正困难,且常造成药物难治性癫痫。

7.月经周期 女性生理周期中激素水平的波动会影响癫痫发作的频率。如雌激素可能促进癫痫发作,孕激素抑制癫痫发作,约50%的育龄期女性癫痫患者在月经前后癫痫发作次数增多。仅在月经期出现的癫痫称为月经性癫痫,其原因是月经周期中雌激素和孕激素不平衡,雌激素分泌增多,而孕激素降低,癫痫发作的变化通常出现在排卵期,也就是月经来潮前的 1 周。

8.灯光及其他特定刺激 约3%的癫痫患者在特定强度闪光灯刺激下或者在特定视觉模式下会出现癫痫发作,称为光敏感性癫痫,属于反射性癫痫的一种。原因是强光或闪光,持续刺激视网膜上的神经细胞,传送到大脑,引起神经细胞异常放电。

9.其他疾病

(1)身体患有某种急性病或者感染是引起癫痫发作的常见诱因,如感冒、肺炎等往往与癫痫的发作有关。

(2)可能与躯体应激、发热或因为胃口变差,饮水不够导致的脱水有关。

(3)胃肠不适或腹痛、呕吐等症状也可能会引起脱水和无法按时服用抗癫痫发作药物,这也是导致癫痫发作的原因。

(4)患某些疾病的时候,导致睡眠质量变差,或服用的某些药物如抗生素、精神药物、上呼吸道感染的药物等有可能诱发癫痫。

10.饥饿 饥饿时,体内血糖水平降低,脑部能量供给下降导致癫痫阈值降低而诱发癫痫发作。

11.脱水 当大量出汗、恶心呕吐或腹泻时,可造成体内缺失水分,导致内环境紊乱,影响中枢神经系统的稳定性,此时即使原来没有癫痫发作的人也有可能出现惊厥症状;而对于癫痫患者来说,无论呕吐或腹泻都可能引起体内抗癫痫发作药物浓度下降、不稳定,诱发癫痫发作。因此,应及时纠正水、电解质紊乱,控制呕吐及腹泻,补充体内的抗癫痫发作药物(可将口服药物改为肌内注射或静脉用药)。

12.大量饮水及高糖食物　短时间内大量饮水,一方面体内水分增多,药物得到稀释,另一方面,饮水后大量排尿也会带走一部分药物,总体上使体内药物浓度快速下降。另外,一些饮料或含糖高的食物有利尿作用,大量食用或饮用也可能诱发癫痫发作。

13.气候与环境　气候与环境和癫痫发作有一定的关联性。如阴雨天,尤其是春秋季节或天气突然变化的时候,癫痫发作可能增多,这可能与温度、气压的改变引起患病、情绪及内分泌的变化有关。生活地域的变化也可能诱发癫痫发作。

14.创伤性脑损伤　创伤性脑损伤(TBI)是癫痫发作的重要诱发因素,也可能是癫痫发作的病因。癫痫的风险与脑外伤的数量和严重程度有关。反复的TBI,无论病情轻重,都会增加癫痫的风险。外伤性癫痫发作的风险在伤后不久最高,并在受伤后的多年内持续增加。损伤严重程度被认为是脑外伤后癫痫发生的最关键因素。其他已知的危险因素包括性别、受伤年龄、癫痫家族史和精神类共患病。

15.发热　发热时脑部代谢和耗氧量增加,可能影响到癫痫发作的阈值而诱发发作或使本来已经控制好的癫痫复发。儿童脑部发育尚未完善,发热更容易造成脑电活动异常,从而引起癫痫发作。所以,癫痫患者尤其是儿童癫痫患者,发热时要注意及时合理地处理。但对于轻度、短时程的发热不必太紧张。

第六节　饮食疗法在癫痫治疗中的应用

一、生酮饮食疗法

(一)脑神经网络及能量代谢

1.脑神经网络　脑部神经元、神经胶质通过神经突触相互连接,并与外周环境构成了神经系统的物理网络。异常的突触连接,形成神经兴奋性环路,使脑部神经网络高度同步化异常放电,从而引起癫痫发作。功能影像学发现,癫痫发作间期,癫痫病灶显示为低能量代谢,发作期表现为高能量代谢,说明发作期的高能量代谢是为兴奋性网络形成提供能量支持。痫性放电的实质是高能量在神经网络中的传播或泛化。如果能降低脑部的能量代谢,有可能使脑部网络的兴奋性下降,阻止异常放电的传播或泛化。目前,所使用的抗癫痫发作药物,就是通过抑制神经元的兴奋性控制癫痫发作的。

2.正常脑能量代谢　糖类、脂肪和蛋白质是生物体的能量来源,其供能顺序为:正常情况下,人体将糖类转变为葡萄糖,氧化分解为人体提供能量;当葡萄糖供给不足时,人体就会动员脂肪分解以供应能量;如果没有足够的脂肪(如长期饥饿、非常消瘦等),机体就开始由蛋白质分解提供能量。进食过程中,葡萄糖通过促进葡萄糖转运载体进入脑部。当葡萄糖供给不足时(如禁食过程中),脂肪酸为肌肉和其他组织提供能量,但它不能进入脑部。由脂肪酸产生的酮体和肝脏中的生酮氨基酸,通过转运载体进入大脑,为其提供另一种能量。

(二)生酮饮食

1.生酮饮食疗法　生酮饮食疗法(ketogenic diet,KD)又称为饥饿疗法,是一种高比例脂肪、低糖类和适量蛋白质的配方饮食,是将饮食中的脂肪、蛋白质、糖类之间的比例加以改变,比如脂肪占 80%,蛋白质和糖类占 20%,通过模拟机体饥饿状态下的代谢模式,脂肪分解产生酮体(78%β-羟丁酸、20%乙酰乙酸和 2%丙酮)并在体内蓄积,达到酮症状态。脑部神经元与神经胶质细胞虽然优先利用葡萄糖作为能量来源,但一旦葡萄糖缺乏,可以转向酮体为主要供能物质。这样达到既不影响正常机体的能量供给,又能控制癫痫的目的。与药物和手术相比,不良反应少,而且是一过性、可预防,同时具有促进患者行为认知发展的优势。

2.生酮饮食抗癫痫的作用机制　可能与以下几个方面相关。

(1)KD 治疗过程中产生大量酮体,这些酮体可抑制神经元的电压门控钠通道和钾通道,引起神经元去极化和降低神经元的兴奋性,从而起到抗癫痫的作用。

(2)抑制谷氨酸能突触传递,两种重要的酮体成分乙酰乙酸和 β-羟丁酸,均能阻断谷氨酸转运体囊泡的形成,抑制谷氨酸在突触间传递,起到抗惊厥作用。

(3)酮体降低葡萄糖代谢发挥抗癫痫作用。

目前虽然 KD 治疗癫痫的作用机制还不十分清楚,但可以肯定的是,治疗过程中产生的酮体等物质影响了机体,尤其是脑部的物质代谢,继而发挥了抗癫痫作用。

3.生酮饮食疗法疗效　对于难治性癫痫,严格掌握适应证,通过生酮饮食治疗,约 2/3 的患者发作降低超过 50%,20%的患者可以达到无发作。这与第一种抗癫痫发作药物治疗失败后,选用的第二种药物的疗效(13%患者达到无发作)相当;明显高于前两种失败后选用的第 3 种药物的疗效(仅有 1%患者达到无发作)。KD 治疗的患者,其认知、语言、行为和运动功能,都有一定程度的改善。可见,KD 是难治性癫痫尤其是儿童难治性癫痫患者除外科手术和神经调控术之外一个很好的选择。生酮饮食也可应用于成人。一般服用 3 个月以上才有效。

4.生酮饮食治疗适应证　生酮饮食应用于各种癫痫患者,尤其那些不适合手术的难治性癫痫患者。如结节性硬化症、皮质发育不良、半侧巨脑症等,mTOR 信号通路处于活跃状态,而生酮饮食疗法可抑制 mTOR 信号通路,可治疗这些疾病及其导致的顽固性癫痫。

生酮饮食的适应证(确定有效):葡萄糖转运体-1 缺陷症;丙酮酸脱氢酶缺陷症;婴儿痉挛症:约 2/3 的患者,可以降低超过 50%的发作;结节性硬化症;肌阵挛-失张力癫痫;Dravet 综合征;严重癫痫性脑病包括 LGS;难治性癫痫持续状态。

5.生酮饮食治疗禁忌证　生酮饮食治疗禁忌证包括脂肪酸代谢障碍、严重的肝脏疾病、没办法维持适量营养患者。

(1)生酮饮食治疗儿童难治性癫痫的绝对禁忌证:①肉(毒)碱缺乏症(主要为特发性)。肉碱棕榈酰基转移酶Ⅰ和Ⅱ缺乏症,肉碱转位酶缺乏症;②β-氧化作用缺陷症。短、中、长链酰基脱氢酶缺乏症;中、长链 3-羟酰辅酶 A 缺乏症;③丙酮酸羧化酶缺乏症;④卟啉病。生酮饮食为高脂肪饮食,上述这些疾病存在脂肪酸代谢障碍,可能造成严重代谢危险,常有发作性低酮性低血糖、高氨血症、神经系统症状、肝功能或肾功能异常、心肌或骨骼肌病变等表现,空腹、感染、呕吐、腹泻后尤其容易发生,个别甚至在新生儿期死亡。

(2)相对禁忌证:①无法维持适当营养的患者;②有明确手术指征,可以进行手术的癫痫患者;③家长或患者不能配合者;④没有家人照顾的患者。

(三)生酮饮食治疗方案

KD可以在门诊或住院期间启动,从普通饮食逐渐过渡(包括热量、成分比例过渡),滴定阶段通常为1~6个月,巩固阶段通常1~2年。1~2年癫痫无发作,且脑电图恢复正常为终止节点,3~6个月逐渐过渡到普通饮食(回归阶段)。然而,情况紧急时应当即刻停止。

1.住院方案　KD治疗流程:分为3个阶段。

(1)前期准备阶段:在住院之前应与医师充分沟通,衡量KD治疗的利弊、是否有适应证/禁忌证、患者及其家人能否充分配合,并做适当和必要的门诊检查。

(2)住院阶段:由于KD为高脂肪低蛋白饮食,在开始治疗时,患者可能出现低血糖或高酮血症等不良反应,建议住院观察1周左右。

1)治疗前全面临床和营养状况评价:在开始生酮饮食前,需要详细的病史和检查,特别是患者的饮食习惯,给予记录存档,以评价发作类型、排除生酮饮食的禁忌证,评估易导致并发症的危险因素。

2)完善相关检查:身高、体重、血常规和尿常规、肝肾功能、血电解质、微量元素、血清、尿有机酸、血清氨基酸、酰基肉毒碱、肾脏B超、心电图、脑电图等。

3)家人接受培训,与营养师共同制订食谱,学会制作方法,以便出院后在家进行。

4)选择合理食物开始治疗:首先禁食24~48小时,让血糖下降,酮体上升。监测生命体征及测量血糖、血酮、尿酮,若血酮大于2.5mmol/L,开始给予规范性生酮食物(最长禁食时间不超过48小时)。食谱中摄入食物中的脂肪/(蛋白质+糖类)比例为4:1,先从总量的1/3、2/3过渡到全量。禁食能让患者快速达到酮症状态,但禁食与不禁食,不影响患者3个月后的疗效。因此,可以直接从总热量的1/3开始生酮饮食治疗。

5)定期复查,找到合适的酮体水平控制发作。现在治疗也可以在门诊进行。禁食也被越来越多的治疗中心放弃。

6)正确处理治疗初期常见问题:如低血糖、过分酮症、酮症不足、恶心呕吐、困倦或嗜睡、癫痫发作增加或无效、生长发育问题等,需要对症处理。

7)出院前准备:学会生酮饮食的操作,掌握生酮食谱的制作技巧;学会生酮饮食治疗期间出现不良反应的处理措施;掌握生酮治疗期间每月、每季度需要复查的项目;学会生酮治疗发作日记的记录,包括作息时间、进食时间、饮食比例、热量、发作时间与发作次数、血酮、血糖及尿酮的监测记录;一般要求至少前3个月以成品食物为主,利于血酮稳定,便于调整到达最佳治疗效果。

(3)出院调整阶段

1)出院后的第1个月内较为关键,医师或营养师会根据患者的饮食和发作情况,进行热量和食物的精细调整。患者一般每周复诊1次,也可通过电话、微信等方式复诊,以便得到专业的指导。

2)复诊或随访:在开始阶段应与家属保持较密切的联系,稳定后1~3个月随访一次,或根据医师或营养师的建议确定随访时间。随访的项目包括对患者营养状况的评估,根据身高、体重和年龄调整食物热量和成分,监测不良反应,进行必要的实验室检查。

2.门诊方案

(1)咨询和了解相关知识,初步判断是否适合KD。

（2）检查和评估，排除禁忌证。

（3）健康教育，营养师制订生酮饮食方案。

（4）治疗期间早晚监测尿酮，每周监测身高、体重、发作时间、进餐时间和热量登记，补充枸橼酸钾、钙、维生素，定期门诊复查。

3.生酮饮食的评估和停止

（1）KD剂量标准：根据中国居民膳食能量需要量（RNI），结合个体的身高、体重等营养发育水平，给定合理的热量需要量。理想状态，根据体格生长发育调节：每周监测身高、体重；实际上，患者家长或本人可以摸索出适合本人的热量需要量。

（2）合格的KD标准

1）生长发育正常：身高、体重、精神状态及营养指标正常。

2）酮症指标理想：尿酮+++~++++，血酮2~4.0mmol/L，血糖4~5mmol/L，血酮/血糖≈（1~2）∶1。

3）食物结构合理：多种食物，大便每日自然有、通畅。

（3）疗效评估：1~3个月起效，有的在治疗6个月才有效。所以，建议至少坚持3个月，再复合评价效果。

（4）KD在癫痫方面的疗效评价

1）发作次数降低。

2）发作程度减轻或发作时间缩短。

3）在医师的指导下，降低抗癫痫发作药物而癫痫发作未增多。

4）行为和认知功能的改善。

5）脑电图改善。

（5）KD的停止：至少坚持6个月，如果无效，应逐渐降低生酮饮食的比例，所有摄入食物中的脂肪/（蛋白质+糖类）比例由4∶1至3∶1至2∶1，直到酮症消失，恢复到正常饮食。如果有效，可维持生酮饮食2~3年。对于葡萄糖载体缺乏症、丙酮酸脱氢酶缺乏症和结节性硬化的患者应延长治疗时间。对于发作完全控制的患者，80%的人在停止生酮饮食后仍可保持无发作。

4.KD常见的不良反应及处理方法　KD也有不良反应，与抗癫痫发作药物相比较轻且可预防。

（1）高酮血症：需要在医院检查发现并及时纠正。

（2）恶心呕吐：多数不需要特殊处理，但应注意引起电解质紊乱。

（3）体重下降：经常监测和评估，需医师或营养师制订含有足够蛋白质和热量的食物。

（4）便秘：较常见。可选择纤维素含量高的蔬菜，多喝水，必要时使用缓泻剂。

（5）腹泻。

（6）高脂血症：发生率30%，临床意义不明确。如果生酮饮食在2年或更短的时间内停止，患者恢复正常饮食后，血脂会恢复正常。

（7）肾结石：接受生酮饮食的患者，肾结石发生率2%~10%。生酮饮食过程中，可用尿试纸检测尿中有无红细胞，及早发现肾结石，一般每周3次。建议生酮饮食初期添加枸橼酸钾，可将结石的风险降低至0.9%。可添加枸橼酸钾碱化尿液，多饮水。这些方法可以溶解结石，患者基本不需要进行手术或碎石。

（8）低蛋白血症：经常监测和评估，必要时需医师或营养师制订含有足够蛋白质的食物。

（9）低血钙：生酮饮食的饮食结构是不均衡的，需要额外补充钙及多种维生素。

（10）感染。

（四）生酮饮食治疗过程中的注意事项

1.生酮饮食治疗的患者，对额外摄取的糖类非常敏感，可引起癫痫发作增多。而糖类是糖和淀粉类食物的主要成分，包括米、面、土豆、芋头、白糖、番薯及一些甜的蔬果。因此，在实际生活中，接受 KD 治疗的患者，应注意不要摄入含有这些成分的蔬菜、水果、食品、饮料等。

2.年龄不是影响疗效的主要原因。

3.生酮饮食首要目的是控制发作，其次是降低或停用抗癫痫发作药物。所以，在进行生酮饮食治疗过程中是否需要减停药物，需要根据患者的具体情况并在医师指导下进行。与抗癫痫发作药物治疗一样，生酮饮食有效控制发作，一般需要坚持 2~3 年，逐渐恢复正常饮食。如果治疗效果好、实施不难，也可以坚持更长时间。

4.生酮饮食是一种自然疗法，尽管有一些不良反应，但多数不严重，相对比较安全。但是，任何一个医疗行为都可能有不良反应。所以，生酮饮食必须在医师或接受过正规培训的营养师的指导下进行。家人的耐心和患者的配合是生酮饮食疗法成功的关键。

5.治疗过程中患者患其他疾病，需要停止生酮饮食的，可以暂时停止，待疾病恢复后再重新开始。这样也是有效的。

（五）生酮饮食治疗时用药注意事项

1.口服药物优先选择不含糖的，具体可遵医嘱。

2.经静脉使用的液体尽量不含糖类。可用生理盐水代替葡萄糖静脉输入。

3.清晨测空腹体重（每周 1 次）。

4.尿酮体、血糖每周测定 2~3 次（用试纸在家自测）。

5.每月复查 1 次血生化、尿 Ca/Cr、血常规和尿常规。

6.每 3 个月复诊脑电图和心电图。

二、其他饮食疗法

（一）改良型阿特金斯饮食疗法

1.概念　改良型阿特金斯饮食（modified Atkins diet，MAD）疗法，也是使用高脂肪、低糖类食物。与经典的生酮饮食不同点在于，这种饮食对热量、蛋白质没有限制，只限制每日的糖类摄入量。其优点是不需要计算热量，大部分食物无须称重，患者不需要住院，家人可以在很短的时间内学会使用此方法制作食品。由于蛋白质比例相对较高，不良反应发生率明显降低。

2.疗效　与 KD 疗效相当。约 50% 的患者能降低 50% ~90% 的发作，近 1/3 患者的发作降低大于 90%。

3.适应证　年长的儿童、青少年及成人难治性癫痫患者均可。一般认为改良阿特金斯饮食可能是治疗儿童难治性癫痫的首要选择，但经典生酮更适合<2 岁患者的一线饮食治疗方案。

4.方法 在第 1 个月内,将糖类限制在儿童 10g/d、成人 15g/d;1 个月后糖类可每月增加 5g/d,最高可达到 30g/d。同时补充各种维生素和矿物质。经常监测尿酮和尿隐血。必须在医师或营养师的指导下进行。经典的生酮饮食疗法,主要适用于需要进流质饮食的婴儿及发作严重的儿童,改良型阿特金斯饮食疗法更适用于年龄较大的儿童及成人,在临床工作中二者可以互相转换。

(二)低血糖生成指数饮食

1.概念 低血糖生成指数治疗(lowglycemic index treatment,LGIT)和改良的阿特金斯饮食疗法相近,也是近年来在经典的生酮饮食基础上发展起来的一种新的饮食疗法。主要是依赖摄入血糖指数(GI)低于 50 的食物。就是选择那些不容易引起血糖波动的食物,降低大脑的兴奋性,从而预防和控制癫痫发作。本质上也是一种高脂、低糖类的饮食,但与 KD 相比降低了脂肪比例,改善了饮食口感,患者更容易操作和耐受,且疗效接近 KD,不良反应较 KD 小,可作为成人和儿童难治性癫痫患者的首选饮食疗法,也可以与 KD 互换,具有广泛的应用前景。作用机制尚不明确,但 LGIT 研究提示,血糖可能在饮食治疗中起一定作用。

2.LGIT 适应人群 葡萄糖转运体-1 缺陷症;丙酮酸脱氢酶缺陷症;癫痫综合征:West 综合征、Doose 综合征、Dravet 综合征、LGS;结节性硬化症伴难治性癫痫;不想操作生酮饮食管理的人群;发作稀少,不想使用抗癫痫发作药物治疗的人群;想减停药物的患者;想兼顾学习与工作的患者;肿瘤或肥胖人群。

3.开展流程

(1)门诊开展,患者教育。

(2)了解患者饮食习惯、活动量,制订饮食方案。

(3)鼓励摄入低 GI 食物(列举日常可食用的低 GI 食物),降低主食及含糖食物摄入。

(4)鼓励添加坚果及生酮专用食品作为代餐。

(5)建议少食多餐,控制食量。

(6)鼓励增加脂肪占 50% 以上、蔬菜摄入量在 300g/d 以上,可适当补充多种维生素和矿物质,增加饮水量。

(7)经常测患者身高和体重,评估生长发育情况,1~3 个月测各种血生化指标。

4.低 GI 食物的选择

(1)概念:GI 是测量食物升高血糖水平的一个指标,是食物进入人体后血糖生成的应答状况。GI 是指标准定量下(通常为 50g)的某种食物中糖类引起血糖上升所产生的血糖时间曲线下面积和标准物质(一般为葡萄糖)所产生的血糖时间下面积之比值再乘以 100,它反映了某种食物与葡萄糖相比升高血糖的速度和能力,葡萄糖为 100,其他食物波动于 0~100。高 GI 食物进入肠道后消化快、吸收好,葡萄糖能够迅速进入血液,可引起血糖大幅度升高,而低 GI 食物进入肠道后停留的时间长,释放缓慢,葡萄糖进入血液后峰值较低,可避免血糖的剧烈波动。

(2)低 GI 食物的选择

1)注意食物类别和精度:同类食物选择硬质粗加工的;多选择豆类及蔬菜类食物。

2)选择不容易糊化的谷物类制品,加工时间短、质硬、黏度小。

3)选择含膳食纤维高的食物,如魔芋、葛粉等。

4）多选择叶类、茎类,少选择根类,如选择芹菜,少选择土豆、山药等。

5）合理搭配,混合膳食,主副食搭配,包子、饺子等。

6）生食物 GI 低于熟食物 GI。

5.用正确方法制作低 GI 食物

（1）粗粮粗加工,不要细作。

（2）简单加工食物,蔬菜能不切就不切,谷类、豆类能整粒食用就不要磨。

（3）多吃膳食纤维高的食物,如魔芋、葛粉、芹菜、木耳、竹笋等。

（4）增加主食中的蛋白质,如包子、饺子(皮薄馅多)等。

（5）急火煮,少加水,食物软硬、生熟、稠稀、颗粒大小对 GI 都有影响。

（6）高低搭配,混合膳食。

（7）可多吃醋,食物经过发酵产生的酸性物质可降低 GI。

第十一章　头晕/眩晕

第一节　头晕/眩晕的临床分类

　　头晕/眩晕是一种不舒适的身体感受,其中眩晕多指因空间定向能力紊乱所引起的运动错觉。除精神(或情绪)引起的眩晕外,所有生理眩晕和病理性眩晕均有其神经生理或病理生理的发生机制。既往教科书多采用外周性眩晕和中枢性眩晕的分类方法,基于临床实用和急诊处理的考虑,对急性发作的眩晕类疾病更强调快速临床思维过程和及时鉴别诊断治疗。由于眩晕发病的临床特点多样,Bárány 学会近年来为了促进临床医师和研究者之间的有效交流,通过建立内部的系统工作流程和促进不同专业学会之间达成共识的工作流程,推出了"前庭疾病国际分类"(International Classification of Vestibular Disorders, ICVD)规则。其意义在于促进相关疾病诊断标准的制定、流行病学调查、机制与治疗的研究。

　　目前,临床工作中将其推荐为常用的头晕/眩晕分类方法。

一、头晕/眩晕的临床分类

　　如果仅从眩晕的角度出发,可以将导致眩晕的临床各科多种疾病进行归类,其临床分类很多。如果按照发生疾病的部位区分,可以分为外周性眩晕、中枢性眩晕,或耳源性眩晕、非耳源性眩晕。如果按照引起疾病的原因区分,可以分为血管性眩晕、创伤性眩晕、药物性眩晕、感染性眩晕、位置性眩晕、自身免疫性眩晕等。如果按照发病的时间区分,可以分为急性眩晕、慢性眩晕。如果按照眩晕的性质区分,可以分为旋转性眩晕、非旋转性眩晕,或真性眩晕、假性眩晕等。如果按照发病的年龄区分,可以分为儿童性眩晕、老年性眩晕。

　　由于眩晕疾病分类的出发点不同,分类方法多样,导致不同学科之间的交流容易出现混乱。因此,Bárány 学会推出了 ICVD 规则,其定义明确、方法简便、相对规范。其主要包括症状和体征、综合征、功能障碍及疾病诊断、发病机制等四个层面内容,是目前临床推荐使用的前庭疾病分类方法。

二、前庭症状的基本概念

　　由于前庭系统可分为广义和狭义两种,涉及脑内诸多神经调节范畴,因此 ICVD 中限定的前庭疾病是指源于前庭系统的疾病,特指影响到内耳前庭迷路、连接迷路到脑干的结构、小脑、处理空间刺激的皮质下结构,以及前庭皮质的相关疾病;还包括原发于其他系统但产生与前庭功能障碍相似症状的疾病,但对原发的非前庭疾病不进行重新定义或分类。

　　由于前庭系统疾病可出现多种易混淆的症状,前庭症状本身也不具备完全特异性的定位和疾病分类的含义,因此术语描述要纯粹,其一致性很关键,ICVD 限定的前庭核心症状分为以下四类。

　　1.头晕　是指空间定向能力受损或功能失调的感觉,没有运动错觉或扭曲。

　　2.眩晕　是指自身没有运动但感受到自身(头/身体)运动,或者在正常头部运动时出现异常的自身运动感觉。

3.前庭-视觉症状　是由前庭病变或视觉与前庭系统相互作用所引起的视觉症状。其包括运动错觉、周围景物倾斜和由前庭功能损失引起的动态视物模糊等。

4.姿势性症状　是指在直立位或行走时出现的、与姿势维持有关的平衡症状。其包括不稳感、方向性倾倒，或者与平衡相关或其他前庭症状相关的将要跌倒的感觉，以及与平衡相关或与其他前庭症状相关的完全不稳与跌倒等。

三、前庭综合征的概念与意义

ICVD 中提出的综合征概念在症状和体征，以及引起这些症状和体征的疾病与功能障碍之间架起了一座桥梁，包括三个特定的综合征，其意义在于尽可能地规范临床诊断和研究范畴的纳入标准，以利于临床诊治路径建立。

1.急性前庭综合征（acute vestibular syndrome，AVS）　是一组以急性起病、持续性头晕、眩晕或不稳为主要症状，持续数天至数周，通常有进行性前庭系统功能障碍的临床综合征。此类综合征为单次突然发作的前庭症状和体征，具有单时相并持续一定时间的特点，主要包括前庭神经（元）炎、急性迷路炎、损伤性前庭性疾病、脱髓鞘疾病及脑卒中所引起的外周或中枢前庭系统损害。常见病因以前庭周围性疾病为主，但脑卒中引起的急性眩晕后果最为严重，需要高度重视并优先识别。

2.发作性前庭综合征（episodic vestibular syndrome，EVS）　是一组以短暂发作的眩晕、头晕、站立不稳为主要症状的综合征，持续数秒到数小时，偶有数天，通常包括一些暂时的、短暂的前庭系统功能障碍（如眼震、跌倒发作等），也有一些症状和体征提示耳蜗或中枢神经系统功能障碍。此类综合征通常具有多次反复发作的特点（也可能是发作性疾病在首发事件之后的初次表现），包括良性阵发性位置性眩晕、梅尼埃病、前庭偏头痛、惊厥发作、低血糖及短暂性脑缺血发作引起的中枢或外周前庭系统结构损害。

3.慢性前庭综合征（chronic vestibular syndrome，CVS）　是一组以慢性头晕、眩晕或不稳为主要症状，持续数月至数年，通常有持续性前庭系统功能障碍（视震荡、眼震、步态不稳）的临床综合征，也有一些症状和体征提示耳蜗或中枢神经系统功能障碍。包含持续时间超过一定标准的前庭症状和体征的疾病与功能障碍，如双侧前庭功能减退或小脑变性、老年性前庭病、持续性姿势-知觉性头晕等。

四、功能障碍和疾病诊断及发病机制探讨

ICVD 分类的第三层含义在于尽量使用现有的术语和最佳的术语进行描述并试图包含全部前庭疾病和功能障碍。但由于大多数前庭疾病没有单一的有效检查依据来确诊，因此结合症状维度（如类型、时间、诱因等）及辅助检查结果等临床实用标准（包括支持标准和否定标准），尽可能对疾病进行"确诊"和给出"可能"的诊断，其区分程度非常重要。因为 ICVD 的目的是推荐临床医师仅对确诊患者采用高风险的治疗手段，而对可能诊断的患者则采用低风险的治疗方法（如生活方式改变等）。

为了明确诊断和给予患者最佳的治疗方案，临床医师还必须研究临床表现背后的发病机制，但是现阶段前庭疾病的病理解剖、病理生理和病因学机制还有待发展与完善，这也为今后的工作指明了方向。

五、可引起眩晕的疾病

临床各科均可见到眩晕疾病,其中以耳科疾病引起的眩晕最为多见,下面列举一些在临床鉴别诊断中应着重考虑的常见疾病。

1.耳科疾病　外耳道异物或耵聍栓塞,尤其是豆类异物或耵聍块经水泡胀压迫外耳道后壁的迷走神经,经神经反射到前庭系统引发眩晕。气压性中耳炎、分泌性中耳炎、化脓性中耳炎、中耳及乳突肿瘤可引起眩晕。鼓室成型术后镫骨足板如被推入前庭窗,压迫椭圆囊斑或其神经可引起眩晕。耳硬化症病灶侵及内耳道骨壁或前庭器官的骨壁可引发眩晕。此外,迷路瘘管、各种迷路炎和迷路特殊感染等也可引发眩晕。

常见的有突发性聋伴眩晕、良性阵发性位置性眩晕、梅尼埃病、前庭神经炎、复发性前庭病、迷路供血障碍、迷路震荡、迷路出血、迷路外伤、大前庭水管综合征、迟发性膜迷路积水、运动病、内耳减压病、Hunt 综合征、化学物质及药物耳毒性引发的眩晕等疾病。

2.神经(内、外)科疾病　包括后循环供血不足、小脑脑桥角占位病变、小脑占位病变、脑干占位病变、多发性硬化、延髓空洞症、颞骨骨折、颅脑外伤、脑炎及脑膜炎、颅颈结合部位畸形、偏头痛、遗传性共济失调,以及睡眠障碍、精神性眩晕、持续性姿势-知觉性头晕等。

3.内科疾病　血液病、糖尿病及出血性紫癜等引起的迷路出血;高血压、低血压、高血脂、血管硬化、心脏病、胶原病等引起的迷路供血障碍;代谢病、内分泌疾病等引起内耳体液循环和代谢紊乱;慢性疲劳综合征及艾滋病等。

4.外科、骨科疾病　外伤、颈肌损伤、颈部疾病、Paget 综合征等。

5.皮肤科疾病　先天性及后天性梅毒。

6.眼科疾病　各种眼病性眩晕。

7.儿科疾病　颅后窝占位病变如小脑肿瘤,肠寄生虫病如肠蛔虫病,先天性心脏病,以及上述各科的不少疾病也可见于儿童。

8.妇产科疾病　妊娠早期的妊娠反应可引起眩晕;妊娠后期迷走神经腹腔丛受压,通过神经反射可引发眩晕,立位和坐位时加重,卧位时减轻。这类孕妇多不能起床,分娩后即不再眩晕。此外,妊娠高血压等也可引发眩晕。

第二节　眩晕诊治原则

一、眩晕症状的分类

1.眩晕症状的国际分类　2012 年 Bárány 学会前庭疾病分类委员会发布了前庭症状的国际分类方法,这一文件正在规范前庭症状的临床分类。按照该分类方法,前庭症状可分为四大类:眩晕、头晕、前庭-视觉症状和姿势性症状。

每一类症状的细分见表 11-1。

表 11-1　前庭症状

眩晕	头晕	前庭-视觉症状	姿势性症状
1.自发性眩晕	1.自发性头晕	1.外在的眩晕	1.不稳
2.诱发性眩晕	2.诱发性头晕	2.振动幻视	2.方向性倾倒

（续表）

眩晕	头晕	前庭-视觉症状	姿势性症状
（1）位置性眩晕	（1）位置性头晕	3.视觉延迟	3.平衡相关的近乎跌倒
（2）头运动眩晕	（2）头运动头晕	4.视觉倾斜	4.平衡相关的跌倒
（3）视觉引发的眩晕	（3）视觉引发的头晕	5.运动引发的视物模糊	
（4）声音引发的眩晕	（4）声音引发的头晕		
（5）Valsalva 动作引发的眩晕	（5）Valsalva 动作引发的头晕		
（6）直立性眩晕	（6）直立性头晕		
（7）其他诱发性眩晕	（7）其他诱发性头晕		

2.眩晕病史的询问　前庭疾病诊断的主要依据是症状,这是眩晕正确诊断的前提,正确理解和定义前庭症状也是专业交流的基础。眩晕是自身运动感,是内在性前庭感觉,有别于所谓的外在性视动感觉。眩晕症状是眩晕症诊断最核心的内容之一。病史采集在医师的职业生涯中是一门艺术,随着经验的积累会日臻完善。目前,关于前庭疾病有很多问卷,但执业医师不必拘泥于这些问卷,可以根据个人的经验灵活应用。病史采集的内容包括起病时的症状、严重程度、波动状况、疾病进展、激发因素、缓解因素、残留症状和功能障碍等情况。当然,过敏史、服用药物等情况及全身情况也需关注。在进行眩晕的问诊时,应建议患者用自己的语言去描述自身的感觉。

（1）眩晕的持续时间和病程:问诊的问题有症状是发作性还是持续性,每次发作持续多长时间,发作间期是否完全正常? 发作性眩晕持续数秒并与头位变化相关可能是良性阵发性位置性眩晕;眩晕持续数十分钟至数小时可能是梅尼埃病或者前庭性偏头痛,也可见于脑干或小脑相关结构短暂缺血发作;眩晕持续数天可能是前庭神经元炎或者前庭性偏头痛;发作性运动敏感,尤其是用力时症状明显,提示外淋巴瘘,尤其是有头部或者耳部创伤者。

（2）眩晕的类型:旋转性头晕(类似于旋转之后的感觉,如前庭神经炎等);姿势不稳感(如乘船遭遇风浪的摇摆感,可见于精神性眩晕等);头麻木感(可见于药物或毒物反应,如乙醇、镇静药、肌松药等)。

（3）眩晕激发或加重:无激发因素(如前庭神经炎);步行时出现(可见于双侧前庭病);转动头部时加重(如前庭阵发症);头位改变(可见于良性阵发性位置性眩晕);咳嗽、压力或某一频率的声音——Tullio 现象(如外淋巴瘘);某种社交场合(可见于精神性头晕-恐惧性姿势性头晕)。需要进一步根据伴随症状进行问诊和分析。

二、眩晕常见疾病的鉴别诊断

眩晕一般会伴随感知、眼动、姿势和自主神经症状(如眩晕、眼震、共济失调、恶心和呕吐等)。这四类症状反映前庭系统与其他感觉-运动系统之间的相互关联:①眩晕是前庭皮质空间感觉定位异常;②眼震是前庭-眼反射失衡的结果,并可激活脑干神经元环路;③前庭共济失调和姿势失衡是单突触与多突触前庭-脊髓通路的异常激活;④伴随头晕的自主神经反应,恶心、呕吐和焦虑是上行和下行前庭-自主神经系统激活延髓呕吐中枢的结果。眩晕症诊断与鉴别诊断涉及病史采集、专科查体、诊断试验等,掌握其规律是建立前庭疾病诊断基本思路的前提。眩晕症诊断和治疗通常需要进行多学科思考,病史的采集比前庭功能检查和影像学等辅助检查重要得多。

1.眩晕的分类鉴别　在病史采集后,可以将眩晕基本分为以下七大类,这七大类疾病可以作为眩晕鉴别诊断的重要内容。

(1)眩晕和头晕(如昏厥前状态或药物不良反应)。

(2)单发性或复发性眩晕(如梅尼埃病、偏头痛性眩晕)。

(3)持续性眩晕(如前庭神经炎、Wallenberg 综合征)。

(4)位置性/变位性眩晕(如良性阵发性位置性眩晕、中枢性位置性头晕)。

(5)振动幻视(视觉环境明显运动如双侧前庭病、下跳性眼震)。

(6)眩晕伴有听功能异常(如梅尼埃病、Cogan 综合征)。

(7)眩晕或反复头晕伴姿势不稳(如恐惧性姿势眩晕、发作性共济失调)。

下述 5 种疾病占眩晕疾病的 50%,具体如下:良性阵发性位置性眩晕;偏头痛性眩晕;梅尼埃病;前庭神经炎;精神性眩晕。

2.按照症状组合分类鉴别

(1)前庭症状同时有听力症状见于:

梅尼埃病

外淋巴瘘或前半规管裂综合征

前庭阵发症

脑桥小脑角肿瘤

内耳自身免疫病

耳部/头部创伤

延髓脑桥脑干梗死

延髓脑桥多发性硬化斑块

迷路梗死(如小脑前下动脉、迷路动脉梗死等)

高黏滞综合征

神经迷路炎

耳带状疱疹

胆脂瘤型中耳炎

耳硬化症

(2)周围物体晃动

1)头位静止时出现,见于:

自发性前庭性眼震(如前庭神经炎)

先天性眼震(取决于凝视的方向)

下跳性眼震

上跳性眼震

后天性钟摆样眼震

周期性交替性眼震

视性眼阵挛

眼球扑动

前庭阵发症

单眼上斜肌肌颤搐

阵发性眼球倾斜

点头痉挛(婴儿)

Voluntary 眼震

2)只在头动时出现,见于:

双侧前庭病

眼球运动系统疾病

前庭阵发症(部分患者)

良性阵发性位置性眩晕

中枢性位置性/体位性眩晕

前庭小脑性共济失调

外淋巴瘘/前半规管裂综合征

创伤后耳石性眩晕

旋转性椎动脉闭塞综合征

药物毒性

(3)眩晕同时伴有脑干或小脑症状见于:

基底/前庭性偏头痛

药物毒性

颅颈畸形

腔隙性或分水岭梗死

出血

炎症(如多发性硬化斑块)

脑干脑炎

头部创伤

脑桥小脑角、脑干或小脑肿瘤

家族性发作性共济失调 2 型

Creutzfeldt-Jakob 病

(4)眩晕伴头痛见于:

无先兆型偏头痛(运动病)

基底/前庭性偏头痛

脑干/小脑缺血

椎基底动脉夹层

小脑幕下出血

内耳/中耳感染

头部创伤(尤其见于颞骨横行骨折)

小脑幕下肿瘤

耳带状疱疹

三、眼动的类型与意义

眼动有三种基本类型：平稳跟踪、扫视和前庭-眼反射。下面总结这三种眼动的特征、主要功能和临床检查、病理结果及前庭眼震和凝视性眼震。临床上一般性原则：在临床上往往需要将不同眼动系统检查进行综合分析（综合分析包括平稳跟踪、扫视和前庭-眼反射），来鉴别是前庭外周病变还是前庭中枢病变，从而进行准确的定位诊断。

平稳跟踪是将移动的物体的影像稳定在视网膜上。平稳跟踪系统产生平稳跟踪眼动与注视目标的移动同步。平稳跟踪眼动与运动敏感的视皮质、额叶眼区、脑桥核、小脑、前庭和眼动核有关。因此，平稳跟踪系统受损准确定位意义不大，还会受到觉醒程度、药物和年龄的影响。平稳跟踪明显不对称可见于中枢病变；平稳跟踪明显受损可见于中毒和累及小脑与锥体外系的退行性病变。

扫视功能是将感兴趣的物体成像在中央凹；扫视缓慢通常伴随扫视欠冲，可见于很多药物或毒素的不良反应，也见于神经退行性病变。水平扫视缓慢可见于脑干病变，如同侧脑桥旁正中网状结构的病变；中脑病变可以引起垂直扫视缓慢，可见于进行性核上性麻痹。小脑或者小脑通路病变可引起扫视过冲，扫视过冲后可以很容易地观察到矫正性扫视。例如，Wallenberg综合征就是由于小脑下脚传导阻滞后向患侧凝视时出现扫视过冲；小脑上脚传导阻滞可导致向对侧的扫视过冲。核间性眼肌麻痹时，内收性扫视较外展性扫视缓慢。扫视发生延缓最常见的原因是大脑皮质病变。前庭-眼反射是在短暂的转头运动时让物像在视网膜上稳定。

凝视性眼震在患者双眼凝视物体时出现。一些药物或毒素，如抗惊厥剂、镇静催眠药或乙醇有使患者出现凝视性眼震的不良反应。水平性凝视性眼震可见于脑干结构病变（前庭内侧核及舌下前置核，即在凝视转移后维持凝视的神经积分器），或小脑绒球病变；垂直性凝视性眼震可见于累及间质核的病变。分离性水平性凝视性眼震（外展性水平性凝视性眼震强于内收性水平性凝视性眼震）和内收缺陷可能为内侧纵束病变导致的核间性眼肌瘫痪所致。

自发性眼震说明前庭-眼反射的紧张性失衡，前庭外周或前庭中枢的病变均可出现。对于前庭外周性病变，如前庭神经炎，有明显的固视抑制现象，自发性眼震宜戴 Frenzel 镜后观察。

四、眩晕的治疗原则

眩晕一般都有良好的预后。眩晕大多是良性病因，特征是前庭功能自发性恢复或者是由于前庭功能代偿，恢复外周前庭张力失衡。多数眩晕可以通过药物治疗、物理治疗、手术或心理治疗缓解。前庭抑制药物只能缓解眩晕和恶心、呕吐症状。特异性的治疗需要针对病因实施。因此，眩晕的治疗涉及对症治疗、病因治疗、康复性的物理治疗和预防性治疗。

第三节 前庭功能检查

一、前庭功能检查的评价

(一)半规管功能评价

半规管功能评价分为低频测试和高频测试两大类。低频测试包括冷热试验、转椅检查等;高频测试包括半规管脉冲检查、摇头眼震检查等。

1.冷热试验(前庭双温试验) 冷热试验最大的优点是可对双侧前庭功能进行单独评价,确定前庭损伤的侧别。检查时常用水或空气灌注外耳道。冷热试验技术是由 Fitzgerald 和 Hallpike 在 1942 年推荐使用的。患者平卧,头抬高 30°,使水平半规管处于垂直位,以获得最大的刺激。灌注水温=体温±7℃;气温=体温±14℃。冷热刺激的迷路反应是非生理性的,温度改变后引起内淋巴液密度改变,导致内淋巴液流动,产生与慢速水平头动相似的主观和生理反应。大多数患者可很好地耐受该试验。冷热试验可以确定双侧水平半规管功能的对称性等指标。标准冷热试验无反应时,加做冰水刺激以确定前庭功能有无残留。标准的冷热试验与 0.002~0.004Hz 的头旋转刺激相似。但是,头动频率在日常生活中是 1~6Hz。冷热试验仅能反映水平半规管的低频功能。

冷热试验引起的反应由两部分组成:其一为对流成分,水平半规管温度梯度引起内淋巴密度呈梯度变化;其二为非对流成分,该成分与头位无关,内耳加热后引起兴奋性反应,制冷后引起抑制性反应。非对流成分是温度产生的膜迷路内压力改变对毛细胞传入神经或壶腹嵴帽位移直接作用的结果。对流成分占冷热试验的 75%,而非对流成分占 25%。正常被检者冷热试验固视抑制好;固视抑制失败可见于中枢神经病变,如小脑疾病等。冷热试验时,如果存在自发性眼震,一般需要延缓试验,或者对可以耐受检查者行眼震矫正,慢相速度根据眼震的方向加或减。

冷热试验时患者可有眩晕和呕吐,但严重者并不多见。运动敏感的患者可能更为敏感,这些患者在接受检查前应降低进食或空腹,以免出现呕吐而妨碍检查顺利进行。同时,在冷热气检查前,应保持外耳道干燥。冷热试验等前庭功能检查之前应停用镇静催眠药等前庭抑制剂。

冷热试验仍然是前庭功能最有用的实验室检查方法之一。根据冷热试验的结果可以判断为双侧水平半规管功能正常、一侧水平半规管功能低下和双侧水平半规管功能低下。在冷热刺激中眼震的极盛期,进行固视抑制,如果固视抑制失败,可能有小脑功能障碍,但正常不能排除前庭中枢异常。

2.转椅检查(旋转试验) 半规管共有三对,目前转椅检查主要用以评价水平半规管的功能。转椅检查在匀速转动时对半规管是没有刺激的,因此在检查时可用加速、减速或正弦谐波作为刺激模式。

转椅检查时患者坐于转椅上,头位固定不动,保证头与转椅同步运动。转椅检查可用于自发性眼震、凝视性眼震、多种频率的正弦谐波加速度检查等。正弦谐波加速度检查是将患者以特定的频率旋转,一般在 0.01~0.64Hz,一些转椅可达 1.28Hz。转椅可在两个方向以各种速度旋转。分别分析每个频率的增益、相位和对称性。一侧前庭功能障碍的急性期,在暗处常会出现引起不对称的自发性眼震,这种自发性眼震的快相常向健侧,增益也将降低。数天内,随着前庭代偿功能的出现,对称性和增益逐渐恢复正常。代偿后,相位异常可保持存在。双侧前庭功能丧失的患者主要表现为增益降低。偶尔可见前庭-眼反射增益大于1,可见于小脑功能障碍。

转椅检查是双侧前庭功能低下诊断最重要的检查项目之一,是评价双侧前庭病变的"金标准"。由于转椅检查同时刺激双侧迷路,因而对于一侧前庭功能低下的诊断价值有限。同时,转椅检查可以连续监测患者在前庭功能障碍后的恢复情况,可动态观察病情变化。此外,转椅检查相对于冷热试验的刺激弱,患者容易接受,对于不能配合冷热试验的儿童患者,可用转椅检查。

3.摇头眼震(HSN)检查 摇头眼震检查时,被检者头前倾30°,左右侧转头45°,转动频率2Hz,时间15秒,共30次。摇头停止后观察自发性眼震。眼震的判断标准是连续5个眼震,眼震不低于3°/s。检查时应戴Frenzel镜或Goggle镜。摇头眼震反映了速度储存机制的不对称性。外周前庭病变,病变侧动态前庭-眼反射的缺陷导致速度储存不对称累积,这种不对称性后来发放出来,并决定摇头眼震的方向,通常向健侧。摇头眼震有时也向患侧,可能是一种恢复性眼震,是代偿过度的表现。中枢性前庭病变也可出现速度储存机制的不对称性,外周前庭传入尽管平衡,但还是能够产生摇头眼震。此外,水平摇头也可出现垂直性眼震,这是交叉偶联的结果,也反映其是中枢源性。摇头眼震也可反映出潜在的前庭紧张性失衡,这在正常人中也可能见到。摇头眼震检查目前多与冷热试验联合使用。

4.半规管脉冲检查(甩头试验) 分为床旁头脉冲检查与借助视频眼震电图采集装置的视频头脉冲检查(video head impulse test, vHIT)。在这个过程中,患者受到前庭-眼反射(vestibulo-ocular reflex, VOR)作用而及时产生一个与运动方向相反、速度相同的眼动(补偿性眼动),以保证运动过程中的视觉稳定性。如果受检侧前庭功能低下,则患者在快速头动过程中由于VOR缺失不能产生充足的补偿性眼动,需要在前庭性扫视的帮助下产生时间滞后的补偿性扫视运动。借助vHIT技术,医师可获得三对半规管的功能信息。床旁头脉冲检查时,检查者固定患者头部,要求患者注视前面的物体,然后让患者在水平面快速向一侧转动头部;vHIT在患者注视前方定点时,检查者对患者头部施加重复的微小、快速、被动、突然水平方向的脉冲运动。此外,还需在采集信号前进行定标和校准。

头脉冲检查主要提供的是前庭半规管的高频功能信息。头脉冲检查有4种典型表现:①梅尼埃病。冷热试验结果显示梅尼埃病患者行头脉冲检查时并不一定有显著的异常表现,其原因可能是局部对流抵抗了壶腹嵴上的静压,vHIT的高频动态刺激并没有使梅尼埃病患者在速度层面有所变化,也可能是梅尼埃病患者感受低频刺激的Ⅱ型毛细胞数量明显降低,而感受高频刺激的Ⅰ型毛细胞数量无明显变化,造成梅尼埃病患者低频功能受损;②前庭神经元炎。vHIT可以评价前庭神经元炎患者在急性期和康复期的前庭功能状态。扫视波随着病情的进展可由显性扫视波转化成隐性扫视波。vHIT增益值和扫视波的变化有助于加强对前庭代偿过程的了解;③庆大霉素外周前庭损伤。庆大霉素注射后壶腹嵴损伤主要累及Ⅰ型毛细胞和壶腹嵴中央细胞,庆大霉素可能损伤半规管的高频感受功能,对冷热试验的影响较小;④突发性聋伴发的前庭神经迷路病变,vHIT也大多正常。

5.动态视敏度检查 可作为前庭功能低下的一项重要的评价手段。尤其对于振动幻视的患者,该检查不仅可以作为其功能障碍的客观依据,也可作为患者前庭功能康复训练疗效的重要参考指标。

动态视敏度检查简便的筛选试验是阅读 Snellen 视力表。检查者在水平面以 1~2Hz 的速度摇动患者头部,同时患者阅读该视力表,失去 1 线认为是正常,失去 3 线为可能存在异常。近来应用于临床的计算机动态视敏度检查可以改善该检查的敏感性和特异性。首先检查患者的静态视觉,然后让患者在水平面内按节拍器正弦摆动头部,头速通过头部的传感器测得。屏幕上的字母速度大于预置的速度时才会显示字体。为了有效评价前庭−眼反射对动态视敏度的作用,头速必须超过自主跟随系统的范围,自主跟随系统的上限为 2Hz。该检查对于鉴别正常人与前庭功能低下者敏感性高、特异性强。

(二)耳石器功能评价

1.前庭诱发的肌源性电位(VEMP)对于眩晕疾病诊断的价值 在中国 VEMP 应用于临床已有 20 年,且仍在不断发展、成熟。VEMP 可以记录来自胸锁乳突肌或眼下斜肌的短潜伏期前庭反射,最常使用气导和骨导刺激、头部敲击等诱发,由于电刺激技术的要求,限制了电刺激的应用。气导依赖于中耳传导通路的完整性,轻微的传导性耳聋都将导致 VEMP 异常。气导声音和骨导振动在耳石器中有较强的传入信号,半规管传入神经也被激活,尽管有一些半规管反应参与的可能,但正常耳的敏感性却很低。颈源性前庭诱发的肌源性电位(cVEMP)是一种抑制性电位,在胸锁乳突肌处记录,反映球囊和前庭下神经功能;眼源性前庭诱发的肌源性电位(oVEMP)是一种兴奋性电位,n10 电位在眼下斜肌被激活产生并记录,反映椭圆囊和前庭上神经功能。目前,的检查方法 cVEMP 重测信度振幅优于潜伏期,而 oVEMP 振幅和潜伏期的信度总体上弱于 cVEMP,所以 oVEMP 应用的局限性更大。

cVEMP 开始应用后,oVEMP 也逐渐被应用于临床,有助于鉴别诊断、跟踪疾病过程或评估残留的前庭功能。cVEMP 和 oVEMP 可用于诊断急性和慢性耳石终末器官及耳石器通路(周围或中枢)的功能障碍。

cVEMP 和 oVEMP 可以评价外周病变,包括迷路、前庭神经病变,如梅尼埃病、前庭神经鞘瘤、前庭神经炎、前半规管裂综合征或迷路卒中等;也可以评价 VEMP 脑干的中枢通路病变,包括 cVEMP 和 oVEMP 的前庭−耳石器和前庭−眼部通路病变,如脑干卒中、多发性硬化等。振幅降低或无 cVEMP 或 oVEMP 反应表明耳石功能丧失或反射通路损伤,或两者兼而有之。异常的结果通常不针对特定疾病,但阈值降低和频率调制例外。cVEMP 和 oVEMP 已经逐渐成为神经耳科学测试组合的一部分。cVEMP 和 oVEMP 的临床应用已经在病种中进行了研究,不仅包括前半规管裂综合征,还包括很多可能累及耳石器的其他疾病。最近,美国神经病学学会发布的应用指南认为,VEMP 在前庭疾病诊断中的作用最有价值的是前半规管裂综合征,VEMP 在许多神经和耳科疾病中的价值仍需要临床实践去不断认识和完善,然后才能给出客观的临床评价。以下眩晕症可以应用 VEMP 测试:①前庭神经炎;②Tullio 现象;③内淋巴积水;④前半规管裂综合征;⑤听神经瘤;⑥神经−感觉退行性病变等。

2.主观垂直视觉检查 这是针对椭圆囊病变的一种主观检查。主观垂直视觉检查在鉴别前庭外周与前庭中枢的病变或眼动病变,以及鉴别眼偏斜反应和滑车神经麻痹中有重要意义。有研究者认为主观垂直视觉检查是临床上眩晕和眼动疾病患者的一项重要检查,设备及操作简单,结果也易于解释。外周前庭病变主观垂直视觉偏斜一般偏向患侧,病变侧乳突或胸锁乳突肌的振动可能强化主观垂直视觉的偏斜。在中枢前庭病变中,累及前庭核的低位脑干病变主观垂直视觉偏斜与外周前庭病变相似,偏向患侧;而累及间质核的上位脑干病变主观垂直视觉可能偏向健侧。主观垂直视觉的偏斜程度取决于是否在急性期和病变的范围。主观垂直视觉检查可能是前庭神经病变急性期最重要的检查之一。同时主观垂直视觉检查也可用于观察前庭代偿的程度和监测梅尼埃病化学性迷路切除的指标。

(三)眼动功能检查

眼动功能检查包括视动功能检查(持续头动时保持清晰的视觉)、跟踪(保持移动物体清晰的视觉)和扫视(寻找新的目标)。眼动检查由于反映眼动中枢的异常,一般归于神经-眼科学范畴。由于其与前庭系统没有直接的关系,不直接反映前庭系统的功能,更多涉及眼动诸核及神经通路的功能状态。眼动功能检查一般在冷热试验和位置性试验之前进行,因为眼动异常可以引起后续检查出现异常而误认为异常来自前庭系统,而不能真实反映前庭功能的情况。因此,眼动检查经常用来判断有无中枢神经系统异常。

(四)平衡功能检查

1.床旁检查　平衡功能检查有静态平衡和动态平衡功能检查之分。目前,临床应用较多的是静态平衡功能检查,主要包括:①闭目直立试验(Romberg test),主要用于站立平衡功能的筛选。患者双脚并拢站立,双臂抱于胸前,或置于身体两侧。如果患者能够维持站立,仅轻微地摆动,则继续进行闭目直立检查。睁眼时若有过度摆动,可能有前庭功能障碍。摆动较剧的侧别可能为病变侧。睁眼或闭眼过度的均衡性摆动可能提示本体感觉减弱;②Tandem站立试验,也分别在睁眼和闭眼时检查姿势稳定性。这种检查较普通的闭目直立试验难度大,解释是相同的。前庭功能低下得到代偿的患者该测试可正常,而本体感觉功能丧失的患者就难以完成检查。检查时应安慰患者,检查者会随时扶持患者,增加患者完成检查的信心。上面的检查可作为床旁检查项目。现在临床普遍应用的姿势描记就是静态平衡功能检查,可以对静态平衡功能进行定量分析,便于观察和比较;③Fukuda踏步检查,要求患者在原地闭眼行走100步。按照Fukuda的结论,正常人行进少于1m,转角小于45°。前庭功能障碍的患者一般是向患侧偏转。

2.平衡姿势描记的定量检查　前庭-眼反射用于评价水平半规管的功能,但不能提供任何有关耳石结构和前庭-脊髓反射功能的信息。计算机化的动力平台可以检测重心和摆动,并提供定量化的资料,保留数据并便于比较。

姿势图可以定量检查不同情况下姿势的稳定性,如睁眼或闭眼站立;站立在坚硬的支持面、硬泡沫平台上。上面的动作都可在静态或动态情况下完成。根据原始数据(重心向左右摆动、向前后摆动及上下摆动)可以计算出不同的参数,如摆动路径,确定摆动优势方向的摆动矩形图,或者进行频率分析。姿势图检查有两类:静态姿势图和动态姿势图。动态姿势图的敏感性高于静态姿势图。本质上,动态姿势图是试图强调在移除或改变正常情况下能够获得的视觉和本体感觉信息,被检者维持平衡的能力。姿势图检查的价值不在于诊断平衡障碍的病因,而在于客观阐释平衡障碍,以及评价患者在维持平衡的过程中对前庭觉、视觉和本体感觉的依赖程度。有了这样的评价方法,可以对前庭康复疗效进行系统和科学的评价。尽管姿势图在研究中有诸多应用,但其在前庭疾病诊断中的作用是有限的,因为检查结果的特异性差,不能帮助判断潜在的功能障碍。

动态姿势图体现的是对各种视觉、本体感觉改变时患者的反应。根据应用设备的不同，感觉组织检查可有 4~6 种模式。检查模式之间的变化遵循一定的规律：维持平衡的传入信息逐渐降低及信息传入逐渐变化。随着检查模式难度的逐渐增加，患者被迫逐渐更多依赖视觉、本体感觉或只依赖前庭觉。感觉组织检查不能用于疾病的定位诊断，而只是提供患者功能的信息。一些反应模式与前庭功能低下相关，但只根据动态姿势图的检查结果不能做出前庭功能低下的诊断。

（五）前庭功能检查的问题与对策

1.眼震电图作为眩晕症诊断的辅助方法　眼震电图是眩晕患者神经-耳科学评价的必需部分。患者的病史是重要的诊断依据。眼震电图检查需要选择应用，合理解读。即使进行了眼震电图检查，如果检查不准确、结果解释不当，都可能得出错误的结论。因此，眼震电图检查要求检查者的技术较高，同时检查结果必须结合患者的其他信息综合分析。医师须仔细采集病史，不要盲目进行多种检查。完整的病史，辅以全身一般状况、神经科-耳科学检查可以使医师确定病变的部位和可能的病因。眼震电图检查在以下方面有独到的作用：①外科治疗前，对患者术前病变的程度进行定量记录；②记录耳-前庭毒性和创伤的代偿状况；③患者长期有外周前庭病变，但对药物治疗和前庭康复治疗效果欠佳；④作为使用耳毒性药物时的监测手段或外科手术后的随诊检查。科学选择前庭功能检查，并快速、准确地做出正确的诊断是医师的工作目标。

2.眼震电图有助于外周性眩晕与中枢性眩晕的鉴别诊断　眼震电图检查能够发现病史和神经科检查不能发现的中枢病变。眼震电图不能对病变进行定位。眼震电图提示中枢异常（如固视抑制失败、视动不对称和眼动异常）后还需要经过影像学检查（CT/MRI）、椎动脉多普勒超声检查及必要的实验室检查等确定病因和进行病变定位。如果病史、神经科检查和听力检查不能鉴别，眼震电图或其他实验室检查有助于进一步明确诊断。关于眼震电图的临床意义，美国神经科学学会认为，眼震电图检查的选择应由从事前庭系统疾病的专业人员把握。眼震电图检查的作用取决于检查和对结果解释两个方面。眼震电图检查的实践经验和实验室培训至关重要。

3.冷热试验结果是外周前庭功能判断最有用的信息之一，可能确定患侧。冷热试验不对称可见于任何导致水平半规管敏感性降低的异常情况。此外，一侧冷热试验功能降低也见于前庭神经、前庭神经根进入区和前庭神经核病变。冷热试验仍是前庭功能检查的主要方法。一般将半规管轻瘫超过 25% 定为异常，而优势偏向超过 30% 为异常。优势偏向的程度反映左向眼震与右向眼震大小的差异，没有定位价值，外周和中枢异常都可产生优势偏向。固视抑制失败是固视机制受损的证据，提示脑干或小脑病变。自发性眼震、位置性眼震同样可以进行固视抑制，意义类似。

4.位置性眼震的慢相速度超过 6°/s 为异常的标准　5 种体位分别是平卧、平卧头左转、平卧头右转、右侧卧位和左侧卧位。眼震有方向固定性位置性眼震：在所有体位出现的眼震方向相同，没有定位意义，外周病变多于中枢病变；方向变化性位置性眼震，可为向地性或背地性，可见于外周病变或中枢病变。Dix-Hallpike 试验和水平滚转检查是针对良性阵发性位置性眩晕（BPPV）的特异性检查，是 BPPV 诊断的关键方法。

二、眼动检查

眼球震颤是前庭系统疾病的主要体征之一,通过对其图形的分析可了解前庭系统的生理病理状态,为中枢病变或周围病变的定位诊断提供重要信息。

1.扫视试验　扫视是眼球的一种快速运动,视线从一点转向另一点时,眼球会发生快速转动。当扫视运动超越或难以达到后一目标时,即可认为视测量障碍,称为过冲或欠冲现象。小脑病变时视测距障碍,可有欠冲或过冲表现。如扫视眼速过慢,潜伏期延长,可为脑干病变。正常人及前庭外周性病变应为典型的方波。

2.平稳跟踪试验　平稳跟踪试验时被检者端坐于暗室,固视一个左右匀速运动的视靶(左右摆动幅度20°,30~60次/秒),同时记录眼球运动的轨迹。正常图形呈现为一正弦视跟踪曲线,其结果可分为4型。

Ⅰ型为平滑的正弦曲线,Ⅱ型是在Ⅰ型曲线上叠加几个眨眼波,Ⅰ、Ⅱ型波形均清晰可辨,属正常或前庭外周性病变。Ⅲ型是在正弦曲线上叠加扫视波或眼震波,Ⅳ型正弦曲线消失或严重变形,Ⅲ型和Ⅳ型曲线属异常,多为中枢病变,亦见于服用巴比妥类药物者。

3.视动性眼震试验　视动性眼震试验(optokinetic nystagmus test,OKN)是由视觉刺激所诱发的生理性眼球运动。当受检者注视前方顺时针或逆时针方向匀速转动的视动鼓或光标时,可引出快相与转鼓方向相反的眼震,且双侧反应对称。迷路、前庭神经病变 OKN 多正常,大脑颞叶、枕叶后部、前庭诸核或内侧纵束病变时可出现异常不对称反应。要注意自发性眼震较大时,OKN 可有异常不对称现象;眼性异常,如斜视、单眼盲和眼肌麻痹可引起OKN 异常。

三、冷热试验

(一)冷热试验原理

冷热试验(caloric test)是前庭诱发试验中最常用的方法之一。试验采用冷热水或冷热空气为刺激源,分别刺激左右侧半规管,使迷路的内淋巴液因温度变化按照"热升冷降"的物理特性产生流动,引起终顶偏曲而出现眩晕、眼震等一系列前庭反应。临床上可以眼震潜伏期、眼震强度、眼震持续时间、眼震方向及两侧反应之差别作为主要观测指标,了解左右耳半规管的功能。眼震幅度大、持续时间长、潜伏期短表明前庭兴奋性高,反之兴奋性相对较弱。

(二)冷热试验分类

冷热试验种类很多,主要包括大量刺激法、微量刺激法、冷热刺激法、改良冷热交替法等。冷热试验虽简单易操作,但测试结果受外界干扰因素影响较多,尤其在手工注水时可因操作不熟练而导致刺激强度控制不佳,试验结果不准确,临床应予以注意。

1.交替变温试验　患者取仰卧位,头前倾30°,选用30℃冷水或44℃热水,分别将同等容量及温度的水匀速灌入双侧外耳道,两次不同温度的试验间隔应大于3~5分钟。各实验室可根据试验条件选择刺激顺序,通常是先热水后冷水,先右耳后左耳,双耳各注冷、热水1次,共4次。30℃冷水刺激时诱发出的眼震方向与刺激侧相反;44℃热水刺激诱发的眼震方向与刺激侧一致。

2.冷热空气试验　正常人及鼓膜穿孔者均可以冷热空气代替水行冷热试验,冷热空气流量掌握在 10L/min,温度分别为 24℃和 50℃,刺激持续 60 秒,冷热空气刺激眼震反应结果同冷热水刺激。

3.冰水检查　受检者取仰卧位,头前倾30°。以5mL冰水注入外耳道,随后观察其眼震反应,如无眼震则继续注入,每次递增5mL,直至30mL,灌注时随时注意观察体征,一旦发现眼震则停止再次注水。灌注10mL以上出现眼震可视为半规管功能减弱,>30mL仍无反应则为半规管麻痹。

(三)冷热试验结果分析

取眼震高潮期10秒内的波形,分析其平均最大慢相角速度(slow phase velocity,SPV)。在判断两侧半规管功能及优势偏向程度时可依照下列公式进行计算。公式中RW、LW分别代表右侧及左侧44℃所诱发的SPV;RC、LC分别表示右侧及左侧30℃所诱发的SPV。单侧减低值和优势偏向结果可因试验条件、仪器和方法的不同而存在误差,故应根据各自实验室所测数据标准来进行结果判定。

1.单侧减低值(unilateral weakness,UW)又称半规管轻瘫(canal paresis,CP)正常耳冷热刺激的眼震总时值和反应强度应大致相等。如双耳冷热反应总时值相差超过40秒,则表明总时值小的一侧半规管轻瘫,该侧有前庭外周性病变存在。如果按照最大SPV计算,计算公式为

$$UW = \frac{(RW + RC) - (LW + LC)}{RW + RC + LW + LC} \times 100\%$$

(1)正常:双侧SPV基本对称,UW<25%且无明显优势偏向。

(2)单侧减弱:UW>25%,表明一侧半规管功能减弱或消失,见于前庭外周性病变。

(3)双侧减弱:每侧SPV均<7°/s,双侧SPV总和<20°/s,UW可在正常或异常范围内,多考虑为双侧前庭外周性病变,偶见中枢异常。

2.优势偏向(directional preponderance,DP)　正常情况下,向左侧方向眼震与向右侧方向眼震的反应总和基本相等,也可按最大SPV计算。如差别超过40秒,则表明向总时值大的一侧的优势偏向,其临床意义尚未肯定,可能与椭圆囊或中枢病变有关。

$$DP = \frac{(LW + RC) - (RW + LC)}{RW + LC + LW + RC} \times 100\%$$

3.固视抑制(visual suppression,VS)试验　在冷热试验诱发出眼震后40~50秒高潮期内,嘱被检者睁眼注视前方光标。正常人及前庭末梢病变者可完全或部分抑制冷热刺激所诱发的眼震,中枢病变及眼性眼震者睁眼时眼震不受抑制,甚至有所增强,称为固视抑制失败。

4.眼震特征　异常在冷热试验中,如果出现违背上述特征的眼震,如出现粗大垂直性眼震、反向反性眼震,无快慢相之分等,应怀疑前庭中枢病变。

5.反应亢进(hyperactive response)　SPV正常值多集中在(34°~75°)/s,如反应异常增高(超过正常值),称为反应亢进。晕动病、脑外伤及高血压脑病可有此类表现。

四、摇头眼震与视频头脉冲检查

(一)摇头眼震

1.摇头眼震机制　摇头眼震(head shaking nystagmus,HSN)一般认为是由前庭外周传入

的不对称和中枢速度储存机制造成的,而双相摇头眼震则归因于前庭中枢或前庭外周的适应性。前庭缺陷严重时,外周前庭传入信号的不对称性能够保持,速度储存机制可以产生向健侧的眼震(单相或双相)。一侧前庭受损后,前庭-眼反射的时间常数下降(速度储存下降)。两侧不对称性越高,越易产生向健侧的眼震,眼震慢相速度较快、持续时间短暂。摇头时,水平半规管受到的刺激最大,根据 Edwald 定律产生相应的眼震。而摇头后眼震出现的机制是位于前庭核中的速度储存机构将其储存,摇头停止后再释放出来。倒错眼震的生理机制是前庭反应的交叉偶联。交叉偶联的定义是非刺激平面、不适宜的前庭反应,该反应可在快速、水平面摇头中诱发出来。倒错眼震是来自水平前庭-眼反射通路的不适宜的垂直平面前庭信号的储存(垂直速度储存系统的发放)。这种垂直平面不适宜的前庭信号的储存可能是无髓纤维束神经元间接触传递的结果。

2.摇头眼震的定义、检查方法与判断标准

(1)摇头眼震的定义:摇头眼震是快速旋转头部,在停止摇动后出现的一种眼震反应,可以在水平面或矢状面进行。

(2)摇头眼震的检查方法:暗室内,患者端坐于靠椅,头前倾30°,在水平方向左、右30°摇头,频率 2Hz,共计 30 周。摇头开始记录眼动,停止摇头后再至少记录 1 分钟。采用视频眼震电图(video-nystag-mography,VNG)记录眼震。

(3)摇头眼震的判断标准:至少 5 个连续的眼震,眼震慢相角速度≥3°。摇头眼震分为 3 类:①单相或双相(图 11-1);②向同侧或向对侧;③错向眼震。摇头眼震可从以下 3 个方面进行分析:首先,眼震是单相还是双相,后者指随着眼震的衰减,眼震方向发生改变;其次,眼震起始的方向与病变侧别的关系,是病变同侧还是对侧;最后,是否存在倒错眼震(在非刺激平面出现的眼震,如冷热试验或头水平摆动诱发垂直眼震,该类眼震主要见于前庭中枢病变,由交叉耦联引起)。

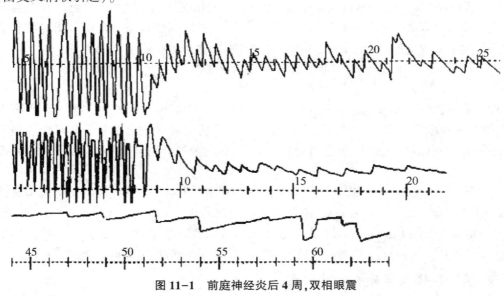

图 11-1　前庭神经炎后 4 周,双相眼震

3.摇头眼震的临床应用　摇头眼震主要有以下 3 个方面的应用:①冷热试验影响因素较多,可以通过 HSN 与冷热试验的结果交互认证,结合患者的病史,判断检查结果的正确

性,降低因检查误差导致的结果误判。在亚急性期,HSN 可以诱发出两侧前庭的不均衡性,使在无自发性眼震的情况下仍可间隔定侧。②作为一种筛选试验,对因各种情况暂不能行冷热试验的患者,根据 HSN 的类型对水平半规管的功能初步估计。③结合患者的病史和 HSN 的表现,对前庭功能受损患者的功能状态做出判断,弥补了冷热试验评价前庭代偿的不足。摇头眼震与冷热试验是可以互为补充的。要全面了解水平半规管的功能,仅依据其中任何一种都是不够的。目前,的技术条件可将两者联合起来应用于临床实践。

HSN 的引出与前庭疾病的病变阶段关系密切,HSN 的引出与前庭损伤后前庭代偿的程度密切相关,眼震的持续时间个体间变异大。一侧前庭损伤的急性期,双侧前庭功能明显失衡,摇头眼震有明显的定侧作用,摇头眼震的方向与自发性眼震的方向相同。随着前庭代偿的进展,双相眼震逐渐取代单相眼震,其中第一相眼震方向代表健侧。代偿完成后,不能引出 HSN。当引出 HSN 时,一般提示冷热试验 UW>25%。而当引出倒错眼震时,则可能存在中枢异常(图 11-2)。摇头眼震是前庭功能不对称的有用指标,但是它并不能排除病变,摇头眼震异常可见于外周或中枢前庭病变,确定侧别还没有肯定的结论。HSN 主要表现为单相眼震,双相眼震主要取决于患者在前庭损伤后就诊的时机。如果偏于急性期,将得到单相眼震;如果在代偿期,将无眼震引出。只有在急性期与未代偿期之间才能引出双相 HSN。

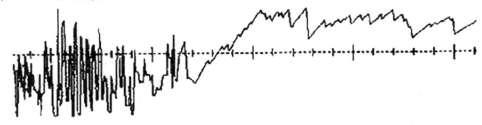

图 11-2　垂直眼震(倒错眼震)

(二)视频头脉冲检查

通过检测受检者在快速、高频、被动头动时的眼动反射评价前庭功能状况,一般认为其代表了高频率的前庭眼动反射,可反映单个半规管的功能状况,根据头动方向不同可分别检查三对半规管中的任意一个。

1.vHIT 机制　视网膜中央凹是视敏度最高的部位,影像偏离中央凹 2°~5°即可降低视敏度。正常人的 vHIT 检查,VOR 产生与头动方向相反、速度相同的眼球运动,运动与头静止的视觉稳定性差别很小或近似没有;VOR 异常者,快速头动时图像从视网膜中央凹滑出,表现为动态视敏度降低。受检侧半规管功能受损,VOR 缺陷使眼球运动速度远低于头动速度,眼不能随头动紧盯靶点,动态视敏度下降,头动末期在甩头的反方向上会产生眼球补偿运动,称为扫视波(refixation saccade,compensatory saccade,catch-up saccade)。

2.vHIT 的检查方法与判断标准

(1)vHIT 的检查方法:检查分为校准和头脉冲两个部分。受检者牢固戴好封装有速度感受器、眼动记录仪及校准装置的视频眼罩。校准时受检者保持坐位直视前方,眼睛根据激光点指示完成该步骤(也有仪器需要操作者于水平面和垂直面直线匀速摆动受检者头部完成进一步校准);vHIT 检查时要求受检者头直端坐位放松,紧盯正前方 1~1.5m 处眼水平位的靶点,同时检查者在水平半规管平面内对其施加一个微小、快速、被动、突然的脉冲刺激(幅度为10°~20°,头动峰值速度约>150°/s)。垂直半规管功能检测主要有两种方法:方法一,仅将头转向一侧45°并凝视视线正前方眼水平位靶点,于躯干前后方向施加同样的脉冲刺激检测该侧后半规管与对侧前半规管功能情况;方法二,在检测前需要再进行一次定标,将头转向一侧45°时凝视原靶点,重新调整定标并于躯干前后方向施加同样的脉冲刺激记录该侧后半规管与对侧前半规管的功能情况。要求每个方向脉冲刺激重复10~20次或以上。

vHIT的补充模式:头脉冲抑制试验(suppression head impulse paradigm,SHIMP)。检测方法为受检者全程凝视随头位同步移动的激光点。SHIMP检测中如有剩余VOR作用,受检者会产生与头动方向相同的扫视以补偿视敏度,因此出现的扫视波可以作为剩余前庭功能的有效评价。

检测时需要确保眼罩戴牢固,瞳孔的定标准确,并充分考虑受检者的视力、注意力、配合程度、颈椎活动范围等因素。

(2)vHIT的判断标准:主要结合VOR增益值和扫视波出现情况来综合评判半规管功能。VOR增益值为眼动与头动的速度比值(或眼动曲线与头动曲线下面积比值),Isaac和Alexander等建议正常值应大于0.8(图11-3)。半规管功能受损时由VOR异常引起眼动速度远低于头动速度,表现为VOR增益值降低。同时受检者需要利用补偿性扫视增加凝视稳定性,表现为延后出现的重复性扫视波,根据出现的时间分为隐性扫视波和显性扫视波(图11-4)。扫视波也会有时间上的改变,随着代偿的进行从显性、隐性扫视波的结合转变为以隐性扫视波为主,反映到波形上是扫视波在时序上的变化,即从分散到聚集。最新参数PR分数可以显示扫视波的分散程度,范围为0~100,数值越小表示聚集程度越高,数值越大表示分散程度越高。

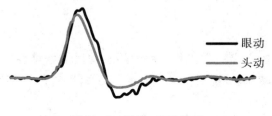

图11-3　正常vHIT结果

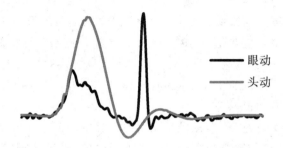

图11-4　异常vHIT结果(VOR增益值降低与扫视波出现)

3.vHIT的临床应用　vHIT检查可以提供前庭系统的高频信息。在高速运动过程中

（5Hz左右），只有前庭系统参与了视觉稳定性的维持，眼动速度与头动速度在反方向上是相等的。与其他前庭检查方法相比，vHIT能够提供前庭系统的高频信息（4~5Hz），更接近于人体的自然头动频率，是转椅检查（0.01~0.64Hz）和冷热试验（0.01~0.025Hz）的有益补充。临床上，梅尼埃病vHIT可以正常，也可以不正常，且与疾病分期没有明确关系；前庭神经元炎可以表现为前庭上、下神经的损伤；突发性聋vHIT表现与梅尼埃病类似。

五、动态视敏度检查

（1）不同速度（频率）动头下的正常动态视敏度见图11-5，曲线以上为异常，表示动态视敏度下降，曲线以下为正常。视敏度以logMAR表示，其与Snellen视力关系见表11-2。

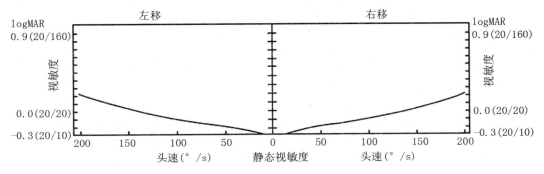

图 11-5　头速与视敏度的关系

表 11-2　Snellen 视力与 logMAR 视力关系

Snellen 比例（in/in）[a]	logMAR
20/200	1
20/150	0.9
20/125	0.8
20/100	0.7
20/80	0.6
20/60	0.5
20/50	0.4
20/40	0.3
20/30	0.2
20/25	0.1
20/20	0
20/15	−0.1
20/13	−0.2
20/10	−0.3

[a]1in＝2.54cm。

（2）动态视敏度的下降提示前庭眼动反射的下降。向左动头时DVA的下降提示左侧前庭功能下降;反之,提示右侧前庭功能下降。双侧都下降提示双侧前庭功能低下。

六、转椅检查

1.正弦旋转试验　表11-3中所示为美国前庭功能检查评估工作小组[由听力、生物声学和生物力学委员会(CHABA)及美国国家研究院行为、社会科学和教育委员会组成]1992年发表的正弦旋转试验(sinusoidal rotational test/sinusoidal oscillation test)正常值参考范围。

表11-3　正弦旋转试验正常参考值范围

项目	参考值						
频率(Hz)	0.0125[a]	0.05[b]	0.2[b]	0.4[c]	1.0[d]	1.5[d]	2.0[d]
增益	0.40±0.07	0.50±0.15	0.59±0.19	0.59±0.18	0.94±0.16	1.01±0.1	21.14±0.1
相位(°)	−39±7	−10±4	−1±4	0±3			
非对称性(%)	≤±10	≤±10	≤±10	≤±10	≤±10	≤±10	≤±10

注:表中a、b、c、d分别表示正弦峰速度为100°/s、60°/s、30°/s和20°/s。

图11-6所示为美国SYSTEM-2000前庭功能检查系统采用的正常值参考范围。

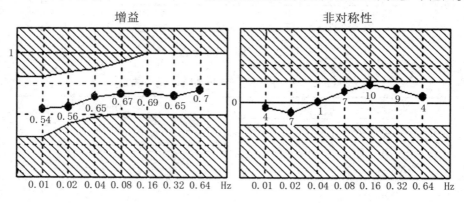

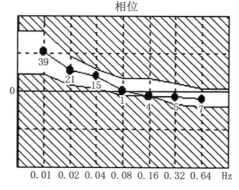

图11-6　转椅正弦谐波检查正常值

(1)增益降低,非对称性和相位正常,提示前庭功能下降。常见于一侧或双侧前庭功能受损并发生较完全代偿的情况下,也可见于正常的从事特殊职业的人群(如飞行员、体操运动员、海员等)。

（2）增益降低，非对称性正常，相位提前增加，提示比较早期的一侧前庭功能受损，已发生代偿。

（3）增益降低，非对称性增加，相位提前增加，提示一侧前庭功能受损，代偿尚未完全建立。

（4）增益升高，非对称性和相位正常，可见于运动病等前庭功能敏感者。

2.脉冲旋转试验（速度阶梯旋转试验）

（1）低速（60°/s）脉冲旋转试验（又称速度阶梯旋转试验，velocity step test，VST）主要关注眼震衰减率。时间常数是峰速的最高值衰减到63%或衰减到37%。正常时间常数参考范围为10~30秒。

（2）高速（240°/s~300°/s）VST（>100°/s）可定侧。UW 正常值<20%。

七、前庭诱发的肌源性电位

（一）颈源性前庭诱发的肌源性电位（cVEMP）

1.cVEMP 检查参数设置见表11-4。

表11-4　cVEMP 检查参数设置

刺激声	500Hz 短纯音
刺激声参数	短纯音：2ms（上升期）—1ms（持续期）—2ms（下降期）或 5Hz
刺激频率	4.9~5.1 次/秒
带通滤波	高通：10Hz；低通：1000Hz
分析视窗	−20~60ms
叠加次数	150~200 次
波形方向	P 波向上

2.cVEMP 检查指标分析和结果解读　cVEMP 检查的主要分析指标包括 p13 和 n23 的潜伏期、波峰到波谷的幅度（p13~n23）、双侧幅度比、双侧不对称度、阈值（图11-7）。

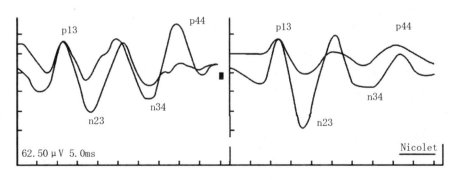

图11-7　VEMP 的命名

（1）双侧幅度比和双侧不对称度：cVEMP 的绝对幅度受肌紧张程度的影响，临床通常更关注相对幅度，其应用范围更广，包括双侧幅度比和双侧不对称度。不对称度的计算：双侧幅度之差除以双侧幅度之和的绝对值×100%。

（2）阈值：正常人 VEMP 的阈值在 80~100dBnHL。cVEMP 阈值分析的主要目的是针对内耳第三窗疾病评估，可记录到比较低的阈值，如 60~70dBnHL，常见疾病包括半规管裂综合征和大前庭水管综合征等。

（3）潜伏期与耳间潜伏期：cVEMP 潜伏期一般出现在第 13 毫秒和第 23 毫秒附近。多数周围性前庭疾病无潜伏期改变，中枢病变可能出现潜伏期延长。VEMP|Δp13|、|Δn23|，尤其是|Δp13|同潜伏期一样提示其传导通路异常，是一项实用的指标，可作为临床对 VEMP 异常判断的辅助指标。

3.cVEMP 的临床应用

（1）梅尼埃病与迟发性膜迷路积水：梅尼埃病内淋巴积水，尤其是程度严重的积水常出现于球囊，VEMP 出现幅值异常升高或缺失与否取决于球囊病变程度。早期患者前庭丘脑反射传导速度正常，积水较轻，几乎均可引出 VEMP；严重积水会导致球囊与镫骨足板内侧接触面增大，从而提高了球囊斑对声刺激的敏感性，给予同样强度的声刺激即可出现 VEMP 幅值异常升高，这种异常在服用甘油后多可恢复；VEMP 缺失多见于长期患梅尼埃病者，提示球囊斑病变严重，多为不可逆病变。

（2）前庭神经炎：虽然病毒侵袭前庭下神经的概率较前庭上神经低，但 VEMP 仍可作为筛查试验排除前庭下神经病变。VEMP 缺失可认为是前庭下神经受损的表现。有时也可前庭上、下神经均受累及。

（3）前半规管裂综合征：可表现为 cVEMP 阈值减低和（或）振幅高大。

（二）眼源性前庭诱发的肌源性电位（oVEMP）

1.oVEMP 的起源　oVEMP 可以在面部任何肌肉处引出，但越靠近眼球部位，波形振幅越大，潜伏期越短。oVEMP 可能是眼外肌的肌电活动产生的。声刺激导致对侧眼下斜肌兴奋、眼上斜肌抑制，使眼球向上及向对侧外旋外展。骨导通过振动刺激同侧椭圆囊、对侧椭圆囊、眼反射通路而诱发 oVEMP。气导和骨导诱发的 oVEMP 均由椭圆囊产生。前庭上神经损伤时，oVEMP 无法引出，且主要源自椭圆囊感受器。其反射通路是强声刺激，通过中耳、椭圆囊、前庭上神经传递至脑干的前庭神经核，经过内侧丛束交叉到对侧的动眼神经核，对侧眼下斜肌收缩。

2.oVEMP 的检测方法

（1）刺激方法：500Hz，120~140dBSPL 的短纯音（表 11-5）。传导性听力损失时可用骨导刺激方法，不经过外耳和中耳。气导是主要的刺激形式，oVEMP 中骨导（BC）优于气导，但骨导有更多技术上的要求。诱发 oVEMP 有以下 3 种方法：①气导耳机给予声刺激；②骨导刺激，采用一种手持的小型振荡器（重约 1kg），将其置于前额发际中线的 Fz 点，可使震动经骨导传入前庭感受器；③直流电刺激，Galvanic 方式直流电刺激以双耳乳突作为阴极，前额作为阳极，直流电刺激（5mA/ms，刺激 100 次）传入前庭感受器。

表 11-5　oVEMP 检查刺激参数设置

刺激声	500Hz 短纯音
刺激频率	5 次/秒
带通滤波	10~3000Hz
分析视窗	53.3ms
叠加次数	200~300 次
波形方向	n 波向上

（2）电极安放：记录电极置于下眼睑中央下方 1cm 处，参考电极置于记录电极下方 2cm 处，记录电极、参考电极和同侧瞳孔保持同一水平。气导耳机给予声刺激时，接地电极置于前额眉间（FPz），骨导耳机给予声刺激时，则将接地电极放置于下颌或胸骨。极间电阻≤5kΩ。

（3）被检者体位：被检者平卧于隔音室的床上，也可以坐在椅子上，刺激开始时主动将眼睛向前上注视约 2m 远的固定目标点，保持视角 25°~30°，记录时尽量不眨眼，以维持眼下斜肌张力稳定，同时尽量使腭肌保持松弛状态。

3.波形分析　oVEMP 波形包括在 10 毫秒左右出现一个负波（n1）和在 15 毫秒左右出现一个正波（p1）。n1 的潜伏期为波形开始至出现第一个负波之间的时间，p1 的潜伏期为波形开始至出现第一个正波的时间（图 11-8）。阈值是引出 oVEMP 的最小声刺激强度。振幅是两个波峰之间的距离，振幅比为振幅值较大的一侧与振幅较小的一侧的比值，两耳的不对称比为两耳的振幅之差与两耳的振幅之和的比值。

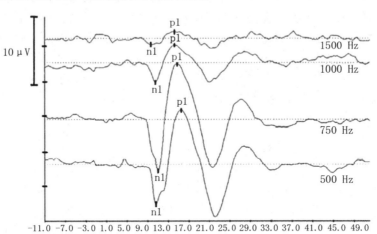

图 11-8　正常成人短声 oVEMP

4.oVEMP 的影响因素　老年人的引出率偏低，60 岁以上的老年人引出率仅为 50%，可能与老年人椭圆囊和前庭传入神经的退化相关。老年人 oVEMP，n1、p1 的潜伏期可出现延长，可能是因前庭中枢对信号处理的退化，因此对老年人 oVEMP 潜伏期结果分析时除考虑其通路的病变，还应考虑年龄的影响。随着年龄的增长，振幅逐渐减低，阈值逐渐增大。由于男女之间肌肉力量的差别，性别也会影响 oVEMP 的振幅，男性较女性的振幅高，oVEMP 振幅降低或消失。正常值受年龄和性别的影响，实验室建立正常值时须收集不同年龄阶段和不同性别的数据。

5.oVEMP 的临床应用

（1）前庭神经元炎：一般累及前庭上神经，检查时可见向健侧的自发眼震，患侧前庭功能低下，伴水平半规管功能障碍，oVEMP 也可见异常改变，cVEMP 一般可正常。有研究发现前庭神经元炎诊断准确率达到 94%，与半规管冷热试验 UW 值在定侧上有相近的作用。

（2）良性阵发性位置性眩晕（BPPV）：BPPV 的病因是椭圆囊的功能障碍，更主要的是由椭圆囊的退化引起，对此类病例进行 oVEMP 检测会有异常发现。复发的 BPPV 患者和非复发的 BPPV 患者测定 oVEMP，发现复发组患者 oVEMP 的异常率明显高于非复发组，推断 oVEMP 的异常可能是 BPPV 复发的一个危险因素。

（3）前半规管裂（SSCD）综合征：是由前半规管顶部骨质缺损导致，以内耳传导性聋、诱发性眩晕及平衡障碍为主要表现的疾病。SSCD 综合征 oVEMP 检测也出现与 cVEMP 类似的波幅，较对照组明显增大，阈值明显降低，但潜伏期无变化。在 SSCD 综合征患者中，oVEMP 比 cVEMP 表现出更高的异常率，表现为异常高大的振幅（阈值也降低）。分析可能由于前庭第三窗的存在，传入神经受到刺激时异常兴奋，呈低阈值高振幅的表现。

（4）梅尼埃病（Meniere's disease，MD）：短纯音诱导的 cVEMP 正常人在 500Hz 时振幅最大，但梅尼埃病患者振幅最大的频率向更高频率偏移（1000Hz）。短纯音诱发的 oVEMP 在梅尼埃病患者中也具有这一特征。这一频率调制现象不仅见于梅尼埃病，年龄增长也可以使频率调制向高频偏移。

（5）多发性硬化：是一种常见的中枢神经系统脱髓鞘病变，病灶播散广泛，病程中常有缓解复发的神经系统损害症状，可出现运动、感觉、视力异常，以及复视、步态不稳、吞咽困难和眩晕等多种中枢神经受损症状。病变好发于脑部或脊髓，常累及展神经和动眼神经之间的内侧纵束而引起核间性眼肌麻痹，由于耳石-眼反射通路是在内侧纵束中或邻近的部位通过，并在前庭神经核和展神经核的中线交叉，所以也常受影响，导致 85% 以上的核间性眼肌麻痹患者至少有一侧 oVEMP 异常，约 1/2 低位脑干病变的患者可出现 oVEMP 异常，而 cVEMP 只有 15% 异常。oVEMP 还可见于临床上不活动的脑干病灶。

八、平衡功能检查

正常人在一般状态下由前庭系统及与其保持密切关系的视觉和本体感觉（躯干、肌肉张力等方面）的参与、合作而随时明确自己在空间的正确定位关系，即使在闭目或动态状况下也可确定自身的方位而保持平衡。当前庭功能减退或受到病理性、生理性刺激时则各方面的协调关系混乱，表现为平衡功能障碍。一般的平衡功能检查：借助于上、下肢深浅本体感觉系统的反应，利用直立反射、偏斜现象观察。一般人和 3 岁以上能独立行走的儿童均可采用。常用的检查方法有静态平衡检查和动态平衡检查。

（一）静态平衡检查

静态平衡检查常使用闭目直立试验（Romberg test）、Tandem 站立试验和单脚直立试验等。正常人无倾倒现象，前庭病变时，患者多向眼震慢相方向倾倒。

1.闭目直立试验　受检者闭目直立、双足并拢、双手相互扣紧放置于胸前并向两侧拉紧或双臂向前平伸，观察其站立时的稳定程度。由于迷路病变者于倾倒发生之前有短暂的潜伏期，因此检查所用时间不得少于 60 秒。前庭功能正常者站立平稳，无自发性倾倒，异常者则依病变部位或程度的不同而发生向不同方向的倾倒。主要病变见于：①迷路病变者多向前庭功能减弱的眼震慢相一侧倾倒，倾倒方向可随头位改变；②小脑病变者自发性倾倒始终朝向患侧或向后倾倒，并且倾倒方向不受头部位置的影响；③脊髓痨患者的倾倒方向亦不受头位影响，但其倾倒的特点为无固定方向的晃动，并以腿部晃动为主。因此，手扶外物（如树干、墙壁等）可以站立，而眩晕时则不能如此。

2.Tandem 站立试验　此试验实际为闭目直立试验的一种加强试验，该试验对肌张力的改变较前者更为敏感，因此在临床应用普遍。检查时受检者闭目站立，两脚前后踇趾相连，迷路病变者左右摇晃不定或向前庭功能减弱的一侧倾倒。

3.单脚直立试验　受检者双手下垂贴于身体两侧，两脚并拢直立，脚尖向前，两臂自然下垂，然后举单腿，大腿抬平与上体呈90°，小腿自然下垂，闭双眼单脚独立，记下站立不倒的时间。小于30秒，提示有平衡功能异常。

4.静态姿势描记法（post urography，PSG）　这是用于检测前庭脊髓反射功能的一种技术较为先进的方法。姿势描记仪由静态传感平台、X-Y 记录仪和信号处理微机三部分组成。测试时压力平板的压力静态传感器可记录人体站立时重心移动的轨迹，并将其数据采集后传至微机，经系列处理获得每瞬间重心投影点与平台中心的距离参数，绘出重心移动轨迹的图形。检查时受检者赤足站立于平台上，双眼视前方，两臂自然下垂，睁眼及闭眼各测60秒，测试内容主要为人体重心晃动位移曲线的图形、轨迹长度、面积及速度。人体重心晃动轨迹可分为中心型、前后型、左右型、多中心型和弥散型五种基本类型。目前，此项检测指标有助于外周性眩晕和中枢性眩晕的诊断与鉴别，但不可单独以此作为定量指标，必须结合临床及其他检查结果进行综合分析，从而得出明确的定位诊断。主要结果：①正常人重心晃动轨迹的总长度较为恒定，但面积大小参差，图形的形态是以中心型为主，弥散型次之；②前庭系统病变者的测试结果大于正常值，以弥散型多见。梅尼埃病患者具有良好的前庭代偿能力，前庭周围性疾病者睁眼时外周面积正常，BPPV 患者静态姿势描记法各参数在正常范围；③中枢病变者的数值皆大于外周病变者，弥散型多见。

（二）动态平衡检查

1.过指试验（past-pointing）　检查者与被检者面对面而坐，将手臂伸出，双手握拳，示指向前伸直，嘱检查者与被检者平伸的指尖相互接触，随后让被检者将前臂垂直上举之后迅速放下，示指尖再次与检查者相触，先睁眼反复重复几次，直至被检者学会，再让其闭眼重复数次。本测试既可双臂分别依次进行，也可双臂同时操作。双臂同时测试要求检查者与被检者双手示指尖接触之后将双臂快速上举，放下时双手示指尖再次与检查者双示指同时接触并重复数次。测试动作要迅速，当过指出现时检查者应以双示指轻轻按住被检者的示指，以防被检者因受到暗示而有意矫正过指。此外，还应保持肩及上臂和肘部关节的协调运动，才可避免过度内收和外展的过指体征出现。正常人在睁闭眼状态下均无过指现象，单侧迷路病变患者表现为睁眼时无过指，闭眼时双手均向前庭功能较低一侧过指，而小脑病变者的过指仅表现为一侧手臂的偏移。

2.书写试验　被检者端坐于桌前，身体不与周围物体接触，左手放于膝上，右手悬腕执笔，在预先铺好纸张的桌面上从上至下书写文字或符号，每个字大小为 $3\sim5cm^2$，纵向长度为 $15\sim20cm$，先睁眼直写一行，再闭眼纵写一列，以两行文字左右偏斜<10°为正常，>10°则应考虑前庭功能异常。外周病变中约 65.4% 的患者书写结果为异常,字偏向患侧,即前庭功能低下或向眼震慢相一侧偏斜。

3.踏步试验　被检者闭目站立于直径分别为 0.5m、1.0m、1.5m 的三个同心圆的中央,双臂向前平伸,在 1 分钟内原地踏步 50~100 步,注意观察被检者踏步结束时的位置、偏离圆心的距离及偏斜的角度。视身体旋转>30° 及向前、后位移超过 1m 为异常。

4.行走试验　蒙住被检者双眼,令其先前行 5 步,再后退 5 步,依照此顺序重复 5 次。结束时测量起点与终点之间的角度偏差,如偏差>90° 则表明双侧半规管功能不对称。

5.动态姿势描记法(dynamic post urography,PSG)　包括一系列平衡及姿势稳定控制试验,如感觉统合、运动协调和运动反应能力测试等,能精确、客观、定量地评价人体前庭脊髓反射功能。设备主要有计算机、可动平台和视觉刺激。目前,应用较多的是以本体感觉、视觉和前庭平衡为主体的感觉统合试验(SOT),是记录 6 种试验条件下的身体重心摇晃轨迹,计算平衡分值。6 种试验条件:前 3 种为平台固定,睁眼身体不动、闭眼身体不动和睁眼视动身体不动;后 3 种为平台摇晃,睁眼身体不动、闭眼身体不动和睁眼视动身体不动。主要测试参数包括潜伏期、中心对称性、幅度和适应性等。用于前庭功能紊乱的诊断和鉴别诊断、前庭功能评估及指导前庭康复训练。国内动态平台在临床中应用尚少,有待进一步推广。

(三)VAT 检查

前庭自旋转试验(vestibular autorotation test,VAT)是一项水平及垂直方向的高频前庭-视觉反射测试,检测频率范围为 0.5~6Hz,接近人体日常生活的正常运动频率,是迄今为止检测频率带最宽的前庭功能检测方法,也是一种新型的前庭功能检测手段。VAT 结果主要分析相位、增益和非对称性 3 个指标。相位,眼球移动速度滞后于头部运动速度,即输出时间相对应于输入的延迟。增益,眼球运动与头部运动的速度之比(正常时接近 1)。非对称性,眼球左右运动速度的对称性。结果异常可为眩晕及平衡功能障碍的诊断提供参考。该手段的价值在于能评估高频段及垂直方向的前庭-视觉反射功能状态,弥补了以往常规前庭功能检查仅能检测低频段及水平方向前庭-视觉反射功能的不足。该检查尚处于临床应用初始阶段,具体临床意义及实际应用价值还有待进一步研究确定。

第十二章　导致眩晕的常见疾病

第一节　急性前庭病

一、前庭神经炎

前庭神经炎又称前庭神经元炎,过去曾称流行性眩晕、前庭麻痹症、急性前庭综合征、前庭危象等。

1.概述　前庭神经炎是指仅发生于前庭神经节及前庭神经的炎性病变,耳蜗及前庭中枢系统正常,多发生于20~60岁的成年人。推测本病与病毒感染有关,也可继发于病灶感染或血管因素。目前,越来越多的证据支持该病是病毒感染导致的一种常见的前庭系统疾病,发病率仅次于良性阵发性位置性眩晕和梅尼埃病。半数以上的患者有上呼吸道或胃肠道感染史。发病机制为病毒感染导致的神经血管源性的选择性迷路损伤,发病部位多见于前庭上神经(水平半规管、前半规管和椭圆囊),前庭下神经(后半规管、球囊)也可能受累,椭圆囊、球囊受损可增加良性阵发性位置性眩晕发生的可能性。

2.诊断依据　前庭神经炎发病前多有上呼吸道感染史或胃肠道感染史。

(1)突然发作的重度旋转性眩晕,有明显的平衡障碍,伴有恶心、呕吐,数小时达到高峰,可持续数天或数周。急性发作后,眩晕和平衡障碍逐渐减轻,但症状一般要持续1个月至数月。老年人恢复慢,可长达数月。多一耳患病,偶有两耳先后发病。无耳鸣及听力下降等耳蜗受累症状。

(2)无其他神经系统异常征象。

(3)急性发作期中可见自发性、水平或水平旋转性眼震,快相指向健侧。床旁甩头或头脉冲试验可见扫视性眼震。

(4)纯音测听检查:正常或无新增听力损失。

(5)急性期血象白细胞总数可增多或发生比例改变。

(6)冷热试验:患侧水平半规管轻瘫或麻痹,有时呈健侧优势偏向,提示前庭功能部分或完全丧失。

(7)前庭诱发的肌源性电位(VEMP)检查:患侧潜伏期延长、振幅低或未引出。cVEMP和oVEMP分别用于评价球囊与前庭下神经及椭圆囊与前庭上神经通路的功能,可提示前庭神经受损的范围,用于精确的定位诊断。

(8)视频头脉冲试验(vHIT):患侧相位、增益及非对称性异常。

3.临床检查

(1)自发性眼震检查:早期可见自发性水平或水平旋转性眼震,快相指向健侧。

(2)床旁甩头或头脉冲试验:可见扫视性眼震。

(3)闭目直立试验:向患侧倾斜。

(4)耳镜检查:外耳道及鼓膜一般正常。

（5）纯音测听检查：正常或无新增听力损失。

（6）血常规检查：急性期血常规白细胞总数或比例异常。

（7）前庭功能检查：病情控制稳定或眩晕缓解后可行冷热试验，患侧半规管轻瘫或麻痹，有时呈健侧优势偏向。oVEMP/cVEMP 检查可出现患侧潜伏期延长、振幅低或未引出，可判定前庭神经受损的范围，前庭上神经、前庭下神经可同时受累或单独受累，但以前庭上神经受损多见。视频头脉冲试验可用于水平、垂直半规管功能的检测。患侧相位、增益及非对称性异常，但异常率低于冷热试验。旋转试验及静态、动态平衡仪检测可用于前庭功能评估及前庭康复训练的指导。

（8）影像学检查：急性期钆增强 MRI 显示前庭神经呈病毒感染后的炎症表现；中枢代偿期功能影像可显示脑结构发生变化；内听道区域高分辨率（0.2mm）弥散张量成像（DTI）三维重建研究显示约 50% 的患者后期有前庭神经萎缩表现。

（9）神经系统检查无异常体征，排除中枢神经系统疾病。

4.治疗　急性期抗晕、止吐、纠正水、电解质紊乱，推荐使用抗病毒药物和类固醇糖皮质激素；恢复期通过康复训练促进前庭功能代偿。具体方案如下：

（1）急性期卧床休息。

（2）前庭抑制剂或中枢镇静剂：地芬尼多 25mg，2~3 次/天；艾司唑仑 1~2mg，1 次/天；异丙嗪 25mg，1 次/天。缓解眩晕，但应用时间不宜过长，以免影响中枢代偿功能的建立。

（3）抗病毒药：吗啉胍（病毒灵）100~200mg，口服，3 次/天。利巴韦林（病毒唑）100mg，口服，3 次/天。

（4）类固醇激素类：地塞米松 0.75mg，口服，3 次/天，或泼尼松 30mg，晨服 1 次，连续 7~10 天。

（5）血管扩张剂及营养、保护神经药物：金纳多 40~80mg，口服，3 次/天；盐酸氟桂利嗪 10mg，1 次/天；甲磺酸倍他司汀 6~12mg，3 次/天；甲钴胺 500~1000mg，口服，3 次/天。

（6）恢复期可行前庭功能康复训练（参见"前庭康复"章）。

5.预后　一般有自愈倾向，但长期随访发现仍有患者残留眩晕及前庭功能低下。早期可以根据自发性眼震程度预判病程和预后；恢复结果不取决于冷热试验和头脉冲试验等前庭功能测试所评估的外周损害程度，而是与个体视前庭交互作用、精神因素、心理特质和前庭知觉功能障碍有关；类固醇激素不能改善预后。

二、迷路炎

1.概述　迷路炎又称内耳炎，为耳部感染侵及内耳骨迷路或膜迷路所致，是化脓性中耳乳突炎较常见的并发症。按病变范围及病理变化可分为局限性迷路炎、浆液性迷路炎及化脓性迷路炎 3 个主要类型。

（1）局限性迷路炎：又称迷路瘘管。多因胆脂瘤或慢性骨炎破坏迷路骨壁，以致局部产生瘘管，使中耳与迷路骨内膜或外淋巴隙相通。

（2）浆液性迷路炎：是以浆液或浆液纤维素渗出为主的内耳弥漫性非化脓性疾病或炎性反应。内耳终器一般无损害。病变痊愈后内耳功能多能恢复。病变进一步发展，可转变为化脓性迷路炎。

（3）化脓性迷路炎：化脓菌侵入内耳，引起迷路弥漫性化脓性病变。内耳终器被破坏，功能全部丧失。感染可继续向颅内扩散,引起颅内并发症。

2.诊断依据

(1)病史特点:多有急性或慢性化脓性中耳炎病史。患者除耳漏外,出现眩晕、恶心、呕吐及酸碱平衡紊乱等症状,可伴耳鸣、听觉过敏、耳深部疼痛及耳胀满感。听力可发生改变。

(2)眩晕特点:①局限性迷路炎。阵发性或激发性眩晕,偶伴恶心、呕吐,眩晕多在快速转身、屈体、行车、耳内操作(如挖耳、洗耳等)、压迫耳屏或擤鼻时发作,持续数分钟至数小时。中耳乳突炎急性发作期症状加重。②浆液性迷路炎及化脓性迷路炎。眩晕特点类似前庭神经炎。

(3)眼震特点:眩晕发作时可见自发性眼震,呈水平型或水平旋转型。早期迷路处于刺激状态时眼震朝向患侧;晚期病变损毁迷路出现前庭功能下降或全部丧失时,眼震方向由患侧转向健侧。

(4)平衡障碍特点:患者喜欢卧向患侧,站立时向健侧倾倒。

(5)听力损失特点:①局限性迷路炎。耳聋的性质和程度与中耳炎病变程度一致,听力检查多为传导性聋,瘘管位于鼓岬者可呈混合性聋;②浆液性迷路炎。听力明显减退,为感音性聋,但未全聋;③化脓性迷路炎。患耳全聋。

(6)前庭功能检查:①局限性迷路炎。一般正常或亢进;②浆液性迷路炎。前庭功能呈不同程度的减退。③化脓性迷路炎。患侧前庭功能完全丧失。

(7)瘘管试验:①局限性迷路炎为阳性,但瘘管被病理组织堵塞时可为阴性;②浆液性迷路炎可为阳性'③化脓性迷路炎为阴性。

3.临床检查

(1)耳镜检查:鼓膜呈急性或慢性化脓性中耳炎征象,外耳道及鼓室内可有脓性分泌物。

(2)自发性眼震检查:可见自发性水平眼震或水平旋转性眼震,早期迷路处于刺激状态时眼震朝向患侧;晚期病变损毁迷路出现前庭功能下降或全部丧失时,眼震方向由患侧转向健侧。

(3)闭目直立试验:向健侧倾倒。

(4)纯音测听检查:呈传导性聋、混合性聋或全聋。

(5)血常规检查:急性期血常规白细胞总数或比例异常。

(6)前庭功能检查:患侧前庭功能可正常、亢进、减退或完全丧失。进行冷热试验时不宜使用冷热水,以免感染扩散。

(7)瘘管试验:阳性有助于局限性迷路炎的诊断,但阴性不能完全排除诊断。

4.治疗

(1)本病是化脓性中耳乳突炎较常见的并发症,积极治疗化脓性中耳乳突炎是预防本病的关键。

(2)全身使用足量、敏感、有效的抗生素静脉滴注。外耳、中耳有分泌物者应根据细菌培养和药物敏感试验选择抗生素。

(3)抗晕治疗同前庭神经炎。

(4)注意补液,纠正水和电解质紊乱。

(5)并发于慢性化脓性中耳乳突炎者,应在大量抗生素控制下行乳突手术,彻底清除病灶。局限性迷路炎患者如内耳功能正常,则不刮除覆盖迷路瘘管的胆脂瘤上皮,以免发生迷路急性化脓性感染。疑有颅内并发症时,应急行乳突手术,并切开迷路,以利于引流。

三、Hunt 综合征

Hunt 综合征是以美国神经学家 James Andrew Ramsay Hunt 博士的名字命名的疾病,又称 Ramsay Hunt 综合征。

1.概述　Hunt 综合征由单侧膝状神经节感染水痘-带状疱疹病毒引起,受损皮肤神经节支配的区域包括外耳、鼓膜、口腔黏膜,以及部分耳、面部肌肉,受累症状包括面瘫、严重耳痛、舌前 2/3 味觉丧失、唾液泪液降低、耳鸣、耳聋、眩晕等。James Andrew Ramsay Hunt 于 1907 年首次描述了耳带状疱疹与面瘫相关的症状,并分为以下 4 种类型。

Ⅰ型,耳带状疱疹(没有神经症状)。

Ⅱ型,耳带状疱疹+面部轻瘫。

Ⅲ型,耳带状疱疹+面部轻瘫+听觉症状。

Ⅳ型,Hunt 综合征。

Hunt 综合征的发病率每年约为 5/10 万,是引起急性周围性面瘫的第二位原因。男女发病率没有差异,儿童少见。无传染性,但理论上可以通过开放伤口把病毒传给未感染者。糖尿病患者感染的可能性会增加 4 倍,免疫系统功能低下者(如艾滋病患者、孕妇在妊娠最后 3 个月)更容易感染。

2.诊断依据　通常依据面瘫和疱疹可确定诊断。

(1)症状:各有不同,可包括(但不一定完全包括)口角偏向一侧,无法闭眼、微笑、皱额和吹口哨,发音轻度模糊,可说话。眼睑不完全关闭导致溢泪。味觉丧失或异常。口周小水疱、口干。头、颈、耳部剧烈疼痛,耳甲腔疱疹破裂后感染出现疼痛。听觉症状包括耳聋、耳鸣、听觉过敏。前庭症状包括眩晕、恶心、呕吐,眩晕特征同前庭神经炎。

(2)耳镜检查:表现为耳部发炎和带状疱疹。

3.临床检查

(1)外观通常表现为一侧周围性面瘫。

(2)耳镜检查可见外耳发炎和多位于耳甲腔或舟状窝处的带状疱疹。

(3)神经传导检测可以判断面部神经受损程度和预测恢复情况。

(4)血清学检测可证实水痘-带状疱疹病毒感染,但一般并不常规进行检测。

(5)听-前庭功能检查可发现第Ⅷ对颅神经受损,呈蜗性聋或蜗后聋,VEMP 检测发现前庭下神经损伤。冷热气(避免灌水)试验显示患侧水平半规管部分麻痹或完全麻痹。

(6)复视说明第Ⅵ对颅神经也已受损,眼底检查可发现视神经盘炎。

(7)实验室 PCR 技术可以检测到疱疹病毒 DNA,但多用于实验研究。

(8)MRI 显示面神经发炎,DTI 示踪法还可观察感染是否已扩散到其他颅神经。

(9)少数情况特别是诊断不明确时需要行腰椎穿刺。

4.治疗　治疗的关键是有效控制水痘-带状疱疹病毒感染。

(1)抗病毒药物,如阿昔洛韦每次 400mg,1 次/天,建议用 7~10 天。

(2)大量类固醇激素,如泼尼松龙 60mg/d,3~5 天后逐渐减量,至 1 周。

(3)局部皮肤用抗生素、类固醇油膏外涂。

(4)抗晕、止吐、镇痛等对症治疗。眩晕的具体治疗同前庭神经炎。

（5）监测血压、血糖及电解质,给予全身治疗。

（6）使用洗眼液、涂抹眼膏或戴眼罩等保护眼睛。

（7）面部肌肉训练。

康复过程中的一个关键因素是时间。在面瘫后开始数天甚至数周,任何受损害的神经都有可见或内在的炎症,都需要经过一定的时间来修复。

发病后应立刻开始的治疗是热敷和按摩。以下训练要在医师或专业治疗师的监督下才能进行。首先要经常在镜子前练习,可以做出反馈和控制运动,以帮助恢复平衡。永远不要认为持续或强迫刺激肌肉会促进肌肉康复。图 12-1 显示了面神经支配面部肌肉的区域。以下表情动作每次训练 10 次,每天重复两三次:惊讶、亲吻、皱眉、吸吮、微笑、闭眼、做鬼脸、睁眼、吹口哨、轮流眨眼。

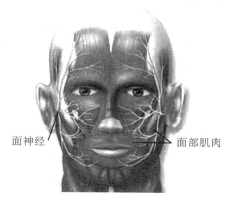

图 12-1 面神经及其支配的面部肌肉

（8）中医针灸或按摩。

（9）长期不恢复可考虑手术修补受损神经。

5.预后 轻微受损的神经,预期通常在数周全面恢复;受损较严重的神经,甚至数月也不能完全康复。症状出现后 3 天开始治疗,恢复的概率更高,70% 的患者可以完全康复;如延误治疗(超过 3 天),完全康复的概率降至约 50%。儿童多半比成年人更易恢复。如果神经错位生长产生联带运动(synkinesis),可能造成不当的反应,如哭、笑或咀嚼时流眼泪,有些人可能会在说话或进食时眨眼,可残留永久性听力损害和耳鸣现象(仅 50% 的患者可恢复)。眩晕往往在数周后消失,但也可能持续到 8 个月后。眩晕最初常伴有恶心、呕吐,但长期影响很小。易感人群容易复发,目前还没有任何已知的方法能防止复发。早期使用药物能改善预后。复发的平均间隔为 10 年,复发病例病情更重、更难以恢复。复发后可完全恢复,但还会再次发病。

第二节 良性阵发性位置性眩晕

一、概述

良性阵发性位置性眩晕(benign positional paroxysmal vertigo,BPPV)是头部运动到某一特定位置时诱发的短暂的眩晕,是一种具有自限性的周围性前庭疾病,可为原发性,也可为继发性。并非所有的头动都可引出症状,必须是与重力垂直线之间的角度发生变化的头位运动才能出现症状。

二、BPPV 的临床类型

1. 后半规管 BPPV。

2. 水平半规管 BPPV。

3. 前半规管 BPPV。

4. 混合型 BPPV。

以上 4 种类型可单侧发病,也可双侧发病,双侧同时发病罕见。后半规管 BPPV 最常见,其次为水平半规管 BPPV,而前半规管 BPPV 和混合型 BPPV 在临床上少见。

三、诊断 BPPV 的变位试验

1. Dix-Hallpike 试验   是确定后半规管或前半规管 BPPV 常用的方法(图 12-2)。在每个位置都要观察有无眼震,并记录眼震的方向。

(1)阳性:一般是向左侧或右侧出现眼震,眼震为垂直扭转性。

(2)阴性:向双侧均没有眼震。

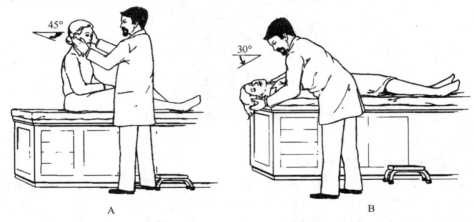

图 12-2   Dix-Hallpike 试验

2. 滚转试验(roll test)   是确定水平半规管最常用的方法(图 12-3)。

图 12-3A 是第一个位置,可以根据患者的病情或检查者的习惯决定首先向左侧翻转还是向右侧翻转。每个位置均要注意有无眼震,并记录眼震的方向。图 12-3B 显示的是右侧水平半规管结石,向双侧翻转均会出现眼震,但以向右翻转眼震和眩晕明显。

(1)阳性:向双侧翻转均出现水平眼震,一般是一侧强、一侧弱。

(2)阴性:向双侧翻转均无眼震。

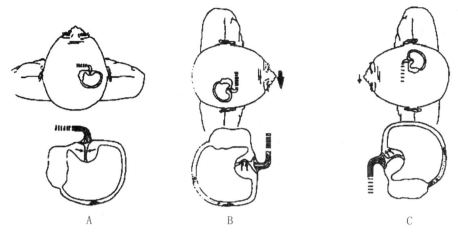

图 12-3　滚转试验的三个位置

四、BPPV 变位检查的眼震特点

1.后半规管 BPPV 的眼震特点　患者头向一侧转 45°后快速卧倒,使头悬至床下,与床平面呈 30°角,患耳向地时出现以眼球上极为标志的垂直扭转性眼震(垂直成分向眼球上极,扭转成分向地);回到坐位时眼震方向逆转。管结石症眼震持续时间<1 分钟;嵴帽结石症眼震持续时间≥1 分钟。

2.前半规管 BPPV 的眼震特点　患者头向一侧转 45°后快速卧倒,使头悬至床下,与床平面呈 30°角,患耳向下时出现以眼球上极为标志的垂直扭转性眼震(垂直成分向眼球下极,扭转成分向地);回到坐位时眼震方向逆转。管结石症眼震持续时间<1 分钟;嵴帽结石症眼震持续时间≥1 分钟。

3.水平半规管 BPPV 的眼震特点　管结石症在双侧变位检查中均可诱发向地性或背地性水平眼震,眼震持续时间<1 分钟;嵴帽结石症在双侧变位检查时可诱发背地性水平眼震,眼震持续时间≥1 分钟。

五、诊断依据

1.头部运动到某一特定位置出现短暂眩晕的病史。

2.变位性眼震试验显示上述眼震特点,且具有短潜伏期(<30 秒)和疲劳性。

我国的诊断标准[中华医学会耳鼻咽喉-头颈外科学分会诊断标准(2017)]是根据Bárány 学会的国际标准制定的(Bárány 学会前庭疾病分类委员会,2015)。

(1)确定诊断

1)相对于重力方向改变头位后出现反复发作的眩晕或头晕。

2)位置试验可诱发眩晕及眼震,眼震特点符合相应半规管兴奋或抑制的表现。

3)排除其他疾病。

(2)疑似诊断

1)相对于重力方向改变头位后出现反复发作的眩晕或头晕,持续时间通常不超过 1分钟。

2)位置试验未诱发出眩晕及眼震。

3) 排除其他疾病。

六、鉴别诊断

BPPV 与中枢性阵发性位置性眩晕(PPV)的鉴别见表 12-1。

表 12-1　BPPV 与中枢性 PPV 的鉴别要点

特征	BPPV	中枢性 PPV
潜伏期	1~15 秒(水平型更短)	0~5 秒
持续时间	5~60 秒(水平型可更长)	5~60 秒或更长
眼震的方向	与刺激半规管有关	与刺激半规管无关,纯水平或垂直眼震
疲劳性	典型(水平型不明显)	可能有或无
眼震的变化过程	渐增-渐减型(水平型少见)	可能为渐增-渐减型
眩晕	典型	典型
恶心、呕吐	一次检查少见	一次检查常见,与眼震强度不成比例
自然病程	数周内自然恢复率达70%~80%	数周内也可自然恢复
伴随的神经科体征	无	可有,主要为小脑或眼动异常
影像学	正常	正常;或见第四脑室外背侧,小脑蚓部背侧

七、BPPV 的治疗原则

耳石复位及必要的药物干预。

1.后半规管 BPPV　可采用 Epley 法(图 12-4)或 Semont 法(图 12-5)。

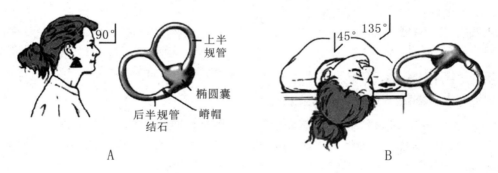

A　　　　　　　　　　　　　　B

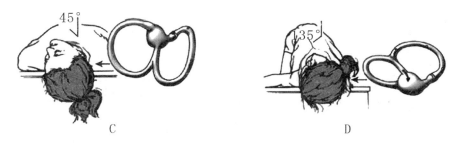

图 12-4　**Epley** 法后半规管复位步骤（右后 **BPPV**）

A.患者坐于检查床，头部直立；B.头右转45°并快速后仰，使头与水平面呈10°~30°角；C.将患者头左转90°；D.头再向左转90°，待眩晕消失后坐起

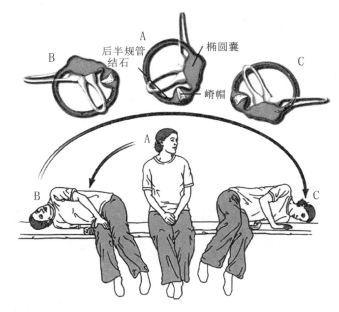

图 12-5　**Semont** 法后半规管复位步骤（右后 **BPPV**）

A.患者坐位，头左转45°；B.快速向右倒下，出现眩晕后保持该体位至眩晕消失；C.直接快速起身，经过坐位再倒向左侧，眩晕消失后再回到坐位

2.前半规管 BPPV（图 12-6）。

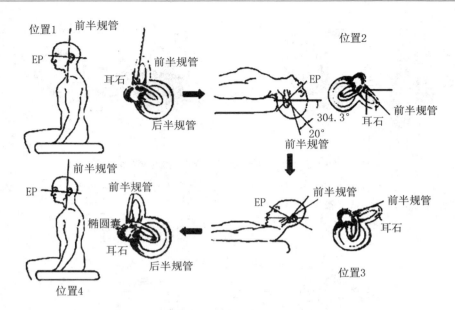

图 12-6 Yacovino 复位法

3.水平半规管 BPPV 其可能机制与复位方法见图 12-7~图 12-10。

（1）半规管结石（后臂）：水平翻转 360°（图 12-7、图 12-8）。

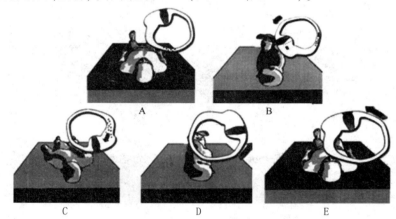

图 12-7 向地性眼震的复位（右侧水平 BPPV）

A.平卧；B.向左翻转 90°；C.眩晕消失后向左转 90°；D.眩晕消失后向左转 90°；E.眩晕消失后向左转 90°，眩晕消失后坐起

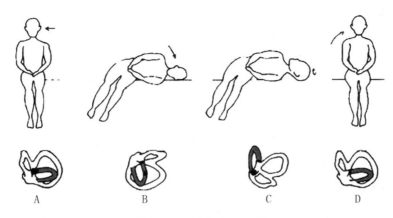

图 12-8 改良 Gufoni 法

（2）半规管结石（前臂）：Gufoni 法（图 12-9）。

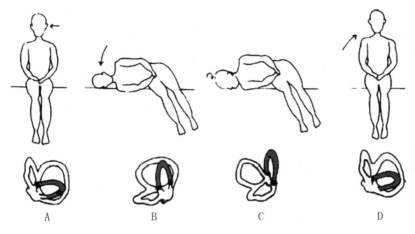

图 12-9 Gufoni 法

（3）嵴帽结石（管侧）：转换为管结石后复位（图 12-10）。①患者由坐位倒向患侧，保持3分钟；②向上转90°，平卧位，保持3分钟；③仰卧位，再向健侧转90°，保持3分钟；④患者头部微前倾；⑤缓慢回到起始坐位。

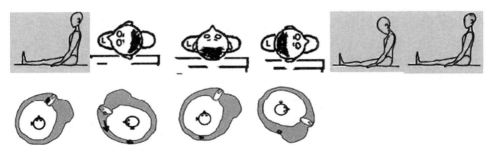

图 12-10 嵴帽结石复位

八、疗效评估

1.疗效评价短期为 1 周,长期为 3 个月。

2.痊愈眩晕或位置性眼震完全消失。

3.有效眩晕或位置性眼震减轻,但未消失。

4.无效眩晕或位置性眼震无变化,加剧或转为其他类型的 BPPV。

第三节　前庭性偏头痛

一、前庭性偏头痛的命名与流行病学

偏头痛是一种常见的慢性疾病,特点是严重的发作性头痛。自主神经功能障碍,在一些患者中还有先兆。偏头痛的患者常有前庭系统症状,可以是明显的眩晕或非特异性的头晕、不稳感和运动不耐受。大量文献说明偏头痛相关的眩晕可作为一种疾病的实体而存在,2004 年国际头痛协会(International Headache Society,IHS)在其头痛的分类中没有包括前庭性偏头痛(vestibular migraine,VM)(儿童良性阵发性眩晕的定义为周期性发作的综合征,而且一般作为偏头痛的前驱症状)。本部分讨论成年人的前庭性偏头痛,简要回顾偏头痛与眩晕之间在流行病学方面的相关性,讨论前庭性偏头痛诊断标准、鉴别诊断并探讨其他与偏头痛有关的临床前庭系统疾病,最后提出治疗意见。

目前对于偏头痛引起的眩晕所用的名称有前庭性偏头痛、良性复发性眩晕、偏头痛相关的眩晕、偏头痛诱发的眩晕。一些是纯描述性的,一些则提示了偏头痛和前庭系统之间的联系。目前,最常用的是前庭性偏头痛。

偏头痛和眩晕两种疾病,在普通人群中非常见。偏头痛的发病率在欧美男性中为4%~6.5%,女性中为 11.2%~18.2%,而一生中的患病概率为 23%。由于发病率较高,偏头痛和眩晕肯定会有交叉,即两者之间没有因果关系。存在的问题是偏头痛和眩晕均为临床诊断,对患者病史的复述往往有一定的主观性。但很多研究者发现,偏头痛和眩晕之间的关系不仅是必然联系。复发性眩晕的患者 1/3 有偏头痛。偏头痛在眩晕门诊患者中占38%,高于同性别、年龄的对照组 24%的发病率。前庭性偏头痛在眩晕门诊患者中的发病率为 7%,而在偏头痛门诊患者中的发病率为 9%。

二、前庭性偏头痛的发病机制

1.皮质扩散性抑制学说　皮质扩散性抑制(CSD)学说是偏头痛发病的始动机制。CSD能够到达前庭相关皮质区域,甚至脑干前庭神经核,从而引起前庭症状。CSD 能够通过一定的机制激活三叉神经血管反射,导致头痛发作,偏头痛先兆和头痛之间的潜伏期可能反映了CSD 枕叶皮质扩散到疼痛触发脑区的时间;偏头痛发作时某皮质区短时程的去极化扩散到相邻脑区的同时,能够继发性地引起其他区域神经活动较长时程的降低,然而其并不能用来解释前庭性偏头痛发作的长时程性及可能出现的半规管轻瘫和复杂的位置性眼震。与偏头痛对视觉和听觉刺激的敏感性增加相似,前庭性偏头痛也存在对前庭传入敏感性增加的情况。

2.血管学说　血管学说也是偏头痛眩晕发病机制最早的学说,前庭性偏头痛考虑为原

发性脑血管功能障碍,外部和内部诱因导致可逆性血管痉挛,影响内听动脉及分支,引发前庭和耳蜗症状,同时引起自发性眼震;如果影响小脑前下动脉,引起中枢性眼震。还有病例报道称,在卵圆孔未闭患者中行经颅多普勒超声(TCD)微栓子检查,发现大量逆行的微栓子由右心直接到左心,逆流而上,造成脑干血管痉挛,导致脑缺血发作,引发偏头痛,在这个报道中发现有患者除引发偏头痛外还有眩晕发作,经卵圆孔封堵后症状消失。

3.三叉神经血管学说　　该机制是通过激活三叉神经前庭反射引发神经源性炎症,随后内耳血浆蛋白渗出和炎性递质的释放有助于持续激活与敏化三叉神经初级传入神经元。脑干前庭核与调节三叉神经伤害性输入的结构之间互相连接(延髓头端腹内侧区、中脑导水管周围灰质腹外侧区、蓝斑核、中缝核)是前庭性偏头痛病理生理的关键。三叉神经学说通路中,前庭神经下核、中核、外侧核与三叉神经核尾相互关联,偏头痛有关的神经递质经蓝斑核、背核等传入中枢前庭核,引起前庭神经元的调节异常,出现眩晕。另外一项研究表明,三叉神经元释放的某些活性物质可以引起偏头痛眩晕患者自发眼震,推论此类患者脑干结构附近易感性阈值减低,从而导致偏头痛性眩晕。从上述机制可以看出,有偏头痛发作的典型偏头痛性眩晕主要为中枢机制受损所致。降钙素基因相关肽(CGRP)在三叉神经血管系统的广泛分布与偏头痛的发生有密切关系。CGRP 有扩血管作用,偏头痛发作时颅内血管CGRP 含量升高,但肘静脉中含量并未升高。动物研究表明,三叉神经激活释放的 CGRP 可引起脑及脑膜血管扩张,刺激肥大细胞释放炎症介质,作用于卫星胶质细胞发挥促使感觉神经元激活及致敏的作用。同时发挥类似神经递质作用的还有 5-羟色胺(5-HT)、去甲肾上腺素(NE)、多巴胺(DA)。前庭性偏头痛患者的丘脑活动明显增强,而且这种丘脑活动增强的幅度与前庭性偏头痛发作的频度呈正相关。而丘脑功能障碍会在疾病急性期产生倾倒感及步态不稳。

4.基因及离子通道学说　　常染色体 5q35 和常染色体 22q12 异常可能与前庭性偏头痛相关。有报道在同一家庭中的多个亲属以不同亚型表现存在,包括偏头痛、前庭性偏头痛和良性发作性眩晕,推测可能与多基因调控引发多样性表现有关。此外,由于发作性共济失调2型和家族性偏瘫型偏头痛患者均可出现发作性眩晕和头痛症状,类比推测前庭性偏头痛可能为一种离子通道病,与电压门控钙离子通道基因缺陷有关。

根据作者的经验,前庭性偏头痛可能是外周、中枢两种机制作用的结果。

三、前庭性偏头痛的临床表现

前庭性偏头痛的发病年龄跨度大,发病高峰年龄段为 30~60 岁,可能与此年龄段人群容易产生精神压力、劳累、外界环境刺激和激素不稳定有关。前庭性偏头痛的平均发病年龄小于后循环缺血疾病。本病女性多见(女性:男性为 4:1);发作频率较其他前庭外周性眩晕更高,5 次以上,甚至会每周发作 1 次以上;眩晕持续时间及临床症状多变,持续时间多在 5 分钟至 72 小时,其中有约 10%的患者仅持续数秒,当头部活动、视觉刺激或头部位置变化时可反复出现,有些患者可能需要长达 3 天才能从一次发作中完全恢复。

临床症状包括前庭症状及偏头痛样症状。前庭症状可表现为自发性眩晕、位置性眩晕、视觉引发的眩晕、头部运动引发的眩晕及运动不耐受、身体不稳、空间位置定向障碍、身体主动运动时出现不安。偏头痛症状包括单侧搏动性头痛、畏光、畏声、视觉先兆等。眩晕发作和偏头痛的关系不固定,眩晕可发生在偏头痛之前、之中或之后,约 30%的患者眩晕发作与头痛或先兆表现不同时出现。前庭性偏头痛区别于其他前庭性疾病的临床特点可能不是偏头痛,而是畏光、畏声、头动敏感。

四、前庭性偏头痛的诊断标准

1.肯定前庭性偏头痛诊断标准

(1)出现5次前庭症状并持续5分钟至72小时。

(2)有或无先兆偏头痛病史。

(3)至少有50%的前庭症状和1个或多个偏头痛特点。头痛为一侧、搏动性、中-重度发作。畏光、畏声,有视觉先兆。

(4)不符合其他前庭疾病和偏头痛标准。

2.可能前庭性偏头痛诊断标准

(1)出现5次前庭症状并持续5分钟至72小时。

(2)符合前庭性偏头痛诊断标准中的(2)和(3)。

(3)不符合其他前庭疾病和偏头痛标准。

五、与偏头痛有关的其他神经耳科学疾病

前庭性偏头痛的鉴别诊断应考虑其他原因的发作性眩晕,如良性和中枢性阵发性位置性眩晕、梅尼埃病、短暂性缺血发作、第Ⅷ对颅神经压迫综合征、内耳疾病和癫痫性眩晕等。

1.良性阵发性位置性眩晕(BPPV)　是一种特征鲜明的疾病,由于近一半的前庭性偏头痛有位置性眩晕,两者容易混淆。偏头痛患者BPPV的发病率较高,可能是缺血致椭圆囊病损。BPPV的诊断可以根据Dix-Hallpike试验的阳性反应做出。如果引出的位置性眼震不典型,须考虑其他类型的BPPV或中枢性位置性眼震。

2.运动病　偏头痛患者比其他患者更易受到运动病的影响。偏头痛患者视动后眼震,偏头痛患者恶心和诱发的疼痛刺激持续时间长于对照组。三叉神经敏化在发作间期可以长期存在,如遇到微小的刺激可再次发作,系对运动病的敏感性增高。运动刺激停止后眩晕可以减轻,提示运动病,如果眩晕持续存在可能是运动诱发了前庭性偏头痛。

3.基底动脉型偏头痛　基底动脉型偏头痛通常见于年轻女性,常有偏头痛家族史,首先出现类似典型偏头痛先兆的视觉现象,所不同的是累及双侧视野。患者可伴有眩晕、肢体不协调、构音障碍和双侧手脚麻刺感,有时口周也可出现麻刺感。在2004年IHS的标准中,基底动脉型偏头痛的定义是先兆症状明显来源于脑干,或者双侧大脑半球同时受累,而无运动无力。由于眩晕是基底动脉型偏头痛最常见的症状,如果出现耳鸣和波动性听力下降,与梅尼埃病的鉴别较困难。

4.梅尼埃病　梅尼埃病患者一生中偏头痛的发病率为56%,而同年龄、性别的对照组发病率仅为25%。目前,有两种解释:①梅尼埃病患者中有的可能同时患有前庭性偏头痛;②梅尼埃病和偏头痛之间有某种病理生理联系。但是,作为梅尼埃病的标志之一,缓慢进行性听力下降在前庭性偏头痛中见不到,只是偶有轻度、非进行性的听力下降。前庭功能检查有可能鉴别梅尼埃病和前庭性偏头痛。

5.伴有偏头痛和前庭症状的遗传性疾病　偏头痛和眩晕可以是某种特异性遗传性疾病的临床表现。家族性发作性共济失调2型定位于染色体19p13,与钙通道异常有关,约50%的患者有偏头痛。家族性偏瘫型偏头痛(familial hemiplegic migraine,FHM)是一种遗传性偏

头痛综合征,该病有遗传性眼震、共济失调和特发性震颤。约一半的 FHM 与染色体 19p13 有关。偏头痛患者非前庭性主诉非常见,这些主诉包括头晕、困倦、不稳感等。这些症状可见于直立性低血压、抑郁或急性焦虑症,也可见于服用抗偏头痛药物后的不良反应。

六、鉴别诊断

偏头痛发作可由前庭刺激诱发,因此鉴别诊断应该包括由于重叠了偏头痛发作而复杂化了的其他前庭疾病。

1.梅尼埃病　在临床上,这两种疾病的诊断主要依赖于病史。梅尼埃病和前庭性偏头痛之间需要鉴别的原因如下:①两种疾病的症状可有重叠;②患者可同时符合这两种疾病的诊断标准;③临床表现提示梅尼埃病,但未达到梅尼埃病的诊断标准;或者梅尼埃病患者有前庭性偏头痛相关症状,但未达到前庭性偏头痛的诊断标准。这些是前庭性偏头痛和梅尼埃病诊断的主要挑战。梅尼埃病患者有前庭性偏头痛的比例是普通人的 2 倍,偏头痛患者也更容易患梅尼埃病。内耳 MRI 研究显示,有听觉症状的前庭性偏头痛患者中膜迷路积水占 21%,这可以解释为同时合并前庭性偏头痛和梅尼埃病,也可以解释为膜迷路积水是前庭性偏头痛引发内耳损伤的结果。对于一时鉴别确有困难的患者,随访可能是最好的选择。

2.BPPV　经常和前庭性偏头痛有关,症状有相似性,两者需要鉴别。前庭性偏头痛有时只有单纯眩晕发作,类似 BPPV,鉴别诊断时可在急性期直接观察其眼震持续时间、发作频率及眼震类型。前庭性偏头痛患者位置性眼震的特点为持续性,不显示单一半规管特点,而 BPPV 眼震具有时间短、潜伏期、疲劳性、角度性变位等特性。BPPV 诊断的"金标准"是变位试验阳性。

3.前庭阵发症　前庭性偏头痛也需与前庭阵发症相鉴别,后者表现为发作性眩晕,持续时间为 1 分钟至数分钟,每天多次,卡马西平或奥卡西平治疗有效。诊断标准仍存在一定的争议。发病机制可能与脑桥小脑区血管和前庭蜗神经的交互压迫有关。

4.脑干先兆偏头痛(曾称基底型偏头痛)　仅 22%~38.5% 的前庭性偏头痛患者的眩晕持续时间为 5~60 分钟。1/3 的前庭性偏头痛患者在每次眩晕发作时伴有头痛,但头痛与眩晕发作的先后顺序不固定。超过 60% 的脑干先兆偏头痛患者有眩晕症状,但是脑干先兆偏头痛需首先满足先兆性偏头痛的诊断,再同时合并至少两个脑干症状。脑干先兆偏头痛的患病率低,诊断应该更为谨慎。

5.后循环缺血　发病年龄多在 60 岁以上,男女无性别差异。60 岁以上伴有多种血管危险因素的眩晕患者应警惕小脑或脑干卒中。大多数脑干和小脑病变常伴随有中枢神经系统症状与体征,如单侧肢体无力或麻木、复视、构音障碍、饮水呛咳等。而部分小梗死灶仅表现为孤立性眩晕,可进行床旁 HINTS(甩头-凝视眼震-眼偏斜)检查联合影像学检查(MRI 平扫+弥散加权成像)明确病因。对老年眩晕患者,长期的偏头痛病史有助于两者鉴别,前庭性偏头痛患者核心症状发作时间不超过 72 小时,一旦超过 72 小时,应警惕后循环卒中,必要时可进行相关的影像学检查,排除责任血管的病变。

七、前庭性偏头痛的治疗

1.非药物治疗　改善生活方式,适当锻炼,放松心情,保持良好的睡眠习惯,避免劳累及摄入红酒、谷氨酸钠、巧克力、奶酪等可有效预防前庭性偏头痛的复发;前庭康复训练有助于改善合并焦虑、抑郁的前庭性偏头痛患者的自我感知能力和客观平衡功能。一些患者,大气压变化或者过量运动(特别是儿童)常引发前庭性偏头痛。很多女性前庭性偏头痛症状随体内激素变化,月经期头痛更严重。某些酒精饮品如红酒、啤酒或香槟、咖啡、腊肉、味精、甜味剂、浓奶酪、酸奶或腌制食物,外周感觉刺激物如雪茄的烟雾,某种浴油、香水、亮光、重复的斜纹或几何图形等视觉刺激可引发前庭性偏头痛。

2.急性发作期治疗

(1)5-HT受体激动剂曲坦类:曲坦类可能通过影响前庭投射系统的5-HT而改善偏头痛患者的晕动病;曲坦类为中到重度头痛最主要的对症治疗药物,给药途径有口服、经鼻、肌内注射和栓剂纳肛。曲坦类可引起血管收缩,对伴有缺血性心脏病、高血压、心脑血管疾病的患者及孕妇会产生不良影响。

(2)非甾体抗炎药(NSAID)和激素用于前庭性偏头痛治疗。

(3)对症治疗可选用前庭抑制剂,如异丙嗪、茶苯海明等,利用其镇静、催眠、止吐和抗眩晕作用。

前庭性偏头痛发作期,苯二氮䓬有效(如每4~6小时服用地西泮2mg);使用止吐剂,如甲氧氯普胺,可以增加胃蠕动,促进其他药物的吸收,从而减轻症状;异丙嗪,具有抗晕和止吐的双重作用(口服或纳肛25mg或50mg)。镇静作用较弱的药物如茶苯海明(乘晕宁、晕海宁)和美克洛嗪可用于治疗较轻微的眩晕发作。

3.预防性药物治疗　对于每月发作3次或更多次前庭性偏头痛的患者、发作时影响正常生活的患者、对症治疗无效的患者,推荐行前庭性偏头痛预防性治疗。通常用于预防发作的药物有β-受体阻滞剂、钙通道阻滞药、抗抑郁药、抗焦虑药及其他药物。①钙通道阻滞药:是临床治疗偏头痛的常用药物,可抑制钙离子进入血管平滑肌,有效缓解血管痉挛,通过调节耳蜗内血流量,改善前庭器官微循环,降低眩晕发作,长期服用需注意防治锥体外系综合征;维拉帕米和尼莫地平类钙通道阻滞药的药效微弱或无效。②β-受体阻滞剂:普萘洛尔是其中最有效的一种,每天80~120mg。如心率缓慢,需要监测平静时脉搏,有时可出现疲劳和体力下降。哮喘患者禁用。治疗开始的2~3周疗效可能不明显。普萘洛尔常能显著地缩短这些患者眩晕发作的时间,并大大改善对运动的异常感觉。③碳酸酐酶抑制剂:乙酰唑胺能够显著降低眩晕和偏头痛发作,可预防眩晕发作,作用机制可能与神经细胞的离子通道相关;乙酰唑胺除有利尿作用外,还有轻微的酸化血液和组织(包括脑组织)的作用。它对家族性发作性共济失调2型及家族性半身麻痹性偏头痛患者具有显著效果,这两种疾病均存在钙通道基因的突变。乙酰唑胺250mg,每天2次,可显著改善前庭性偏头痛和运动敏感的症状。1/5的患者出现间断性的肢端或者面部感觉异常,最长持续30分钟。数月后,异常感觉持续时间缩短,频率亦降低。长期治疗会增加患肾结石的风险,同时服用橘子汁可降低发生率。乙酰唑胺不能用于对磺胺类药物过敏的患者。④三环类抗抑郁药:可用于伴发抑郁症和焦虑症的前庭性偏头痛患者。开始时给予小剂量,逐渐缓慢加量,每3个月评估一次疗效,症状发生率降到50%以下视为有效。治疗过程中需注意防治不良反应。抗抑郁药阿米替林是一种能有效预防偏头痛的药物,甚至对儿童也有效。此药的初始剂量必须低于有效剂量(考虑到不良反应),并在随后数周逐渐加量,直至最有效剂量。

目前,有关药物治疗的研究仍在不断完善。前庭性偏头痛的常用治疗药物见表12-2。

表 12-2 前庭性偏头痛的常用治疗药物

	每日用量(mg)	常见不良反应
氟桂利嗪	5~10	镇静、增重、抑郁
普萘洛尔	40~240	乏力、低血压、阳痿、抑郁、支气管收缩
美托洛尔	50~200	乏力、低血压、阳痿、抑郁、支气管收缩
阿米替林	50~100	镇静、直立性低血压、口干、增重、便秘、尿潴留、传导阻滞
托吡酯	50~100	感觉异常、嗜睡、体重减轻、认知功能障碍
丙戊酸	600~900	增重、抑郁、胎儿畸形

　　4.前庭康复　前庭康复治疗对前庭性偏头痛有益,尤其病情严重者。主要针对患者的运动病和运动敏感等。

参考文献

[1]郑杰,闫荟如,肖品品. 临床神经内科学[M]. 沈阳:辽宁科学技术出版社,2022.

[2]张卓伯,徐严明. 神经内科疑难病例解析. 北京:科学出版社,2022.

[3]汪昕,董强,王坚,等. 神经病学.第4版[M]. 上海:上海科学技术出版社,2022.

[4]唐北沙,李延峰,王涛,等. 神经变性病学[M]. 北京:人民卫生出版社,2021.

[5]崔丽英,彭斌. 北京协和医院神经科疑难罕见病例解析[M]. 北京:人民卫生出版社,2021.

[6]中国临床肿瘤学会指南工作委员会. 中国临床肿瘤学会CSCO神经内分泌肿瘤诊疗指南2021[M]. 北京:人民卫生出版社,2021.

[7]刘广志,樊东升. 临床神经病学手册[M]. 北京:北京大学医学出版社,2021.

[8]张云馨. 神经重症典型病例精析[M]. 北京:科学普及出版社,2021.

[9]贾建平,陈生弟. 神经病学.第8版[M].北京:人民卫生出版社,2018.

[10]中华医学会神经病学分会,中华医学会神经病学分会脑血管病学组.中国急性缺血性脑卒中诊治指南2018[J].中华神经科杂志,2018,51(9):666-682.

[11]中国卒中学会,中国卒中学会神经介入分会,中华预防医学会卒中预防与控制专业委员会介入学组.替罗非班在动脉粥样硬化性脑血管疾病中的临床应用专家共识[J].中国卒中杂志,2019,14(10):1034-1044.